Der Kunsthändler

Hans Peter Thurn

Der Kunsthändler

Wandlungen eines Berufes

HIRMER VERLAG MÜNCHEN

Auf dem Umschlag: Antoine Watteau, Firmenschild des Kunsthändlers Gersaint, 1720. Staatliche Schlösser und Gärten Berlin, Schloß Charlottenburg

Die Deutsche Bibliothek – CIP-Einheitsaufnahme

Thurn, Hans Peter:
Der Kunsthändler : Wandlungen eines Berufes /
Hans Peter Thurn. – München : Hirmer, 1994
ISBN 3-7774-6360-4

Lithos: Karl Dörfel GmbH, München
Satz: Utesch Satztechnik GmbH, Hamburg
Druck: Hofmann-Druck Augsburg GmbH, Augsburg
Bindung: Thomas-Buchbinderei GmbH, Augsburg
Umschlagentwurf: Dieter Vollendorf, München

Printed in Germany
ISBN 3-7774-6360-4

Inhalt

Vorwort

An einem heißen Juninachmittag stand Ende der sechziger Jahre der Turiner Kunsthändler Vollero an der Tür seiner Galerie in der Via Maria Vittoria und wartete auf Kunden. Die Geschäfte gingen nicht gut, der Umsatz ließ zu wünschen übrig. Doch lag das nicht nur an der Sommerzeit. Dies spürte auch Vollero und sann den Gründen nach. Am meisten mißfiel dem Inhaber einer (wie er stolz zu betonen pflegte) »Galerie für alte Kunst« jener Geschmackswandel, der allenthalben um sich griff und der auch ihm Besucher entzog. »Denn die Rechtsanwälte und Zahnärzte,« geben Carlo Fruttero und Franco Lucentini dem Galeristen in ihrem Roman »Die Sonntagsfrau« zu denken, »die Chefärzte der Krankenhäuser und die Diplomkaufleute in den Aufsichtsräten – sie alle waren zur sogenannten «modernen Kunst» übergegangen, das heißt, zur internationalen Blech- und Kanisterkunst. Sie stellten oder legten sich – und zahlten Millionen Lire dafür – Zementrohre und Benzinkanister, kaputte Stühle und rostige Leitungshähne, Reisigbesen, Staubtücher und gelblackierte Schnuller ins Haus.«[1] Turin entpuppte sich als Hort einer neuen Kunstrichtung: der arte povera. Ingrimm erfaßte den (fiktiven) Galeristen angesichts dieser Entwicklung. Denn »die moderne Kunst verabscheute er – als Mensch und als Händler von alter Kunst.«[2] Doch solche Ressentiments nützten Vollero wenig. Mochte er auch zwischen Lachen und Weinen schwanken – er mußte sich den Problemen stellen. Wie aber war der Ruin zu vermeiden? Sollte Vollero aus der ruhigen Seitenstraße in eine belebtere Gegend umziehen? Galt es nun, die vornehme Zurückhaltung aufzugeben, das bisher sorgsam vermiedene Ladenschild neben den Eingang zu heften, mit graphisch und stilistisch verbesserten Einladungen um neue Interessenten zu werben, durch Sonderangebote ehemalige Käufer zurückzugewinnen? Die Situation war prekär. Sie forderte Entscheidungen. Der Händler mußte, künstlerisch und merkantil, Anschlußfähigkeit beweisen. Was immer er unternahm, ob er der ästhetischen Trendwende folgte oder sich dem Konventionswechsel durch ein deutlicher konturiertes Programm als bisher entgegenstemmte: in den Gezeiten von Markt und Kultur war sein Berufsprofil, war sein Geschäftsrenommee auf den Prüfstand geraten.

Mit diesen und verwandten Problemen beschäftigt sich das vorliegende Buch. Es geht den Veränderungen nach, die der Beruf des Kunsthändlers im Lauf der Geschichte erfahren hat, um zugleich den Bestand im Wandel zu beschreiben. Dabei steht der kulturelle Werdegang nebst seinen sozialen Umschwüngen im Vordergrund. Denn trotz der Bedeutung ökonomischer Fragen erhält die Profession des Kunsthändlers wie später jene des Galeristen ihr Profil insbesondere durch deren kulturelles Tun und Lassen, vermittels der Verkehrskreise, in die sie eingebettet sind, auf welche sie zielen oder die sie meiden, sowie aufgrund der Passionen und Ambitionen, von denen sie sich leiten lassen. Als kommerzieller Vermittler übt der Kunsthändler zu allen Zeiten eine dreifache gate-keeper-Funktion aus. Kaum weniger als über Marktpreis und Sozialgeltung entscheidet er über den Kulturwert von Kunstwerken mit. Sein Metier ist der Tausch künstlerischer Seltenheitsgüter gegen überschüssige Finanzmittel, die Umsetzung von Kulturwerten in Warenpreise, das Wechselspiel zwischen Produzenten und Abnehmern, das Hin und Her zwischen Künstlern und sammelnden Individuen oder Institutionen.

Wie der Kunsthändler den Anforderungen dieses komplizierten, sich auf mehreren Ebenen gleichzeitig zutragenden Geschäfts gerecht zu werden versucht, durch welche beruflichen Techniken und Varianten er sie mehr oder weniger gut meistert, warum er auf die fortschreitende Differenzierung des Marktes mit professioneller Spezialisierung reagiert: alldem spüren die folgenden Kapitel anhand prominenter Beispiele von der Antike bis in die Gegenwart nach. Dabei wird deutlich werden, daß infolge der zunehmenden Vermittlungsbedürftigkeit der Kunst auf ihrem Weg in die Moderne die Verteilermacht von Händlern und Galeristen stetig gewachsen ist. Auf welche Weise Kunsthändler ihre dadurch gestiegene Verantwortung für Kultur, Gesellschaft und Markt heutzutage wahrnehmen (oder auch nicht), wird gegen Ende des Buches zutagetreten.

Darstellung und Analyse stützen sich auf jede Art von Dokumenten, in denen über Kunsthändler berichtet wird oder in denen diese von sich selbst sprechen. Dazu gehören Autobiographien ebenso wie Tagebücher oder Briefwechsel. Vorträge, ästhetische Betrachtungen und Aufsätze wurden ebenso herangezogen wie Interviews, Zeitungsartikel oder anekdotische Überlieferungen. Damit gerät der im folgenden gebotene tour d'horizon materialreich, doch bleibt er stets seiner uneinheitlichen Quellenlage eingedenk. Von der Antike bis zum 19. Jahrhundert galt ja der Kunsthändler als nicht geschichtsmächtig und insofern kaum berichtswürdig. Was ihn selbst betraf, wurde selten über die Phase seines konkreten Wirkens hinaus aufgehoben oder gar gesammelt. Geschäftsakten fielen am Ende der Berufsausübung oder nach dem Tod ihres Inhabers der Vernichtung anheim. Entsprechend unterschiedlich und lückenhaft muten die dennoch auffindbaren Zeugnisse der Kunstvermarktung an. Gleichwohl wurde versucht, aus Selbstdarstellungen und Fremdeinschätzungen eine Schilderung zusammenzufügen, die mehr und genaueres bietet als ein Zufallsbild, in der vielmehr die besondere Kulturgestalt des Metiers aufscheint. Insofern dies gelang, hat das vorliegende Buch sein Ziel erreicht: die Geschichte des Kunsthändler-Berufes aus den verfügbaren Quellen heraus zu skizzieren. Auch die zahlreich herangezogenen Portraits sollen helfen, dieses Panorama zu verdichten. Wie immer sie zwischen Ideal und Wirklichkeit oszillieren mögen, offenbaren sie, indem sie auf den Berufsalltag hin gedeutet werden, viel vom Bemühen um Standortbestimmung in einer ihrer selbst ungewissen und von anderen oft wenig geachteten Tätigkeit.

Die Beschaffung des historischen Materials wie die Ausarbeitung des vorliegenden Textes kamen ohne den Rat von Freunden und Kollegen nicht aus. Ihnen verdanken Buch und Autor viel. Wenngleich die Mängel der Darlegung einzig zu Lasten des Verfassers gehen, so nähren sich deren Vorzüge doch aus manchem solcher Hinweise. Dank gebührt in diesem Sinne Johannes Bilstein (Köln), Gotthard Graubner (Düsseldorf), Frank Hirtz (Davis/California), Werner Spies (Paris), Heinrich Theissing (Düsseldorf) und Ernst Althoff (Neukirchen-Vluyn). Monica Lista hat als erste Leserin des Textes dafür gesorgt, daß die Feder des Schreibers nicht erlahmte. Sie alle verstärkten durch ihr Mitdenken im Autor jene Passion, die ein Gutteil auch der im folgenden beschriebenen und gedeuteten Profession ausmacht.

Düsseldorf, 25. Oktober 1993 H. P. Thurn

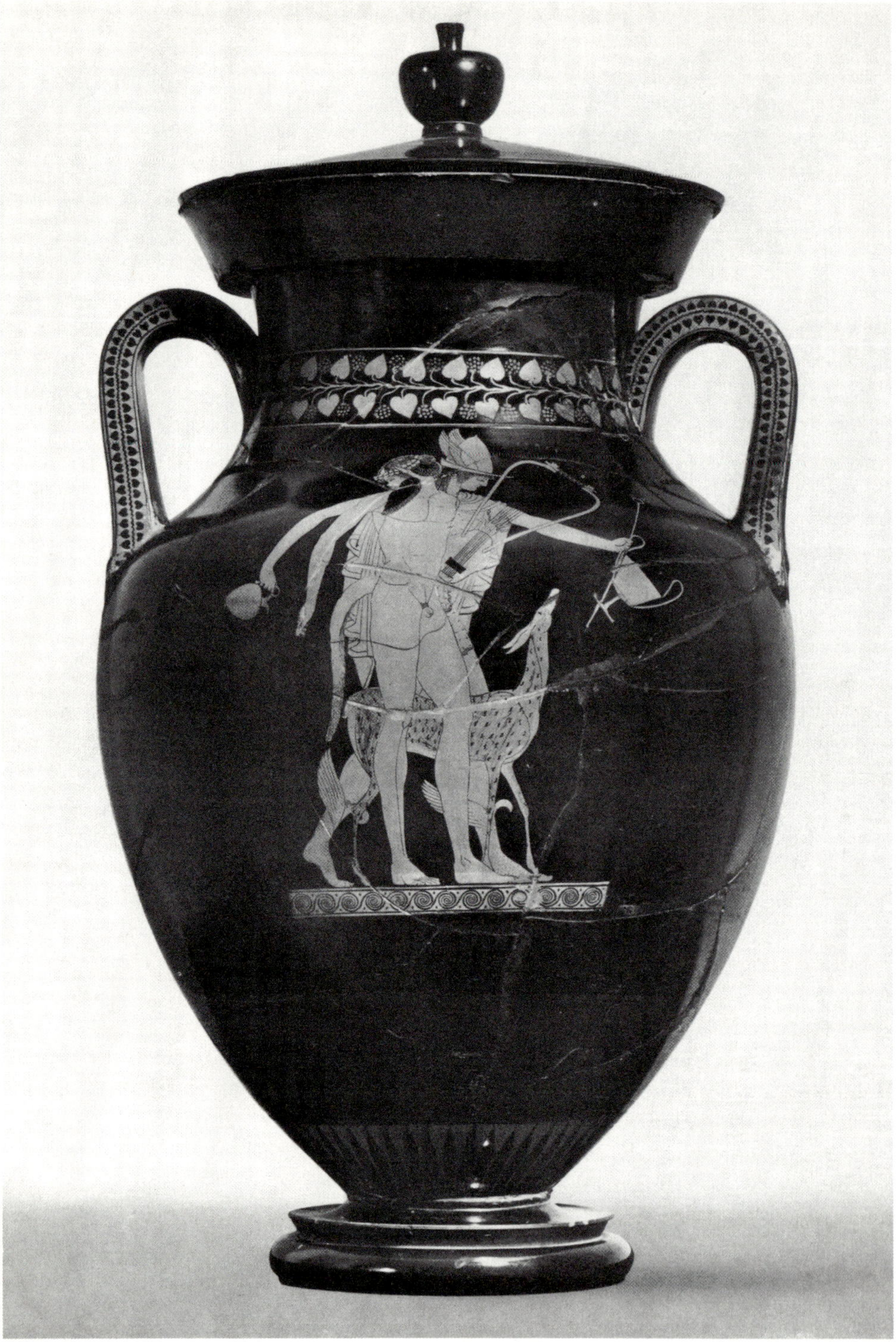

1 Hermes und der Satyr Oreimachos. Um 490 v. Chr., Amphora, Berlin

Hermes und seine ersten Kollegen

Frühformen des Handels

Wer die ersten Kunsthändler waren und welche Namen sie trugen, liegt im Dunkel der Geschichte. In Europa werden es vor allem phönizische Wanderhändler gewesen sein, die auf ihren Reisen durch die Mittelmeerländer auch Kunstgegenstände mit sich führten. An der Schwelle zur Antike versorgten sie zahlreiche lokale Märkte mit auswärtigen Gütern und trugen so zum kulturellen Austausch sowie zum wirtschaftlichen Aufschwung der Region entscheidend bei. Die Phönizier, denen Europa seinen Namen verdankt, kannten und beherrschten jahrhundertelang die Handelswege zu Wasser und auf dem Land. Sie wußten, welche Gebrauchsgegenstände und Luxusartikel ihre Kunden begehrten. Auch waren sie mit den Waren vertraut, welche die mediterranen Völker ihrerseits anboten und die sich günstig erwerben ließen, um andernorts an den Mann gebracht zu werden. Angebot und Nachfrage, Einkauf und Verkauf, Güterumschlag und Geldverkehr: in alldem erwiesen sich phönizische Kaufleute als ebenso bewandert wie geschäftstüchtig.

Solches Geschick bescherte Wohlstand; doch beschwor es auch Mißgunst und Neid herauf. Dementsprechend rühmte der Prophet Ezechiel bereits im sechsten vorchristlichen Jahrhundert nicht nur den »ausgedehnten Handelsgeist« phönizischer Städte; sondern er warnte auch vor dem »gewaltigen Reichtum«, den solche Geschäftigkeit den »Königen der Erde« wie den Gemeinden Tyros und Sidon, Beruta, Byblos und anderen eintrug[1]. Die Handelsschiffe, die von hier aus in See stachen oder diese Häfen anliefen, so berichtet Ezechiel in langen Aufzählungen, waren beladen mit Gütern, unter denen kein damals bekanntes Naturprodukt, aber auch kaum ein Objekt des Alltagsbedarfs oder ein Kunstgebilde fehlte. Aus eigener Produktion brachten die Phönizier in diesen Warenumschlag vor allem Webereien und Geschirr ein. Mit ihren Glaserzeugnissen belieferten sie einen sich stetig ausdehnenden Markt, an dem auch weniger begüterte Abnehmer teilhatten. Ihre Purpurstoffe waren vielerorts gefragt, doch aufgrund hoher Herstellungskosten nur den Wohlhabenden erschwinglich. Künstlerische Gestaltung verlieh diesen wie auch anderen Fabrikaten, etwa Möbeln und Elfenbeinschnitzereien, Pretiosen oder Töpfereien, zusätzliche Attraktivität und Geldeswert.

Angesichts dieser breiten Warenpalette spezialisierten sich phönizische Kaufleute wahrscheinlich mit der Zeit auf bestimmte Gütergruppen und Absatzzonen. Nicht jeder handelte mehr hier wie dort mit allem. Sondern man konzentrierte sich auf Gegenstandsbereiche und Anspruchsniveaus, handelte vorzugsweise mit Stoffen oder Metallerzeugnissen, mit zerbrechlichen Ton- und Glasbehältern, mit Möbeln,

Schmuck und Bildern. Detailkenntnisse und Kompetenzen bildeten sich aus, materialspezifische Verpackungs- und Transporterfordernisse trugen zur Entwicklung von Unterschieden und Besonderheiten im Handel bei.

Daß bei alldem von früh an eine geregelte Kaufmannsethik mitwirkt, bezeugt schon im fünften vorchristlichen Jahrhundert der griechische Geschichtsschreiber Herodot. Er schildert das Tauschverhalten karchedonischer Händler, die als Abkömmlinge der Phönizier nordafrikanische Gestade befuhren: »Wenn die Karchedonier dorthin fahren, laden sie ihre Waren aus und legen sie nebeneinander an den Strand. Dann steigen sie wieder in die Schiffe und zünden ein Feuer an. Sobald die Eingeborenen den Rauch sehen, kommen sie ans Meer, legen als Preis für die Waren Gold hin und ziehen sich wieder weit zurück. Nun steigen die Karchedonier aus, um nachzuschauen, und wenn das Gold dem Werte der Waren gleichkommt, nehmen sie es und fahren ab. Wenn es aber nicht genug ist, steigen sie wieder in die Schiffe und warten. Die Eingeborenen kommen dann wieder und legen Gold dazu, bis jene zufriedengestellt sind. Keiner schädigt den anderen: die Karchedonier rühren das Gold nicht eher an, als bis es den Waren gleichwertig ist, und jene rühren die Waren nicht eher an, als bis die Karchedonier das Geld genommen haben.«[2] Der Tausch von Ware gegen Bezahlung erweist sich schon hier als hoch ritualisiert: er erfordert Umsicht und Geduld, ein Gleichgewicht der Schätzung sowie erkennbaren Verzicht auf gegenseitige Übervorteilung. Ein wie auch immer zeitlich begrenztes Vertrauen ist die unverzichtbare Grundlage des Geschäfts.

Derartig ausgewogen gingen indes Kauf und Verkauf nicht immerdar und überall vonstatten. Neben den rechtschaffenen taten sich gerissene Händler um. Vor allem die letzteren bewirkten, daß dem phönizischen Kaufmann nicht jederorts mit Wohlwollen und Achtung begegnet wurde. Zumal die vielen Wanderhändler, die aufgrund ihrer geringwertigen Waren auf kleine Vorteile bedacht sein mußten und vor Machenschaften nicht zurückscheuten, ernteten mancherlei Spott und Mißbilligung. Die geringe Reputation solcher Kleinhändler veranschaulicht im zweiten vorchristlichen Jahrhundert der römische Komödienschreiber Plautus, indem er in seinem Theaterstück »Poenulus« einen der ihren auf die Bühne führt. Als alter Kaufmann aus Karthago ist dieser schlau und trickerfahren: »Er kennt jedwede Sprache, läßt sich aber nichts von seiner Kenntnis merken: er ist ganz ein Punier.«[3] Erschöpft, in schlechter Kleidung, ohne Mantel noch Gürtel, kommt er mit zwei elenden Dienern daher, die schwerbepackt sein Handelsgut schleppen. Für diesen Aufzug erntet Hanno reichlich Hohn, der in der abschätzigen Bemerkung des Sklaven Milphio gipfelt, er sei ein »Gugga«, ein abgewirtschafteter Geschäftemacher und Herumtreiber, dem Mißtrauen gebühre. In dieser burlesken Szenerie verdeutlicht Plautus den schlechten Ruf, der den punischen Nachfahren phönizischer Kaufleute aus der Sicht des Römers anhaftete. Das Gelächter, das sie entfachten, beförderte sie wohl nicht nur auf der Bühne die soziale und berufliche Prestigetreppe hinunter.

Weit mehr Respekt zollt der Komödiendichter den griechischen Kollegen des Handelsmannes aus Karthago. In seinem Stück »Mercator« steht der junge Athener Charinus im Mittelpunkt des Geschehens. Schon sein Name macht deutlich: er ist ein vom Schicksal Begünstigter, der denn auch schlußendlich aus mancherlei Liebeshändeln und Geschäftsintrigen glücklich hervorgeht. Als Kaufmann ist er tüchtig wie kaum einer. Vom Vater auf eine wohlausgestattete Handelsreise geschickt, verkauft er auf Rhodos seine Waren mit beträchtlichem Gewinn und kann von diesem »ein hübsches Taschengeld« zum eigenen Gebrauch abzweigen[4]. Vor dem Vater, vor sich selbst und vor dem Publikum hat er die Probe bestanden und wird wohl auch fortan seine Unternehmungen profitabel betreiben wie ausdehnen.

Dieser griechische Kaufmann steht für seinesgleichen auf der Bühne. Denn sobald der Stern der Phönizier sank, traten Hellenen an ihre Stelle. Sie weiteten ihre Handelskontore stetig aus, bauten Flotten, machten Piräus, Korinth, Delos, Milet und andere Hafenstädte zu beherrschenden Umschlagplätzen, kolonisierten die Anrainer des Mittelmeers wirtschaftlich und kulturell. In ihren Metropolen richteten sie feste Marktbereiche mit eigenen Gebäuden ein[5]. Von hier aus organisierten sie Kauf und Verkauf zu Lande wie über Wasser mit Geschick und wachsendem Gewinn. Neben den Gütern des täglichen Bedarfs standen in ihrem Angebot Luxusartikel nicht zurück. Unter diesen nahmen auch Kunstgegenstände einen bedeutenden Platz ein. Bemalte Tongefäße, hölzerne Bildtafeln und verzierte Metallgeräte sind die häufigsten Erzeugnisse im griechischen Kunsthandel mit Kleinobjekten. Aufgrund ihrer hohen Qualität waren sie weithin begehrt und versprachen Groß- wie Einzelhändlern ansehnliche Gewinne. Zu ihrer Präsentation errichteten die Kaufleute bereits Holzregale, neben oder hinter denen sie sich selbst niederließen. Das Warenangebot wurde in der Regel nach Materialgesichtspunkten zu Gegenstandsgruppen geordnet und in übersichtlicher Gliederung dem suchenden Blick der potentiellen Käufer dargeboten. Preise mußten erfragt werden und schlossen ein Feilschen nicht aus. Die Mentalität des griechischen Händlers wird man sich in der Tradition phönizischen und orientalischen Kaufmannsgeistes als sachkundig, im Hin und Her von Geben und Nehmen spielerisch abwägend sowie als ertragsbedacht vorstellen müssen.

In den griechischen Städten wie in Rom errang zu vorchristlicher Zeit der stationäre Handel zunehmende Bedeutung neben dem mobilen Warenvertrieb. Von diesen festen Umschlagplätzen und Dauermärkten aus ließen sich überlokale und schließlich überregionale Handelsnetzwerke errichten. Dementsprechend wird es auch in der Antike schon Unternehmen mit zentraler Leitung, mit entlegenen Dependancen und straffer Organisation gegeben haben. Gefördert wurde diese Entwicklung durch die stetige Zunahme des Handelsvolumens infolge anwachsender Kunstproduktion bis hin zu serieller Massenfertigung. In den Metropolen wie in den Provinzen etablierte sich eine Kunstindustrie, die dem Handel mit Kunstgegenständen materiell und personell Aufschwung verlieh[6]. Der Preis für diese Produktionsvermehrung und Marktausweitung bestand in einem Sinken des Qualitätsniveaus, das auf die Dauer dem antiken Kunsthandel nicht bekommen konnte, da es seine Reputation gefährdete. In der Folge wird wenigen Händlern, die hochwertige Kunstraritäten anboten, eine Vielzahl von Krämern gegenübergestanden haben, die wie des Plautus Poenulus ihren Ramsch an den Mann zu bringen suchten.

Auch am antiken Götterhimmel fand der Kunsthändler seinen Platz. Hermes, die vielseitigste und wendigste Gestalt der griechischen Mythologie, arriviert als Erfinder von Musikinstrumenten zugleich zu deren Verkäufer. Nachdem er dem

Apoll einen Teil seiner Rinderherde entwendet hat, baut er aus einem Schildkrötenpanzer und Därmen die Lyra. Diese überläßt er Apoll, um die Rinder behalten zu können. In ähnlicher Weise soll er dem Gott die Flöte übereignet haben. Nicht nur verwandelt er bei diesem Tausch Natur in Kultur, wird zum Stifter musischer Betätigung. Sondern er geht überdies mit den Mitteln der Kunst bereits merkantil um. Er »verkauft« sie, indem er selbst die Nachfrage erzeugt und den Preis bestimmt. Listig spielt er dabei sowohl mit seinen ingeniösen Fähigkeiten als auch mit seinem händlerischen Geschick. Indem er Tiere und Instrumente vermarktet, erlangt er ein doppeltes Hirtenamt. Fortan gilt er als Schirmherr der Herden und als Patron der Künste. Sein eigentliches Element jedoch bleibt die Verwandlung, der Tausch, der Handel. Wie er von Anfang an die künstlerische Ware einbezog, so mag er als Gott der Kaufleute den Kunstvermarktern besonders nahe stehen. Die Römer betonten diesen Geschäftsaspekt, indem sie den griechischen Hermes unter Verwendung des Handelswortes »merx« in Merkur umtauften und diesem als Accessoire einen Geldbeutel mit auf den Weg gaben (vgl. Abb. 1). In Rom, Pompeji und andernorts versahen Kaufleute ihre Läden mit dem Bild Merkurs. Unter ihnen werden auch Händler gewesen sein, die von ihrem musenfreundlichen Schutzpatron einträgliche Kunstgeschäfte der Art erhofften, wie er sie einst selbst getätigt hatte.

Römischer Kunstbetrieb

In dem Maße, in dem die Römer die Länder des Mittelmeers eroberten, eigneten sie sich neben deren Mythen und Sinnbildern ebenfalls ihre Artefakte an. Solche Übernahmen wurden jedoch mehr von Gewalt als durch Friedfertigkeit bestimmt. Selbst beim Besitzerwechsel von Kunstgegenständen ging es in Kriegs- und Friedenszeiten eher unredlich als ehrenhaft zu[7]. Im Zuge der Unterwerfung fremder Städte wie etwa Korinth oder Carthago raubten römische Soldaten und ihr Gefolge beträchtliche Mengen an Kunstwerken und kunsthandwerklichen Gütern. Man entwendete, was man begehrte, um es in Rom zu verscherbeln oder um sich damit zu brüsten. Von solchem »Import« profitierte auch der Kunsthandel, indem er das Diebesgut übernahm und weiterverkaufte oder gar eigene Späher auf die Kriegszüge und in die Kolonien mitsandte. Die an solchen Machenschaften beteiligten Kunsthändler bedienten mit ihren zweifelhaften Angeboten vor allem jene Teile der römischen Oberschicht, deren Kunstinteresse weniger bildungsbedingt war, als daß sie ihre zunehmenden Luxus- und Geltungsbedürfnisse ausleben wollten.

Doch traten solchen Usancen durchaus kritische Stimmen entgegen. Der Offizier, politische Berater und Enzyklopädist Plinius Secundus der Ältere etwa prangert im ersten nachchristlichen Jahrhundert wortreich »die Einfuhr von eroberten Standbildern und Gemälden« an, denn sie trug und trage noch immer allzu viel zum »Verfall der Sitten« bei[8]. Alte römische Tugenden wie Mäßigkeit und »Zurückhaltung beim Kaufen« würden so durch verderbliche Haltungen wie Habgier, Kaufrausch, Besitzerstolz, Luxussucht und dergleichen mehr verdrängt. Das Zusammentreffen all dieser Übel: der hemmungslosen Unterjochung fremder Städte, zügelloser Plünderungen, einer raffgierigen Händlermentalität und fragwürdiger Besitzansprüche hält

Plinius für beklagenswert, weil mit dem Selbstverständnis eines tugendbewußten Römers nicht vereinbar. »Heu mores«, »oh, diese Sitten«, macht er seinem Verdruß inmitten seiner Schilderung der Mißbräuche Luft, »... die schicksalhaften Ereignisse fielen zusammen, so daß man die Laster umarmen wollte und durfte.«

Derartige Warnungen wurden freilich selten beherzigt. Wirtschaftlich wie kulturell aus zweiter Hand lebend, schreckten römische Sammler kaum je vor illegaler Aneignung oder dunklen Erwerbsquellen zurück. Selbst bei Inhabern höchster Staatsämter hielt die Achtung vor fremder Kultur die eigene Habgier nicht durchweg in Schranken. Ein spektakuläres Beispiel dafür bot jener Gaius Verres, der im ersten vorchristlichen Jahrhundert als römischer Statthalter in Sizilien Kunstgegenstände aller Art rücksichtslos und massenweise an sich brachte. Von dem Juristen und Politiker Marcus Tullius Cicero dieserhalb angeklagt, beteuerte Verres seine Unschuld mit dem Hinweis, er habe die fraglichen Kunstwerke rechtmäßig und zu ortsüblichen Marktpreisen erworben: »Ich habe sie gekauft«, zitiert der Ankläger seinen Widersacher[9]. »Oh ihr unsterblichen Götter, eine vortreffliche Verteidigung! Einen Handelsmann haben wir also mit Oberbefehl und Beilen in die Provinz gesandt, um alle Standbilder, Gemälde, alles Silber, Gold, Elfenbein, alle Edelsteine zusammenzukaufen, Niemandem mehr etwas übrig zu lassen.« Doch solcher Handelsgeist ist nicht im Sinne rechtschaffener Römer. Weshalb denn auch »jener falsche und erdichtete Kauf« sich unter Ciceros Beweisführung bald nur als besonders schmähliche Variante heimlicher Entwendung oder öffentlichen Raubes herausstellt. Der untadelige Kaufmann scheut dergleichen, so hofft und fordert Cicero, denn er achtet »die Meinung des römischen Volkes« wie auch »Gesetze und Gerichte«. Sein öffentlicher Ruf gilt ihm viel als Teil geschäftlicher Reputation. Daher beschuldigt Cicero den Verres nicht nur des mannigfachen Diebstahls und des lügenhaft als Einkauf bezeichneten Raubes, sondern er nimmt zudem Kaufleute und Großhändler von der Beteiligung an solchen Freveln eigens aus. Nach Meinung des Anklägers hat der Plünderer Verres nicht nur sein Amt mißbraucht, unzählige Kunstbesitzer geschädigt sowie gegen Gesetz und Tugendlehre verstoßen; sondern er hat überdies mit seiner scheinheiligen Falschbehauptung das Ansehen römischer Kaufleute im In- und Ausland beeinträchtigt. Er wollte sich auf Kosten eines ganzen Berufsstandes reinwaschen. Mag auch die Kaufmannswirklichkeit dem proklamierten Ideal, wie Cicero wohl weiß, nicht immer nahekommen, so geht es doch nicht an, sie durch falsches Zeugnis gar noch schlechter darzustellen.

Dennoch ist kaum zweifelhaft, daß wie andere Wirtschaftszweige ebenfalls die Händler nicht nur vom Aufschwung der Kunstindustrie und der Luxusgewerbe, sondern auch vom stetig fließenden Importstrom profitierten. Ihre Lager und Schauräume waren gut gefüllt. Der römische Kunst- und Antiquitätenmarkt zog Interessenten mit reichhaltigem Angebot in seinen Bann. Dementsprechend war er ein Anziehungspunkt für Flaneure und Schaulustige, für unentschlossene ebenso wie für zielbewußte Käufer. Der Epigrammatiker Martial wirft ein Licht auf das Treiben in und zwischen den Geschäften, indem er den Weg eines neugierigen Müßiggängers namens Mamurra verfolgt. Dieser schlendert im Handelsviertel Roms umher und weidet seine Blicke zunächst an jungen Sklaven, die zur Befriedigung erotischer

Begierden feilgeboten werden. Hernach wendet er sich den Möbeln zu, prüft Tische und Sitzgelegenheiten, deren reiche Verzierung ihm gefällt, überlegt auch, ob sie zur Einrichtung daheim passen. Er mißt aus, doch die Angebote erweisen sich als ungeeignet. Kritisch beschnuppert er Bronzeskulpturen auf ihre korinthische Herkunft hin. Eine Statue des Polyklet findet keine Gnade vor seinen Augen: der Händler muß sich kritische Bemerkungen anhören. Die vorhandenen Kristallpokale sind ihm nicht klar genug, etliche Trinkschalen wendet er unschlüssig hin und her. Beim Schmuck angelangt, mustert er Edelsteine und Perlen, um vielleicht einen schönen Onyx oder Jaspis aufzustöbern. Eingehend testet er die Qualität der Goldfassungen. Nachdem er manche Stunde so verbracht hat, erwirbt Mamurra schließlich zwei preiswerte Gefäße. Mit diesen unter dem Arm verläßt er gegen vier Uhr nachmittags den ergötzlichen Marktplatz[10].

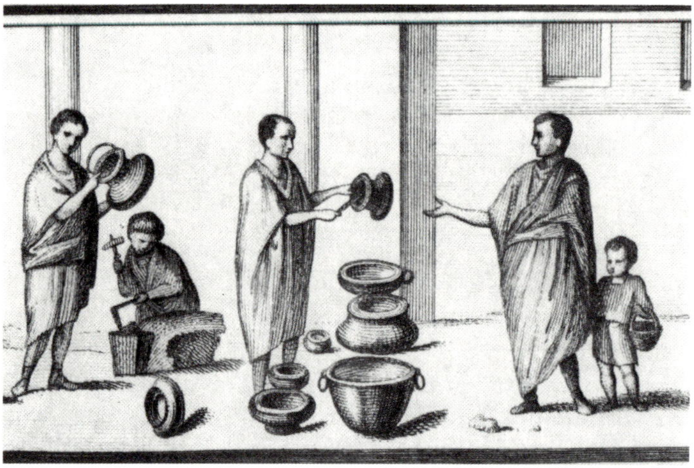

2 Römische Marktszene. Stich nach einem Wandbild in Pompeji

In dieser kurzen, doch facettenreichen Wegbeschreibung schildert Martial zum einen die Vielfalt des Angebots an alten und neuen Werken auf dem römischen Kunst- und Antiquitätenmarkt des ersten nachchristlichen Jahrhunderts. Zum anderen führt er das wählerische Verhalten eines wohl zeittypischen Käufers und Sammlers vor Augen, der kenntnisreich die Waren prüft, der seine Vorlieben hat, vor Kritik nicht zurückscheut und der sich auch unverhoffte Gelegenheitserwerbungen leisten kann. Derart muß wohl die Kundschaft beschaffen gewesen sein, mit der Kunsthändler im alten Rom zu rechnen hatten. Dementsprechend hieß ihr Auftrag: Unterhaltung und Geschäft. Sie mußten die Chance zu vergnüglichem Einkauf bieten. Gleichwohl wird man sich ihre Läden eher schlicht ausgestattet vorstellen müssen. Zumal die alten, an der Südseite des Forum Romanum gelegenen Geschäfte mußten sich mit Mauernischen begnügen, über die ein Bretterdach geschlagen war. Die Erzeugnisse wurden auf den Boden gestellt oder in einfache Holzregale gelegt (vgl. Abb. 2). Aufwendiger gerieten Unterbringung und Darbietung erst, als man im Zuge von Umbauten im Stadtkern die alten Verkaufsläden abriß und sich die betuchteren Händler andernorts neue Räume einrichteten. Diese in der Mitte des letzten vorchristlichen Jahrhunderts einsetzenden Umsiedlungen wurden zudem gefördert durch die mit steigendem Wohlstand einhergehende Geschäftsausdehnung. Dem vornehmen und wohlhabenden Römer der folgenden Jahrzehnte genügten die billigen Buden nicht mehr. Seine gestiegenen Kunstansprüche und sein prallerer Geldbeutel erheischten Befriedigung in gefälligerer Umgebung.

Diese Erwartung und die Euphorie, die einen gebildeten Römer beim Besuch einer qualitätvoll bestückten Galerie ergreifen konnte, schildert beredt der Satiriker Petronius Arbiter: »So kam ich auch in eine Galerie mit herrlichen Bildern verschiedenster Art. Hier sah ich Werke aus der Hand des Zeuxis, die noch nicht von den Unbilden der Zeit beeinträchtigt waren, und betrachtete Entwürfe des Protogenes, die mit der wirklichen Natur wetteiferten, nicht ohne tiefe Ergriffenheit. Außerdem sah ich ein Bild des Apelles, das die Griechen als ›Diana, auf einem Bein stehend‹ bezeichnen, zu dem ich andächtig aufschaute. Mit solcher Sorgfalt war die Zeichnung der Bilder in größter Lebenswahrheit ausgeführt, daß man den Eindruck hatte, der Pinsel habe auch die Seele gemalt... «[11]. Der begeisterte Ausstellungsbesucher ergeht sich sodann in wortreichen Bildbeschreibungen, die seine Kennerschaft und seine Griechenverehrung gleichermaßen zum Ausdruck bringen. Die Liebesmotivik der Bildwelt, der er sich hier ausgesetzt sieht, läßt sein Inneres vibrieren und löst ihm die Zunge. Doch wäre Petronius kaum der feinsinnige Satiriker, als der er Ruhm errang, wenn er nicht diesen geistigen und seelischen Höhenflug durch Konfrontation mit der Lebenswirklichkeit zu unterbrechen wüßte. Diese erfolgt in Gestalt eines weiteren Besuchers. Während noch der Gemäldebewunderer schwelgerisch »in den Wind redete, betrat die Bilderausstellung ein grauhaariger Greis mit leidgeprüfter Miene, nach der man auf eine gewisse Persönlichkeit schließen konnte. Sein Aufzug war allerdings nicht entsprechend, so daß man unschwer erraten konnte, daß er zu jener Sorte von Gebildeten gehörte, die den Reichen ein Greuel zu sein pflegen. Er trat neben mich und sprach: Ich bin ein Dichter und, wie ich annehmen darf, von nicht zu geringer Begabung, soweit Lorbeerkränze etwas beweisen, die freilich die Gunst auch Unwürdigen zuerkennen mag.- Du wirst fragen, wieso ich dann so schlecht gekleidet bin? Eben deshalb. Die Liebe zur Kunst hat noch keinen reich gemacht!«

Mit diesem Schlaglicht stellt Petronius klar, wer das schwächste Glied in der Kette: Käufer-Händler-Hersteller ist. Es ist der Künstler, dessen Werk erst die Bedingung für die Möglichkeit bietet, daß ein Händler profitiert und ein Käufer sich delektiert. Er liefert eine Ware, die ihm und anderen ideelle Wertschätzung bescheren kann, ohne ihrem Urheber materiell viel einzubringen. In der beruflichen Prestigeskala weit unten angesiedelt, hat er am Wertzuwachs, den sein Werk auf dem Weg vom Atelier durch Galerien und Handelsstätten in die Hände von Käufern erringen mag, meist nur geringen und im Regelfall minderheitlichen Anteil. Zudem klafft selbst im Falle des Erfolges die Schere aus kultureller Geltung und ökonomischem Gewinn oft weiterhin auseinander, ohne daß er sie zu schließen vermag, daß er Wirtschaft und Kunst versöhnen könnte. Im Extrem wandelt dann der Künstler wie bei Petronius lorbeerbekränzt, doch ärmlich gekleidet unter seinen Bewunderern.

Die meisten Zeitgenossen des Satirikers hatten freilich für derlei Probleme und Feinheiten wenig Sinn. Sie kümmerte das Schicksal von Malern und Bildhauern, die den Handwerkern zugerechnet wurden, um so weniger, als sie den Hervorbringungen ihrer Gegenwart die Zeugnisse der Vergangenheit vorzogen. Der wohlhabende römische Kunstsammler hegte eine besondere Vorliebe für die griechische Kunst früherer Epochen. Sie verlangte er von seinem Kunsthändler, mochte ihre Beschaffung auch schwierig und der Preis hoch sein. Dem Käufer aus der römischen Oberschicht diente neben den vergnüglichen Begleitumständen der Kunsterwerb als Statussymbol. Durch ihn konnte er sein Selbstwertgefühl heben und absichern, wollte er mittels Stiftungen seinen Standesanspruch in der sozialen und politischen Öffentlichkeit zum Ausdruck bringen. Für derartige Zwecke besonders geeignet und beliebt waren griechische Plastiken. Rar und teuer, gerieten sie dem Käufer und Stifter nicht minder zum Verdienst als dem vermittelnden Agenten und der beehrten Umwelt. Plinius Secundus der Jüngere, Neffe und Erbe des Enzyklopädisten, hat diesen Umgang mit Kunst in einem Brief an seinen Gutsverwalter Annius Severus in Como festgehalten: »Aus einer mir zugefallenen Erbschaft habe ich kürzlich eine Statue aus Korinth gekauft, zwar keine sehr große, aber eine hübsche und schön ausgearbeitete – soweit ich etwas davon verstehe, der ich vielleicht auf allen Gebieten, sicher aber auf diesem sehr wenig verstehe; doch diese Statue weiß auch ich zu würdigen. Es handelt sich nämlich um eine unbekleidete Figur, und so kann sie weder ihre Fehler verhüllen, wenn solche vorhanden sind, noch ihre Vorzüge zu wenig zeigen. Sie stellt einen stehenden alten Mann dar; Knochen, Muskeln, Sehnen, Adern, auch Runzeln erscheinen wie bei einem Lebenden; dünnes, im Schwinden begriffenes Haar, eine breite Stirn, ein zerfurchtes Gesicht, ein magerer Hals, die Arme hängen herunter, die Brust ist schlaff, der Bauch eingefallen. Auch von hinten das gleiche Bild eines alten Menschen, soweit sich dies von hinten erkennen läßt. Das Erz selbst, wo es die ursprüngliche Farbe zeigt, ist alt und antik. Kurz, alles so, daß es ein Künstlerauge fesseln, das Auge des Laien erfreuen kann. Dies hat mich, obschon ich ein blutiger Anfänger bin, zum Kauf gereizt. Ich habe sie aber gekauft, nicht um sie zu Hause aufzubewahren – ich habe nämlich bis jetzt noch kein einziges korinthisches Stück zu Hause –, sondern um sie in unserer Heimatstadt auf einem öffentlichen Platz aufzustellen, am liebsten im Jupitertempel; sie scheint mir nämlich ein Geschenk zu sein, das eines Tempels, eines Gottes würdig ist. Übernimm Du also, wie Du immer alles, was Dir von mir aufgetragen wird, besorgst, auch diese Aufgabe und lasse schon jetzt einen Sockel machen aus einem Marmor nach Deiner Wahl, der meinen Namen und meine Titel tragen kann, wenn Du der Ansicht bist, daß auch diese hinzugefügt werden sollen. Ich werde Dir die Statue selbst, sobald ich jemand finde, dem es nichts ausmacht, schicken oder sie persönlich mitbringen, was Dir noch lieber ist.«[12]

Nicht von ungefähr streicht Plinius die Besonderheit der Statue heraus, die zum eigenen Lobe zu stiften er gesonnen ist: Bronzen aus Korinth galten den römischen Sammlern als erstrebenswerteste Kunstwerke, die deshalb höchst teuer waren und

Prestige gewährten. Erwiesen sie sich zudem als »alt und antik«, so konnte ihre Wertschätzung von nichts anderem übertroffen werden. Die Provenienz solcher Werke blieb freilich oft im Dunkeln: auch der stolze Plinius schweigt sich darüber aus, auf welchem Weg und von wem er seinen Schatz erworben hat. Der Markt war eng, die Sammler konkurrierten um erlesene Stücke und gaben daher ihre Quellen ungern preis; zumal auch niemand vor den zahllosen Fälschungen sicher war, die den Handel überschwemmten. Sie machten jeden Kauf zu einem Risiko, bei dem mehr als der Händler der Kunde das Gesicht verlieren konnte, insbesondere wenn er wie Plinius seine Anschaffung öffentlich zur Schau zu stellen gedachte.

Daß solche Unwägbarkeiten und Fallstricke manchen Anlaß zu Spott boten, kann kaum verwundern und hat schon die Zeitgenossen des Briefschreibers amüsiert. So läßt beispielsweise Petronius in seinem »Satyricon« den Gastgeber Trimalchio ironisch die zwielichtige Herkunft seines Kunstbesitzes verschleiern. Als der Hausherr seinen Koch eine Erfrischung in einem Becher aus korinthischer Bronze reichen läßt, zieht dieses Gefäß die Aufmerksamkeit des Gastes Agamemnon auf sich. »Ich bin der einzige, der wirklich echte korinthische Bronze besitzt,« prahlt daraufhin Trimalchio und fragt sodann seinen staunenden Zuhörer: »Vielleicht wunderst du dich, warum ich allein korinthische Bronze besitze? Weil der Händler, bei dem ich sie gekauft habe, Korinthus heißt. Und was ist schließlich besser korinthisch als das, was von Korinthus gekauft ist?«[13]

Der spaßige Dialog entfacht ein Wortspiel um die Frage von Echtheit und Falschheit von Kunstwerken, zumal um deren kaufmännische Herkunft. Charakter und Qualität des Angebots werden durch die Kompetenz, die Auswahlkriterien und die Ehrlichkeit des Vermittlers mitbestimmt. Der Ruf des Händlers, sein guter oder schlechter Name wirken sich wie ein Gütesiegel oder Zweifelsetikett auf das von ihm verkaufte Werk aus. In Zeiten florierenden Kopistenwesens und massenhafter Fälschungen erlangen solche Weg- und Vertrauensfragen zusätzliche Bedeutung.

Der Auktionator läßt bitten

Trotz solcher Sinnfälligkeiten sind Namen prominenter Kunsthändler aus der Antike nicht überliefert. Das liegt zum einen am geringen Ansehen kaufmännischer Berufe in Griechenland und Rom. Händler, Ladenbesitzer, Aussteller und dergleichen gehörten nicht zu jenen Berufsgruppen, von denen sich wundersame oder staunenswerte Leistungen berichten ließen wie von mutigen Militärs, tüchtigen Politikern, begabten Rednern, Dichtern und Künstlern. Ihre Geschäfte waren erforderlich für den wirtschaftlichen Kreislauf und Aufschwung, doch zehrten sie von den Leistungen anderer, waren nicht selbst produktiv. Ihnen eignete keine auctoritas, folglich entbehrten sie auch der Autorität. Dementsprechend galten Kaufleute den Geschichtsschreibern, Philosophen und Enzyklopädisten des Altertums nicht als besonders überlieferungswürdiger Berufsstand.

Zum anderen finden sich kaum Erwähnungen einzelner Kunsthändler, weil der Kauf und Verkauf von Kunstgegenständen wohl zumeist in Verbindung mit anderen kaufmännischen Tätigkeiten betrieben wurde. Der an Kunst wirtschaftlich interes-

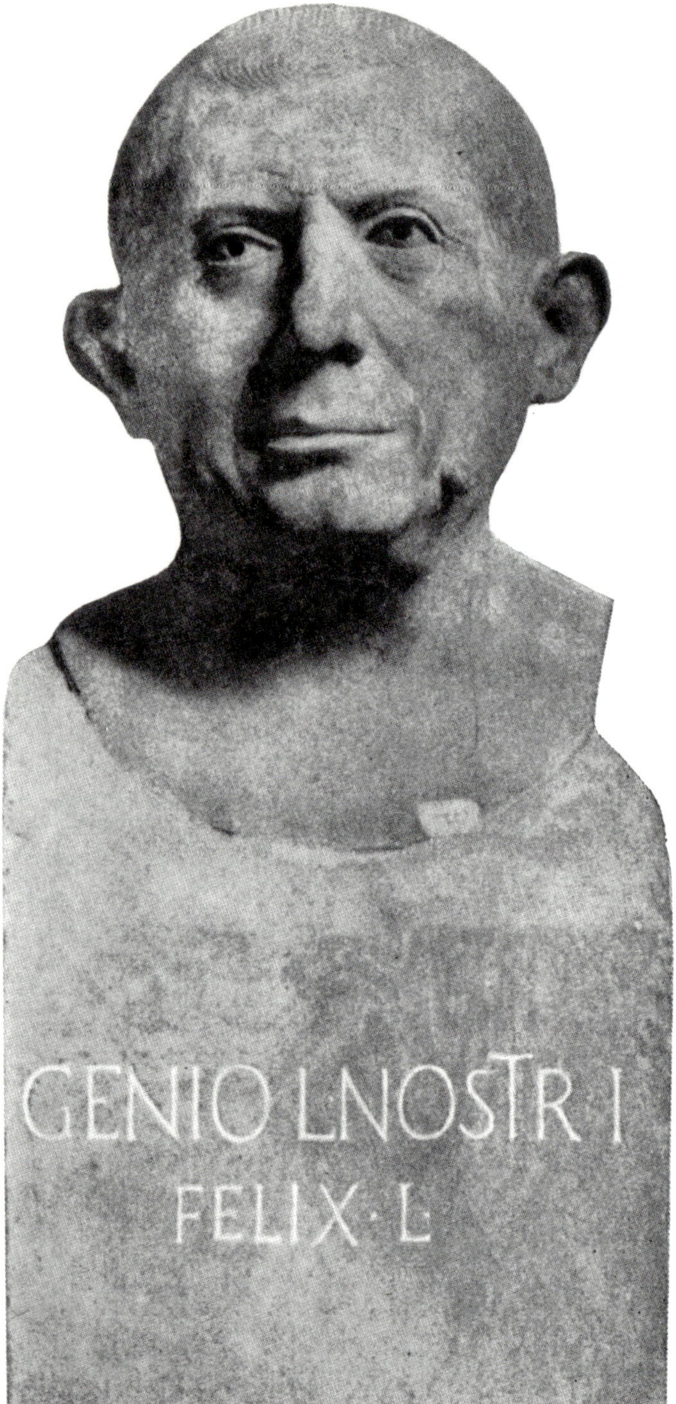

3 L. Caecilius Jucundus. Auktionsunternehmer in Rom und Pompeji. Bronzeherme, Neapel

sierte Geschäftsmann der Antike vertrieb eben sowohl bildnerische Schöpfungen als auch Möbel, Schmuck, verzierten Hausrat und dergleichen mehr. Der spezialisierte Handel nur mit Gemälden, Zeichnungen, Plastiken dürfte unter professionellen Kaufleuten eine Ausnahme gewesen sein. Er fand sich ehestens bei jenen Künstlern, die vornehmlich ihre eigenen Werke selbst zu Markte trugen, dabei gelegentlich Arbeiten von Kollegen einbezogen und insofern die Tätigkeit des Kaufmanns teilberuflich ausübten.

Neben diesem Eigenverkauf durch die Produzenten, dem kontinuierlichen Angebot in festen Läden und dem Wanderhandel von Trödlern sowie Straßenverkäufern war in der Blütezeit des römischen Reiches bereits eine vierte Form der Kunstvermarktung anzutreffen: die Versteigerung. Im allgemeinen Marktgeschehen der Hochantike nahm die Auktion einen festen Platz ein. Sie wurde als geregelte Form der Bietgefechte und des Feilschens auf den Handelsplätzen des Altertums üblich und in Rom auch rechtlich abgesichert. Kein Gut war von der Versteigerung, für die sich nach und nach bestimmte Orte einbürgerten, ausgeschlossen. Von Grundstükken und Gebäuden über Sklaven und Vieh bis zu Lebensmitteln und Hausrat wetteiferten Anbieter wie Käufer an der »Adria Auctionaria« um jede erdenkliche Habe. Dabei ging es lebhaft und manchmal wüst zu; nicht wenige antike Autoren mokieren sich über das Getümmel und Geschrei, das bei diesen Veranstaltungen herrschte. Es wird als besonders unpassend empfunden worden sein, wenn erlesene Zeugnisse gehobener Kultur, wenn Gemälde, Plastiken und kostbarer Zierrat um die Gunst eines Publikums rangen, das sich aus Kennern und Käufern, aber auch aus Schaulustigen, Bummlern und Dieben zusammensetzte.

Geschickten Auktionsunternehmern bot sich bei dieser Vermarktungsform die Chance zu raschem Gewinn. Namentlich bekannt wurde beispielsweise Lucius Caecilius Jucundus, der im ersten nachchristlichen Jahrhundert lebte und als Geschäftsmann erfolgreich gewesen sein muß. Seine beruflichen Aktivitäten waren vielfältig: er betätigte sich als Bankier, Makler, Notar und wohl auch als Veräußerer von Kunstgegenständen aller Art. In Rom und Pompeji betrieb er Auktionsgeschäfte mit breiter Klientel, mannigfachen Wirtschaftsgütern und beachtlichen Umsätzen. Seinen Wohnsitz in Pompeji zerstörte der Ausbruch des Vesuv im Jahre 79 nach Christus. Doch fand sich später im Atrium dieser Villa eine Bronzeherme mit dem Portrait des Unternehmers (vgl. Abb. 3). Es zeigt Caecilius Jucundus in fortgeschrittenen Jahren, mit anliegendem Haar, einem prüfenden Blick und entschlossenen, auch etwas skeptischen Zügen um den Mund. Alles in allem ein römischer Bürger, der zu den Begünstigten des Schicksals gehörte. Über seine Tätigkeit als Auktionator berichtet ein Urkundenfund, der aus zusammengebundenen Holztafeln mit rudimentären Notizen besteht[14] (vgl. Abb. 4). Zu Triptychen gefügt, handelt es sich bei diesen Dokumenten meist um Quittungen, in denen Auftraggeber, für die Caecilius Jucundus Versteigerungen durchgeführt hatte, ihm oder einem Mittelsmann erhaltene Geldbeträge bestätigen. Vom jeweiligen Auktionserlös wurden Steuern und Gebühren abgezogen, mithin die Quittungssummen entsprechend verringert. Die versteigerten Güter sind nicht eigens angeführt. Unter den testierenden Gläubigern finden sich auch Frauen, Sklaven und verschiedentlich auswärtige Klienten.

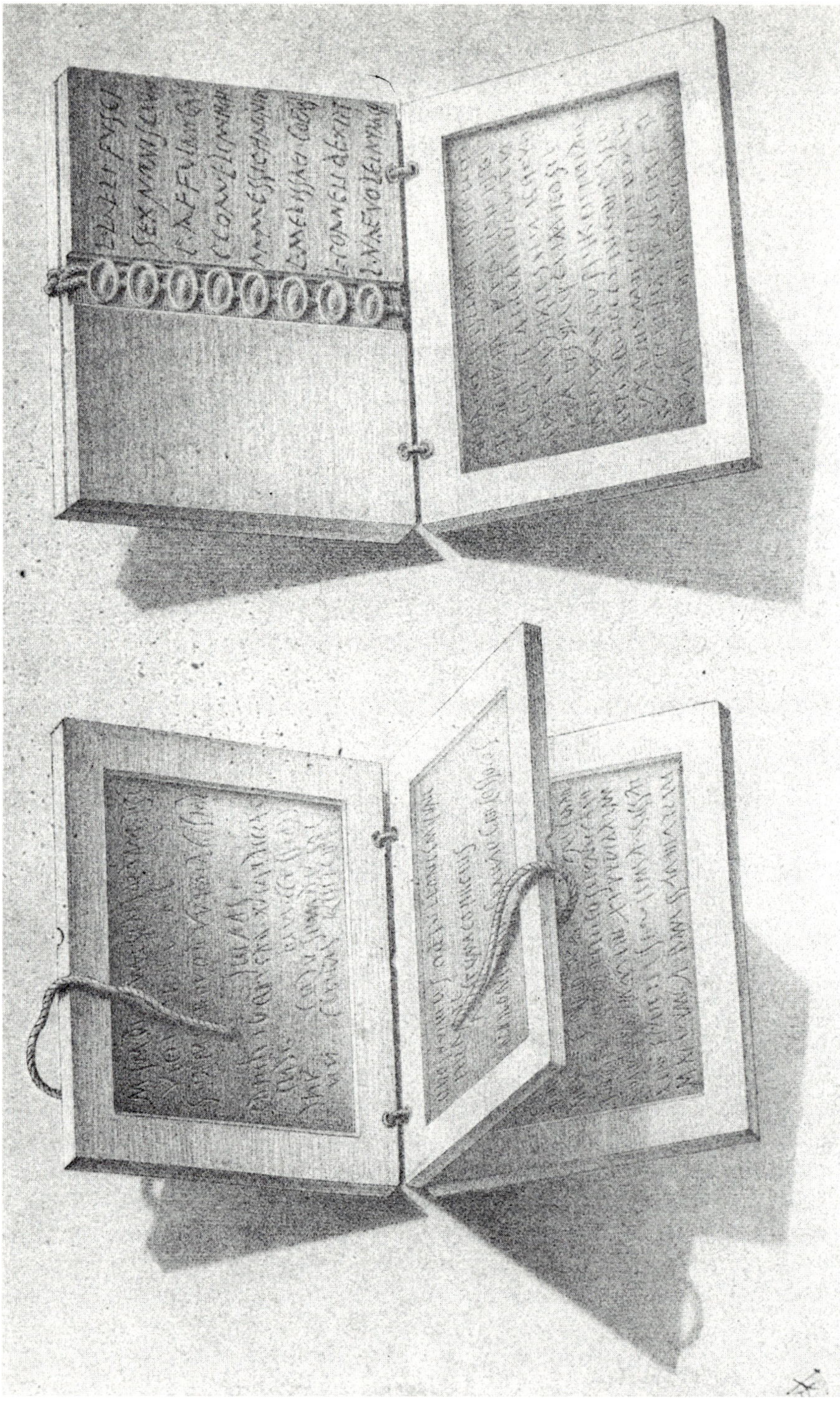

4 Pompejanische Quittungstafeln des L. Caecilius Jucundus. Ca. 60 n. Chr., restauriert

Daß Caecilius Jucundus zumindest gelegentlich als Kunstversteigerer fungierte, wird allgemein angenommen. Er selbst übte dabei, wie die Quittungen nahelegen, das Amt des »coactors«, des Kassierers und Geldverwalters, aus. Neben diesem führte ein »argentarius« als Bankier die Aufsicht über die Gesamtauktion. Die Versteigerung der einzelnen Objekte erfolgte durch den »praeco« als Ausbieter. Vor dem Auktionstag hatten Ausrufer in den Straßen sowie Anschläge die vorgesehene Zeit und den Ort öffentlich bekannt gemacht. Kaufinteressenten gaben ihre Gebote mündlich, durch Kopfnicken oder mit erhobenem Zeigefinger kund. Dem Meistbietenden erteilte der ausrufende praeco den Zuschlag. Daraufhin mußte der Kaufpreis sofort bezahlt werden. Dieser Zuschlag erhöhte sich um Gebühr und Steuer, die in der Regel je 1% des Kaufpreises betrugen. Die Auktionssteuer hatte der Versteigerer an den Staat weiterzuleiten. In Ausnahmefällen konnte er seinen Kunden einen Zahlungsaufschub einräumen, doch währte dieser meist nur kurz. Bei aufwendigeren, daher höher geachteten Auktionen durften diese Geschäftsregeln flexibler ausgelegt und gehandhabt werden als in den weniger reputierlichen Versteigerungen mit geringem Umsatz. Als Rechnungseinheiten wurden bei den meisten Veräußerungen As und Sestertius zugrundegelegt.

Mit diesem Verfahren ist frühzeitig eine der wichtigsten Vermittlungsformen auch des Kunsthandels vorgeprägt. Spätere Epochen werden der Kunstauktion neues Leben, manchmal gar spektakuläres Aufsehen bescheren, ohne jedoch ihr Grundmuster wesentlich zu ändern. Für den Römer gehörte sie ganz selbstverständlich zum Wirtschafts- und Kulturbetrieb. Hier sowie bei mobilen oder stationären Händlern in der Nähe des Marsfeldes erwarb er, was ihm bildnerisch gefiel, womit er öffentliches Ansehen zu erringen hoffte und was ihm als Gastgeschenk geeignet erschien. Mit seinen Geschmackslaunen bescherte er dem Kunsthandel temporäre und lokale Konjunkturwechsel, Aufschwünge sowie Einbrüche. Insgesamt jedoch konnte sich das Geschäft mit der Kunst bis zur Spätantike kontinuierlich erweitern und ausfächern. Zuzeiten der Saturnalien erhielt es alljährlich Auftrieb. Durch branchenmäßige Spezialisierung und durch Konzentration auf einzelne Käuferschichten wußten die Vermittler alter und neuer Bildwerke sich schon damals ihrer Kundschaft zu vergewissern. Dieses wirtschaftliche, strukturelle und personelle Wachstum des Marktes, das gleichwohl einzelne Kunsthändler kaum je aus ihrer Namenlosigkeit hervortreten läßt, dauert an, solange das Römische Reich zahlungsfähige Abnehmer beschert. Als sich das Blatt jedoch wendet, mit dem Niedergang des Imperium Romanum, schwindet auch dem Kunsthandel zusehends die ökonomische und kulturelle Grundlage.

Vom Wanderhändler zum Hoflieferanten

Im Bann von Religion und Zünften

Hand in Hand mit dem Verfall des Römischen Reiches, der dem antiken Kunsthandel manche Rückschläge beschert, geht der Aufstieg des Christentums zur kulturbestimmenden Autorität in Europa. Im Verlauf dieses Jahrhunderte beanspruchenden Wandels erringt die katholische Religion einen Einfluß, der immer weiter über die bloße Glaubenspraxis hinausreicht und der ebenfalls die Künste in seinen Bann zieht. Soweit neben Musik und Literatur auch Malerei und Plastik in den sinnvermittelnden Dienst von Konfession und Kirche treten, fällt ihnen eine historisch neue Funktion zu: diejenige einer vom Bekenntnis inspirierten, es veranschaulichenden Anleitung zur Lebensgestaltung. Als Preis für diesen Geltungsgewinn war freilich eine Einbuße an Selbstbestimmung im Hinblick auf Themenwahl und Formensprachen zu erdulden, die indes jene Künstler kaum bedrängte, denen ihr Schaffen mit der vorgegebenen Motivik aus persönlichem Glauben zusammenschmolz.

Wie sinnhaft so erwuchs diese Kunst der katholischen Welt auch organisatorisch aus der engen Beziehung zwischen Herstellern und Abnehmern. Denn die letzteren waren in der Regel zugleich ihre Besteller. Die christlichen Bildwerke wurden direkt oder indirekt als Auftragsarbeiten realisiert, von gläubigen Künstlern in Klosterwerkstätten oder in eigenen Ateliers geschaffen. Eine solche Auftragskunst benötigte kaum zusätzliche Vermittlungsinstanzen. Entsprechend unbedeutend blieb bis an die Schwelle der frühen Neuzeit der Vertrieb religiöser Malerei und Plastik auf einem freien Markt ohne kirchlichen Einfluß. Wo sich Ansätze eines solchen Handels mit Gemälden, Kleinskulpturen, Ritualgeräten und Devotionalien entwickelten, wußten sich Mönche und Laienbrüder kaufmännisch zu beteiligen. Sie kannten die Wünsche ihrer Klientel und erschlossen sich derart zusätzliche Einkunftsquellen sowie Kontaktchancen. Auch kauften der Pilger oder der reisende Mönch wohl lieber bei Gleichgesinnten und in vertrautem Ambiente als an Orten, die der religiösen Durchdringung entbehrten. Eine spanische Miniatur aus dem 13. Jahrhundert zeigt einen solchen Wallfahrer, der ein Marienbild erwirbt (vgl. Abb. 5). Es wird ihm gereicht von einem Mann, der vielleicht selbst der Hersteller, gewiß aber der Verkäufer des Werkes ist, während ein Gehilfe weitere Madonnenbilder sowie eine Kreuzigungsszene vorweist. Architektur, das ausschließlich religiöse Angebot und die Kleidung der Ladner lassen auf einen festen Klosterhandel mit spezialisiertem Warenbestand schließen[1].

Neben solch stationärem gab es freilich zu all diesen Zeiten mancherlei mobilen Handel, der außer der Glaubenskunst Werke weltlichen Inhalts und unterhaltsamen

Stils unter die Leute brachte, aber auch Schmuck und modischen Zierrat nicht verschmähte (vgl. Abb. 6). Wanderhändler zogen mit Beständen umher, unter denen Bibeln, Katechismen und literarische Bücher ebenso wenig fehlten wie Flugschriften, Einblattdrucke und Zeitungen oder Gemälde, Zeichnungen und kleinformatige Plastiken. Wie im Einzelfall das Sortiment beschaffen war, wußte der jeweilige Krämer wohl aufgrund seiner Kundenkenntnis und Markterfahrung zu entscheiden[2]. In der Epoche der Vorreformation und der Glaubenskämpfe erhielten seine Geschäfte Auftrieb durch die Erfindung von Holzschnitt, Kupferstich und Buchdruck, welche die serielle Bildproduktion erheblich erleichterten und die Angebotsmenge an

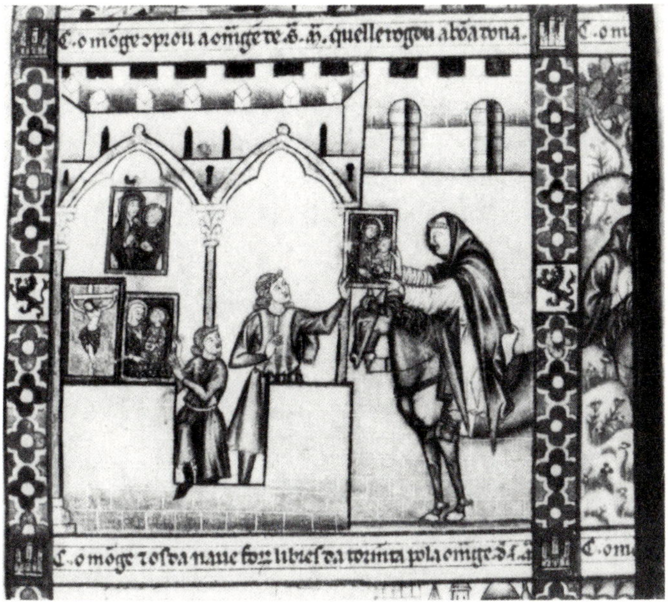

5 Verkauf eines Andachtsbildes im Klosterhandel. Miniatur aus den Cántigas Alfons des Weisen. 13. Jh., El Escorial

Druckgrafiken und Illustrationen rasch vervielfachten. Im Zuge der religiösen Auseinandersetzungen und eines in jeder Hinsicht wachsenden Informationsbedarfs stieg auch die Nachfrage nach bildnerischen Werken aller Art. Ihr trugen kleine und große Kaufleute Rechnung, indem sie im 15. und 16. Jahrhundert zunehmend Kunstwerke auf die immer häufigeren Messen mitnahmen, indem sie Künstler und Kunsthandwerker in ihr Gefolge zogen, indem sie ihnen gar eigene Stände in renommierten Marktorten einräumten. Wenn auch der Kunstvertrieb noch kaum als ein ganz eigenständiger Beruf ausgeübt wurde, so beförderten doch die technischen Neuerungen, das Wachstum der Städte und der allgemeine Aufschwung des Handels die Verbreitung von Kunstwerken in Deutschland und über seine Grenzen hinaus in zuvor nicht dagewesenem Umfang[3]. Am Übergang zur Neuzeit, in der Epoche von Renaissance, Humanismus und Reformation, blühte die Kunst in deutschen Städten und Kirchen, in Adelspalästen und Bürgerhäusern. Der florierende Handel trug zu diesem Gedeihen gewiß das Seinige bei.

Wie in Deutschland ist ein stetig wachsendes Interesse an Kunst kennzeichnend auch für die Entwicklung der oberitalienischen Stadtkulturen. In Florenz und Siena, in Padua, Mailand und Venedig stieg mit dem Aufschwung von Handel und Gewerbe, mit der Zunahme an wirtschaftlichem Wohlstand und politischer Macht eine Klasse empor, die danach strebte, den neu errungenen Standort in der gesellschaflichen Hierarchie auch kulturell zu beweisen und abzusichern. Dementsprechend nahmen ihre Bildungsinteressen zu, verstärkten sich die Wünsche nach höherer Geisteskultur und nach verfeinertem Lebensstil[4]. Der aufgestiegene Stadtadel und die ihm sowohl dienenden als auch nacheifernden Bürgerschichten unterstrichen ihre Ranganspüche durch eine umfassende Ästhetisierung ihrer Lebenswelt. Zu diesem Programm gehörte ihr aufwendiges Mäzenatentum ebenso wie eine rege Bautätigkeit, gesellte sich der Umgang mit Theologen und Gelehrten, mit Literaten und Musikanten, mit Malern, Zeichnern und Bildhauern. Städte und Höfe wetteiferten miteinander wirtschaftlich, diplomatisch und kriegerisch, doch desgleichen auf beinahe allen Gebieten von Kunst und Wissenschaft. Die Renaissance-Kultur der oberitalienischen Signorien entfaltete sich wie ein feinnerviges Netz aus gleichzeitigen Kooperationen und Konkurrenzen[5]. In dieses Gespinst waren die Künste mannigfach verwoben; zuvörderst kam ihnen die Aufgabe zu, als lebensbegleitende Ästhetisierungsmacht individuellen Repräsentationsbedürfnissen zu dienen und kollektive Identitäten zu stiften.

Den Künstlern bescherten diese Verhältnisse beachtliche Aufträge, größere Wirkungsradien und eine breitere Öffentlichkeit als zuvor. Bewunderer, Förderer, Käufer scharten sich um sie, warben um ihre Gunst. Die allmähliche Auflösung normativer Kunstanschauungen bei kirchlichen und staatlichen Auftraggebern gewährte ihnen freiere Schaffensmöglichkeiten. Das fortschreitende Selbstbewußtsein der künstlerischen Tätigkeit, in den Schriften von Leonardo da Vinci, Albrecht Dürer und anderen programmatisch formuliert, erkannte mehr als die Vorgaben durch weltliche Herren die Inspiration durch den Geist Gottes an und stützte sich auf persönliche Ingeniosität, Originalität, Virtuosität, Modernität. Diese Entbindung mußte freilich erkauft werden durch eine verstärkte Konkurrenz der auf sich selbst gestellten Künstler. Mehr als die Kunsthandwerker traten nunmehr Maler und Bildhauer in einen ungeschützten Wettbewerb ein. Sie waren genötigt, ihre Hervorbringungen häufiger als zuvor auf einem schwankenden Markt als Ware feilzubieten, sie einem kaum durchschaubaren Handel auszusetzen. Wie die wachsende Zahl der berufsmäßigen Künstler rivalisierten nun auch ihre Werke um Geld und Geltung bei einem zunehmend stadtbürgerlichen, auf freien Wirtschaftsverkehr erpichten Publikum.

Flankiert wurde diese Verselbständigung von den Debatten in Gilden und Zünften. Hatten diese als berufsständische Organisationen bis in das 14. und 15. Jahrhundert hinein den künstlerischen Warenumschlag durch Vertragsgestaltungen und Preisfestsetzungen zu regulieren gewußt, so schwindet derlei Einfluß in der Folgezeit genauso wie die ehedem übliche Atelierbegrenzung, Nachwuchslenkung und Gü-

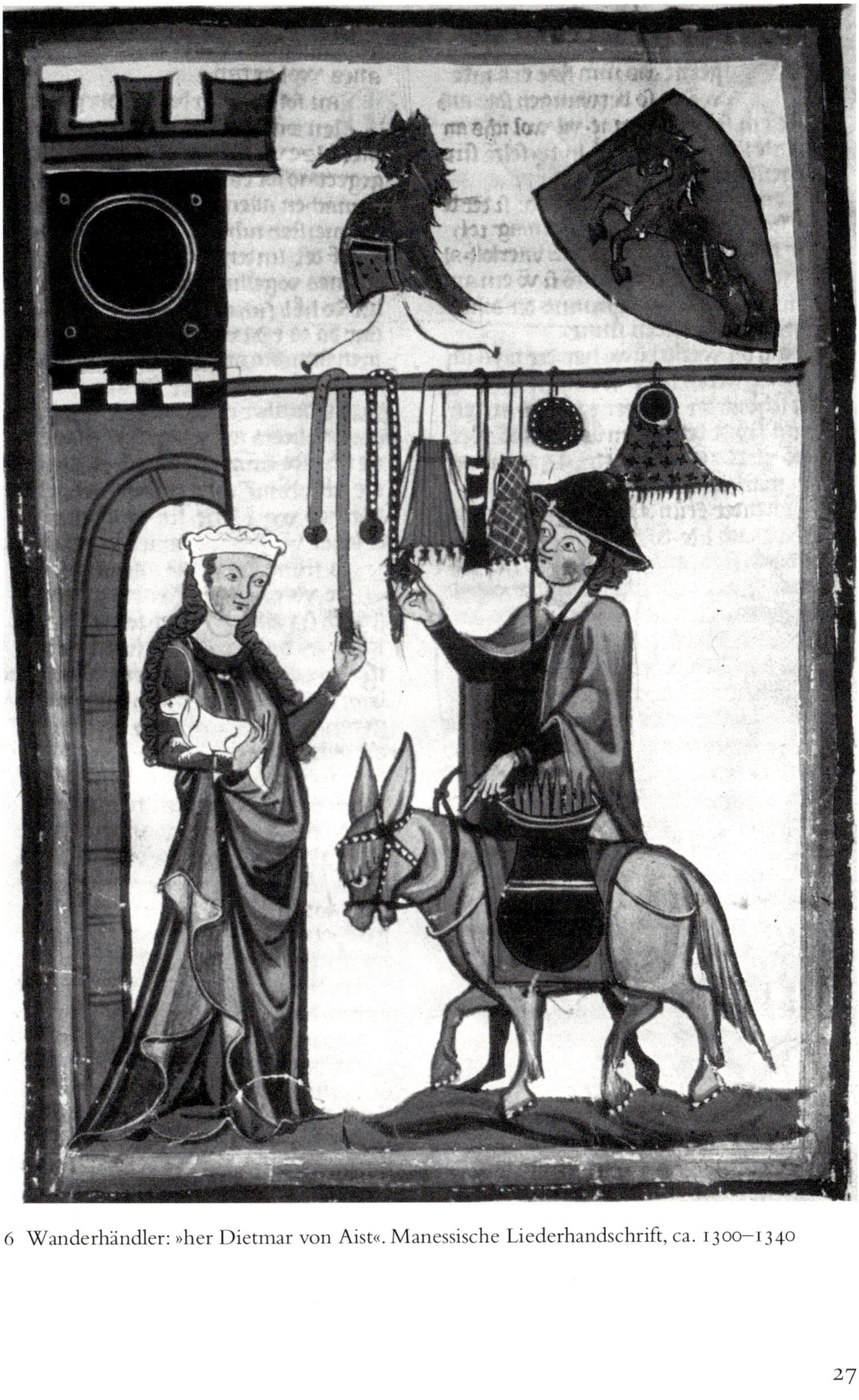

6 Wanderhändler: »her Dietmar von Aist«. Manessische Liederhandschrift, ca. 1300–1340

tekontrolle. Dadurch gerät nach und nach ebenfalls die Preisbildung aus den Fugen. Bei dieser war es vormals üblich gewesen, den Materialwert etwa eines Gemäldes vor der Technik des Künstlers, vor der Ausführung rangieren zu lassen. Zumal die Aufwendungen für Farben, unter denen Ultramarinblau und Gold besonders kostenträchtig waren, bestimmten den Preis des Werks und beeinflußten auch die Bezahlung des Malers durch etwaige Auftraggeber[6]. Diese Rangfolge kehrt sich im Zuge der Emanzipation des Künstlers um. Wichtiger als der Materialaufwand wird nun sein konzeptionelles Vermögen und dessen praktische Umsetzung, wird seine ideelle und technische Könnerschaft.

Infolge dieser umfassenden Freisetzung erweist sich die Wertschätzung künstlerischer Arbeiten als nicht nur kulturell, sondern auch ökonomisch schwieriger. Zwischen Künstlern und Käufern ist eine Lücke entstanden, die definitorisch, im Hinblick auf den Sinngehalt und die Anschauungsleistung der Kunst, wie auch merkantil, bezüglich ihrer Wirtschaftsbedeutung und Markttauglichkeit, geschlossen werden muß. In jeglicher Hinsicht, auf allen Ebenen ihres Realitätsbezugs sind Malerei, Zeichnung und Bildhauerei nun vermittlungsbedürftiger als früher. Diese Lücke füllen in der Folgezeit Experten an, die sich teils aus eigener Berufung, teils in fremdem Auftrag um die Anbindung von Kunst und Künstlern an ein mögliches Publikum bemühen. Deutend schalten sich (neben den Künstlern selbst) Philosophen und Theologen, Historiker und Kritiker ein, die indes mit ihren Urteilen und Meinungsverschiedenheiten der Kunst nicht nur Beistand leisten, sondern ihr auch manchmal überraschende Abstände bescheren. Wirtschaftlich übernehmen mehr und mehr Kaufleute die Aufgabe, die Kunst auf den Markt zu führen, sie dem Wechselspiel von Angebot und Nachfrage auszusetzen, ihren Preis zu kalkulieren, ihr zum Absatz zu verhelfen. In dem Maß, in dem sich dieses Geschäft als einträglich erweist, löst es sich aus dem Spektrum der angestammten Kaufmannstätigkeiten heraus und verselbständigt sich: der Berufskunsthändler entsteht.

Ein Exporteur landet im Kerker

Bevor er das Terrain für sich beanspruchen konnte, mußte allerdings der professionelle Kunsthändler noch manche Konkurrenz durchstehen. Zum einen machten ihm weiterhin Wanderhändler das Feld streitig. Auch suchten nicht wenige Kaufleute im Kunstgeschäft einen Nebenerwerb; Tuch- und Seidenhändler, Verkäufer von Möbeln und Hauszierrat bereicherten gern ihr Sortiment wie ihre Kasse um Kunsteinkünfte. Zum anderen betätigten sich nach wie vor zahlreiche Künstler als Gelegenheitshändler. Aufgrund schlechter Bezahlung auf Einnahmen jeder Art angewiesen, konnten sie keine Chance ungenutzt lassen, am Kunstgeschäft zu verdienen. Sich bietende Vorteile durfte man nicht verstreichen lassen. Wie viele andere wußte Benvenuto Cellini, der Bildhauer, Goldschmied und Medailleur, sie zu Anfang des 16. Jahrhunderts zu ergreifen. Er hatte »die Bekanntschaft mit Antiquitätensuchern gemacht, die den lombardischen Bauern aufpaßten, welche zu bestimmten Zeiten nach Rom kamen, um die Weinberge zu bearbeiten und im Umwenden des Erdreichs immer alte Medaillen, Achate, Prasem, Karneole und Kameen fanden; manchmal hatten sie sogar das Glück, Edelsteine, zum Beispiel Smaragde, Saphire, Diamanten und Rubinen auszugraben. Jene Aufsucher kauften gewöhnlich solche Dinge von den Bauern für geringes Geld, und indem ich sie öfters auf der Stelle antraf, zahlte ich ihnen wohl so viele Goldgulden, als sie Julier gegeben hatten. Ich verhandelte diese Dinge wieder, und ob ich dabei gleich wieder zehen für eins gewann, so machte ich mir doch dadurch fast alle Kardinäle zu Freunden.«[7]

In derartigen Zufallsgeschäften wohnten Glück und Pech, Gewinn und Reinfall oft dicht beeinander. Vom Erwerb und Verkauf künstlerischer Werke leben zu wollen, gereichte manchem Händler zur gefährdenden Unternehmung. Wie immer er sein Metier anging, ob bei Gelegenheit oder aus Profession, er hatte sich zu hüten vor der eigenen Habgier und List ebenso wie vor Mißgunst und Täuschungsabsichten seiner Partner. War er nicht umsichtig genug, wog er nicht Vorzüge und Nachteile jedes Geschäfts sorgsam ab, ließ er sich gar hinreißen zu offenkundigen Unlauterkeiten, so mochte es ihm ergehen wie jenem Giovanni Battista della Palla, der als einer der ersten Berufskunsthändler unrühmlich in die Geschichte einging. Als wohlhabender Florentiner Edelmann hatte sich Palla zu Anfang des 16. Jahrhunderts in allerlei politische Auseinandersetzungen und persönliche Zwistigkeiten verwikkelt. 1521 wird er als Mitwisser einer Verschwörung nach Frankreich verbannt. Dort kommt er in Kontakt mit König Franz I. ; für dessen Hof sucht er nach seiner Rückkehr in Florenz Kunstgegenstände aller Art zu erwerben. Doch gereicht ihm diese Tätigkeit keineswegs zur Ehre. Schon bald, berichtet der Künstlerbiograph Giorgio Vasari, hatte Palla »alle vorzüglichen Bildhauereien und Malereien gekauft, die er nur erlangen konnte, hatte was nicht zu bekommen war nachbilden lassen und ohne irgendeine Schonung Florenz unendlich viel herrlicher Werke beraubt ... «[8]. Zwar gibt er hin und wieder Bilder in Auftrag, doch scheut er auch nicht davor zurück, Gemälde, die er begehrt, aus Wandverkleidungen reißen zu lassen, um sie nach Paris zu schicken.

Solch gewaltsames Vorgehen beschert dem Kunsthändler Palla mehr und mehr Feinde in seiner Heimat. Als er ein reich verziertes Zimmer im Palast eines abwesenden Florentiner Nobile plündern will, stößt er auf den entschiedenen Widerstand der Dame des Hauses, die ihm, seinen schlechten Ruf illustrierend, entgegenschleudert: »So willst du Giovan Battista, elender Trödler, Vierpfennigs-Krämer, es wagen die Ausschmückungen in den Zimmern der Edelleute fortzunehmen und diese Stadt ihrer reichsten, ehrenvollsten Schätze berauben, wie du getan hast und noch tust, damit fremde Gegenden und unsere Feinde dadurch Schmuck gewinnen? Über dich, der du ein niedrig gesinnter Mensch und ein Feind des Vaterlandes bist, verwundre ich mich nicht, wohl aber über den Magistrat unserer Stadt, der dir solche schmachvolle Treulosigkeit hingehen läßt ... Fort aus diesem Hause Giovan Battista mit deinen Banditen, gehe zu denen, welche dich gesandt haben diese Kunstwerke von ihrem Ort fortzunehmen und sage ihnen ich sei hier und werde nicht dulden, daß man in diesem Zimmer irgend etwas von seinem Ort rücke. Wollen die, welche dir unnützem, elenden Menschen Glauben beimessen, dem König von Frankreich Geschenke senden, so mögen sie es tun, indem sie die eignen Häuser und Betten ihrer Zierraten berauben. Wagst du es noch einmal hierher zu kommen, so sollst du zu deinem nicht geringen Schaden erfahren, welche Achtung deinesgleichen den Häusern der Edelleute schuldig sind.«[9]. Die Drohung der Donna Margherita Borgherini sollte in Erfüllung gehen. Als die Medici 1530 nach Florenz zurückkehren, läßt sich der dreiste Kunsthändler erwischen. Seine Unvorsichtigkeit bezahlt er mit dem Leben: ein Widersacher der alten und neuen Herrscher, als Diener Frankreichs, wird er ins Gefängnis zu Pisa geworfen und soll dort zwei Jahre später ermordet worden sein.

Obzwar nicht übermäßig reich, gehörte Giovanni Battista della Palla als Adliger der Oberschicht an. Standesschranken machten ihm weniger zu schaffen denn die politischen Wirren der Epoche und seine eigene Gewinnsucht. Zudem war der Zeitgeist dem Kunstgeschäft nicht überall förderlich. In Florenz hatte Savonarola gegen unersättlichen Luxuskonsum gepredigt. Wenig später plädierten deutsche Reformatoren wie Martin Luther für einen überlegteren Umgang mit den Gütern der Welt. Die Kunst wurde weder hier noch dort verdammt, aber ihr Aufwand sollte doch in sinnvollen Schranken gehalten werden. Durch alldies hatte auch der Kunstmarkt Schmälerungen zu gewärtigen. Ihnen gingen zumal die italienischen Kaufleute dadurch aus dem Weg, daß sie sich nicht auf naheliegende, wodurch auch immer gefährdete Handelsplätze festlegten, sondern entlegenere, ausländische Partner und Abnehmer zu gewinnen suchten. Dementsprechend hatte Palla sich in Frankreich einen relativ beständigen Kundenkreis erschlossen. Der eigenen Herkunft und dem Stand seiner Käufer gebührend vertrieb er in großem Umfang hochwertige Güter unter sozial annähernd Gleichgestellten über politische und kulturelle Grenzen hinweg. Exporteur und Hoflieferant in einem, verkörpert er den Typus des Feudalhändlers.

Der Aufstieg des Jacopo Strada

Genauer als im Falle Pallas sind Leben und Tätigkeit eines solchen mondänen Kunstvermittlers in Gestalt eines späteren Kollegen überliefert: durch Jacopo de Strada. 1507 in Mantua geboren, beginnt der junge Jacopo in seiner Heimatstadt eine Lehre als Zeichner, die ihn alsbald nach Rom führt. Eher graphisch als malerisch begabt, wird er Entwerfer für Goldschmiedearbeiten, kunstgewerbliche Gegenstände aller Art, wohl auch für Inneneinrichtungen und Bauvorhaben. Doch treibt es ihn über den »disegno« hinaus. In Rom lernt er Virtuosen, Forscher, Händler kennen; mit Fleiß und Genauigkeit stürzt er sich auf das Studium alter Kunst und ihr gewidmeter Schriften. Der Autodidakt sieht nun sein Ziel vor Augen: er fühlt sich zum Antiquarius berufen, ja geboren. Als solcher möchte er Kenner und Händler, theoretischer Bewahrer und praktischer Vermittler sein. Selbst ohne Vermögen, will er Sammler beraten, um ihnen das Schönste und Beste zuzuführen, dessen er habhaft werden kann.[10]

Dieser Wunsch führt den kunstfreudigen und ehrgeizigen Mantuaner auf Wegen, die im Dunkeln liegen, nach Nürnberg. Dort erhält er 1549 das Bürgerrecht und wird für den Augsburger Großkaufmann Hans Jacob Fugger tätig. In dessen Auftrag reist er nach Lyon und Paris, nach Rom und Venedig, kauft vor allem

Skulpturen und Münzen ein und verbessert unermüdlich sein Wissen. Sein wachsender Ruf als Kunstexperte dringt bald an die Ohren weltlicher und kirchlicher Potentaten. In Rom tritt Strada vorübergehend in die Dienste des Papstes Julius III.; aus Wien erreicht ihn ein Ersuchen von Kaiser Maximilian II., der ihm 1565 eine Festanstellung am Hof gewährt. Der kaiserliche Antiquarius läßt sich nun in Wien nieder, baut sich hier schon ein Jahr später ein Haus im italienischen Palazzo-Stil. Als Einkäufer und Berater ist er viel unterwegs, vergißt auch seinen Gönner Fugger nicht, dem zuliebe er sich zusätzlich dem Herzog Albrecht V. von Bayern zur Verfügung stellt. Der Wunsch des Herzogs, München zur Kunstmetropole zu machen, bezieht den Italiener vielfältig ein: er befragt ihn als Gutachter, fordert von ihm Entwürfe für das neue Antiquarium mit Kunstkammer und Bibliothek, betraut ihn mit Anschaffungen für die fürstlichen Sammlungen[11]. Kaufleute und Bankiers, Herzöge, Könige, Kaiser: sie alle legen nun auf das Urteil und die Hilfe des Experten größten Wert.

Strada selbst genießt diese Nachfrage und seine zunehmende Reputation. Er hat zielbewußt an seinem Aufstieg gearbeitet und heimst nun den Lohn ein. Schon in den vierziger Jahren hat der Bürgerliche die fränkische Baronesse Ottilie Schenk von Rosberg geheiratet. Als der Kaiser ihn 1574 adelt und er sich fortan »Strada von Rosberg« nennen darf, ist sein Rang auch öffentlich besiegelt. Diese soziale Erhöhung weiß der vielseits begehrte Antiquarius durch wirtschaftliches Fortkommen zu untermauern. Er versteht sein Geschäft, läßt kaum eine Chance zur Erwerbsvermehrung ungenutzt verstreichen. Auf den Reisen für seine Auftraggeber vernachlässigt er eigene Einkäufe nicht, erwirbt Münzen und Bücher, Manuskripte sowie Zeichnungen, um sie andernorts wieder zu Geld zu machen. Vergünstigungen und Dankesgaben verschmäht er nicht, auf seinen Gewinnanteil an Bestellungen ist er wohlbedacht. Seine Reisespesen stellt er sorgfältig zusammen. Da berechnet er nicht nur die eingekauften Werke nebst Provision, führt nicht bloß die Ausgaben für »Unterkäufer«, »Fuhrlohn« und Verpackungen an. Sondern er fügt seinen Listen auch Aufwendungen ein für sein und seiner Gäste leibliches Wohl (»In Venedig verzehrt sammt dem Vorstand der Kammer...«) sowie für seine und seines Sohnes Kleidung: »Um Tuch zu Hosen und Barchet zu Wamms für mich und meinen Sohn«, »Um Schuh und Stiefel für uns«, »Um 2 wollene Hemden«, »Um Pantoffel«, »Um Tuch zu 2 Mäntlein sammt Macherlohn«[12]. Dem wachsenden Umfang seiner Unternehmungen entsprechend beschäftigt Strada zeitweise zahlreiche Hilfskräfte, hält mehrere Schreiber in Brot und Lohn, setzt in einigen Städten eigene Agenten ein. Für sich selbst lehnt er zusätzliche Posten und Einkünfte nur ungern ab. Noch der Siebzigjährige läßt sich als Verwalter der Kunstkammer in Prag einstellen. Für sein Alter sorgt er auch dadurch vor, daß er in der Wiener Vorstadt St. Ulrich ein zweites Wohngebäude errichtet. In ihm verbringt er seine letzten Jahre und hier stirbt er 1588.

Stradas ausgeprägter Wirtschaftssinn ging nicht nur mit sozialer Aufstiegsorientierung einher, sondern ebenso mit lebenslangen Kulturbemühungen und Wissenschaftsinteressen. Als vollgültiger, anerkennenswerter Antiquarius galt ihm nur derjenige, der seine Meinungen sachlich überzeugend zu vertreten wußte. Vielsprachig und gebildet, verwandelte er sich in einen Hofmann, der innerlich und äußerlich dem programmatischen Ideal seines Landsmannes Baldesar Castiglione nahezukommen suchte[13]. Zu dieser Vollkommenheitsvorstellung gehörte auch die literarische Tätigkeit. Ihr kam Strada nach mit der Erstellung von Münz- und Wappenkatalogen, die sowohl detaillierte Beschreibungen als auch selbstgefertigte Abbildungen enthielten. Er verfaßte einen Caesarkommentar, widmete sich den Viten antiker Kaiser und ersann ein Werk über Wasserkünste mit eigenen technischen Entwicklungen. Überdies besorgte er den Druck von Büchern auch anderer Autoren. Sein in dreißig handschriftlichen Bänden für Hans Jacob Fugger hergestelltes Münzkompendium erregte noch zweihundert Jahre später die Bewunderung überraschter Reisender. Als der Schotte James Boswell es 1764 in Gotha zu Gesicht bekommt, steht er staunend vor diesem »Prachtswerk«[14].

Strada verkehrte gern und selbstbewußt mit den Großen der Welt. Zu seinen Freunden und Geschäftspartnern gehörte auch jener Maler, der sein Konterfei für die Nachwelt festgehalten hat: der Venezianer Tizian. Dessen Gemälde stellt den Antiquar in eine Umgebung, deren kunstvolle Accessoires ihn äußerlich so rundum erfassen, wie er innerlich von ihnen völlig ergriffen war (vgl. Abb. 7). Die Darstellungen von Raum und Person verdichten sich zu einer ganzheitlichen, wiewohl nuancierten Charakteristik Stradas. Während zwei Bücher über seinem Haupt auf sein Literatentum deuten, weist ihn die barock gefaßte Tafel als römischen Bürger, kaiserlichen Antiquar und Hofbediensteten aus. Komplementär dazu hat Tizian linkseitig seine Signatur angebracht. In seinen Händen hält Strada die Kopie einer Aphrodite-Statue des griechischen Bildhauers Praxiteles, die er einem jenseits des Bildraumes befindlichen Betrachter vorzuweisen scheint. Eine weitere Kleinskulptur steht auf dem Tisch, vor ihr ist ein Torso abgelegt. Zur linken Hand des Antiquars liegen vier silberne und zwei goldene Münzen. Gemeinsam mit den Standbildern verweisen sie auf die Spezialgebiete, die den Portraitierten namhaft machten: die Kenntnis antiker Plastiken und die Münzkunde. Auch läßt die bildnerische Nähe von Münzen und Figuren ahnen, daß der Abgebildete mit deren Handel wohl das meiste Geld verdiente. Ein Brief auf dem Tisch trägt die Anschrift von Stradas Geschäftsfreund und Portraitist Tizian.

Diese kunstbezogene, Stradas Tätigkeiten illustrierende Umfassung wird körpernah begleitet durch den Standesbericht, den seine Kleidung bietet. Ein Degengriff, gewissermaßen die Verbindung herstellend zwischen Kunstgegenständen und Gewandung, unterstreicht ebenso wie die Halskette mit dem auffälligen Anhänger den gehobenen Status des Konterfeiten. Über der roten Bluse trägt dieser ein dunkles Wams und einen wärmenden, langhaarigen Umhang. Den kleinen Finger der rechten Hand ziert ein Ring, der wie diese gesamte Bestückung den Wohlstand Stradas offenbart. Das Gesicht, aus dem skeptische Augen selbstsicher blicken, ist ebenso sorgsam gepflegt wie Bart und Frisur. Nichts an dieser Gestalt wirkt störend, beunruhigend. Die konzentrische Bildkomposition verdichtet im Ausdruck den Eindruck, den Strada bei seinen Mitmenschen erwecken wollte: den eines weltgewandten, seiner Sache sicheren Hoflieferanten. Als Feudalhändler wünschte er nicht nur ein wirtschaftlich erfolgreicher Kaufmann zu sein, sondern strebte er zudem nach sozialer Prestigesicherung durch kulturelle Überlegenheit. Tizian hat dieses Bedürf-

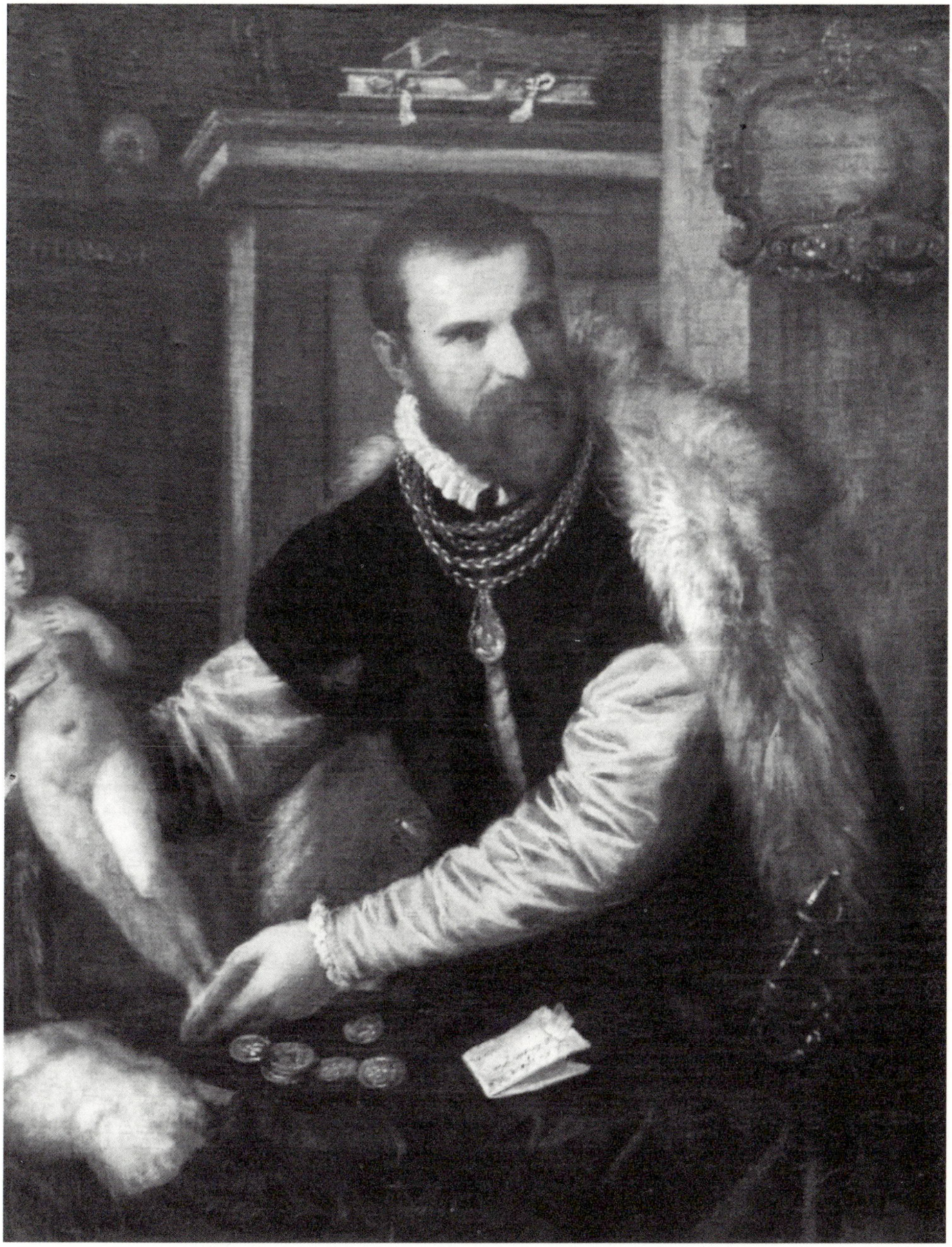

7 Tizian: Bildnis des Jacopo Strada, 1567/1568. Wien, Kunsthistorisches Museum

nis, in jeglicher Hinsicht mondän zu sein, wohl erkannt. Nicht von ungefähr wählte er für sein Portrait das Bildschema der Kaufmannsdarstellungen nach Art von Hans Holbeins des Jüngeren »Georg Gisze«[15]. Mit dieser doppelten Hommage an den bedeutenden Malerkollegen und an eine selbstbewußte Berufstradition rückte er den kaiserlichen Kunstvermarkter aus Mantua in die Reihe renommierter Handelsfürsten des 16. Jahrhunderts.

Daß ein Aufsteiger wie Jacopo Strada mancherlei Neid erweckte, kann nicht verwundern. Dem anspruchsvollen Antiquarius wurde nicht nur Wohlwollen zuteil; auch Mißgunst und abschätzige Urteile hefteten sich reichlich an seine Fersen. Selbst Tizian, mit dem er doch »doi ghiotti a un tagliero«[16], wie zwei Leckermäuler vor einem gemeinsamen Teller einig gewesen sein soll, zeiht ihn der »doppiezza«, der Doppelzüngigkeit[17]. Auch wird berichtet, er habe von Stradas Kennerschaft nicht allzu viel, ihn wohl eher für einen Glücksritter gehalten. Der dies behauptete, war allerdings ein Konkurrent, seltener auch Geschäftspartner des gemeinten. Niccolo Stoppio schrieb seine wenig schmeichlerischen Nachrichten ausgerechnet an Stradas Auftraggeber Fugger und er hält, gefragt wie ungefragt, auch sonst seine Ansicht nicht hinter dem Berg[18]. »Ignorante, arrogante et maligno«, unwissend, anmaßend und bösartig sei jener, streut er dann aus, keiner, dem man trauen könne, »questo galant 'huomo«. Mit solch übler Nachrede will er nicht nur dem Rivalen schaden, sondern zugleich sich selbst herausstreichen, die eigenen Geschäftschancen verbessern. Denn die Konkurrenz unter den Kunsthändlern war hart und zahlreich, zumal in Venedig, wo Stoppio seine Vorteile suchte und wo Strada sich, wie in Padua, Mailand und Mantua, wegen der Inquisition zeitweilig nicht blicken lassen konnte. Stoppio sah sich gezwungen, jede Gelegenheit zu nutzen, blieb er doch ohne feste Anstellung, war auf Einzelaufträge angewiesen, konnte nur vorübergehend zahlungskräftige Kunden wie Herzog Albrecht oder Hans Jacob Fugger gewinnen.

Dem Augsburger Handelsherren waren die Schreiben des Informanten nicht unwillkommen. Er erfuhr so Zusätzliches darüber, was Strada unterwegs trieb, wie loyal er war. Geübt in der Deutung von Handelskorrespondenzen aller Art, wußte Fugger auch in diesem Fall, Richtig und Falsch auseinanderzudröseln, sich ein eigenes Urteil zu bilden. Sein in Venedig ansässiger Faktor David Ott, der wie auf alle anderen Unternehmungen auch auf die Kunstgeschäfte ein wachsames Auge warf, tat ein übriges, übertriebene Berichte zu korrigieren und Verleumdungen auf ein gerechtes Maß zurückzustutzen. Dem agilen Stoppio war ohnehin wenig Glück beschieden. Ursprünglich Spezialist für Bücher und Handschriften, hatte er sich mehr und mehr auf den Handel mit Antiquitäten, alten Bildern und Plastiken geworfen. Doch auch dies trug ihm nur wenig ein. So betätigte er sich zusätzlich als Impresario für Sänger, Musiker und andere Unterhaltungs- sowie Gebrauchskünstler. Sein durch Intrigensucht geschädigter Leumund hinderte jedoch ein dauerhaftes Vorankommen. 1570 ereilte den Widersacher Stradas ein plötzlicher Tod.

Es hatte dem kaiserlichen Antiquar wenig genützt, daß er versuchte, sich Stoppio als Geschäftspartner zu verpflichten, um derart Reibungen zu entgehen. Mit ihm, mit dessen Nachfolger Francesco Brachieri, mit Zubringern wie Bernardo Olgiate und J.P. Castellino rissen die Zwistigkeiten nicht ab. Selten hinderte eine Gemeinsamkeit die Kunsthändler des 15. und 16. Jahrhunderts, einander Markt und Kundschaft streitig zu machen. Nicht einmal Familienbande vermochten die Konkurrenz zu zügeln. Strada selbst mußte erleben, daß sein Sohn Ottavio ihn geflissentlich übervorteilte nach jener Manier, für welche des Plautus junger Mercator sich einst auf der Bühne lauthals gebrüstet hatte. Zunächst arbeitete der Sohn für den Vater, zeichnete, schrieb Manuskripte ab, überwachte deren Drucklegung. Allmählich auch in den Kunsthandel eingeführt, mit Vertragsverhandlungen und Auslieferungen betraut, zweigte Ottavio Gelder für sich ab, händigte Rechnungssummen nicht aus. Darüber kam es zum Zerwürfnis zwischen Vater und Sohn, die Zusammenarbeit endete unfriedlich. Nun setzte Ottavio den eingeschlagenen Berufsweg alleine fort. Der Erfolgssinn führt auch ihn an den Hof. Als »Hofdiener und Antiquarius« übernimmt er unter dem Sohn Maximilians, dem neuen Kaiser Rudolf II., das Amt, aus dem Jacopo nach dem Tod seines fürstlichen Förderers hatte weichen müssen. 1598 erhält Ottavio gleich dem Vater ein Adelspatent[19]. Doch sein Sinn hat sich nicht gewandelt, scheut gar vor Plagiaten nicht zurück. Schriften aus dem Nachlaß des nunmehr seit zehn Jahren verstorbenen Vaters gibt er unter seinem Namen heraus. Sein eigener Sohn Ottavio wird als Verleger tätig und veröffentlicht 1617/18 des Großvaters Buch über Mühl- und Wasserwerke. Die Schwester Anna Maria, Jacopos Enkelin, pflegt eine Liaison mit Rudolf II.; sechs Kinder soll sie dem Kaiser geboren haben. Ob dies den Geschäftsbeziehungen des Vaters förderlich war, ist den historischen Dokumenten nicht zu entnehmen. Ottavio selbst war vom eigenen Vater wegen der finanziellen Mißstimmigkeiten enterbt worden. In seinem Testament scheut Jacopo sich nicht, den Sohn »täglicher Beleidigungen«, ja »unzähliger Verbrechen« zu zeihen. Er hofft, daß ihn dafür die verdiente Strafe durch weltliche Gerichte noch ereilen werde, und stellt ihm seine »ehrlichen« Söhne Paul und Tobias gegenüber[20]. Doch ist von einer solchen Ahndung nichts bekannt geworden. Vielmehr scheint Ottavio Strada um 1610 in Prag als geachteter Mann gestorben zu sein.

Wankelmut und schlechte Straßen

Außer den manchmal gar Familien spaltenden Rivalitäten hatten die Kunsthändler der Epoche vor allem zwei berufliche Schwierigkeiten zu gewärtigen. Zum einen laufen sie ständig Gefahr, durch Sammler und Zwischenhändler, von Verkäufern und Abnehmern betrogen zu werden. Kaum je durften sie ganz sicher sein, daß Absprachen eingehalten wurden, daß man ihnen die richtige Ware aushändigte, daß sie die vereinbarten Summen erhielten. Als beispielsweise der venezianische Kunstbesitzer Andrea Loredan Teile seiner Sammlung zum Verkauf anbietet, fordert er von dem interessierten Jacopo Strada nicht nur einen übertrieben hohen Preis, dessentwegen der mißgünstige Stoppio diesen alsbald in Deutschland anschwärzt. Sondern der verschlagene Venezianer tauscht überdies, nachdem er mit Strada handelseinig geworden ist, die Originale gegen Kopien aus. Schon vorher hat Loredan die Taxatoren bestochen; jetzt bricht er die Siegel an den Verpackungen auf, verzögert er den Abtransport, um heimlich weitere Werke durch Repliken zu ersetzen. Das Ränkeschmieden findet kaum ein Ende. Die Briefe, die in diesem wie in anderen Fällen zwischen Kunsthändlern und Auftraggebern gewechselt werden, sind entsprechend angefüllt mit Ratschlägen, Mahnungen, Warnungen. Es sei, empfiehlt Herzog Albrecht dem Strada, »wol achtung zu geben, das man nit betrogen werde ...«[21]. Fugger gibt Stoppio gegenüber seiner Hoffnung Ausdruck, daß er von diesem bei einer Lieferung schlechter Ware nicht beschwindelt werde, »da ich Euch nunmehr so lange kenne, daß ich Euch solches nicht könnte zutrauen.« So daß er »dafür halte, Ihr werdet sowohl in diesen Sachen als andern auch betrogen worden sein«[22]. Ein selbst getäuschter Kunsthändler ist dem Kaufmann Fugger als Geschäftspartner erträglicher denn einer, der ihn hintergeht.

Im Fall der Sammlung Loredan traten nach etlichem Hin und Her neunzig Packtruhen die Reise nach Deutschland an. Damit tat sich dem Kunsthändler die zweite erhebliche Schwierigkeit seines Gewerbes auf: der Transport. Die Wege waren oft schlecht und beschwerlich, den Fahrzeugen mangelte es an technischer Sicherheit, die Fuhrleute ließen Sorgfalt und Zuverlässigkeit vermissen. Zur Bedrohung durch Straßenräuber kam die Unbill von Wind und Wetter. Häufig waren Schäden zu beklagen, mußten einzelne Stücke repariert werden. »Daß sie aber im Wasser gelegen und verderbt worden, das ist ohne meine Schuld geschehen,« verteidigt sich Stoppio in solch einem Fall, »denn die Etsch ist dermaßen ausgelaufen gewesen, daß sie Alles was von hinnen hinausgegangen, nicht allein genetzt, sonder guten Theils mit Ross und Wagen gar weggeführt hat; also dieses ist ohne meine Schuld geschehen«[23]. Dann müsse man eben, entgegnet ihm und seinesgleichen wie Fugger manch anderer Besteller, die Kunstwerke »lassen dermaßen einmachen, daß sie am Heraustragen nicht Schaden nehmen; dieweil Ihr selbst wißt, daß aller Kosten vergebens, wenn solche Sachen gebrochen werden ...«[24].

Die Abhilfe, zu welcher Händler und Transporteure griffen, um Verpackung und Beförderung zu erleichtern, war den Kunstwerken nicht unbedingt zuträglich und demgemäß umstritten. Nicht nur, daß Gemälde vom Rahmen genommen, gerollt, in Tonnen gesteckt wurden. Sondern man zersägte auch Statuen, um sie in handlicheren Teilen verschicken zu können. Am Ankunftsort, so lautete die Hoffnung, könne ein geschickter Handwerker Zerlegtes wie Gebrochenes so wieder zusammenfügen, »dass es ein groß Ansehen hat«. Möge er sich doch, rät Stoppio einmal einem Kunden, vorsorglich um einen solchen Fachmann bemühen[25]. Erforderlichenfalls könne er einen vermitteln. Derlei Praktiken stoßen indes auf Widerstand seitens kunstverständiger Abnehmer. Als Stradas Subverkäufer Castellino eine Lieferung mit zerschnittenen Gemälden und zersägten Skulpturen in Aussicht stellt, erhält er eine ebenso unmißverständliche wie nachdrückliche Antwort. Er ersuche ihn ernstlich, läßt Herzog Albrecht ihn wissen, unversehrte Kunstwerke nicht weiterhin zu zerstückeln (»Mandamus igitur serio, ut si quae adhuc integrae sunt, nullo modo secentur ...«)[26].

Solche Meinungsverschiedenheiten, die Schärfe der Konkurrenz, doppelbödige Mentalitäten, Geldschwierigkeiten, Transportprobleme, der Zwiespalt von Kunstverstand und Umsatzinteressen: dies alles verdeutlicht die Berufslage, in welcher die Mehrzahl der Kunsthändler sich zwischen dem 15. und dem 17. Jahrhundert befand. In ihr sich so zu bewähren, daß Kultur und Wirtschaft gleichermaßen zu ihrem Recht kamen, daß sie einander nicht beeinträchtigten, konnte nur wenigen gelingen. Kaum einer hatte wie Strada das Glück, allen Strapazen zum Trotz auf ein Leben zurückzublicken, in dem durch eigenes Zutun die Wirtschaftsmacht von Fürsten und Herrschern zum Wohle der Kultur genutzt worden war. Der Aufstieg zum Feudalhändler mit ökonomischem Erfolg und kulturellem Profil blieb eine Ausnahme. Die meisten Kunstvermarkter mußten sich mit geringeren Teilen aus jenem Strauß begnügen, den die Kunstblüte der Renaissance erstehen ließ. Vielerorts waren sie zeitweise mehr damit beschäftigt, einander Partien aus diesem Gebinde streitig zu machen als dessen Gedeihen ihrerseits zu fördern. In einer Stadt wie Venedig etwa nahm die Zahl der neben- und hauptberuflichen Kunsthändler im 16. und 17. Jahrhundert ebenso stetig zu wie diejenige der Künstler und Kunsthandwerker, der kleinen und großen Kulturtouristen, die aus ganz Europa anreisten. Sie alle, bis hin zu Karl I. von England, Christine von Schweden oder dem Maler Velázquez, besahen und genossen hier nicht nur die Kunst, sondern sie kauften und verkauften auch[27]. Ihnen stand ein Heer von Agenten wie Niccolò Rinieri, Paolo del Sera, Antonio Maria Zanetti zu Diensten. Kaum einer war unter all diesen, der nicht ein Zeugnis jener venezianischen Malerei begehrte oder zu vermitteln trachtete, die in höchstem Ansehen stand. Erfolgversprechende Künstler, verkaufswillige Sammler, geldbedürftige Adlige, veruntreuende Priester aufzutun war Not und Last fast jeden Kunsthändlers. Das alles, berichtet Niccolo Stoppio 1567, sind »Leute, die nicht wollen, daß man weiß, daß sie verkaufen«[28]. Daher solle man »nur gemach gehen und diese Leute in der Noth haben,« schildert er seine Einkaufstaktik. »Man muß diese Sachen nun also zuwege bringen, wenn die Alten sterben und die Jungen das Geld zum Fenster hinauswerfen.« Er trage stets Sorge, daß er die Erwerbungen zügig in seinem »Gewölbe in eine Truhe einmache, damit sie niemand ferner sehe... « Nur so könne man gute Geschäfte tätigen. Der Aufbewahrungsort, von dem Stoppio spricht, mag an einem der internationalen Umschlagplätze gelegen haben, auf denen Waren, auch Kunstgüter, die für den Export vorgesehen waren, gesammelt und verladen wurden. Für die nach Deutschland bestimmten bot sich der Fondaco dei Tedeschi an, das Handels- und Lagerhaus der Deutschen, das seit Anfang des 13. Jahrhunderts in Venedig bestand. In ihm mieteten Einzelhändler und Großunternehmen ihre Räume (vgl. Abb. 8). David Ott betreute hier die Fuggerschen Frachten, deren manche an den bayrischen Herzog, den deutschen Kaiser oder an einen anderen Fürsten weiterging.

Durch alldies erhielt der venezianische Markt jahrzehntelang Auftrieb, wenn es auch manchem Angebot an klarer Herkunft gebrach und Fälschungen zunahmen. Wer, Händler oder Käufer, zu wenig Kompetenz besaß, der konnte leicht auf tückischen Fährten wandeln. Wollte man dauerhaft reüssieren, so durfte wirtschaftliche

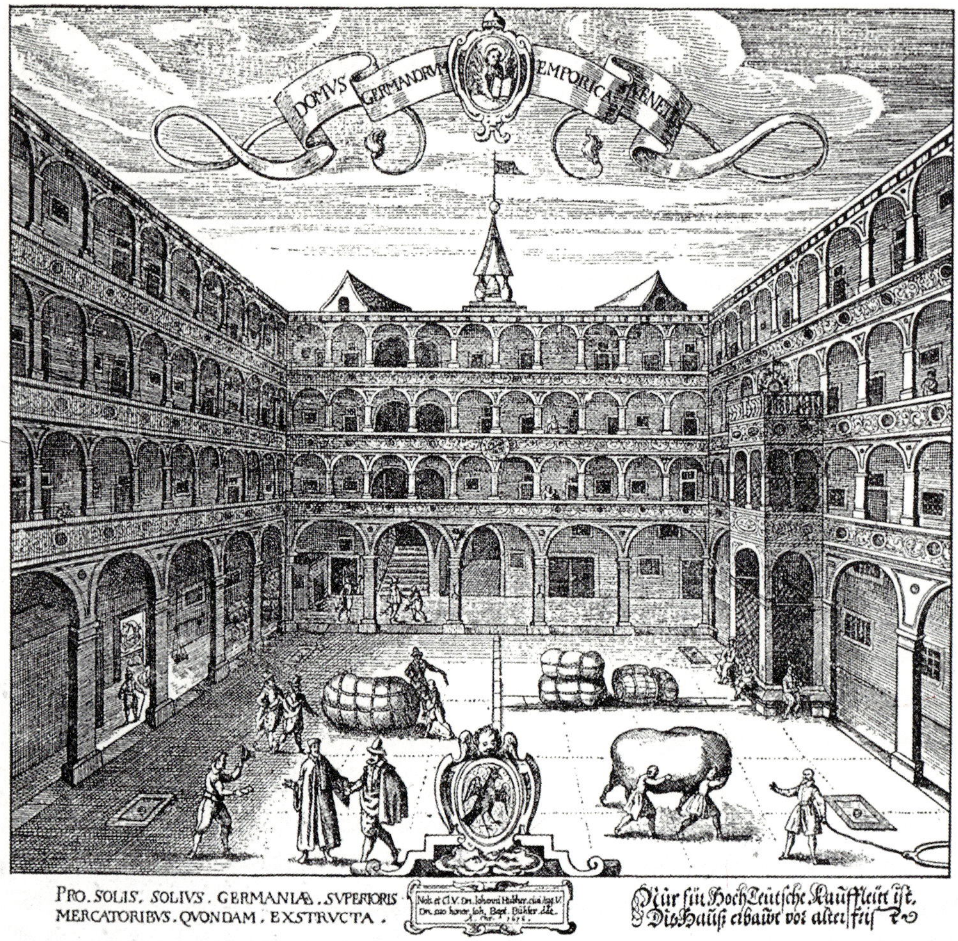

8 Raffael Custos: Der Fondaco dei Tedeschi, das Warenlager der deutschen Kaufleute in Venedig. Kupferstich 1616

nicht vor kultureller Denkweise rangieren. »Die Grundlagen der Kunst sind wohlbeschaffen hier,« kommentierte der Kaufmann und Sammler Paolo del Sera dieses Dilemma, »doch für alles übrige ist größte Erfahrung vonnöten«[29]. Des Venezianers Rat, sich zunächst kundig zu machen, um hernach behutsam zu Markte zu gehen, scheinen allerdings nur wenige Kollegen beherzigt zu haben. Der Zustrom hielt an. Venedig blieb bis an die Schwelle des 18. Jahrhunderts das Mekka der europäischen Gemäldehändler und übertrumpfte darin alle anderen italienischen Städte.

Im Zuge dieses Aufschwungs erfuhr der Händlerberuf in der Lagunenstadt eine stetige Auffächerung. Neben die vielen ortsansässigen Verkäufer traten im Laufe des 18. Jahrhunderts mehr und mehr mobile Agenten, die von Zeit zu Zeit nach Venedig kamen, um gezielte Einkäufe zu erledigen, Aufträge zu erteilen, Kontakte mit Künstlern und Mittelsmännern zu pflegen. Unter diesen Reisehändlern erlangte Antonio Maria Zanetti der Ältere aufgrund seiner Vielseitigkeit und Weltläufigkeit besonde-

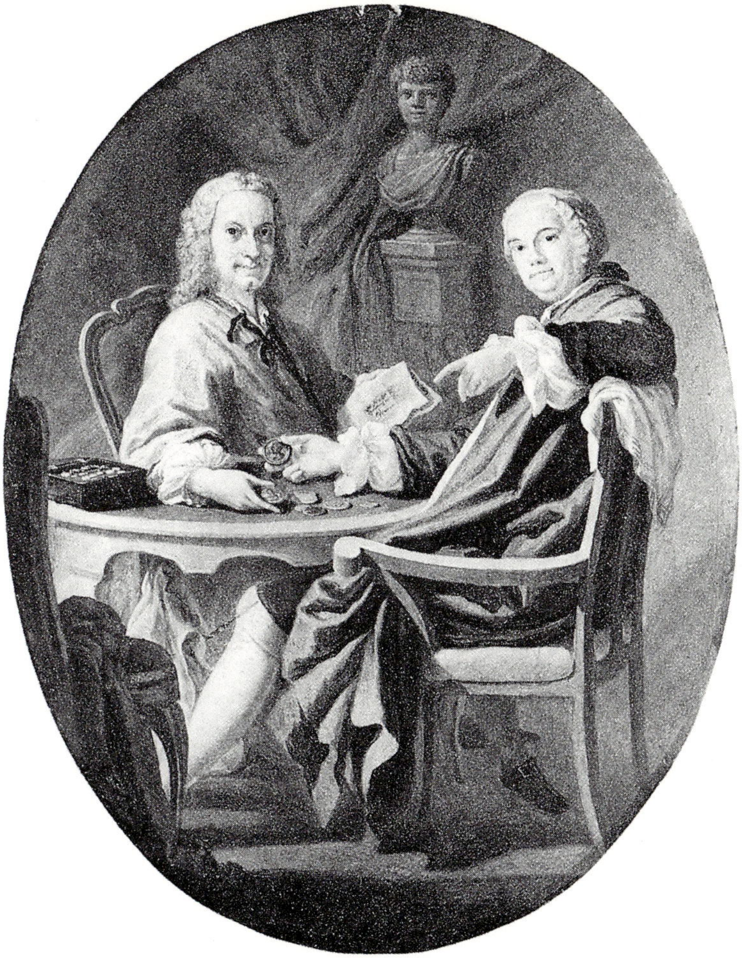

9 Giuseppe Zocchi: Antonio Maria Zanetti der Ältere und der Marchese Gerini. Mitte 18. Jh., Venedig, Museo Correr

ren Ruhm[30]. Er hatte in Bologna und Venedig Malerei studiert, betätigte sich als Zeichner und Drucker, bereicherte unermüdlich sein Wissen. In Paris nahm er den Sammler Crozat für sich ein, gewann er den älteren Mariette als Briefpartner. Den Londoner Markt studierte er ebenso sorgfältig wie er in Rotterdam und Wien Absatzchancen sondierte. Bald verkaufte er venezianische Bilder an notable Abnehmer aus England und Frankreich, aus Deutschland wie Österreich, schließlich bis nach Schweden hinauf. Er selbst sammelte Gemmen, Medaillen und Drucke, wußte sich auch einen guten Ruf als Berater für diese Spezialgebiete zu erwerben. Dieser Reputation gemäß hat Giuseppe Zocchi den kundigen Händler Zanetti im Verkaufsgespräch mit dem namhaften Florentiner Sammler und Mäzen Andrea Gerini konterfeit (vgl. Abb. 9). Das Doppelportrait signalisiert Gemeinsamkeit der künstlerischen Interessen wie des historischen Hintergrunds. Es hebt den Anbieter Zanetti, der aufwendige Kompendien über Gemmen und Medaillen, über griechische und römische Skulpturen publizierte, angesichts seiner kulturellen Kompetenz für einen Augenblick auf die soziale Ebene des kunstsinnigen Marchese Gerini. Eine solche symbolische Erhöhung bei einigendem Kunstgenuß setzte auf Seiten des Händlers Bildung voraus, doch konnte sie die Standesschranken nicht tatsächlich beseitigen. Dessen ward auch Zanettis Zeitgenosse und Kollege Francesco Algarotti inne. Obzwar er sich durch seine Einkäufe für den sächsischen Hof um die Qualität der Dresdener Sammlungen verdient machte, wurde ihm wenig Anerkennung zuteil. Der schlechten Behandlung seitens des Grafen Brühl entzog er sich durch Dienste für den preußischen König. Doch auch dessen Ehrungen änderten wenig daran, daß ein reisender Kunstagent seinen adligen Auftraggebern und betuchten Abnehmern kaum je ebenbürtig werden konnte. Ein Hoflieferant blieb, mochte er auch gleich Algarotti in den Grafenstand aufrücken, ein Emporkömmling und letztlich eine niedere Charge[31].

In Venedig vermehrte sich derweil die Konkurrenz durch nebenberufliche Händler, deren mancher aus dem Ausland kam. Zumal englische Kaufleute und Diplomaten verbesserten ihre Einkünfte, indem sie ins Kunstgeschäft einstiegen. So verscherbelte Joseph Smith, der als britischer Konsul am Rialto residierte und selbst eine opulente Sammlung von Gemälden und Zeichnungen, Gemmen, Büchern und illuminierten Handschriften zusammentrug, manches ansehnliche Werk an Mitglieder seiner heimatlichen Oberschicht bis hin zu König George III.[32] Während langer Jahre behauptete er ein Monopol für die Vermarktung der Arbeiten von Canaletto. Bei ihren Auslandsgeschäften mußten Smith und seinesgleichen sich freilich mit den professionellen Exporteuren messen, die im Verlauf des 18. Jahrhunderts mehr und mehr den venezianischen Markt okkupierten. Meist handeln diese Berufshändler wie Giovan Maria Sasso, Giacomo della Lena oder Luigi Celotti sowohl mit alten Meistern als auch mit zeitgenössischen Malern[33]. Manche von ihnen konzentrieren sich auf einzelne Absatzzonen. So verkauft Lena häufig an Deutsche, kümmert sich Sasso vor allem um englische Kunden. Sie alle aber wissen, daß sie im Außenhandel ihr Glück suchen müssen, da der venezianische Binnenmarkt schon aufgrund seiner Übervölkerung durch kleine und große Kunstkaufleute nicht allzu viel hergibt. Die anhaltende Kunstblüte hat neben Neugierigen und Sammlern im Fortgang der Jahrzehnte übergenug kommerzielle Spekulanten nach Venedig gelockt. Das dadurch entstandene Gedränge nötigt zur, sei es genremäßigen, sei es kundenorientierten, Spezialisierung. Diese ihrerseits bewirkt eine Ausfächerung des kunstmerkantilen Tätigkeitsspektrums, das dementsprechend an Varietät gewinnt. Ein jeder aber, ob stationärer Kleinhändler oder mobiler Agent, ob nebenberuflicher Kommissionär oder professioneller Exporteur, trägt auf seine Weise, während die Zeichen der Zeit schon einen Geschmackswandel andeuten, zu Erhalt und Verbreitung des Ruhmes der venezianischen Malerei in Europa bei.

Der bürgerliche Kunsthandel entsteht

Die bilderfreudige Kaufmannsgesellschaft

Wie Venedig den Aufstieg zur Handelsmetropole unter anderem der maritimen Lage und seiner Mittlerstellung zwischen Orient und Okzident verdankte, so errangen im 16. Jahrhundert Flandern und die Niederlande zunehmende Wirtschaftsmacht durch ihren Zugang zum Meer und als Brücke zu den spanischen sowie portugiesischen Kolonien jenseits des Atlantik. Hier wie dort arrivierten Hafenstädte zu Zentren eines überregionalen, schließlich interkontinentalen Güterverkehrs, der auch die Kultur einbezog und insofern zu ihrer Belebung beitrug. An der Nordsee entwickelten sich zunächst Antwerpen, später Rotterdam und Amsterdam zu Marktplätzen, auf denen bald neben vielem anderen der Kunsthandel florierte. Dieser gewann hier eine Gestalt, die ihn trotz mancher ähnlicher Rahmenbedingungen von jener des Südens unterschied. Hatte dort der Feudalhandel das Profil der Kunstvermarktung wesentlich bestimmt, so prägt im Norden viel stärker das Bürgertum das Geschäft mit künstlerischen Werken. Im eigentlichen Sinne entsteht hier, in den Metropolen Flanderns und der Niederlande, der bürgerliche Kunsthandel.

An der Schwelle der Neuzeit wurde dieser Bürgerhandel durch die Eigenart der sozialen, wirtschaftlichen und kulturellen Entfaltung jener Region gefördert. Denn in ihr gab nicht wie südlich der Alpen ein altes oder neues Patriziat den Ton an. Vielmehr erhielt der Lebenszuschnitt zumal in den Städten mehr und mehr bürgerliche Konturen[1]. Der noch vorhandene landständische Adel verlor an Macht und Einfluß, verfügte auch kaum irgendwo über derart ausgedehnten Grundbesitz, daß er etwa durch die agrarische Produktion das wirtschaftliche und politische Geschick der Bevölkerung hätte entscheidend steuern können. Standesgrenzen und Barrieren zwischen den Gesellschaftschichten verliefen nicht so starr und unüberwindlich wie in anderen Ländern Mittel- und Südeuropas. Dieser Unschärfe und größeren Durchlässigkeit der Sozialschranken entsprach die geringe politische Zentralisation. Die zahlreichen Städte schufen sich ihre eigenen Gerichtsbarkeiten und Herrschaftsinstrumente. Ihr dichtes Nebeneinander verlieh der Region eher den politischen Charakter eines vielmaschigen Netzwerks als jenen einer straff geführten Hierarchie. Diese Tendenz wurde gefördert durch die reformatorischen Bestrebungen, die vielerorts keimten. Die Macht der katholischen Kirche schwand und geriet selbst durch die im letzten Drittel des 16. Jahrhunderts einsetzende Inquisition eher noch fragwürdiger, als daß sie sich wieder herstellte. In allen Lebensverhältnissen: in deren sozialer Ausformung wie in ihrer politischen Organisation, in den wirtschaftlichen

Unternehmungen nicht minder als in den religiösen Auffassungen, wirkte sich eine ebenso innere wie auswärtige Öffnung aus.

Konzeptionell und praktisch trat in die Lücken, welche diese Veränderungen rissen, der Kaufmannsstand ein. Geschäftsleute und Handelsherren aller Art übernahmen Positionen, Einfluß, Prestige und verliehen der städtischen Öffentlichkeit ein neues Aussehen. Mit ihrem wirtschaftlichen und sozialen Aufstieg, mit dem wachsenden Wohlstand, den sie auch ihren Mitbürgern bescherten, verbanden sich alsbald Bildungsinteressen, ging das Bedürfnis einher, die neuen, in manchem freieren Lebensformen veranschaulicht zu sehen. Diese Aufgabe kam der Bildkunst zu und führte zu einem weitverzweigten Aufschwung der Malerei. In ländlichen Genreszenen, Stadtansichten, häuslichen Interieurs, in Einzelbildnissen und Gruppenportraits berichtete sie vom Leben flämischer und holländischer Menschen, von ihren Festen und Feiern, von Arbeit und Muße, von Jugend und Alter, von Glück und Leid. All diese Gemälde dienten nicht bloß als Zierrat in privaten und öffentlichen Gebäuden, sondern mehr noch als Mittel der Sinnvergewisserung. Man benutzte sie zur Verständigung in einer sich wandelnden Gesellschaft auf der Suche nach ihrer kollektiven Identität.

Eine solche umfassende wie mannigfaltige Aufgabe erheischte viele Malerhände, gab kleinen und großen Meistern Arbeit und Brot. Unzählig waren die Aufträge, die vergeben wurden, zahlreicher noch die frei geschaffenen Bilder, nicht unerheblich die Imitationen, Kopien, Fälschungen. Aus vielen Gegenden kamen Zeichner und Maler; künstlerische Berufe erfreuten sich großer Beliebtheit, wurden häufiger als früher gewählt. Infolgedessen nehmen Konkurrenz und Intrige zu, droht mancherorts bald Überproduktion. In Antwerpen etwa leben um 1560 einhundertundzwanzigtausend Menschen. Von diesen widmen sich 300 Einwohner als Meister der Kunst, die zudem von Lehrlingen und Gesellen unterstützt werden. Ihnen arbeiten überdies Rahmenmacher, Verfertiger von Malgründen, Farbhersteller zu. Mögen ihre Löhne und Einkünfte oft auch karg sein, so bestreiten sie doch ganz oder teilweise ihren Lebensunterhalt aus beruflichem Umgang mit Kunst. Erst der politisch bewirkte Niedergang Antwerpens unterbricht diesen Kunstbetrieb. Nach 1570 entvölkern Krieg und Glaubensverfolgung die Stadt, aus der mit den Malern nicht wenige Helfer, Zulieferer und Förderer in die nördlichen Metropolen übersiedeln.

Zuvor jedoch profitiert auch der Handel vom allgemeinen Kunstaufschwung. Lokalen Überproduktionen begegnet er frühzeitig durch Ankurbelung der Ausfuhr. Kaum je beschränkt man sich auf heimische Märkte, sucht vielmehr stets den Absatz auch in anderen, gar entlegenen Städten. Der flandrische wie der holländische Kunsthandel wird vielfach sowohl durch lokalen Verkauf als auch im Export betrieben. Antwerpener Kaufleute erschließen Vertriebswege nach Paris, wo auf dem Markt von St. Germain Kunstgegenstände stets willkommen sind. Von Utrecht aus werden Handelsverbindungen vor allem nach Köln, aber auch zu anderen deutschen Städten gepflegt. Aus Brügge führen Handelsstrecken in italienische Städte wie Venedig und Mailand, Genua und Neapel; desgleichen hält man von hier wie andernorts aus Kontakt nach Spanien und Portugal. Die meisten dieser Märkte werden nicht zufällig oder nebenbei bedient. Sondern die Händler des Nordens streben sie

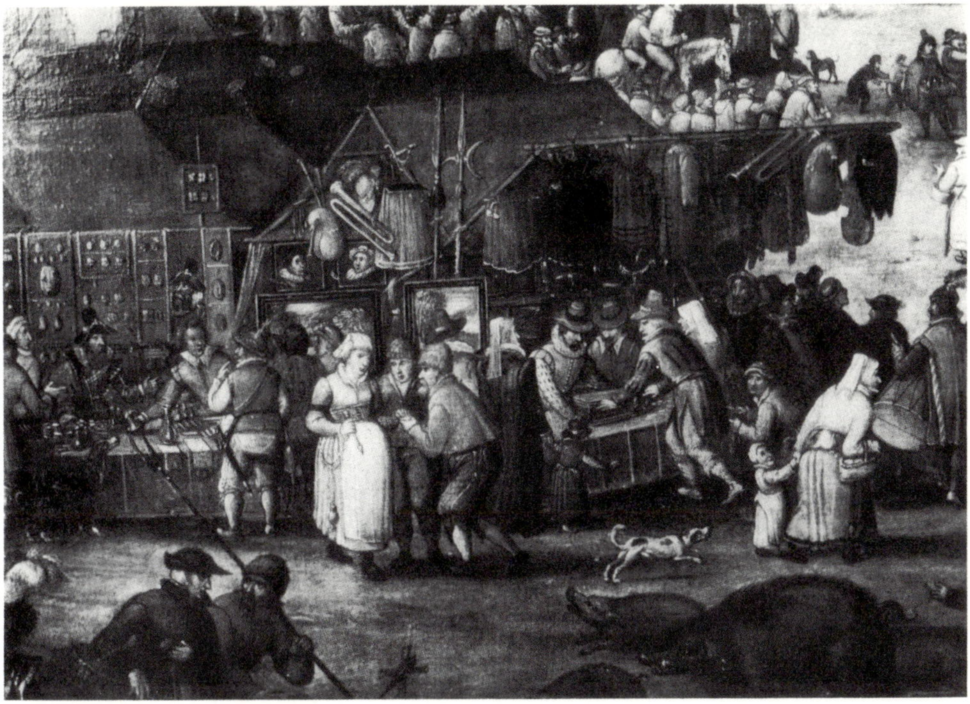

10 David Vinckboons: Kirmes (Ausschnitt), 1608. Braunschweig, Herzog Anton Ulrich-Museum

gezielt an, suchen die angeknüpften Beziehungen zu erhalten und auszubauen, ihnen womöglich durch die Einrichtung fester Geschäftspartnerschaften Dauer zu verleihen. Diese Chance bietet sich, weil ihr Angebot in der Ferne geschätzt wird. Lodovico Guicciardini, der frühe Schilderer der Niederlande, berichtet, bei manchen seiner Landsleute seien Gemälde von Antwerpener Künstlern im frühen 16. Jahrhundert so begehrt gewesen, daß ihre Fertigstellung gelegentlich mit dem Verkauf nicht habe Schritt halten können[2].

Daheim, in den Städten Flanderns und Hollands, muß sich das Marktgeschehen von kirchlicher Vormundschaft befreien, um Eigenständigkeit zu gewinnen. Noch im 15. Jahrhundert vermietet die Kirche rund um ihre Gotteshäuser sowohl anlagernde Verkaufsstände als auch freistehende Buden. Der Kunsthandel fügt sich dem ein. Er gerät jedoch unter kommunale Obhut, sobald städtische Behörden die Umschlagplätze organisieren. In der Mitte des 16. Jahrhunderts ist dieser Übergang von kirchlicher zu weltlicher Aufsicht zwar vollzogen. Doch bestehen alte Marktverhältnisse durchaus fort. Nach wie vor werden auch Kunstwerke unter freiem Himmel an den Mann gebracht, auf den in der Regel freitags stattfindenden Wochenmärkten wie auf Jahrmärkten, die üblicherweise acht Tage dauern, manchmal aber mehrere Wochen währen. Inmitten der Kirmes, oft zur Zeit kirchlicher Weihefeiern abgehalten, können Neugierige durchaus Gemälde finden (vgl. Abb. 10). Zwischen Schmuck und Hausrat, umrahmt von Musikinstrumenten und Hellebarden, neben

Kleidern und Edelsteinen sind diese Bilder Teil eines abwechslungsreichen Angebots an Kulturwaren. In den Sujets herrschen Landschaften, Portraits, Blumen vor[3].

Überdachte Räume, feste Orte des Kunstverkaufs finden sich im 16. Jahrhundert oft in der Nähe von städtischen Börsen und Markthallen. Antwerpens Börse öffnete 1540 ihre obere Galerie einer ersten Veräußerung künstlerischer Werke; der Maler Bartholomäus de Momper pachtete später diese Lokalität, um sich nebenher als Kunsthändler zu betätigen. In Amsterdam befand sich ein Bilderladen gleich neben dem Haupteingang zur Börse: gewiß kein ungünstiger Ort, um mit Bildern und einem Reklameschild die hier zahlreich verkehrenden Geschäftsleute als Kunden in den Laden zu locken (vgl. Abb. 11). Auch andere Städte, wie Utrecht oder Den Haag, räumten dem Kunsthandel umsatzversprechende Foren wie Zunftsäle und Versammlungsstätten ein.

Neben diesen Arten des Freilufthandels und des Ladenverkaufs fand sich in Flandern sowie Holland die Auktion als eine häufige Form der Kunstveräußerung. In der mobilen, wandlungsintensiven Gesellschaft nutzte man Versteigerungen, um sich vor Reisen, Umzügen oder Auswanderungen überflüssiger Güter rasch zu entledigen, um unbegehrte Nachlässe zu verscherbeln, um Gläubigern den Erlös aus Konkursmassen zu verschaffen. Auktionen von Kunstgegenständen gingen meist auf den Freitagsmärkten vor sich, nachdem eigens bestellte Kunstexperten oder Gantmeister das Angebot taxiert hatten. Die örtlichen Lukasgilden führten die Aufsicht. Darüberhinaus konnten Versteigerungen jederzeit an- und eingesetzt werden, um aus künstlerischen oder ökonomischen Motiven die Aufmerksamkeit des Publikums zu erregen. Zu diesem Zweck ließ beispielsweise David Teniers der Jüngere 1683 öffentlich vermelden: »Schöne und seltene Malereien zu verkaufen: Man tut jedermann kund, daß man am 19. Juli dieses Jahres 1683 im Hause von Mijn-Heer Teniers, Maler und ayuda de camera Ihrer Hoheiten, eine Anzahl schöner und seltener Malereien von italienischen und niederländischen, sowie auch von verschiedenen anderen tüchtigen Meistern verkaufen wird, ferner verschiedene Stücke von ihm selbst sowohl, wie Kopien nach solchen, worunter einige von ihm retuschierte. Wer sich dafür interessiert, möge sich einfinden in dem Hause gegenüber der ersten Judentreppe an der Isabellenstraße zu Brüssel«[4]. Sollte jemand diese Strategie für ungeeignet halten, so konnte er eine der seit dem 15. Jahrhundert immer beliebteren Kunstlotterien veranstalten. Sie mußten zuvor vom Magistrat genehmigt werden. Initiatoren derartiger Bilderverlosungen waren meistens einzelne Künstler, in seltenen Fällen die Lukasgilde, fast niemals professionelle Kunsthändler.

»Konstverkoper«

Die Berufshändler bevorzugten erprobtere, mehr Vertrauen erweckende Vertriebswege. Häufig hatten sie künstlerische oder kunstnahe Ausbildungen hinter sich, hatten dementsprechende Tätigkeiten ausgeübt, widmeten sich diesen noch immer nebenher oder von Zeit zu Zeit. Nicht selten bot ein Buchhändler in seinem Geschäft zugleich Bilder und graphische Blätter an. Auch Drucker, Juweliere, Rahmenmacher widmeten sich zusätzlich dem Kunsthandel, wechselten gar aus ihrem er-

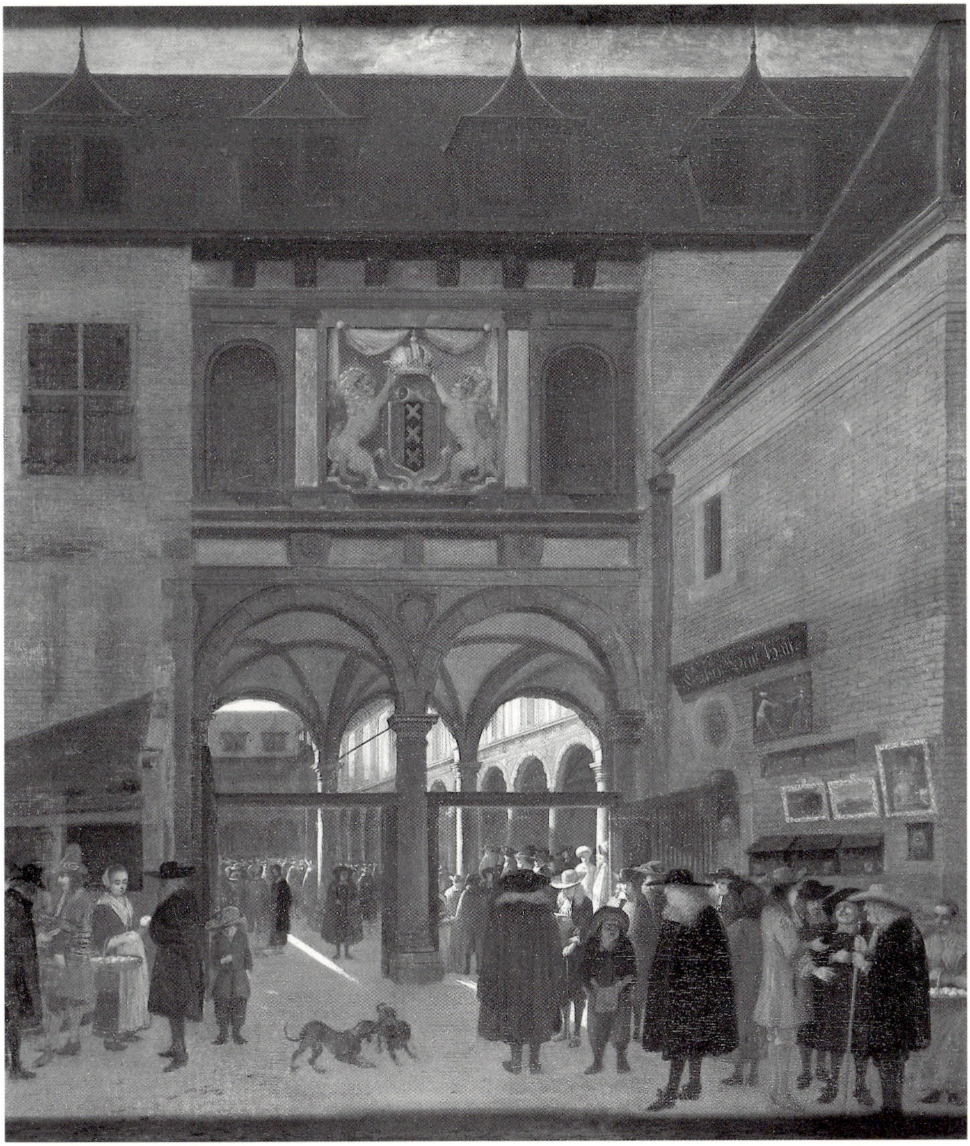

11 Job Adrian Berckheyde: Die Börse von Amsterdam, Ende 17. Jh.. Frankfurt am Main, Städelsches Kunstinstitut

lernten Beruf in diesen über. Wie die Maler und Bildhauer, gleich den Stechern, die en passant als Kopisten Handel betrieben, mußten alle Kunstverkäufer Mitglied der örtlichen Lukasgilden sein. Ihre Kollegen waren dort Kunstschaffende jeglicher Richtung, oft auch Verleger, Ebenisten und dergleichen mehr. Als seriös galten insbesondere stationäre Kaufleute, Inhaber fester Läden, deren Angebot Kontinuität und Kalkül aufwies. Solche Ladenhändler mit zunftmäßiger Konzession mußten freilich danach trachten, ihr Geschäft in günstiger Lage zu plazieren, um Kundschaft anziehen zu können. Ein Bezug zum Außenraum, ein Schaufenster mit Auslage, an

Straßenwand oder Holzgestellen befestigte Bilder dienten als Blickfang und bestmögliche Verlockung: die Kunst warb dann für sich selbst, ließ ein Verkaufsgespräch womöglich leicht entstehen (vgl. Abb. 12). Auf dieser Grenze zwischen Laden und Straße, zwischen Innenraum und Außenwelt bildet sich eine für den Kunsthandel der Epoche charakteristische Halböffentlichkeit heraus. Dementsprechend ist auch der Kunsthändler in seinem Geschäftsgebaren teils private, teils öffentliche Person. Der voll- und hauptberufliche Kunstvermarkter ringt in dieser Zeit um Profil und Anerkennung; folglich muß er sein Terrain gleichzeitig abzirkeln und einsehbar halten. Er muß durchschaubar und vertrauenswürdig sein, ohne doch seine Geschäftspraktiken völlig preiszugeben. Wie aber der einzelne diese Gratwanderung absolviert, bleibt ihm überlassen. Denn ein Standeskodex, der das Berufsethos beschriebe und Probleme zu lösen hülfe, existiert vorerst nicht. Daher nutzen viele Händler jeden Weg zum Erfolg, der sich bietet. Ihre Geschäftigkeit hat manchen Kommentar veranlaßt, ihre Zwielichtigkeit viel Kritik herausgefordert. Ihr Ruf ist schillernd, das Urteil über sie durchaus widersprüchlich. Ungern entsinnt sich der eine der »Kunsthändler und Kunstmakler, eines Gesindels, das der Kunst größeren Schaden zufügt als einst die Goten und Vandalen den römischen Altertümern getan haben, und das ohne Kenntnis und Arbeit auf der Kunst schmarotzt wie die faulen Hummeln auf dem mit so viel Fleiß gesammelten Honig der emsigen Bienen«[5]. Ein anderer Autor spricht von dem namhaften Amsterdamer Gemäldehändler Johannes de Renialme als einem in jeder Hinsicht »kunstliebenden«, auch rechtschaffenen Mann und streicht dessen Vorzüge heraus[6].

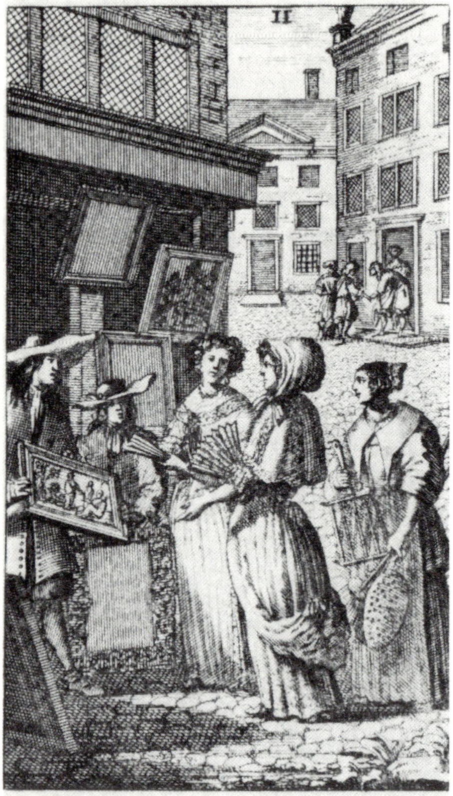

12 Bilderverkauf in einer niederländischen Stadt. Kupferstich 17. Jh.

Facettenreich wie der Leumund war auch die Geschäftspraxis der Kunsthändler. Sie betätigten sich als Einkäufer in den Ateliers, auf Auktionen, bei der Versteigerung von Künstlernachlässen. Sie erteilten Malern Aufträge, beschäftigten eigene Kopisten. Mit beidem machten sie sich nicht beliebt, denn die Bezahlung erfolgte tage- oder stückweise. Die Künstler sahen sich zu Tagelöhnern degradiert, zu einer Akkordarbeit genötigt, die ihnen gleichwohl wenig einbrachte. Sie nannten dieses

Dienstverhältnis denn auch »op de galey schilderen«, auf der Galeere malen[7]. Wären sie wenigstens wie ein Handwerksmeister entlohnt worden, so hätten sie Anfang des 17. Jahrhunderts täglich einen Gulden eingenommen. In diesem Fall hätten sie ungefähr einen Monat lang arbeiten müssen, um sich eine Jacke und eine Hose leisten zu können, denn diese kosteten zusammen fast dreißig Gulden. Zwischen zehn und zwanzig Gulden mußte ein Interessent aufwenden, wollte er ein mittelgroßes Gemälde von Teniers erwerben. Der Händler kaufte freilich für ein Drittel oder höchstens die Hälfte dieses Betrags. Nach Abzug aller Unkosten blieben dem Maler allenfalls ein bis zwei Gulden. Eine Hose hätte er dafür kaum bekommen. Nicht nur für seine Bekleidung mußte er lange vor der Staffelei verharren[8].

Der Kunsthändler legte sich zumeist ein Lager an mit Werken, die er für verkäuflich hielt. Beliebt waren Blumenstücke, aber auch Portraits Prominenter, die in der Gunst des Publikums die Heiligenbilder ablösten. Wo er kann, redet er als Taxator mit, um die Preislandschaft zu seinen Gunsten zu beeinflussen. Mit einer eigenen Sammlung verdeutlicht er sein künstlerisches Programm und Anspruchsniveau, will wohl dadurch die Kunstliebhaber ermutigen, es ihm gleich zu tun. Um den Umsatz zu steigern, scheut manch einer vor üblen Machenschaften nicht zurück. Dann werden etwa Signaturen gelöscht, ausgewechselt, nachträglich angebracht. Neue Jahreszahlen tauchen an Bildern auf, Kopien müssen als Originale herhalten. Gemälde werden mit phantasievollen Genealogien versehen, auf daß sich ihre Anziehungskraft erhöhe. Mit solchen Tricks wollen die Händler nicht nur ihr Verkaufsterrain bestellen. Sondern sie bemühen sich damit zudem, den Einfluß der Gilden auf ihr Geschäftsgebaren und auf den Kunstbetrieb insgesamt einzudämmen. Denn die Malergilden trachten zu jener Zeit danach, die Signatur als Herkunftsbezeichnung zu einem künstlerischen Qualitätsmerkmal zu erheben[9]. Dieserhalb hätten, was noch nicht allgemein üblich war, die Maler ihren Namenszug stets selbst auf ihre Werke setzen sollen und hätte dieses Urhebersignet als unantastbar respektiert werden müssen von allen, die mit Kunstgegenständen umgingen. Die Gilden fechten anhaltende Kämpfe aus, um die Signatur als solche Schutzmarke durchzusetzen. Sie soll helfen, das einzelne Werk gegen Kopien und Fälschungen zu feien. Den heimischen Markt will man durch sie gegen ausländische Produkte sichern. Indem sie generell praktiziert und anerkannt wird, gewährt sie dem Künstler wie dem Händler eine gewisse Marktstabilität und bietet ihrem gemeinsamen Kunden, dem Kunstkäufer, zusätzliche Orientierungshilfe. So hätten die Kunsthändler an einer einvernehmlichen Regelung dieser Frage eigentlich interessiert sein müssen. Doch ging ihnen Eigennutz vor Produzentensolidarität. Sie strebten organisatorisch aus den Gilden, aus dem Verbund mit den Künstlern hinaus. Daher unterstützten sie deren Maßnahmen nur dort, wo sie ihren Profit förderten. Als Importabwehr hießen sie die Signatur willkommen, am eigenen Handelsgut sollten Manipulationen weiterhin erlaubt sein.

Solche Handelsfreiheit im doppelten Sinn ist Bestandteil einer weitverbreiteten Wirtschaftsgesinnung, die alles und jedes in ein Spekulationsobjekt verwandelt. Vom Grundstück bis zur Tulpe gab es im niederländischen 17. Jahrhundert kaum ein Gut, in das nicht investiert wurde, um es mit Gewinn zu veräußern. Männer wie Frauen, Großbürger und Kleinsassen, Bauern oder Handwerker: sie alle beteiligten sich an

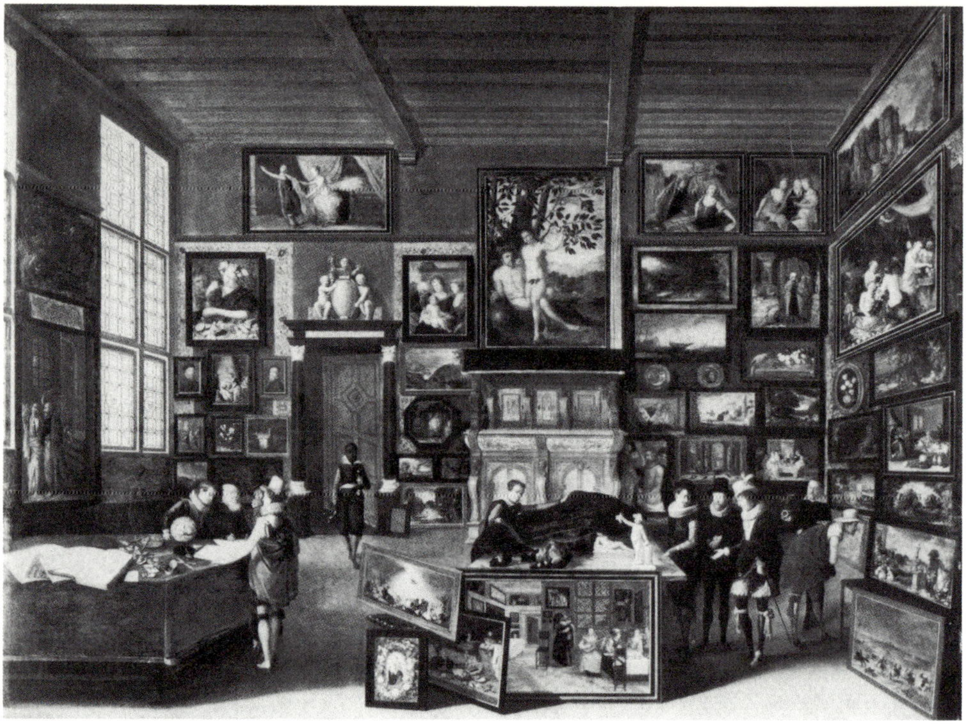

13 Hieronymus II Francken: Die Kunsthandlung des Jan Snellinck in Antwerpen, 1621. Brüssel, Musée Royal des Beaux-Arts

zum Teil waghalsigen Unternehmungen, deren manche heute begonnen wurde, um schon morgen zusammenzubrechen. Was für die Geldspekulation und für die Tulpomanie, galt nicht viel anders für die Kunsteuphorie. Der gelehrte englische Schriftsteller und Sammler John Evelyn hat dieses Treiben während seiner Reise durch die Niederlande beobachtet und 1641 in seinem Tagebuch beschrieben: »Der jährliche Markt oder die Kirchweih zu Rotterdam war derart mit Bildern ausgestattet (besonders Landschaften und Drollerien, wie sie diese clownartigen Darstellungen nennen), daß ich überrascht war. Einige kaufte ich und sandte sie nach Hause. Der Grund für diese Menge von Bildern und ihre Billigkeit ist darin zu suchen, daß die Leute Mangel an Land haben, um ihr Geld darin anzulegen, so daß es eine gewöhnliche Erscheinung ist, einen simplen Bauern zwei- bis dreitausend Pfund auf diese Weise anlegen zu sehen. Ihre Häuser sind damit angefüllt, und sie verkaufen sie auf ihren Jahrmärkten mit großem Gewinn.«[10]

Die Ware Kunst dient diesen Käufern als Geldanlage mit Gewinnerwartung. Sie scheint, zumindest zeitweise, berechtigte Aussicht auf Profit geboten zu haben. Entsprechend zahlreich waren auch die festen Einrichtungen, waren die kleinen und großen Läden, in denen man sie ständig feilhielt. Manche dieser Kunsthandlungen warteten mit durchaus eindrucksvollem Interieur auf. Hieronymus II Francken bietet einen Einblick in einen solchen Geschäftsraum (vgl. Abb. 13). Dessen Mitte wird durch zwei große Ladentische beherrscht, um die sich jeweils mehrere Besucher scharen. Zur Linken sind vier Männer in ein Gespräch vertieft, das sich womöglich auf die verstreuten Zeichnungen bezieht. Technische Geräte, ein Globus, Muscheln und ein Skizzenbuch bedecken den Tisch. In der Mitte weist ein Gehilfe drei Interessenten kleine Skulpturen vor, indem er ein schützendes Tuch fortzieht. An den Wänden hängen Gemälde dicht nebeneinander, in mancherlei Formaten unterschiedlichste Sujets darbietend. Weitere Bilder sind an Tisch und Stühle gelehnt. Das Angebot setzt sich überwiegend aus Arbeiten von Antwerpener Malern zusammen[11]. Es weist den Galeristen als einen Mann aus, der vor allem mit zeitgenössischer Kunst handelt.

Dieser selbst unterscheidet sich gleich den beiden Gehilfen, deren einer soeben den Austellungsraum betritt, von seinen Besuchern durch schlichte Kleidung. Kein hoher Kragen, nur ein einfaches dunkles Wams. Es ist Jan Snellinck, der sich rechts bescheiden im Hintergrund hält und doch als einziger dem Betrachter von Franckens Studie in die Augen zu sehen scheint. In der rechten Hand hält er eine Miniatur, als solle er sie dem Beschauer zeigen. Maler und Händler in einem, betrieb Jan Snellinck in Antwerpen eine Galerie, die so oder ähnlich eingerichtet und be-

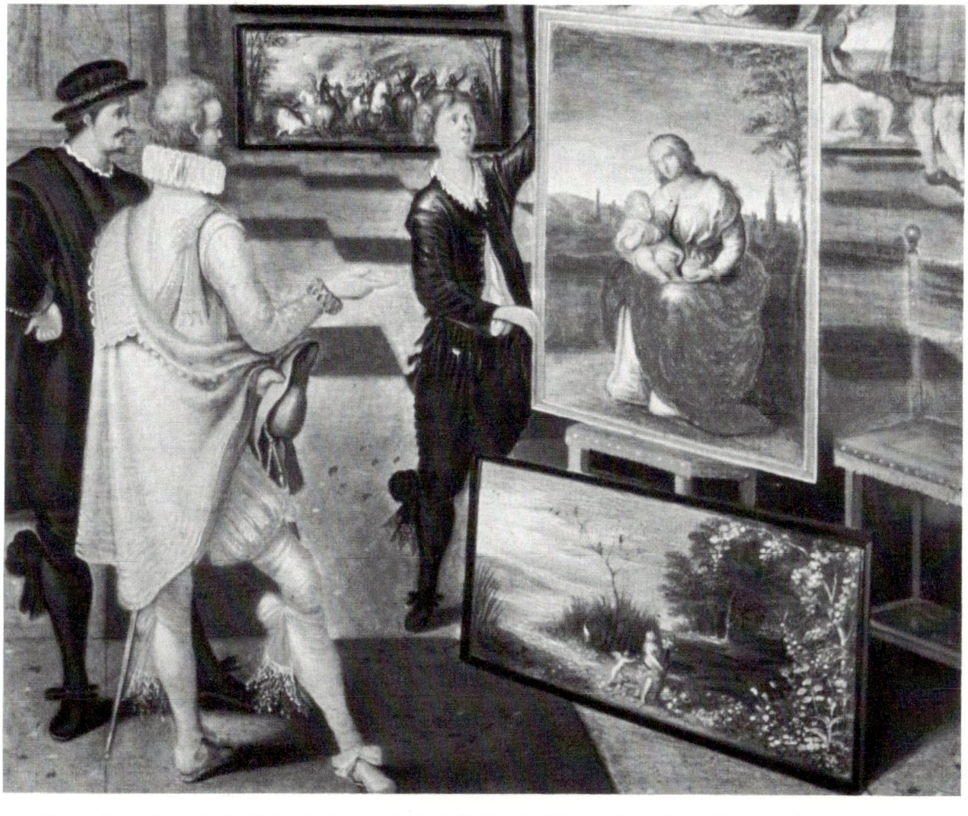

14 Frans Francken d. J.: Galerie (Ausschnitt), Brüssel, Musée Royal des Beaux-Arts

stückt gewesen sein muß. Er war wohl kein Feudalhändler vom Typ eines Strada, sondern eher ein bürgerlicher Kaufmann, der sich demgemäß nicht bildnerisch zum Patrizier stilisieren ließ, sondern umgeben von Bildern für seine Klientel bereitsteht. Diese selbst ist nicht ihm, vielmehr den Kunstwerken zugewandt. In feiner Gewandung, in eleganter Beinkleidung, mit Hut und Degen versehen, tauschen die Kunstinteressenten ihre Meinungen aus. Offensichtlich gehören sie zur städtischen Oberschicht. Ihre Unterhaltung verläuft hier wie in einer ähnlichen, von Hieronymus Franckens Bruder Frans geschaffenen Szenerie ruhig, von abwägenden Gesten begleitet (vgl. Abb. 14). Auch dort stellt ein junger Gehilfe das Kunstwerk vor, doch mischt er sich gleichfalls nicht in den Dialog ein.

Beide Gemälde, und manch anderes gleich ihnen, zeigen ein Ambiente, in dem Kunstliebhaber sich gemächlich umsehen konnten. Das Angebot war reichhaltig, doch überschaubar, eine Auswahl durfte ungestört getroffen werden. Die gediegene, wiewohl nicht protzige Einrichtung, Holzdecken und gepflegte Böden, hohe Fenster und ein säulenbetontes Entree: dies alles ließ eine Atmosphäre entstehen, die der Kunstbetrachtung förderlich war, ohne den Verkauf zu behindern. Der Geschäftsraum des Kunsthändlers wurde als kulturelles Kabinett eingerichtet und benutzt. Er diente als Ort einer auf Kunst orientierten, durch sie inspirierten Geselligkeit von Menschen, die bereit waren, sich für Kunstwerke, sei es als Händler oder als Käufer, auch ökonomisch zu engagieren. Sie alle werden stets im Banne der Kunst vor Augen geführt. Die Bilder und Plastiken stehen im Zentrum des Interesses wie der Ladenszenerie. Sie geben der Situationsdarstellung ihren Mittelpunkt. Der Kunsthändler rückt an den Rand, von wo aus er freilich das Geschehen im Auge behält.

Aus all diesen bildlich signalisierten, teilweise urkundlich bestätigten Elementen setzt sich das Tätigkeitsfeld, fügen sich Selbstverständnis und Fremdeinschätzung desjenigen zusammen, der im 16. und 17. Jahrhundert in den Niederlanden als »konstverkoper« gilt. Unter diese durchaus noch unklare Berufsbezeichnung fielen jedoch nicht nur hauptberufliche Verkäufer von Gemälden, Plastiken und dergleichen. Sondern es blieb zum einen der Gegenstandsbereich des so benannten Vermarkters noch weithin offen. Auch Gebrauchskunst wie bemaltes Geschirr oder Schmuck wurde von vielen Händlern weiterhin angeboten, machte gar, wie in Delft, den größten Teil ihrer Ware aus. Wie deutlich auch immer die Grenzen zwischen »freier« und »angewandter« Kunst von seiten der Hersteller gezogen werden mochten, eine Spezialisierung der Kunsthändler entsprach ihr noch nicht durchgängig und allerorten. Zum anderen mischten sich unter die hauptberuflichen »konstverkoper« nach wie vor zahlreiche Gelegenheitsverkäufer, deren mancher aus kunstfernen Gewerben kam. Nicht nur Bauern, Kaufleute aller Art sowie Holzverarbeiter unterschiedlichster Spezialisierung suchten in der Kunstvermarktung einen Zusatzerwerb. Sondern auch Schiffer und Fuhrleute fanden manch Nebenverdienst, indem sie, die Ortsmärkte kennend, hier ein- und dort verkauften. Beträchtlich war überdies die Zahl der Schankwirte, die gelegentlich Kunst verhökerten. So hatte sich in Delft etwa Reynier Vermeer, der Vater des Malers, nach einer Ausbildung zum Tuchweber 1641 als Kneipenwirt niedergelassen. Zuvor schon, 1631, war ihm die Gildeneintragung als Kunsthändler gewährt worden. Nun nimmt er von Malern, die ihre Zeche

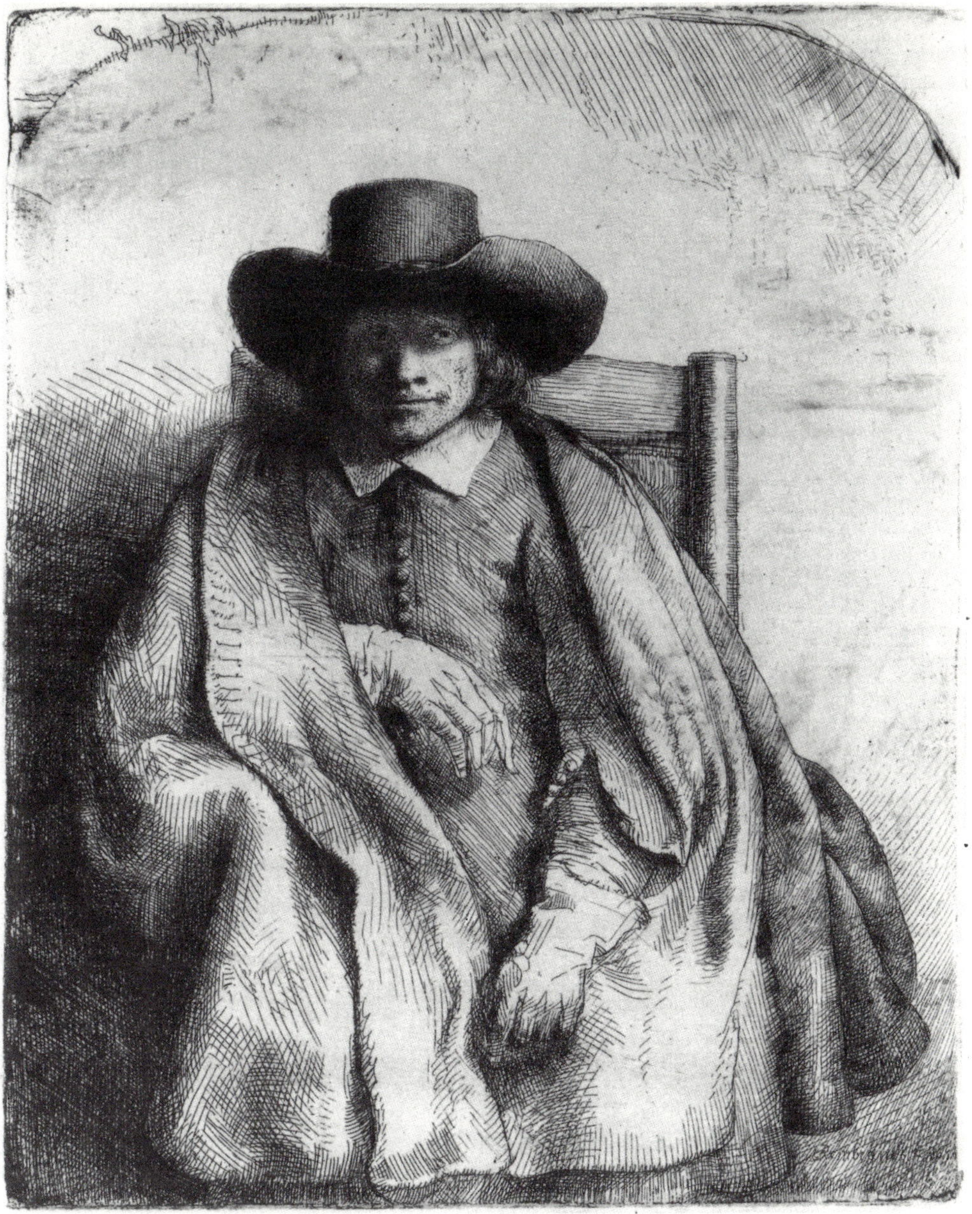

15 Rembrandt: Der Graphikhändler Clement de Jonghe. Kupferstich 1651

schuldig bleiben, Bilder in Zahlung. Auf eigene Rechnung und mit wechselndem Erfolg, gewiß jedoch nicht ohne Profiterwartung bemüht er sich, diese Werke an den Mann zu bringen. Auch sein malender Sohn, in der Weggabe eigener Arbeiten eher zögerlich, handelt später mit den Werken von Kollegen[12].

Jan Vermeers Schwager, der Rahmenmacher Anthony Gerritz van der Wiel, engagierte sich ebenfalls im Kunstvertrieb. All diese Gelegenheitshändler machten den hauptberuflichen Kunstunternehmern Konkurrenz, werden ihnen sowohl das Geschäft als auch die Bemühung um ein Standesethos erschwert haben. An das Angebotsniveau professioneller Händler vom Schlage eines Abraham de Cooge oder Johannes de Renialme, die von Delft aus einen festen Güterverkehr mit Antwerpen und Amsterdam pflegten, reichten die Amateure freilich nicht heran. Sie boten dem Kunstkäufer wenig zusätzliche Information und Sicherheit, sahen im Kunstwerk wohl eher die Ware als den Kulturträger. Für den Abnehmer war um so wichtiger, bei wem er ein Werk erwarb, ob bei einem flüchtigen Gelegenheitsanbieter oder von einem seriösen Dauerhändler. Denn die Gelegenheiten, sich eigenständig Kenntnisse über Künstler und ihre Werke zu verschaffen, blieben bis zum Anfang des 17. Jahrhunderts rar. Erst Carel van Manders »Schilder-Boeck«, seine ab 1604 gedruckte Künstlerbeschreibung, brachte eine gewisse Abhilfe. Von Mystifikationen und Fehlern nicht frei, erleichterte es dem Interessenten gleichwohl die Orientierung und trug insofern auch zur Marktsicherheit bei.

Solche Informationen waren dringend erforderlich in einer Zeit, die mit Zuschreibungen liederlich umging, in der Berufsbezeichnungen ungeschützt blieben und leicht ausgetauscht werden konnten. Händler mochte sich heute jeder nennen, der es morgen wieder lassen wollte. Nicht einmal auf Künstler war in dieser Hinsicht unbedingt Verlaß. Daran ändert auch das 17. Jahrhundert wenig. In Amsterdam malt und lehrt, sammelt und berät, erwirbt und verkauft beispielsweise Rembrandt van Rijn, der als Kunsthändler zeitlebens glücklos bleibt, manchen gar zwielichtig vorkommt[13]. Eine Zeitlang hat er im Hause des Kunstverkäufers Hendrik Uylenburgh gelebt, dessen Verwandte Saskia er ehelichte. In einer Urkunde gibt er als Beruf »Kaufmann« an, doch als solcher ereilt ihn der bis heute umstrittene Ruin. Konkurse sind allerdings an der Tagesordnung, auch Hendrik Uylenburghs Sohn Gerard erleidet als Kunsthändler Schiffbruch. Rembrandt selbst wird als Mitarbeiter in der später von Hendrickje Stoffels und dem Sohn Titus betriebenen Kunsthandlung nicht mehr froh. Sein düsteres Bild vom Kunsthändler-Beruf offenbart sich in den Portraits, die er von dem Graphikhändler Clement de Jonghe (vgl. Abb. 15) sowie vom Apotheker und Gelegenheitsvermarkter Abraham Francen fertigt. Keine offenen, kunsterfreuten Mienen tragen die beiden Herren zur Schau. Vielmehr sitzen sie zugeknöpft, verschlossenen Gesichtes da, eher Dunkel als Helligkeit verbreitend. Wenn in diese Berufsportraits eigene Erfahrungen mit Metier und Mentalität von Kunsthändlern einflossen, so scheinen diejenigen Rembrandts keine guten gewesen zu sein.

Diesbezüglich hat sich im Jahrhundert von Dürer zu Rembrandt wenig geändert: wo Künstler die Vermarkter ihrer sowie fremder Werke sein wollen oder müssen, sobald sie aus Not oder eigenem Antrieb nebenbei Kunsthändler werden, gerät ihnen diese Aufgabe mehr zur Last als zur Lust. Bitter, aber eindeutig war schon das Fazit, das Albrecht Dürer 1521 am Ende seiner Reise in die Niederlande gezogen hatte: »Ich hab in allen meinen Machen, Zehrungen, Verkaufen und andrer Handlung Nachtheil gehabt im Niederland, in all mein Sachen, gegen großen und niedern Ständen ... «[14]. Weder Dürer, der neben den eigenen auch Arbeiten von Hans Baldung Grien und Hans Leonhard Schäufelein mit sich führte, noch Rembrandt reüssierten als Kunsthändler. Die Verhältnisse waren ihnen nicht gewogen, sie selbst ließen wohl kaufmännische Kompetenz vermissen, da niemand sie ihnen nahegebracht hatte.

Eine Familie wird Firma

Wie sehr indes solcher Sachverstand das Geschäft und damit die Kunstverbreitung förderte, zeigen Biographie und Firmengeschichte erfolgreicher Kunsthändler zu allen Zeiten. Unter ihnen verdient die Familie Forchoudt besondere Beachtung, weil es ihr schon im 17. Jahrhundert gelang, ein weitverzweigtes Handelshaus zu gründen und über drei Generationen hinweg zu erhalten. Melchior Forchoudt, der Gründer des Familienunternehmens, ließ sich um 1600 in Antwerpen nieder. In Schlesien geboren und ausgebildet, arbeitet er in der flämischen Stadt als Kunsttischler. 1632 wird er Mitglied der Lukasgilde. Nebenher betreibt er einen Gemäldehandel, den er rasch ausweitet. Mit in Wien ansässigen, aus den Niederlanden stammenden Kaufleuten baut er regelmäßige Geschäftsbeziehungen auf, die sich zusehends als einträglicher erweisen. Diese Zusammenarbeit mit auswärtigen Partnern, denen die lokalen Märkte vertraut sind, veranlaßt Forchoudt, dem Export besondere Aufmerksamkeit zu widmen. Seine beiden Söhne setzen diesen Weg fort. Mit ihren Ausbildungen zum Maler und Zeichner beziehungsweise zum Kunstmöbelschreiner verfügen sie über das dem Geschäft dienliche ästhetische Geschick. Vor allem Wilhelm, der ältere, tritt zudem in des Vaters merkantile Fußstapfen. 1636 übernimmt er die Leitung des Ebenholzbetriebs und betätigt sich immer intensiver auch als Kaufmann. Die von ihm erhaltene Korrespondenz belegt, wie umsichtig er sich um die Handelspartner kümmerte. Er möge doch bitte, schreibt er beispielsweise am 22. September 1637 dem Kollegen Jan Vlooits in Wien, entschuldigen, daß er fünfhundert Reichstaler von ihm eingezogen habe, doch sei das Geld für die Firma gebraucht worden (vgl. Abb. 16), die »in groeten noot was«[15]. Anderfalls hätte er gewiß noch zugewartet. Nach dieser Rechnungslegung bietet er ihm allerlei zum neuen Erwerb an, so einige Wasserfarbmalereien, zwölf großformatige Schlachtengemälde und verschiedene Rubens-Imitationen. Darunter befänden sich viele schöne Stücke, die er auf einer Versteigerung ergattert habe, mit ansprechenden Motiven, »ock een groet doeck van een slapende Venus ...« Schließlich bittet Wilhelm Forchoudt um Nachricht, was man in Wien benötige, auf daß er es abschicken könne, und empfiehlt sich »in genaede bevoelen« mit Grüßen ebenfalls an die »huysvrau in godtsaelighe prospiriteyt« als des Handelspartners »vrint ende dinaer«.

Gilliam Forchoudt richtet ein Netzwerk ein, das einerseits die Beziehungen zu anderen niederländischen Handelsplätzen festigt und das andererseits die ausländi-

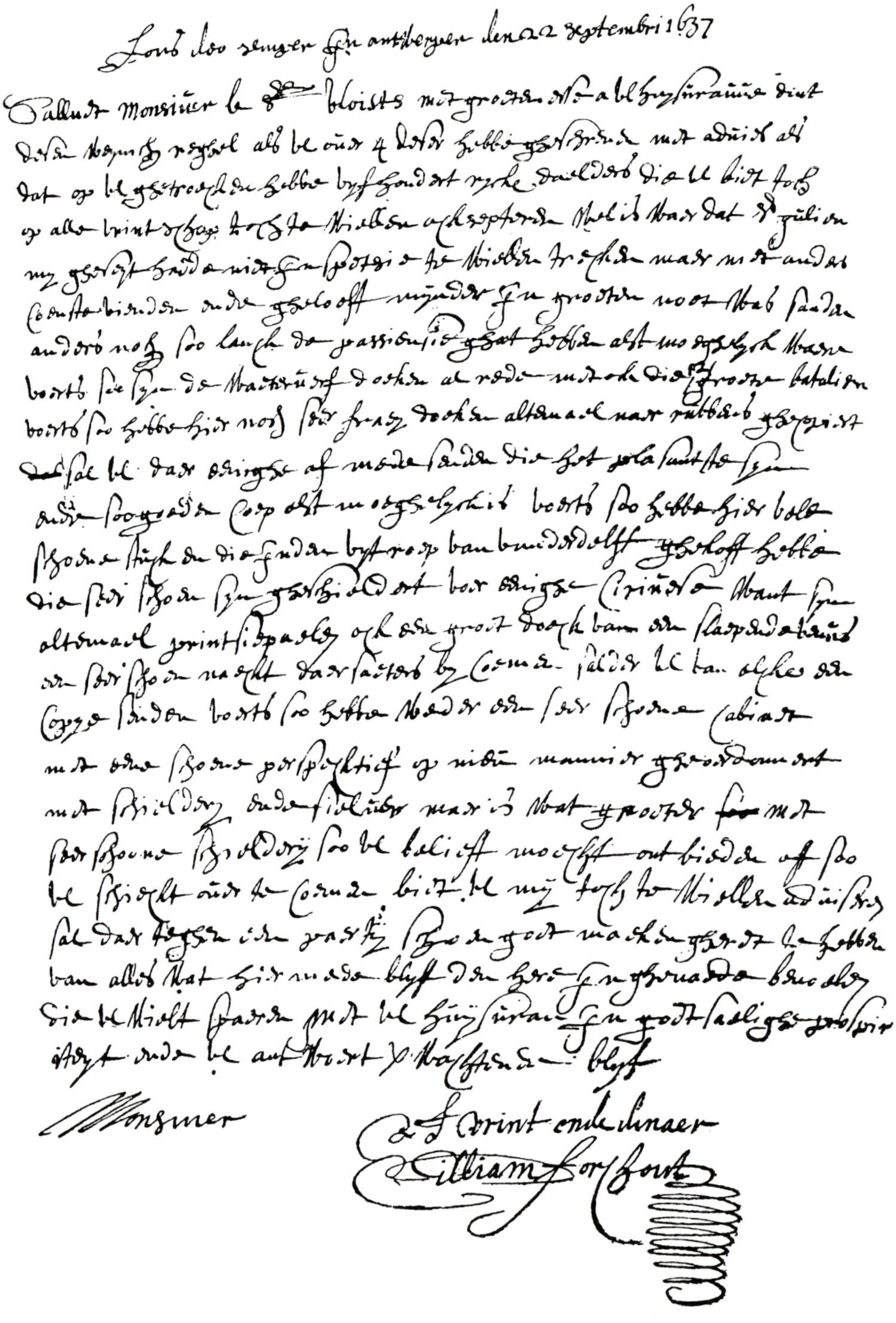

16 Brief des Antwerpener Kunsthändlers Gilliam Forchoudt an seinen Wiener Geschäftspartner Jan Vlooits vom 22. September 1637

schen Partnerschaften stabilisiert. Nicht nur nach Österreich, auch nach Spanien, Portugal, Frankreich wendet er den Blick. Er selbst ist viel auf Reisen, kauft und verkauft, treibt Schulden ein und leistet Zahlungen, schickt seiner Frau ärgerliche Mahnschreiben nach Antwerpen, wenn etwa die benötigte Ware nicht rechtzeitig in Paris eintrifft: »Beminde Vrindinne ende huysvrou. Op heden syn de goederen noch niet gecomen, maer sullen tavont hier wesen tot mijn groet verdriet, want sien hier groete ocasien dat hier waeren ende hoepe alles sal wel gaen...«[16]. Zum begehrten Handelsgut zählen Gemälde und Zeichnungen ebenso wie Tapisserien, wertvoll gefaßte Juwelen und kostbare Möbel mit Intarsien. Unter dem Bilderangebot finden sich italienische Meister wie Veronese, Correggio, Tizian neben deutschen Künstlern wie Dürer oder Holbein und niederländischen Malern wie Jan van Eyck, Quentin Massys oder dem Zeitgenossen Rembrandt. Flämische Arbeiten scheinen besonders hohe Preise erzielt zu haben. Wenn die Originale nicht erreichbar sind, werden gelegentlich Kopien verschickt. Gemälde-Bestellungen, die den Forchoudts angetragen werden, lassen diese von den erwünschten Künstlern, aber auch von Nachahmern ausführen. Auf Auktionen im Land rundum wird ständig nach geeigneten Werken Ausschau gehalten.

Im Antwerpener Teppichwirkerhaus unterhält die Firma Forchoudt bis 1710 zwei Warenlager. Ihr Wappen begleitet als Handelsmarke Frachten selbst nach Übersee, in die spanischen Kolonien. Fünf Söhne, zwei Töchter und ein Schwiegersohn Wilhelm Forchoudts und seiner Frau tragen in der dritten Generation dazu bei, die Geschäfte auszuweiten. Alexander wählt zunächst den Beruf des Apothekers, siedelt jedoch 1660 nach Wien über und betätigt sich dort als Händler. Als 1678 der Vater stirbt, übernimmt er die Leitung des Gesamthauses. Seine Brüder Melchior, Marcus und Gilliam waren gleich ihm nach Wien gegangen. Dort erhalten die Forchoudts 1664 eine eigene Handelskonzession und die Marktzulassung. Sie gründen auch hier ein Unternehmen, mit dem sie rasch zu Lieferanten des Adels und der Hofgesellschaft avancieren. Mag ein Prozent des Vermögens als »Türkensteuer« wegen »der großen Gefährdung der Christenheit durch den Erbfeind« (wie Melchior und Marcus 1682 an ihre Mutter berichten) erhoben werden[17]. Mögen im Jahr 1684 wertvollste Edelsteine Dieben in die Hände fallen. Sei gar der Handel »extreem slecht«, wie Marcus Forchoudt 1696 der Schwester und dem Schwager Vasterhavens (auch er ein Händler) schreibt, »... door de variabel tijden en menigten der Joden ras die aller Cavaliers huysen doorloopen«[18]: die 120 Gulden »Extraordinari Turcken-Stewer«, der Juwelen-Verlust, die Judenkonkurrenz beeinträchtigen kaum das Gedeihen des Handelshauses Forchoudt. Vom »coopman van schilderijen in de Valckstraet« zu Antwerpen, als welcher Vater Wilhelm sich bezeichnete, haben es die Söhne in Wien zu »Hofjuwelieren des Kaisers« gebracht.

Nach dem Tod Alexanders, der die Firma fünf Jahre lang dirigierte, wird 1683 Gilliam deren Leiter. Er siedelt zurück nach Antwerpen, wo 1689 die ebenfalls im Geschäft aktive Mutter stirbt. In Wien kümmern sich Marcus und Melchior weiterhin um die Verkäufe. Der steigende Umsatz beschert wachsenden Wohlstand. Kunstferne Waren erweitern das Angebot. Wolle, Baumwolle, Leder; Gewürze und Tabak; Uhren und Perlen; Silber und Gold: alldies und mehr lenken die Angestellten Forchoudt'scher Kontore von Ort zu Ort. Um 1700 steht das internationale Handelshaus in höchster Blüte. Doch ist mit der Jahrhundertwende zugleich der Zenit des Unternehmens überschritten. Der Niedergang kommt rasch. In Wien sterben Marcus 1706 und Melchior 1709. Sie hinterlassen keine Erben, der Handelsplatz ist verwaist. Das Todesjahr Wilhelms ist unbekannt, doch scheint auch er ohne Nachkommen geblieben zu sein. Als letzter männlicher Namensträger führt Justo Forchoudt die Geschäfte. Doch ist aus diesen die Kunst mehr und mehr verschwunden. Nach Jahren in Lissabon und in Cadix, in denen er die Warenpalette und den Handel interkontinental auszudehnen trachtete, nennt Justo sich nun in Antwerpen »Bankier«. Zwar hat er das ehemalige Haus von Rubens gemietet, in dem er 1709 stirbt. Aber sein Verhältnis zur Kunst ist längst eher platonisch als merkantil. Er mag sich an Bildern erfreuen, auf den Symbolwert seines Wohnhauses stolz sein: ein Kunsthändler wie der Großvater ist er nicht mehr, der Umsatz mit Kunstwerken findet in seinen Kontoren kaum noch Erwähnung.

Der Weg, den die Forchoudts vom schlichten »konstverkoper« über den Großhändler zum Bankier zurücklegten, kennzeichnet zugleich die Veränderungen, die sich im niederländischen Kunsthandel des 16. und 17. Jahrhunderts zutrugen. Indem der allgemeine Handelsgeist der Epoche den Kunstmarkt ergriff, führte er diesem eine Vielzahl von Amateuren und Dilettanten zu. Der durch Nebenerwerbsverkäufer, Gelegenheitshändler und Gemischtwarenvertreiber gesteigerte Konkurrenzdruck nötigte diejenigen, die als hauptberufliche Kunsthändler überleben wollten, sich zu professionalisieren. Dazu gehörte, daß sie sich um ein kulturelles Profil bemühten. Es konnte durch Spezialisierung auf bestimmte Kunstsektoren, auf alte oder neue Kunst, auf Gemälde oder Kunstgewerbe und dergleichen mehr erlangt werden. Zumal der Einzelhändler vermochte derart die Aufmerksamkeit von Interessenten auf sich zu lenken. Stieg jedoch sein Umsatz, so verwandelte er sich häufig in einen Großhändler, der leicht den direkten Kontakt zum bürgerlichen Käufer verlor. Als Abnehmer kamen dann ehestens andere Händler, der Adel und Herrscherhäuser in Frage. Dementsprechend betrieb ein solcher Großkaufmann, wie es die Forchoudts zeitweise taten, sein Geschäft als Zwischenhändler, als Hoflieferant oder gar in beide Richtungen. Den Wünschen seiner Handelspartner beziehungsweise den Luxusbedürfnissen der feudalen Kunden gemäß konnte er geneigt sein, die Konzentration auf spezielle Warensektoren zu vermeiden oder aufzugeben zugunsten einer breiteren Angebotspalette. Stellte sich bei alldem finanzieller Erfolg ein, so ebnete sich nicht selten der Weg zum sozialen Aufstieg. Repräsentative Geschäftsräume und Wohngebäude, der freie Verkehr in den Oberschichten, öffentliche Anerkennung und Ämter, gar Adelstitel verdeutlichten dieses Emporkommen. Die kulturelle Kontur im stadtbürgerlichen Lebenszusammenhang verwischte sich freilich dabei, schwand vielleicht ganz dahin. Das soziale Profil im neuen Status hatte sie zu ersetzen. Die Kunst war nicht mehr Inhalt, sondern bloß noch der Rahmen.

Die Professionalisierung verlangte vom hauptberuflichen Kunsthändler zum anderen, sich ökonomische Kompetenz anzueignen. Wer wirtschaftlich reüssieren wollte, mußte über Ein- und Verkauf, über Kalkulation und Auktion, über Löhne und Steuern, über Betriebskosten und Geldparitäten nicht nur theoretische Kenntnisse besitzen, sondern diese auch in längerfristige Geschäftspraxis umzusetzen wissen. Die Briefwechsel der Forchoudts beispielsweise bezeugen das Jahrzehnte lang anhaltende Bemühen um Genauigkeit und Klarheit im Warenverkehr. Im regen Hin und Her werden Bestellungen sowie Rechnungen versandt, tauscht man Familiennachrichten neben Handelsberichten und Finanzinformationen aus. Genaue Lieferlisten nebst Preisangaben und Summierungen gehen einher mit deutlichen Gegenstandsbeschreibungen. Die ausgestellten Rechnungen enthalten zum Einzelpreis die Währungsbezeichnung, beschreiben Bildmotive, benennen Stückzahlen und Künstlernamen. Dies alles erfolgt seitens der Firma Forchoudt vielsprachig. Neben dem Niederländischen und dem Deutschen sind Französisch, Spanisch und Portugiesisch gebräuchlich. Vertrauensbildende Maßnahmen wie freundliche Anreden, Erkundigungen nach dem Befinden, Nachrichten über besondere Ereignisse werden ungezwungen eingeflochten. Sie helfen, das allzeit schwankende Handelsnetzwerk zu stabilisieren. Zugleich aber offenbaren diese Einsprengsel die Grenze, an welche die Rationalisierung von Handelsgeist und Geschäftsbeziehungen seinerzeit stieß. Wie wohlgeordnet Partnerschaften und Transaktionen auch gewesen sein mochten, wie sorgfältig man Buch führte und Rechenschaft ablegte: das Private ließ sich aus dem Merkantilen nicht ausblenden. Ein anonymes Geschäftsgebaren duldete der niederländische Kunstmarkt an der Schwelle zur Neuzeit nicht. Allenfalls der Wechsel in kunstferne Kaufmannsbereiche, gar reine Geldtätigkeiten erlaubte eine weitergehende Entpersönlichung. Der Kunsthändler aber, wieviel Modernität ihm zeitweise zuwachsen mochte, bleibt noch lange der menschennahen Tradition verbunden.

Kunstverkauf als ästhetische Aufklärung

Das Leben soll schöner werden

Mit dem Eintritt in das 18. Jahrhundert begann für die Menschen Mitteleuropas der Übergang in eine Epoche, deren gesellschaftlicher Wandel zunächst ebenso heftig und vielstimmig erörtert wurde wie er schließlich Verfechter und Gegner der Tat fand: das bürgerliche Zeitalter bahnte sich seinen Weg. Zwar bestanden die alten Staaten und Ordnungen noch lange fort, zwar erhielt sich der Absolutismus, blieben lokale und regionale Feudalismen einstweilen ungebrochen. Erst die Französische Revolution läutet 1789 lautstark ihr Ende ein. Doch wurden Adel und Staatsbeamte in den dieser Umwälzung vorangehenden Jahrzehnten vielerorts immer unmißverständlicher genötigt, ihre Macht zu teilen, den Einflußansprüchen und Gestaltungswünschen bürgerlicher Schichten nachzugeben. Materiell und ideell vollzog sich eine allmähliche, doch unumkehrbare Angleichung der Sozialwelten aneinander. Allen weiterwirkenden rechtlichen und politischen Unterschieden zum Trotz nahm jene Verähnlichung von Menschen und Lebensformen ihren Anfang, die fortan das Profil der modernen Gesellschaft prägen sollte[1]. Diese »Verbürgerlichung« vollzog sich zunächst vor allem in kultureller Hinsicht: Menschen unterschiedlichen Standes eigneten sich eine Bildung an, die sie aufeinander zuführte. Sie lasen die gleichen Bücher, studierten dieselben Autoren, stießen auf verwandte Fragen, pflegten einen ähnlichen Briefstil. Gemeinsam suchte man nach Antworten in Gesprächskreisen, die sich in unzähligen Städten mehr oder weniger regelmäßig zusammenfanden. In literarischen Clubs und wissenschaftlichen Vereinigungen, in Lesegesellschaften und gemeinnützigen Zusammenschlüssen, in Salons und Bünden, in Logen und Orden aller Art wurden die Lasten der Vergangenheit, die Probleme der Gegenwart, die Wege in die Zukunft erörtert. Adlige und Bürger, Männer und Frauen begegneten einander hier ebenso wie Autoren und Leser, Laien und Experten, Philosophen und Künstler[2]. Über die Standesgrenzen hinweg galt ihnen die Aufklärung als eine zum Wohle der Gesellschaft gemeinsam zu bewältigende Aufgabe. Die Sozietäten gerieten ihnen gewissermaßen im Kleinen zur Geselligkeitsprobe eines neuen Kulturbewußtseins, das seine Tauglichkeit im Großen sozial wie zivilisatorisch erst noch würde unter Beweis stellen müssen.

Doch wurde in diesen Zirkeln nicht nur der Verstand geschult, wurde nicht bloß mit dem Kopf diskutiert. Auch die Sinne kamen zu ihrem Recht, auch den Musen zollte man Tribut. Mit der Intellektualisierung des Meinungsaustauschs ging im 18. Jahrhundert eine Ästhetisierung der Lebensverhältnisse einher. Die Oberschichten der Gesellschaft fanden zunehmend Freude an schönen Dingen, an der annehmlichen Gestaltung auch des Nützlichen, an der Hebung und Verfeinerung ihres Geschmacks. Zu Wohlstand gelangte Teile des Bürgertums eiferten darin dem Adel nach, der seinerseits bei diesem geistig in die Schule ging. Als neue Kunden belebten sie den Luxuskonsum und die Kunstindustrie[3]. Sie schmückten ihre Häuser mit edleren Einrichtungen, trugen vornehmere Kleider, aßen und tranken besser als zuvor. Auf Festen und Feiern hörte man gemeinsam dieselbe Musik, tanzte die gleichen Schritte. Bürger sammelten Statuen, Zeichnungen, Gemälde, wie es Generationen zuvor noch ein Privileg von Königen und Fürsten gewesen war. Nun sind sie alle nicht nur von den nämlichen Bildern in Bann gezogen, sondern wetteifern auch um deren Besitz. Wie die Gebrauchskunst erlangt die Hochkunst eine Macht, unter deren Einfluß angestammte Sozialschranken wenigstens für kurze Augenblicke dahinschmelzen. Der Kunstgenuß vermag die Standesbarrieren nicht tatsächlich abzuschaffen. Doch führt er den Menschen momenthaft vor Augen, daß sie durch kulturelle Wahlverwandtschaft sozial zueinanderfinden können.

Deutlicher als in anderen Regionen Europas wurde im 18. Jahrhundert dieser doppelte Einfluß von Intellektualisierung und Ästhetisierung in Frankreich und England sichtbar. Die Hauptstädte dieser beiden Länder liefen allen vorherigen Kulturzentren den Rang ab. Als nicht nur politische und ökonomische, sondern desgleichen kulturelle Metropolen arrivierten Paris und London zu Knotenpunkten des bürgerlich inspirierten Kunstlebens. Wie seit langem jeder bildungshungrige Mitteleuropäer, der es sich leisten konnte, nach Italien an die Wiege der Kultur reiste, so fuhr nun der neugierige Kunstinteressent mit Vorliebe nach Paris. Dort konnte er die neuesten künstlerischen Entwicklungen kennenlernen, begegnete ästhetischen Modetrends, mochte er nach Belieben schauen und einkaufen. Die unter den Ludwigskönigen ganz auf den Hof ausgerichtete Kunstproduktion und Luxusindustrie stellte sich im Lauf der Jahrzehnte auf die neue Kundschaft um, indem sie dem freien Markt größere Aufmerksamkeit zollte. In Paris blühte zu vor-revolutionärer Zeit der offene Handel mit Kunstwerken, Bijouterien, Einrichtungszierrat jeder Art. Zwar sind genaue Zahlen über die Umsatzentwicklung nicht verfügbar, doch ist anzunehmen, daß er die direkte Hofbedienung, die Auftragslieferungen nach Versailles überflügelte. Der unmittelbare Verkauf bot überdies die Aussicht auf raschere Bezahlung, denn die Schatullenverwalter des Königs wie der Aristokratie verhielten sich beim Begleichen von Rechnungen in der Regel sehr zögerlich. Mahnungen hatten zur Folge, daß man als Hoflieferant nicht mehr in Frage kam.

Diese Umorientierung auf ein anderes, zunehmend bürgerliches Publikum nötigte den Kunsthandel, seiner neuen Öffentlichkeit Gesicht und Anziehungskraft zu verleihen. Die Geschäftslokale mußten so ausgestaltet werden, daß sie Besucher anlockten, zum Verweilen luden. Der Kunstinteressent wollte und sollte mehr als nur Kunde sein. Es ging um sein Wohlbefinden als Klient eines Händlers, der sich nicht mit Gelegenheitsverkäufen begnügen mochte, sondern im Erwerber den kunstsinnigen Gesprächspartner suchte und zugleich sich selbst als sachkundig auswies. Wie die Buchhandlungen im 18. Jahrhundert der gemeinsamen Intellektualisierung dienten, dem geistigen Austausch im Medium des geschriebenen Wortes, so verwandelten sich die Kunstläden in Stätten vereinender Ästhetisierung. Als Orte erhellenden

Kunstgenusses boten sie den Menschen die Chance, miteinander zu höherer Lebenskunst zu finden. Die Galerie sollte zum Schauplatz ästhetisierender Geselligkeit werden, sich womöglich den Salons und vergleichbaren Gesprächsräumen als ebenbürtig erweisen.

Der Kaufmann als Connaisseur

Dieses Aufklärungsprogramm – freilich oft und lange mehr Ideal als Wirklichkeit – hat am Anfang des »siècle philosophique« Antoine Watteau veranschaulicht. 1720 malte er »Das Ladenschild des Kunsthändlers Gersaint« als Hommage an den Freund und als Wunschbild kunstfreudigen Miteinanders (vgl. Abb. 17). Nach einer Englandreise wohnte der erkrankte Watteau bei Gersaint im ersten Stockwerk über dessen Geschäft auf dem Pont Notre-Dame 35. Das Gemälde sollte zur Eröffnung in den Eingangsbogen des Kunstverkaufsladens auf der Seine-Brücke gehängt werden. Dort scheint es jedoch nur kurze Zeit verbracht zu haben, denn bald ging es in den Besitz von Claude Gluck über, einem vermögenden Färbereibesitzer und Parlamentsrat[4]. Von diesem erwarb es ein Vetter und Geschäftspartner, seinerseits Freund Watteaus, ehedem selbst ein Maler, nun als Leiter einer Teppichweberei erfolgreich und zum engagierten Sammler geworden. Dieser Jean Jullienne veröffentlichte nach Watteaus frühem Tod ein Kupferstichwerk, in dem er fast 300 Arbeiten des Malers und Zeichners abbilden ließ. Aus der Sammlung Julliennes wechselte »Das Ladenschild des Kunsthändlers Gersaint« schließlich in eines der Bilderkabinette des preußischen Königs Friedrich II. im Charlottenburger Schloß über.

Die beiden ersten Besitzer sind wie der Händler selbst in Watteaus Gemälde verewigt. Mit den weiteren Personen des Bildes formen sie eine Gesellschaftsszenerie, in der das »elegantia«-Ideal des Rokoko herrscht. Von der Straße her ist der Blick frei in einen Galerieraum, den vier Frauen und acht Männer bevölkern. Vor dem linken Eckpfeiler wartet ein Träger anscheinend auf weitere Weisungen. Ihm zur Seite hält ein Gehilfe einen altmodisch gerahmten Spiegel, während ein anderer Mitarbeiter am Straßenrand ein Portrait in eine Kiste packt. Mit diesem, wohl von dem Hofmaler Charles Le Brun gefertigten Bildnis des 1715 gestorbenen Königs Ludwig XIV. verschwindet eine ganze Epoche im Dunkel der Vergangenheit, wird hier symbolisch verabschiedet. Auch die Uhr im Hintergrund deutet auf eine solche Zeitenwende. Weiter zur Bildmitte hin betritt soeben ein junges Paar den Laden; in lässigem Kontrapost, mit einer Neigung des Kopfes, in beinahe tänzerischer Haltung bietet ein Herr der Dame die Hand, um ihr über die Stufe empor in die Galerie zu helfen, sie in den Umraum der Kunst zu geleiten. Wie diese Frau, ihr gewissermaßen zeitlich und in der Richtung voraus, wenden zwei weitere Personen dem Betrachter den Rücken zu. Sie beäugen ein großformatig-rundes Rokoko-Gemälde, scheinen recht in es vertieft, sich vorbeugend die Dame, der Mann gar auf dem Knie, ganz Ausdruck einer fast sakralen Kunstverehrung. Ihnen zur Rechten sitzt eine Frau, die den Kopf zum Ladentisch wendet, um gemeinsam mit zwei Herren in lockerer Haltung die Gegenstände anzuschauen, die ihnen dort vorgewiesen werden. Mit Jean Jullienne und Claude Gluck bildet

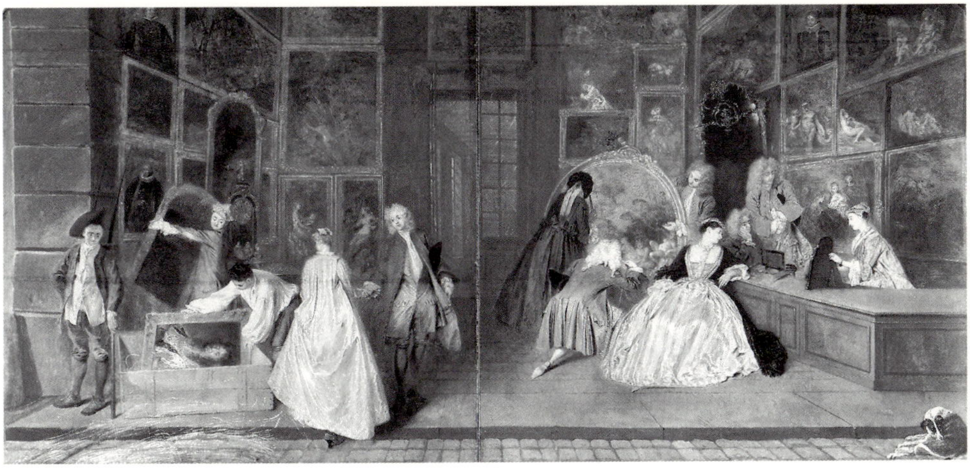

17 Antoine Watteau: Das Ladenschild des Kunsthändlers Gersaint, 1720. Berlin-Dahlem, Staatliche Museen, Gemäldegalerie

Madame Jullienne hier eine aufmerksame Betrachtergruppe aus dem Freundeskreis um Watteau und Gersaint.

Bedient werden diese Besucher von der Frau des Geschäftsinhabers, Louise Marie Gersaint, geb. Sirois. Wie so viele Gefährtinnen von Kunsthändlern zu allen Zeiten half auch sie im Laden ihres Mannes aus. Das religiöse Sujet auf dem Gemälde hinter ihr läßt vermuten, daß sie zu Frömmigkeit neigte, wie auch ihre Miene bei aller Kundennähe Zurückhaltung verrät. Gersaint selbst war wohl von eher offener Gemütsart; der Schalk, der auf einem Bild oberhalb seines Kopfes die Narrenkappe an sich drückt, deutet darauf hin. Ansonsten zieren Gemälde mit Liebes- und Schäferszenen, auch nackten Gestalten die Wände. Nach Art der Zeit hängen sie eng nebeneinander, keinen freien Platz für zusätzliche Anbringungen gewährend. In Kopfhöhe der eintretenden Dame weisen hintergründig erotische Motive auf die Beziehung zu ihrem Begleiter. Linksseitig neben dem Mauerpfeiler unterstreicht ein Portrait im Stil vergangener Tage, daß dergleichen der Gegenwart aus dem Gesichtskreis verschwindet. Alles in allem signalisiert die Sichtbarkeit von fast dreißig Werken ein reichhaltiges Bildangebot, dem es weder an Qualität noch an Varietät in Format und Motivik mangelt. Wer jedoch nicht nach Wandschmuck sucht, der wird hier vom Spiegel über die Uhr bis zur Pretiosenschachtel manch anderes Begehrenswerte finden.

Der Ladenbesitzer, Edmonde-François Gersaint, zeigt seinen Kunden soeben eine bacchantische Szene im Stil der neuen Zeit. Von dem hohen Rundformat halbverdeckt, deutet er mit der Linken graziös auf es hin. Indem er körperlich wie symbolisch hinter seiner Offerte steht, will er wohl erklärend zu ihr hinführen, ohne sich selbst in den Vordergrund zu schieben. Umrahmt von seinen Bildern, lebt und arbeitet er inmitten der Kunst, sie selbst geistig bejahend und ihren Genuß anderen vermittelnd. Von dieser Statur muß wohl Gersaint, wie Zeitgenossen bezeugten, tatsächlich gewesen sein. 1694 in Paris geboren, verkörperte er durch Bildung, Vielseitigkeit und merkantiles Geschick einen Kunsthändler-Typus, den Watteau zweifelsohne idealisierend ins Bild rückt: denjenigen des parkettsicheren, eleganten marchand-amateur, dessen Liebe mehr der Gegenwart als der Vergangenheit, mehr dem künstlerisch Neuen als dem Alten gilt. Neben Bildern handelte er mit mannigfachen Kunstwaren und Kuriositäten, nicht zuletzt mit Porzellan aus Japan und China. Als Asiatica das Publikum immer mehr entzückten, nannte er seinen Laden »A la Pagode« und tat dies auf seiner Geschäftskarte kund. Er verfaßte sorgfältige, daher geschätzte Kataloge für Versteigerungen. In seiner Freizeit widmete er sich mit Vorliebe kostbaren Büchern. Die Erinnerung an seinen Portraitisten ist ihm zeitlebens nicht verblaßt. Er habe manches von Watteau gelernt, schrieb er 1744 in einem Lebensabriß des Malers, der ihn zu seinen besten Freunden rechnete und ihn 1721 zu einem der vier Erben seines künstlerischen Nachlasses machte.

Dieser persönlichen Wertschätzung des 1750 in Paris gestorbenen Gersaint entspricht die Blickführung in der Komposition des Gemäldes. Einerseits raumsymmetrisch und mit der Orientierung auf die rückwärtige Tür zentralperspektivisch angelegt, enthält das Bild zugleich eine Diagonalperspektive. Diese durchkreuzt als Zeitvektor die zentrale Raumachse von links nach rechts, indem sie das Auge von der Vergangenheit, die schon in der Kiste verschwindet, auf die lebendige Gegenwart zuführt[5]. Zugleich erweitert sich auf dieser Linie die Sicht vom Individuum (dem Träger) zur Gruppe der Kunstbetrachter. Indem diese sich den Werken zuwenden, sind sie durch gemeinsame Interessen miteinander verbunden. Zusammen verkörpern sie das Ideal kultivierter Rokoko-Geselligkeit, dem gemäß man sich auf eine verfeinerte Lebensart hinzubewegen habe, in eleganter Manier und ohne jemanden von vornherein auszuschließen. Watteaus Gemälde stellt so insgesamt eine Bildmetapher der ästhetisch soziabilisierenden Kraft der Kunst vor. Aus ihm spricht die Hoffnung, daß vom Kunsterleben ein Zündfunke auf die Lebenskunst überspringen möge.

Gersaint, als Kunsthändler, Kaufmann und Liebhaber in einer Person, wird vom Maler als praktischer Initiator dieser Vision ins Bild gerückt. Er erfährt dadurch eine Wertschätzung, die freilich in der Wirklichkeit des 18. Jahrhunderts nicht immer einzulösen war. Nicht jeder Händler verfügte über das Kapital, das man brauchte, um eine Galerie auf diesem Niveau einzurichten. Mindestens zweitausend Livres benötigte ein Buch- oder Bilderhändler, wollte er seinem Geschäft jene angenehme Atmosphäre verleihen, welche vornehme Kunden gemäß dem »elegantia«-Ideal der Aufklärung erheischten[6]. Gersaint hatte es in dieser Hinsicht leicht: eine Tante kaufte ihm jenes erste Brücken-Geschäft, das als »Au Grand Monarque« firmierte. Auch besaß er das Wohlwollen von Künstlern und Händler-Kollegen, wußte sich rasch das Vertrauen der Kunden zu sichern. Ähnlich einfach erging es allenfalls jenen Kunstvermarktern, die ihre Geschäfte im Fahrwasser eingelebter Unternehmens- und Familientraditionen betreiben konnten. Unter ihnen nahm in der Mitte des 18. Jahrhunderts Pierre-Jean Mariette einen prominenten Platz ein. Er entstammte einer Familie, deren männliche Mitglieder sich seit drei Generationen als Buch- und Kunsthändler, als Kupferstecher sowie Verleger Ansehen erworben hatten. Sein Vater

18 Antoine Pesne: Jean Mariette, 1723. Paris, Musée du Louvre

Jean Mariette betätigte sich zunächst als Maler und Stecher, eröffnete später einen Buch- und Graphikverkauf in Paris. Begehrt waren seine hochwertigen Editionen mit der Wiedergabe von Werken renommierter Künstler wie van Dyck, Poussin, Le Brun und anderen. Ein Bildnis von Antoine Pesne (vgl. Abb. 18) zeigt ihn als soignierten Herrn mit den wichtigsten Attributen seines Berufs: einer Zeichnungsmappe, welche die Linke zusammenhält, einem in Leder gebundenen Buch auf dem Tisch, dem Stift in der sensibel geformten rechten Hand. Kein Gesellschaftsgemälde nach der Art Watteaus wird hier geboten, sondern die zeitverbundene Darstellung eines Einzelnen in der Tradition des Gelehrtenportraits. Mehr als der Händler tritt der schöpferische Kenner in Erscheinung. Der Kaufmann weist sich als Connaisseur aus.

Bei diesem renommierten Vater erlernte der Sohn das Metier. 1694 in Paris geboren, durchlief Pierre-Jean zunächst eine Ausbildung im Geschäft seiner Vorfahren[7]. Eine dreijährige Reise führte ihn anschließend nach Italien und Österreich. In Venedig ermuntert er Rosalba Carriera, ihr Glück als Portraitistin auch in Paris zu suchen. Wien betraut ihn mit der Ordnung sowie Erweiterung von graphischen Sammlungen und Bibliotheken in Fürstenhäusern und am kaiserlichen Hof. Nach Paris zurückgekehrt, läßt Mariette sich als Kupferstich- und Gemäldehändler nieder. Obwohl er 1751 den väterlichen Verlag auflöst, ist er bald mehr als nur ein geschickter Verkäufer, der etikettengerecht mit seinen wohlsituierten Kunden aus dem alten Adel und dem neuen Bürgertum umzugehen weiß. Sammler-Mäzene wie der Comte de Caylus oder der Bankier Pierre Crozat zählen zu seinem selbstverständlichen Umgang. Ihnen sagt Mariette nicht bloß als Geschäftspartner zu, sondern ebenso aufgrund seiner Gelehrsamkeit. Denn er analysierte und recherchierte sein Handelsgut beständig. Mit seinen Zusätzen und Berichtigungen zum 1753 erschienen »Abecedario Pittorico« des Venezianers Orlandi verschaffte er sich Anerkennung als Kunstlexikograph. Den Plan, eine wissenschaftlich fundierte Geschichte der Zeichenkunst zu schreiben, scheint er jedoch nicht in die Tat umgesetzt zu haben. In jenen späteren Jahren, da Charles-Nicolas Cochin ihn konterfeite (vgl. Abb. 19), war Mariette weithin geachtet, ja berühmt als Händler, Experte und Autor. Gegen Ende seines Lebens zog er sich aus dem aktiven Geschäft zurück. Bei seinem Tod wurden 1774 die Ehren und Ämter des über Achtzigjährigen aufgelistet: »Conseiller du Roy en ses conseils, secretaire de sa Majesté, maison couronne de France et de ses finances, contrôleur général de la grande chancellerie de France, membre honoraire de l'Académie royale de peinture et de sculpture et de l'Académie de Florence.«

Sein guter Name öffnete dem ambitionierten Mariette so manche Pforte zu Adelspalast und Bürgervilla. Die Erwartungen, die man dort an ihn hegte, scheint er zu beiderseitigem Nutzen erfüllt zu haben. Kaum weniger als sein Sachverstand wurde seine Diskretion gerühmt, war man von seiner Umsicht angetan. Doch lagen solche Tugenden nicht jedem Träger eines alten Namens. Jean-Baptiste-Pierre Lebrun beispielsweise entstammte einer berühmten Malerfamilie, deren Ansehen er aber als Kunsthändler kaum hob. Sein Großonkel war jener Hofmaler Ludwigs XIV., Charles Le Brun, dessen Werk Watteau auf seinem Gesellschaftsgemälde symbolisch dem Vergessen anheimgab. Pierre Lebrun, Sohn eines Malers und Neffe des Odendichters Lebrun-Pindare, installierte in der zweiten Hälfte des 18. Jahrhunderts seine Verkaufsräume in der Rue de Cluny 95, wo sie alsbald das Publikum anzogen. Wilhelm von Wolzogen hat sie im Dezember 1788 besucht und seinen Eindruck festgehalten: Zu Handelszwecken habe Lebrun »ein eigenes Haus neben dem seinigen zurechtmachen lassen, in dem ein Saal ist, der von oben die Gemälde sehr gut erleuchtet. Die Wände sind Flächen von Piramiden, und der ganze Saal eine abgestützte Piramide, der Fußboden ist die Base. Was in dieser Vente ist, wieviel – und das soll nur der 4te Teil seiner Gemälde sein – beziehe ich mich aus den Cataloguen.« Lebruns Auktionen und Verkaufsausstellungen wurden gut besucht: »Es waren viele Personen, die die Gemälde vorher besahen; man konnte sie 7 Tage vorher von 10–5 Uhr nach Wohlgefallen betrachten. Hier hat man Gelegenheit, mehrere junge Malers, Académiciens und die eigentl. Bilderjuden kennenzulernen; denn aus diesen, einige Liebhaber abgerechnet, bestehet die Gesellschaft. Einige Damen waren auch da, die die Bilder besahen.«[8]

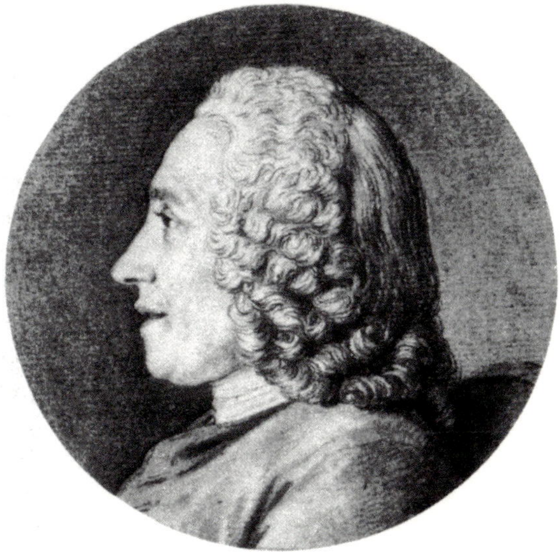

19 Charles-Nicolas Cochin: Pierre-Jean Mariette, 1756.

Als Bilderhändler fehlte es Lebrun weder an sozialem Geschick noch an finanzieller Raffinesse. Er veranstaltete aufwendige Feste, warb mit seinem Familiennamen, machte zu Geld, was immer ihm zwischen die Finger kam. Zu seinem Erfolg trug auch die Ehe mit der beliebten Portraitistin Elisabeth Vigée bei, deren Werke er vermarktete, ohne sie am Erlös ihrer Arbeit gebührend zu beteiligen. Statt dessen brachte er das Geld mit anderen Frauen durch, verschwendete und verspielte es. Sein Ruf verschlechterte sich dermaßen, daß die Kandidatur der Vigée-Lebrun für die Académie Royale auf heftigen Widerstand stieß. Doch selbst nach der Scheidung fand die so Geschädigte eher ausgeglichene als anklagende Worte für ihren Ausbeuter: »Monsieur Le Brun war kein schlechter Mensch, sein Charakter war ein Gemisch von Sanftmut und Lebhaftigkeit, er war gegen jedermann sehr gefällig, mit einem Wort sehr liebenswürdig; aber seine zügellose Leidenschaft für unsittliche Frauen, vereint mit der für das Spiel, führten den Ruin seines wie meines Vermögens herbei, über das er vollständig verfügte, so daß ich, als ich im Jahre 1789 Frankreich verließ, nicht zwanzig Francs Einkünfte hatte, nachdem ich für mein Teil mehr als eine Million verdient hatte. Er vertat alles.«[9]

Das Revolutionsjahr brachte eine Wende nicht nur in das Leben der geschäftlich und privat betrogenen Malerin. Auch ihr Mann, der seinen Handel ins Ausland erweitert hatte, der Auktionskataloge und Tafelwerke mit eigenen Vorworten edierte, dem mit alldem trotz schlechten Leumunds Erfolg beschieden war, muß sich nun verstecken. 1793 wird er verhaftet. Seine rasch verfaßte Verteidigungsschrift nützt wenig; erst die Fürsprache des Malers Jacques-Louis David bewahrt ihn vor Schlimmerem. Der Handel, dem er sich vorsichtig weiterwidmet, ist zu dieser Zeit wenig ergiebig. Vorbei sind die Tage geschwinder Verkäufe und flinken Profits. Dem jahrzehntelangen Aufschwung hat 1789 der jähe Zusammenbruch des Kunstmarkts ein Ende gesetzt. Bis dahin waren künstlerische Produktion, Nachfrage und Preise unablässig gestiegen. Hatten vor 1730 die »Ventes publiques«, öffentliche Versteigerungen des professionellen Handels, sehr unregelmäßig stattgefunden, so nehmen sie ab 1740 zu. Zwischen 1750 und 1760 steigern sie sich auf durchschnittlich fünf Auktionen pro Jahr, um im darauffolgenden Dezennium auf die dreifache Zahl anzuwachsen. 1772 werden bereits über zwanzig »Ventes« veranstaltet, im Jahr darauf gar mehr als vierzig. In den achtziger Jahren hält man jährlich mindestens dreißig öffentliche Ausbietungen ab. Es lohnt sich, versichert der Händler Lebrun 1780 in einem Katalogvorwort, in Kunst zu investieren, denn der Wiederverkauf beschert Gewinn. Als etwa Madame Geoffrin, Salondame und Patronin der Aufklärer, zwei Bilder von Van Loo für dreißigtausend Livres an die russische Zarin Katharina II. verscherbelt, für die sie selbst nur zwölftausend Livres bezahlt hatte, da kommentiert Melchior Grimm diesen Spekulationsgewinn in seiner »Literarischen Korrespondenz« genüßlich: »Man sieht, was für eine hervorragende Art es ist, sein Geld unterzubringen, wenn man Bilder erwirbt um sie weiterzuverkaufen.«[10]

Nicht nur die Händler und Spekulanten der Bildkunst profitieren von dieser Konjunktur. Auch kunstgewerbliche Läden schießen ins Kraut. Die »marchands merciers«, die anspruchsvolle Gebrauchskunst für den gehobenen Bedarf feilbieten, leben nicht schlecht in diesen Jahren zunehmenden Luxuskonsums. In ihren Boutiquen im Palais Royal, in der feinen Rue Saint Honoré oder im vornehmen Faubourg St. Germain findet gleich manch anderem Flaneur der staunende Wilhelm von Wolzogen »alles, was Luxus und Geschmack je hat erfinden können, alles, was man sich nur denkt...«[11]. 1776 vom Zunftzwang befreit, der sie im »corps des marchands de Paris« unter Kontrolle hielt, haben die »marchands merciers« ihre Geschäfte wie die Kunsthändler immer prunkvoller ausgestattet und zu Treffpunkten von Einheimischen sowie Zugereisten gemacht. Was sich hier abspielt, in den extravaganten Etablissements von Lazare Duvaux, Thomas-Joachim Hébert, Simon-Philippe Poirier und anderen, »dies unbegreiflich komische Gewühl, diese Verschiedenheit und Mannigfaltigkeit des Kunstfleißes der Menschen und der natürlichen Produkte, die hier feilgeboten werden: setzt einen Fremden freilich sehr ins Erstaunen.«[11]

»Eine der schönsten Boutiquen ist die de Dunkerque im 2t Stock á prix fixe,« notiert sich Wolzogen. Hier ist man zu soigniert, um zu feilschen; die Preise liegen fest. Prominente wie Voltaire und Diderot sind in diesem Laden des Kunsthändlers Grancher zu sehen. Auch der »Tableau de Paris«, das neueste literarische Sittengemälde, liegt im »Dunkerque« aus. In ihm hat Louis-Sébastien Mercier die Offerten

Granchers beschrieben: »Da funkelt es von allen frivolen Schätzen, die Reichtum erwerben kann, die der Eitelkeit schmeicheln, die man anständigen Frauen verehrt, welche niemals Geld annehmen würden, sich aber gern goldenen Tand schenken lassen, der ja als ehrbar gilt ... Da gibt es unzählige Schubladen, voll von tausend Kleinigkeiten, in denen der Genius der Frivolität seine Formen und Linien entfaltet. Der Preis der Kunstfertigkeit ist zehnmal höher als der Wert des Materials. Gold schimmert in allen Farben. Kristall, Email, Stahl verwandeln sich in vielfach facettierte, kunstvoll geschliffene Spiegel. Hier thront das Kinderspielzeug des Kunstfleißes. Ein Herr fährt vor, betritt den Laden und kauft ein paar hübsche Sächelchen für einen Betrag, von dem die Hälfte genügen würde, mehrere bedürftige Familien eine Woche lang zu speisen... Doch nachdem wir als Philosophen gegrollt haben, müssen wir dem Herrn des Ladens Gerechtigkeit widerfahren lassen. Er regt die Künstler zu ihrer Tätigkeit an, er weist ihnen die Richtung, seine Phantasie errät, was dem Publikum gefallen wird. Indem er ein paar Nippes zur grossen Mode macht, bewirkt er, daß Dinge, die man für viel Geld aus dem Ausland importiert hätte, in der Kapitale selbst hergestellt wurden...«[12]

In London wird die Kunst versteigert

Mit all diesem Aufwand und Zeitvertreib, mit Bildergeschäften, Luxusläden und Kunstfabriken ist es 1789 vorbei. Die Revolution fegt sie hinweg. Nicht wenige Künstler und Händler, Käufer und Enthusiasten fliehen ins Ausland, um der Verfolgung zu entkommen. Was sie an Kleinodien, transportablen Gütern zusammenraffen können, nehmen sie mit, um in der Fremde von ihrer Veräußerung zu leben. Mit ihnen geht der Kunstmarkt auf Wanderschaft. England ist das bevorzugte Ziel der Flüchtlinge. Zumal der Londoner Handel profitiert vom Exodus der französischen Oberschicht. Beispielsweise besucht 1792 Madame Dubarry, die verschwendungssüchtige einstige Favoritin Ludwigs XV., während ihres vierten Londoner Aufenthalts James Christie, um ihn mit der Versteigerung ihrer im Vorjahr gestohlenen, jenseits des Kanals wieder aufgetauchten Juwelen zu betrauen. Da die Französin auf der Rückreise nach Paris gefangengenommen, vor ein Revolutionsgericht gestellt und schließlich hingerichtet wird, gelangt ihr Schatz erst nach ihrem Tod unter den Hammer. Der Auktionator verfügte zu dieser Zeit bereits über eine renommierte Geschäftsadresse. Seit fast einem Vierteljahrhundert war er im Kunstbetrieb tätig, hatte wesentlich dazu beigetragen, den Markt zu beleben und mit besser organisierten Verkaufsformen zu versehen. Die englische Hauptstadt arrivierte in diesen Jahrzehnten zur Metropole eines Auktionswesens, dem es an vergnüglicher Geselligkeit nicht fehlte, in dem aber doch ein eher nüchterner Geschäftsgeist vorherrschte. Darin unterschied sich London von Paris. Durchwehte an der Seine, allen Konkurrenzen und Intrigen zum Trotz, ein spielerischer Rokokogeist die Galerien und Boutiquen, so war in den Ausstellungsräumen und Kontoren an den Ufern der Themse ein sachlicherer, kühlerer Ton zu hören.

Freilich verfügten die Londoner Händler zur Zeit der französischen Umwälzung schon über jahrzehntelange Erfahrungen im Auktionsgewerbe. Seit der Mitte des 17. Jahrhunderts fanden in England Kunstversteigerungen statt, 1686 war der erste Auktionskatalog gedruckt worden. 1717 schlossen sich in London Altertumsforscher und -kenner, Sammler und Händler von Antiquitäten zur »Society of Antiquaries« zusammen. Wenig später setzt die Gründung fester Auktionshäuser ein. Buch- und Gemäldeversteigerungen, deren eine William Hogarth 1729 skizzierte, finden nun nicht mehr, wie noch in den Niederlanden bis zum ausgehenden 17. Jahrhundert, als merkantile Gelegenheitsveranstaltungen statt. Sondern sie werden sorgfältiger geplant, von Spezialisten betreut und allmählich mit einem dauerhaften Reglement versehen. Zudem wirken die periodischen Auktionen auf den Gesamtmarkt als Korrektiv und Barometer. »Dort versagt das profitable Spielchen der arroganten Mittelmäßigkeit,« wird später Mercier ihren preisregulierenden, spekulationsdämpfenden Einfluß beschreiben, »dort sieht, wer Kennerschaft nur vortäuscht, seine aus der Luft gegriffene Wertung platzen...«[13]. Doch bis es in Frankreich so weit ist, muß noch einige Zeit verstreichen. Erst 1778 beginnen die Pariser Kunstversteigerer, sich beruflich zusammenzuschließen.[14]

Im gleichen Jahr tritt John Sotheby in die Londoner Firma seines Onkels ein, die fortan seinen Namen tragen wird. Der verstorbene Samuel Baker, den der Neffe beerbt, hielt von 1744 an in seinem Laden in der Russell Street in Covent Garden Buchauktionen ab. Bald wurde er führend auf diesem Gebiet. Als 1767 George Leigh in das Unternehmen einzog, erhielt dieses die Benennung »Baker and Leigh«. Nach und nach weiten die Aktivitäten des Hauses sich auf Kunstversteigerungen aus. Die Familientradition endet erst 1861 mit dem Tod des letzten Sotheby. Der danach häufige Besitzerwechsel hinderte jedoch nicht die weltweite Expansion und den Bestand der Firma bis in das 20. Jahrhundert hinein.

Den Erfolg Samuel Bakers und seiner Partner übertrumpfte im 18. Jahrhundert sein mondänerer Konkurrent James Christie. Zwar hatte dieser nicht wie der Buchexperte die Literaten auf seiner Seite, sah nicht Samuel Johnson, dessen heimlichen Biographen James Boswell und andere Intellektuelle regelmäßig einkehren. Doch wußte er umso geschickter Maler und Graphiker um sich zu scharen, den Rang als führender Kunstversteigerer Londons zu erobern. 1730 im schottischen Perth geboren, hatte James Christie zunächst eine Marinelaufbahn eingeschlagen, die er aber im Alter von zweiunddreißig Jahren aufgab, um ins Auktionsgeschäft einzusteigen. Dessen Gepflogenheiten erlernte er als Assistent des Auktionators Annesley in Covent Garden. Mitte der sechziger Jahre macht er sich selbständig. Seine Kunsthandlung liegt in Pall Mall, in einschlägig bekannten Räumen, die der Graphikhändler Richard Dalton ihm überlassen hat und die vorübergehend von der Royal Academy für Ausstellungen genutzt worden waren. 1766 veranstaltet »Christie, Manson and Woods« seine erste Versteigerung, im Jahr darauf findet die erste Spezialauktion bildender Kunst statt. Dem Unternehmen ist Erfolg beschieden: Umsatz und Preise steigen stetig, Neugierige drängen in Scharen herzu, an Einlieferern und Käufern fehlt es nicht. Das Geld sitzt locker in diesen Jahren, Umlauf und Menge nehmen zu[15]. Die Interessenten wetteifern um begehrte Werke. Rivalität und Prestigesucht

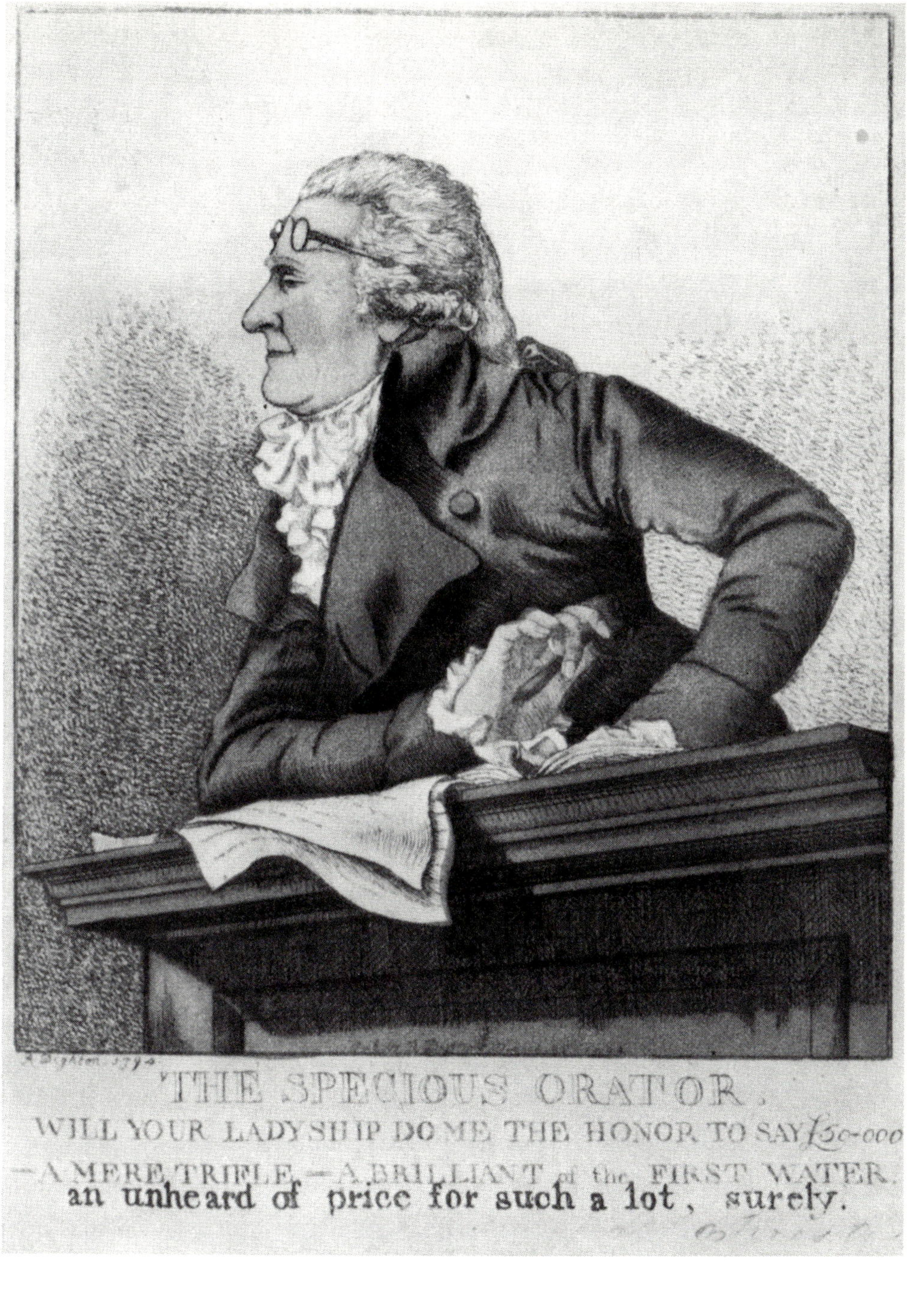
THE SPECIOUS ORATOR.
WILL YOUR LADYSHIP DO ME THE HONOR TO SAY £50-000
—A MERE TRIFLE,—A BRILLIANT of the FIRST WATER.
an unheard of price for such a lot, surely.

20 Richard Dighton: The Specious Orator (James Christie), 1794

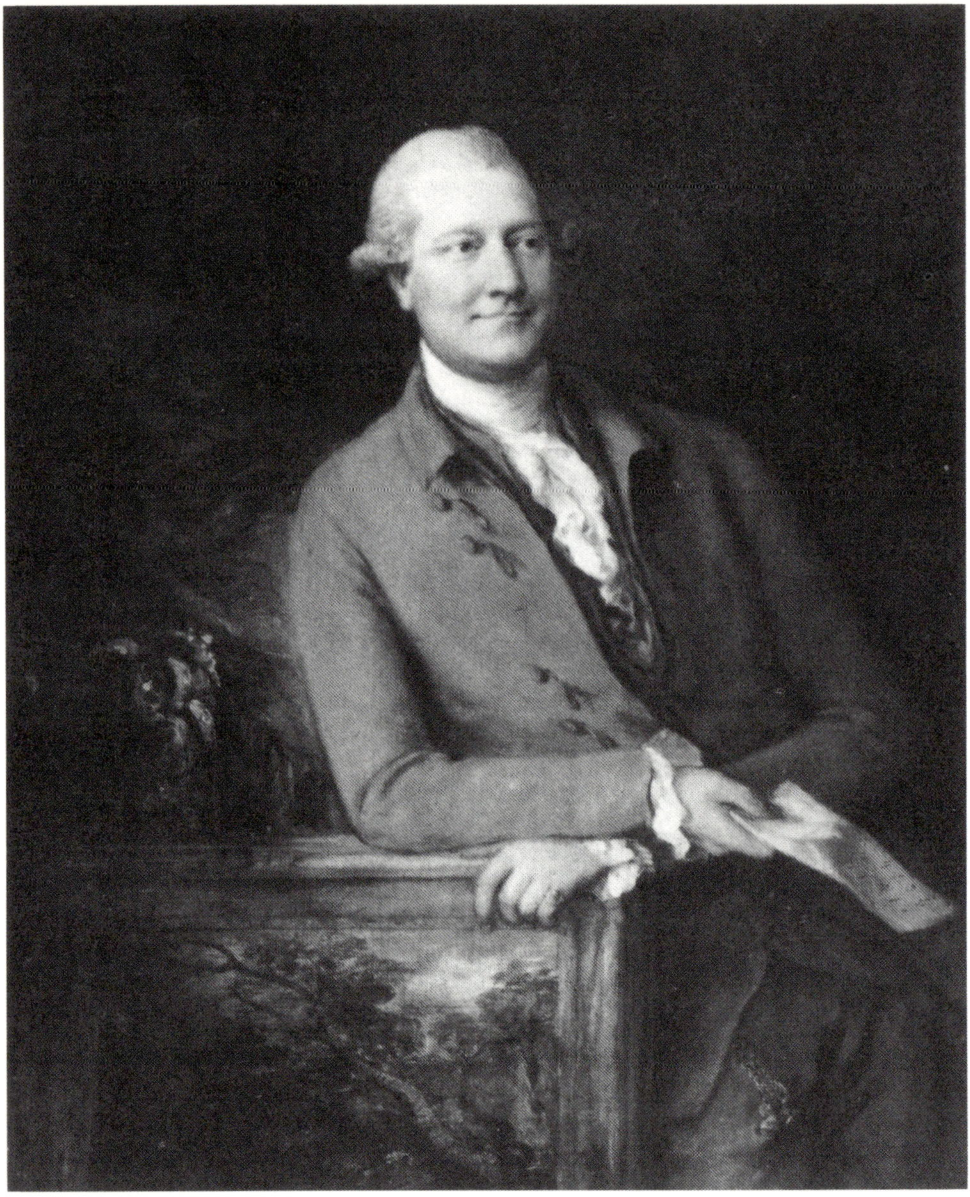

21 Thomas Gainsborough: James Christie, 1778. Malibu, Cal., Getty Museum

treiben den Marktwert der Bilder in die Höhe. Kunsterwerb gilt vielen Mitgliedern der höheren Gesellschaft als Beweis ihres guten Geschmacks, den emporstrebenden Schichten dient er als symbolische Geste erwünschten oder gelungenen Aufstiegs.

Dem Kunstunternehmer kann dies alles nur recht sein. 1770 bezieht er in Pall Mall 125 ein eigenes, aufwendigeres Gebäude. Er stattet es annehmlich aus, um seinem Publikum den gewohnten Komfort zu bieten. Denn schon sind Christie's Auktionen nicht mehr nur Veranstaltungen zum Tausch von Geld gegen Bilder. Vielmehr haben sie sich in gesellschaftliche Ereignisse verwandelt, deren Unterhaltungswert ebenso geschätzt wird wie die Chance, sich selbst zu inszenieren, einander zu imponieren, zu intrigieren. Der Samstagnachmittag, an dem die Versteigerungen meist abgehalten werden, ist ein geeigneter Zeitpunkt für solche Amusements. Zu ihrem atmosphärischen und finanziellen Erfolg tragen die Künstlerfreunde des Auktionators manches bei. Prominente Maler wie Joshua Reynolds und Thomas Gainsborough verleihen ihnen Glanz; der bewunderte Schauspieler David Garrick wirbt mit seinem Ansehen und seinem Einfluß für sie. James Christie selbst wird von den Zeitgenossen als distinguiert geschildert. Mit beredtem Witz scheint er die Angebote ausgerufen und kommentiert zu haben, soll ihm das Herstellen einer umsatzfördernden Stimmung gelungen sein. Karikaturen zeigen ihn in dynamischer Profilierung am Pult, elegant gekleidet, den Bietern zugewandt, seine lockenden Ausrufe mit preziösem Fingerspiel unterstreichend (vgl. Abb. 20). Der »specious Orator«, als der er bezeichnet wurde, der blendende, wohl manchmal auch trügerische Anpreiser scheint sein Metier virtuos beherrscht zu haben. Er verläßt sich nicht auf seine momentane Überzeugungskraft allein, sondern setzt schon vor den Auktionen mit der Werbung ein. Dazu gehört neben mündlicher Propaganda der Einsatz von Zeitungsanzeigen in der »Lloyd's Evening Post« und anderen Journalen. In alldem offenbart sich Christie's doppelte Begabung, seine Auktionen mit einem ansprechenden Situationsrahmen zu versehen und sie durch gezielte Informationspolitik längerfristig vorzubereiten. Er war wohl ein für den teilweise neuen Öffentlichkeitscharakter seines Berufes zuhöchst geeigneter Mann[16].

Dieser Rolle war sich Christie durchaus bewußt. Er zögerte nicht, sein Selbstverständnis und Selbstwertgefühl publik zu machen. Im Entree zu seinem Auktionssaal soll, nachdem es in der Royal Academy ausgestellt worden war, jenes Portrait gehangen haben, das sein Freund und Nachbar Gainsborough von ihm malte (vgl. Abb. 21). Es zeigt den Achtundvierzigjährigen en face, in bürgerlich elegantem Habit und wohlfrisiert, mit leicht verschränkten Armen sich im Stand schräg zurücklehnend. Seine Miene ist freundlich, ein Lächeln umspielt die Lippen, der Blick ruht wohlwollend auf einem imaginären Punkt jenseits des Bildes. Während die rechte Hand lässig ein Schriftstück hält, liegt die mit einem Ring geschmückte Linke am Rahmen eines Gemäldes, auf dem der Portraitierte sich abstützt. Diese Malerei ist ein Werk Gainsboroughs, ihre bildräumliche Nähe zu Christie nicht nur ein Hinweis auf dessen Beruf, sondern überdies Zeichen einer lebenslangen, über des Malers Tod hinaus währenden Verbundenheit. Wie Christie das Oeuvre des Freundes in seinen Räumen ausstellte, so versäumte dieser keine Gelegenheit, zum Ansehen des Kunsthauses beizutragen. Sein Nachlaß wurde, gleich dem von Reynolds, Zoffany und anderen berühmten Malern, von Christie versteigert. Diese Kunst- und Künstlernähe paart sich im Portrait des Auktionators mit einer freundlichen, vielleicht von Eitelkeit nicht freien Selbstsicherheit, über welche James Christie privat und beruflich verfügt haben soll. Das Zusammenspiel dieser Interessen und Anlagen mag ihn befähigt haben, dem Auktionswesen nicht nur epochenbedingt neue Strahlkraft, sondern auch eine Organisationsform und Kontur zu verleihen, die schon zu seinen Lebzeiten, mehr noch aber nach seinem 1803 erfolgten Tod diesseits und jenseits der englischen Grenze mancherlei Nachahmer fand.

Dieser Aufschwung des Kunsthandels und der Auktionshäuser beiderseits des Ärmelkanals entfachte bereits im 18. Jahrhundert die Debatte über Regeln und Maximen, die beim Kauf sowie Verkauf künstlerischer Werke zu gelten hätten. Kritische Töne mischten sich mit Versuchen, handhabbare Grundsätze sachlich zu formulieren. Vor allem müsse der »Auctionator«, hieß es in Lexika, die ihm immer häufiger einen Artikel widmeten, ein rechtschaffener und umsichtiger Mann sein, der die Qualitäten der angebotenen Waren mindestens ebenso sorgsam zu bedenken habe wie seine persönlichen Profitinteressen[17]. Überhaupt gehe es zunächst darum, das Geschäft mit Kunstgegenständen redlicher zu gestalten. Bei Auktionen solle man nicht betrügen, auf Heuchelei und windige Tricks verzichten. Die Ware müsse anständig ausgeboten und solle ehrlich bezahlt werden. Nur auf diesem Wege könne auch der sonstige Kunsthandel an Glaubwürdigkeit gewinnen. Schon Hogarth hatte vor dem merkantilen Wildwuchs des Kunstbetriebs gewarnt, der durch die Ästhetisierungsbedürfnisse der sich verbürgerlichenden Gesellschaft gefördert wurde. Denn ein Händler, dem vor dem künstlerischen Rang der Geldwert von Werken am Herzen liege, verrate die Kunst und schade sich selbst: »Man kann diese Kunsthändler durch ihre ständige Anwesenheit bei Auktionen erkennen. Sie sammeln unter dem Vorwand der Liebe zur Kunst, verkaufen aber wieder, da sie den durch ihren Ankauf in den Augen des unwissenden Bewunderers steigenden Wert der Ware kennen; auf diese Weise verdienen sie immer das Dreifache.«[18]

Derlei kritische Stimmen häufen sich im Lauf der Jahrzehnte. In Frankreich warnt Denis Diderot vor zwielichtigen Kunstagenten, denn »diese Leute entscheiden ins Blaue hinein über den Ruf der Künstler!«[19] Sie blähen den Kunstbetrieb zu ihren eigenen Gunsten auf, sie führen die Käufer an der Nase herum, sie graben seriösen Händlern das Wasser ab. »Sie stören und belästigen den Künstler in seinem Atelier durch ihre aufdringliche Gegenwart und ihre unnützen Ratschläge,« ohne ihm jedoch den Lebensunterhalt zu sichern. Manch skeptisches Schlaglicht dieser Art wirft auch der Sittenschilderer Mercier auf die Kunstgeschäftigkeit seiner Umgebung. All diese Kritiker erfassen das Dilemma des Kunsthändlers, sein Schwanken zwischen Kultur und Ökonomie, doch bieten sie keine Lösung des Problems. Die seriösen Aussteller und Verkäufer ihrerseits suchen das Heil in fortschreitender Professionalisierung. Sie reagieren auf den Trend zur Intellektualisierung und Ästhetisierung des Lebens, auf die vermehrten Bildungsinteressen und Schönheitsbedürfnisse der Zeitgenossen, indem sie ihren Anteil am Kulturbetrieb einer zunehmenden Rationalisierung unterwerfen. Im Zeitalter der Aufklärung sieht sich der Kunsthandel, so sehr er vom allgemeinen Gewühl profitieren mag, seinerseits genötigt, Licht auf sein Geschäftsgebaren zu werfen, dieses im Innern effizienter und nach außen hin transparenter zu gestalten.

Denn im Verlauf des Jahrhunderts ändert sich die Einstellung zum Kunstwerk erheblich. Die Kunstbetrachtung befragt sich selbst nicht weniger als ihren Gegenstand. Es genügt nicht mehr, sich mit einem Bild »ästhetisch« zu beschäftigen, ihm etwa »Schönheit« zu bescheinigen, es nach Geschmackskriterien zu beurteilen. Zwar werden Ausstellungen eifrig und massenweise besucht, entzücken die nämlichen Bilder Menschen verschiedenster Herkunft, reicht man graphische Blätter weiter, um den Nächsten an der Freude teilhaben zu lassen. Doch wird bei alldem der stille Genuß seltener. Der Sammler will nicht mehr nur zusammentragen, anhäufen, sich abgeschieden mit seinen Schätzen vergnügen. Sondern er sinnt vielerorts auf Demonstration seiner Habe und Kennerschaft. Der Umgang mit Kunst bekommt etwas Ostentatives, er drängt in eine wie auch immer geartete Öffentlichkeit. Aus diesem Bedürfnis heraus entsteht eine vielstimmige Kunstrhetorik, die hier Ratschläge erteilt, dort Zweifel anmeldet, andernorts sich über Dritte amüsiert. Briefwechsel und Journale sind voll von derartigen Kommentaren; der Ausstellungsbericht gerät in Blüte, die moderne Kunstkritik entsteht[20].

Dieses Bedürfnis nach sozialer Bestätigung des im Umgang mit Kunst kulturell Geleisteten verschont auch die Kunsthändler nicht. Indem sie ihre Offerten ordnen, katalogisieren, kommentieren, kommen sie den Wünschen der anspruchsvoller werdenden Kunden nach, tun sie es den gebildeten Sammlern, den »hommes de lettres« gleich, entledigen sich ein wenig der immer noch verbreiteten Kaufmannsverachtung. Die Klientel, die zuverlässige Informationen über das Angebot begehrt, wird mit einer verbesserten Form der Handelsliste bedient: dem catalogue raisonné (vgl. Abb. 22). Er enthält wohlüberlegte Zuschreibungen von Werken, nach Möglichkeit genaue Aussagen über die stilistische Richtung, den Namen des Schöpfers, das Jahr der Entstehung, den anvisierten Preis. Nicht selten werden den Einzelschilderungen ausführliche Einleitungen vorangestellt. Der Händler erbringt so eine Leistung, welche Käufer und Sammler von ihm als Anbieter erwarten, die zugleich dem lexikographischen und enzyklopädischen Geist des Zeitalters entspricht. Mit ihren sachlichen, nachprüfbaren Kriterien bringen die übersichtlich gegliederten Kataloge zusätzliche Sicherheit in das kulturell-merkantile Doppelverhältnis zwischen Erwerbern und Verkäufern. Sie weisen ihre Verfasser als Experten aus, die in der Lage und bereit sind, sich für Qualität und Echtheit ihrer Waren zu verbürgen.

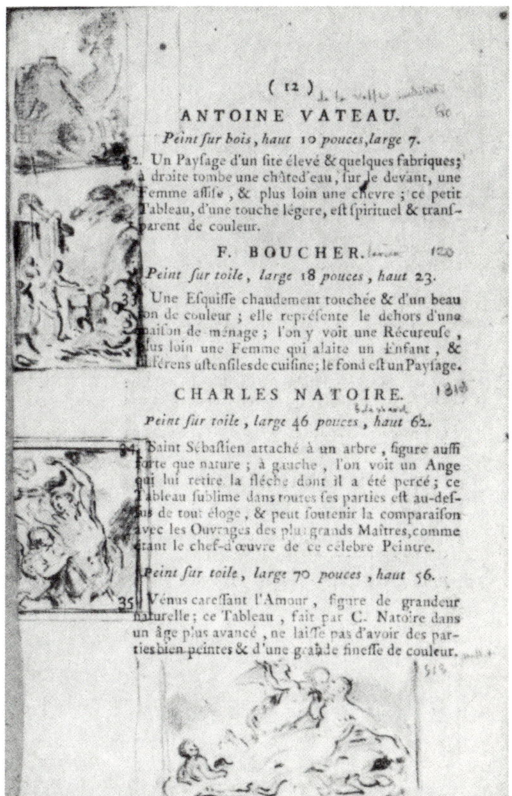
(12)

ANTOINE VATEAU.

Peint ſur bois, haut 10 pouces, large 7.

2. Un Payſage d'un ſite élevé & quelques fabriques; à droite tombe une chûte d'eau, ſur le devant, une Femme aſſiſe, & plus loin une chevre; ce petit Tableau, d'une touche légere, eſt ſpirituel & tranſparent de couleur.

F. BOUCHER.

Peint ſur toile, large 18 pouces, haut 23.

33. Une Eſquiſſe chaudement touchée & d'un beau ton de couleur; elle repréſente le dehors d'une maiſon de ménage; l'on y voit une Récureuſe, plus loin une Femme qui alaite un Enfant, & différens uſtenſiles de cuiſine; le fond eſt un Payſage.

CHARLES NATOIRE.

Peint ſur toile, large 46 pouces, haut 62.

34. Saint Sébaſtien attaché à un arbre, figure auſſi forte que nature; à gauche, l'on voit un Ange qui lui retire la fléche dont il a été percé; ce Tableau ſublime dans toutes ſes parties eſt au-deſſus de tout éloge, & peut ſoutenir la comparaiſon avec les Ouvrages des plus grands Maîtres, comme étant le chef-d'œuvre de ce célebre Peintre.

Peint ſur toile, large 70 pouces, haut 56.

35. Vénus careſſant l'Amour, figure de grandeur naturelle; ce Tableau, fait par C. Natoire dans un âge plus avancé, ne laiſſe pas d'avoir des parties bien peintes & d'une grande fineſſe de couleur.

22 Gabriel de Saint-Aubin: Seite aus dem illustrierten Katalog der Versteigerung Natoire, 1778. Paris, Bibliothèque Nationale

Durch solche Rationalisierungen wird das Handelsgeschehen zwar für alle Beteiligten verständlicher. Man weiß nun genauer, worüber nach welchen Kriterien zu sprechen ist und in welchen Urteilsbereichen kunstbezogene Meinungen weiterhin strittig bleiben. Doch ist der Händlerberuf damit nicht durchgängig einfacher geworden. Eher scheint es so, als habe man im Zusammenspiel der vielseitigen Anforderungen eine Konstellation durch eine andere, kaum minder schwierige, ausgetauscht. Eignete früher dem Händler noch mancherlei Künstlertum, so muß er sich nun als Forscher, Gelehrter bewähren. Die Abfassung stimmiger, überzeugender Kataloge verlangt ihm wissenschaftliche Kompetenz sowie schriftstellerische Fähigkeiten ab. Die Literarisierung der Epoche macht vor ihm nicht Halt. Mag er dergleichen Arbeiten auch delegieren, mag er sich mit doppelter Buchführung, arbeitsteiliger Organisation und innerbetrieblicher Planung auf die kaufmännischen Aspekte seines Berufes beschränken wollen: im 18. Jahrhundert entgeht er noch selten der Not, dies alles in Personalunion erledigen zu müssen. Nach wie vor, wenngleich mit veränderten professionellen Akzenten, ist er Garant des Ganzen, Gewährsmann für Kultur und für Ökonomie. Allerdings hat sich unter dem Rationalisierungsdruck des philosophisch-ästhetischen Zeitalters der Künstler im Händler in einen Intellektuellen verwandelt.

Ein Beruf gewinnt Kontur

Kunstfleiß heischt nach Handelsgeist

Anders als Engländer oder Franzosen verfügten die Deutschen im 18. Jahrhundert nicht über eine politische Hauptstadt, die auch kulturell als Mitte und Anziehungspunkt gewirkt hätte. Vielmehr bestand Deutschland aus einer Vielzahl von Fürstentümern und freien Reichsstädten, die in einem überaus komplizierten Machtgefüge untereinander verbunden waren und miteinander rivalisierten. Aufgrund ihrer sehr unterschiedlichen Ausdehnung, Landschaft, Bevölkerungsdichte und Wirtschaft, angesichts verschiedener Besitzverteilung sowie Machtstrukturen wiesen diese Territorien stark voneinander abweichende sozio-kulturelle Profile auf. Herrschten einerseits starre Feudalverhältnisse fort, so veränderten andernorts bereits liberale Gesinnungen die Wirklichkeit. Auch der Umgang mit Literatur, Musik und bildender Kunst variierte in den einzelnen Regionen, zeichnete sich durch wechselnde Vorlieben und Abneigungen aus. Kulturbeflissenen Fürsten, kunstsinnigen Adligen und bildungshungrigen Bürgern standen solche gegenüber, denen eher das Militär am Herzen lag, die sich lieber mit politischen Rankünen beschäftigten, deren Verstand von finanziellen Spekulationen und dergleichen besetzt war. All diese Unterschiede und Ungleichgewichte wirkten sich auf die kulturelle Entwicklung insgesamt zweifach aus. Sie förderten sie, indem in manchen Gegenden unter der Schirmherrschaft aufklärerisch gestimmter Mäzene Künstler und Intellektuelle zusammenfanden, indem aber auch die so entstehenden Kulturmilieus und ihre politischen Förderer miteinander konkurrierten. Der Nachteil der Vielstaaterei, der Mangel an Einigkeit gereichte durch diesen ästhetischen und intellektuellen Wettbewerb Deutschland gewissermaßen zum kulturellen Vorteil. Zum anderen jedoch behinderte gerade der politische Sektoralismus den kulturellen Fortgang, indem er trotz sich vielerorts hebender Niveaus weder die Landesgrenzen zum Verschwinden brachte noch die vormaligen Gefälle im geschmacklichen und geistigen Leben nachhaltig einzuebnen erlaubte, sie vielmehr hier und dort gar erhöhte. Ihr wachsender kultureller Reichtum half den Deutschen im 18. Jahrhundert nur wenig, die politische Zersplitterung zu überwinden.[1]

Auch auf ästhetisch und intellektuell anspruchsvollerer Stufe blieb mithin Deutschland sein eingelebtes Widerspruchsmuster erhalten. Hinzukam, daß die eigentliche Trägerschicht des Fortschritts, das städtische Bürgertum, es dem herrschenden Adel sozioökonomisch kaum gleichtun und sich mit dessen frankophilen Leitbildern nicht vorbehaltlos identifizieren konnte. In der neuen Öffentlichkeit, welche bürgerliche Künstler und Intellektuelle schufen, wollten diese deutscher Sprache,

Literatur, Kunst und Wissenschaft zu mehr Geltung und Anerkennung verhelfen. Doch gerieten sie damit, wie auch mancher mit ihrem Anliegen sympathisierende junge Adlige, in Gegnerschaft zu jenen beträchtlichen Teilen der Feudalkaste, die dem deutschen Schaffen das französische vorzogen. Vom preußischen König Friedrich II. wurde diese Haltung vorgelebt und verkündet; viele Höflinge und Fürsten taten es ihm gleich oder nach. Finanziell konnten sich die kulturtragenden Bürger, die Juristen und Theologen, die Lehrer und Verwaltungsbeamten, die Schriftsteller und Künstler gegen diesen Trend nicht durchsetzen. Sie verdienten in der Regel nicht genug, als daß sie viel Geld für Luxusgüter übrig gehabt hätten. Mochten sie auch aus bescheidenem Portefeuille ihre Bücher und Bilder zusammentragen, mochten sie in philanthropischen Sozietäten manchen Grundstein für späterhin öffentliche Bibliotheken und Museen legen: neben den Adelsschatullen konnten sie kaum irgends bestehen. Noch lange lief der feudale Sammler oder sein Beauftragter beim Buch- und Kunsthändler dem bürgerlichen Käufer den Rang ab.

Manchem Kunstvermittler mag dieser Zwiespalt Kopfzerbrechen bereitet haben. Sollte er als Importeur französischer Kunst mit guten Profiten die Rolle des Hoflieferanten übernehmen? Wollte er sich deutscher Kunst annehmen und mit geringerem Gewinn vor allem bürgerliches Publikum bedienen? Oder ließen sich beide Richtungen vereinen, mit Sinn für Qualität in jeder Hinsicht und bei gemischter Lagerhaltung? Gesammelt wurde viel in deutschen Häusern und Palästen, Kenntnis und Interesse nahmen stetig zu. Auch veränderte mancher Kunde mit der Zeit seine Neigung, wandte sich von französischen Meistern den deutschen zu oder fügte seiner zeitgenössischen Sammlung nach und nach ausländische sowie ältere Werke ein. Doch ließen sich unter den Geschäftsleuten durchaus entschiedene Stimmen vernehmen. So beklagte der Weimarer Kunstunternehmer Friedrich Johann Justin Bertuch 1793, daß in den Jahrzehnten zuvor die Einfuhr allzu sehr auf Kosten deutscher Produktion erfolgt sei: »Es ist nicht zu leugnen, daß Deutschland bisher von Frankreich an einer wahren Sklavenkette geführt wurde. Es lieferte ihm eine zahllose Menge Artikel des Luxus gegen sein bares Geld, und man muß billig erstaunen, wenn man ... ersieht, daß Frankreich bisher jährlich für 67 Millionen Livres bloß an Seiden- und Galanteriewaren nach Deutschland schickte und unser Vaterland also jährlich in seiner Handelsbilanz so ungeheure Summen verlor, und dies bloß für Bedürfnisse, die unsere eigene Industrie gewiß alle selbst befriedigen könnte, sobald wir nur unsere eigenen Kräfte brauchen und dem deutschen Kunstfleiß die nötige Unterstützung geben wollten.«[2] Den revolutionär verursachten Zusammenbruch des französischen Kunstbetriebs, so fordert Bertuch, sollen die Deutschen nutzen, wie sie sich auch hüten müßten, durch den ersatzweisen Import englischer Waren den gleichen Fehler nochmals zu machen. Stattdessen habe Deutschland »auf seinen eignen Wert und seine Kräfte« zu setzen, da es in Kunstverstand, Produktion und Handelsgeist den Konkurrenten durchaus ebenbürtig sei.

Mit dieser schwierigen Gesamtlage ging eine recht ungleiche Verteilung von Kunsthandlungen auf die deutschen Städte einher. Zumal in den nördlichen Regionen waren diesbezügliche Traditionen geringer entwickelt als in südlichen Gegenden Deutschlands. Berlin etwa, die Residenzstadt des preußischen Königs, verfügte jahrzehntelang über keinen nennenswerten eigenen Kunsthandel. Was man begehrte, wurde bei auswärtigen Händlern erworben, direkt vom Künstler gekauft oder eigens in Auftrag gegeben. Noch am Ende des Jahrhunderts, berichtet Friedrich Nicolai in seiner »Beschreibung der königlichen Residenzstädte Berlin und Potsdam«, waren hier nur zwei »Bilderhändler« tätig. Deren Umsatz kann kaum beträchtlich gewesen sein, denn sie beschäftigten weder Diener oder Gesellen noch Lehrlinge und Laufburschen, wie in anderen Handelszweigen üblich[3]. Demgegenüber gab es immerhin 17 Buchhändler, bei denen zudem 24 Helfer angestellt waren. Während sich die Einwohnerzahl Berlins im Lauf des Jahrhunderts verfünffachte (sie betrug 1784 fast 150 000 Personen), stagnierte der lokale Kunstmarkt. Die beiden einheimischen Händler hatten sich auswärtiger Konkurrenten zu erwehren, wie sie sich gegen all jene Buchhändler durchsetzen mußten, die den Vertrieb von Zeichnungen, Holzschnitten, Kupferstichen und dergleichen als ihre angestammte Domäne betrachteten. Da unter diesen 17 Buchhandlungen vier von Franzosen betrieben wurden, die neben französischen Büchern und Landkarten graphische Werke jeder Art anboten, blieb auch dieser Teilmarkt für die ansässigen deutschen Kunsthändler unergiebig[4]. Ein Ausweg aus diesen Geschäftseinschränkungen ließ sich allenfalls durch den Einbezug nichtfranzösischer Kunst und Künstler anderer Länder finden, wie in einem Lexikon berichtet wird: »In Berlin errichtete 1786 Herr Pascal eine Kunsthandlung, und zog verschiedene englische und italienische Künstler her...«[5] Doch der Name des neuen Händlers verrät seine Herkunft und deutet auf den Schwerpunkt seiner Aktivitäten. Mochten auch andere, wie etwa der Kaufmann Katel oder »Morino und Comp.«, ihr Sortiment ausdehnen auf Spielsachen, technische Instrumente und Angebote zur häuslichen Belustigung, um durch ein derart »beträchtliches Kunstwarenlager« den Umsatz zu sichern, für sie alle gilt, was ein Kenner als Urteil nicht nur über die Berliner Verhältnisse äußert: »Vielen scheint es unbegreiflich, wie solche Kunsthandlungen ... zurecht kommen können.«[5]

Hatte der Kunsthandel in Berlin und anderen Städten Norddeutschlands keinen nennenswerten Anteil am Wirtschaftsleben, so ernährte er im Süden schon eher seinen Mann. Zumal in den alten Reichsstädten, die seit Generationen zur Blüte von Kunst und Handel beitrugen, waren lokale Märkte noch immer lebendig, deckte mancher Vermittler auch überregionale Bedürfnisse ab: »In Augsburg gibt es mehrere Kunsthandlungen, welche hier ein sehr ergiebiger Zweig der Industrie und des Handels sind.« Ähnlich verhielt es sich in Nürnberg mit seinen »mehreren jetzt noch blühenden Kunsthandlungen«[6]. Die bedeutende künstlerische Tradition der Stadt hatte dem Handel immer wieder neuen Aufschwung verliehen. Nicht zuletzt dadurch, daß hervorragende und anerkannte Künstler selbst sich seiner annahmen, hatte Nürnberg als Umschlagplatz vor allem graphischer Werke eine Sonderstellung auf dem deutschen Markt errungen und behauptet. Schon Albrecht Dürer hatte sich ja gemeinsam mit seiner Frau der Vermarktung eigener und fremder Arbeiten gewidmet. Jacob von Sandrart wurde nicht nur als Zeichner sowie Kupferstecher tätig und wirkte 1662 an der Gründung der Nürnberger Akademie mit, sondern er machte sich auch als Verleger und Händler einen Namen. Eine Generation später gründete Christoph Weigel, als Kupferstecher ebenso emsig wie als Verleger vielseitig, in

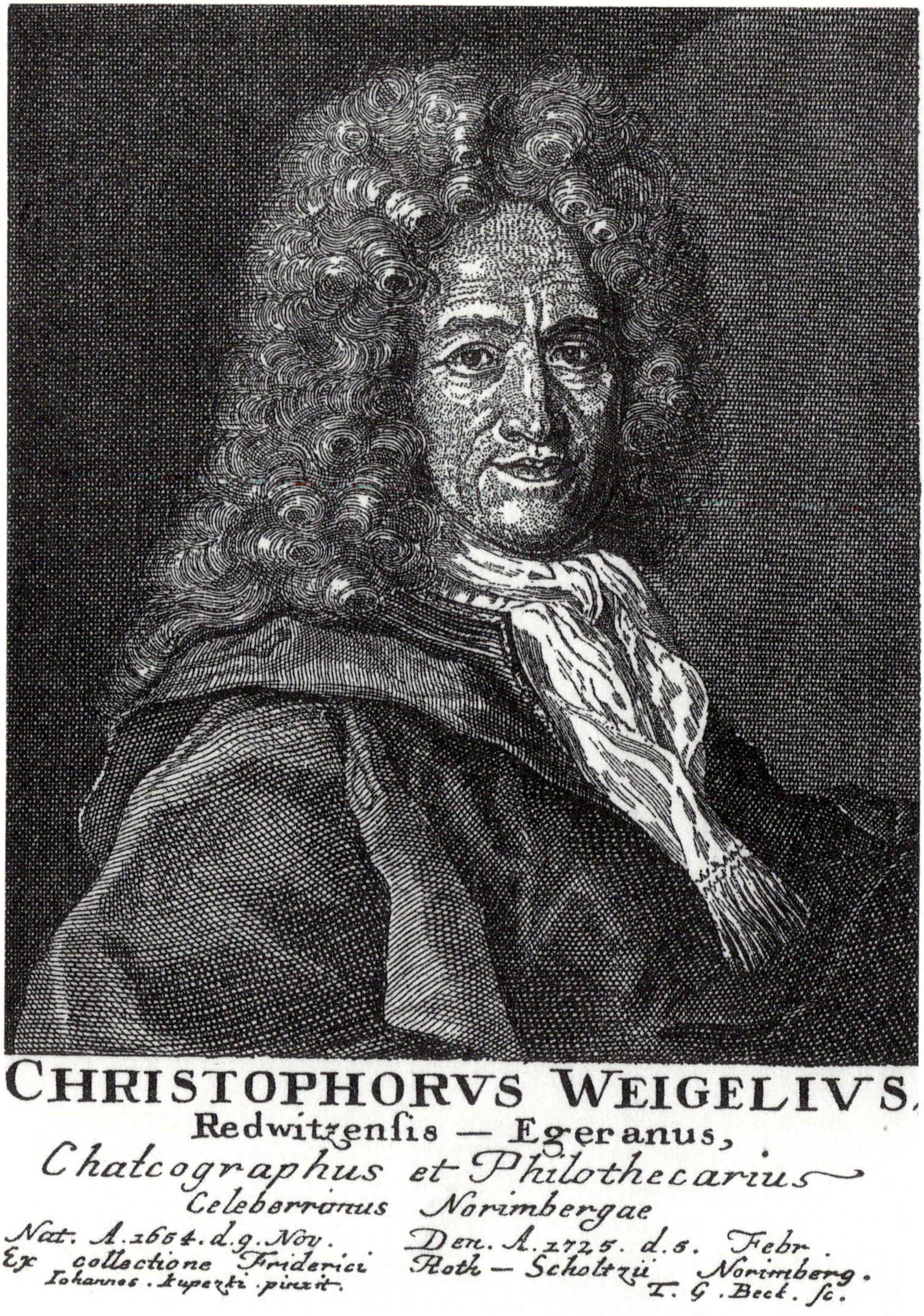
CHRISTOPHORVS WEIGELIVS.
Redwitzensis — Egeranus,
Chalcographus et Philothecarius
Celeberrimus Norimbergae
Nat. A. 1664. d. 9. Nov.
Den. A. 1725. d. 5. Febr.
Ex collectione Friderici Roth — Scholtzii Norimberg.
Iohannes . Kupezki . pinxit.
I. G. Beck. sc.

23 Christoph Weigel, Kupferstecher, Verleger, Buch- und Kunsthändler

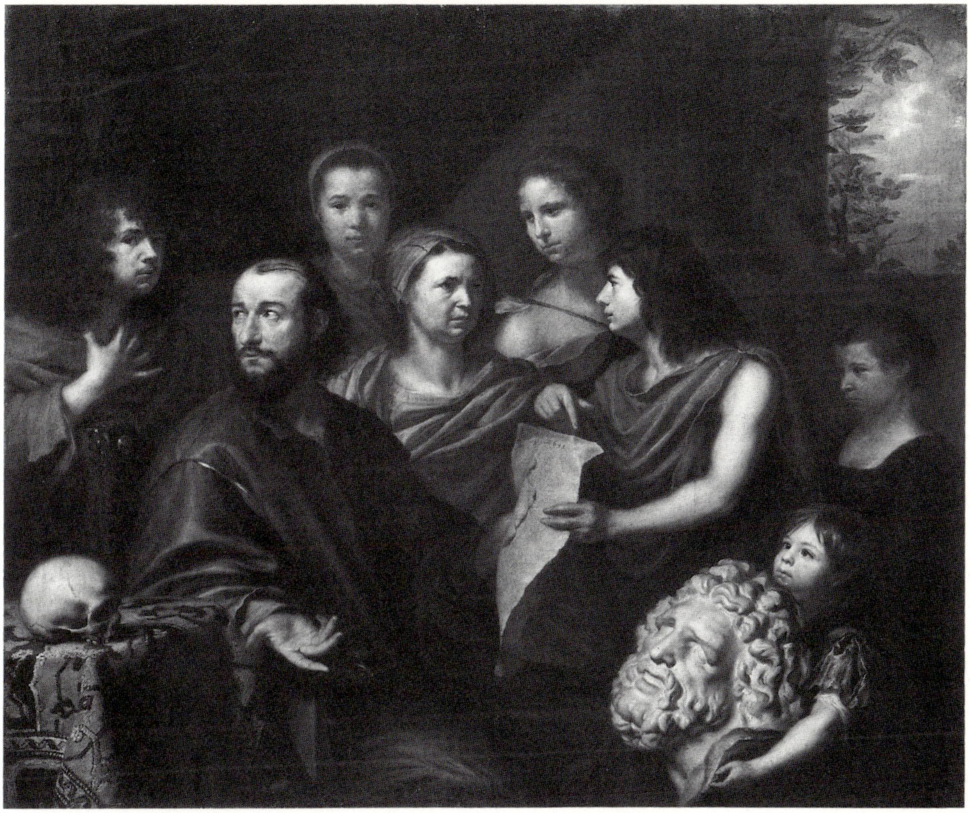

24 Matthäus Merian d. J.: Bildnis der Familie des Kupferstechers Matthäus Merian d. Ä., 1641/1642. Basel, Kunstmuseum

Nürnberg eine Buch- und Kunsthandlung (vgl. Abb. 23). Deren Erfolg erlaubte schon bald die Einrichtung eines Zweiggeschäftes in Wien. Mit Einzelblättern und Serienwerken, mit Portraits und Illustrationen zur Bibel, zu Gebetbüchern und Geschichtskommentaren, mit Wappen-, Trachten- und Landschaftskompendien erzielte Weigel beträchtlichen Absatz. Sein jüngerer Bruder Johann Christoph besaß einen ebenfalls umfänglich aktiven Buch- und Kunstvertrieb. Beide Unternehmen wurden nach dem Tod ihrer Gründer bis in die Mitte des 18. Jahrhunderts hinein fortgeführt.

Auch andernorts trugen Künstler als Händler zum Aufschwung des Marktes bei. In Frankfurt am Main etwa hatte Matthäus Merian d. Ä. 1625 als Teilhaber die Kunsthandlung seines Schwiegervaters Johann Theodor de Bry mitübernommen. Druckerei, Verlag und Vertrieb blieben länger als ein Jahrhundert im Besitz der Familie und deren künstlerischer Tradition verpflichtet (vgl. Abb. 24). Nach dem Tod des Vaters fiel 1650 die Leitung des Geschäfts an den Sohn Matthäus Merian d. J. Auch dessen jüngerer Bruder Caspar engagierte sich im Unternehmen. Handelserfahrungen brachte ebenfalls Jacob Marell mit, der 1651 die Witwe Matthäus d. Ä.

heiratete und dadurch Stiefvater sowie Lehrer von Maria Sibylla Merian wurde. Zuvor hatte Marell in den Niederlanden nicht nur als Blumen- und Stillebenmaler gearbeitet, sondern zudem in Utrecht einen Verkaufsladen für Gemälde, Zeichnungen und Drucke betrieben. Nachdem in den achtziger Jahren beide Brüder Merian wie auch Marell gestorben waren, führte Johann Matthäus, der Sohn Matthäus d. J., den Familienbetrieb alleine weiter. Sein Einsatz bescherte ihm neben wachsendem Vermögen soziale Anerkennung in Form eines Adelstitels. Erst der Eintritt eines Familienfremden beendete diesen stetigen Aufstieg des Merianschen Unternehmens. Der preußische Architekt Eosander von Goethe heiratete die Erbin Carlotta Merian, verschwendete binnen kurzem das Vermögen und ruinierte das Geschäft. 1727 ging die Buch- und Kunsthandlung Merian in Konkurs.

Zwar liegt das Geschäftsgebaren all dieser Graphikhändler im Dunkeln, weil kaum Betriebsdokumente erhalten sind, doch ist anzunehmen, daß im Vordergrund ihres Verkaufsinteresses die eigenen Werke standen. Als Künstler-Händler unterlagen sie einem Rollenkonflikt zwischen Selbstvermarktung und Kollegenveräußerung. Ihn kaufmännisch zugunsten anderer Maler, Zeichner oder Stecher zu bewältigen, die stets auch Konkurrenten waren, hätte bedeutet, sich selbst künstlerisch zu verleugnen. Angesichts dieses Zwiespalts erfuhr die Personalunion von Künstler und Händler ihre geschäftlichen Grenzen. Wer sich mit Zeit und Arbeitskraft allzu weit aufs Unternehmerische einließ, mußte Einbußen an seinem Künstlertum hinnehmen. Wer jedoch die Tätigkeit mit Pinsel oder Stift zu sehr bevorzugte, schmälerte womöglich seinen merkantilen Ein- und Umsatz. Zugleich ergaben sich aus diesem Dilemma Schranken händlerischer Professionalisierung. Denn ein Künstler, der nur mit halber Kraft Kaufmann sein konnte und wollte, widmete auch dessen ökonomischen Berufsproblemen lediglich geteiltes Augenmerk. In Berufsbild und Berufspraxis, hinsichtlich Standesprofil sowie Rechtsstellung fühlte er sich zumeist als Produzent betroffener denn als Vermittler. Die Folge war, daß der Künstler als Händler in einer Halb-Professionalität verharrte. Deren Wertskala resultierte aus einer traditionellen Vorentscheidung: das Kunstschaffen wurde als Haupttätigkeit angesehen, der Kunstverkauf hingegen als Nebenberuf.

Was ein Verkäufer können soll

Gleichwohl trugen im 17. und 18. Jahrhundert zumal die künstlerisch aktiven Graphikhändler auch in Deutschland erheblich dazu bei, Kunst als Massenartikel zu verbreiten wie nie zuvor. Zu Recht hieß es von manchem späterhin, daß er »vielen Ruhm erworben« und eine Tradition begründet habe, der es zu folgen gelte. Mit solchen Einschätzungen entsteht ein Geschichtsbewußtsein, das sich zugleich über die Maximen und Ziele des Kunsthändlerberufs, über sein kaufmännisches Wie und Wozu genauer Rechenschaft abzulegen trachtet. Dies ist um so notwendiger, als ihm nach wie vor wenig öffentliche Achtung zuteilwird. Noch an der Schwelle zum 18. Jahrhundert warnt der Prediger Abraham a Sancta Clara in seinem belehrenden Berufspanorama »Etwas für Alle« davor, sich dem Kunstgenuß allzu leichtfertig hinzugeben (vgl. Abb. 25)[7]. In Wort und Bild wird hier der Kunsthändler als ein Berufstyp vorgeführt, der mit der Augenlust auch »Heuchel-Schein« verbreite, der den Leuten ein vordergründiges ästhetisches Vergnügen anbiete, bei dem sie jedoch allzu leicht an religiöser Tiefe einbüßten: »Der Gaube sinckt wo Schmincke blinckt.« Eine

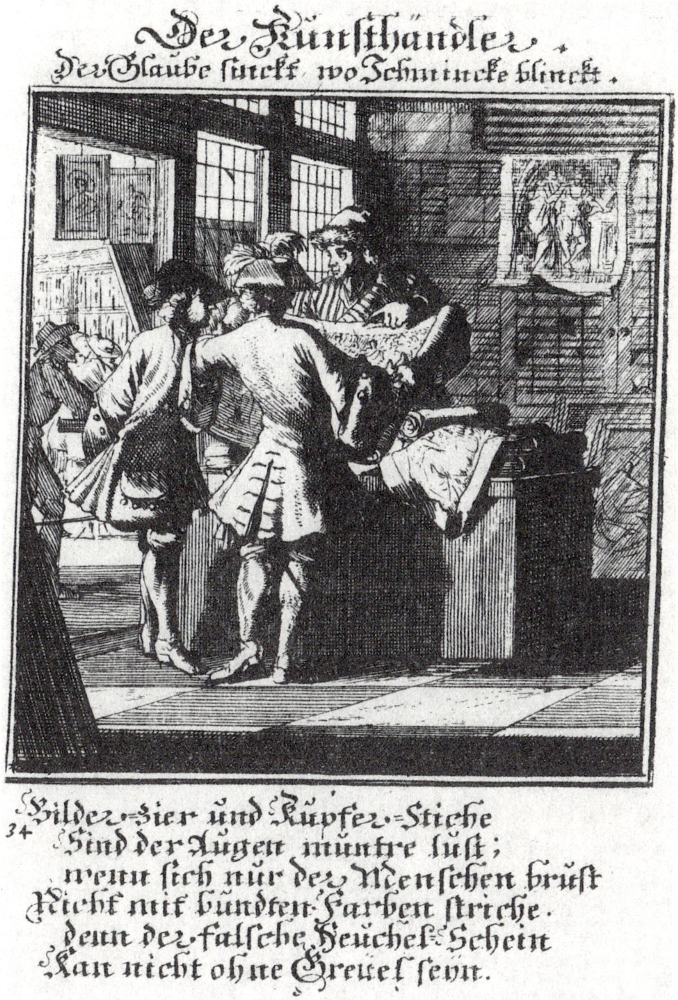
Der Künsthändler.
Der Glaube sinckt wo Schmincke blinckt.
34
Bilder-Zier und Kupfer-Stiche
Sind der Augen muntre Lust;
wenn sich nur der Menschen Brust
Nicht mit bundten Farben striche.
denn der falsche Heuchel-Schein
Kan nicht ohne Greuel seyn.

25 Der Kunsthändler. Berufsportrait aus Abraham a Sancta Clara: Etwas für Alle, Nürnberg 1733

solche Tätigkeit kann in der Weltsicht des Ordensmannes nicht ganz ehrenhaft, kaum frei von Tadel sein. Vorsicht sei daher geboten im Umgang mit den Bildern wie mit jenen, die sie vermarkten. Für den katholischen Mahner lauert in jedem Kunstverkäufer ein potentieller Seelenverführer.

Dieses Ressentiment nährte sich aus einer verbreiteten Skepsis gegenüber jeglicher, stets unter Täuschungsverdacht stehenden, kaufmännischen Tätigkeit; aus einem Argwohn, der im Kunsterzeugnis leicht ein Teufelswerk witterte; schließlich aus dem Umstand, daß der Kunstbetrieb tatsächlich ein schwer zu durchschauender

Kunst-Händler und Kunst-Waaren/ Lat. Artificialia. Ob wohl den Nahmen derer Kunst-Händler sich heutiges Tages allein diejenigen zueignen wollen / welche allerhand künstliche Kupfer-Stücke und dergleichen Sachen zu Kauff haben: dahingegen diejenigen / welche andere rare Kupfer-Stücke führen/ mit dem Titel derer Nürnberger- oder Galanterie Kråmer beleget werden: so möchte doch eigentlich der Name Kunst Händler denen zukommen/ die gantz ungemeine/ und zwar solche Waaren führen/ welche nur an Liebhaber dem Stuck und Gesicht nach verkauffet werden. Dergleichen sind alle optische Gläser und Mathematische Instrumente/ schöne Kupfer-Stücke und rare Schildereyen/ allerhand Kunst-Kammer-Sachen/ als alte Waffen/ Kleider und Sache/ welche ehemahls den Heydnischen Gottes-Dienst betroffen/ Antiqve Medaillen/ geschnittene Edelgesteine/ Raritäten von allerhand Thieren/ sonderbare Vegetabilia, Muscheln und Schnecken/ Mineralia, ingleichen Bildhauer-Sachen/ Uhrwercke und Kunst-Sachen derer Hand-Wercker/ Instrumente zu der Physica experimentall, Chymische Curiositäten/ rare Stücke aus dem Reiche der Natur/ und endlich allerhand künstliche Galanterien mehr/ die so wohl von Manns- als Weibes-Personen verfertiget worden. Ob nun solche wohl mehrmahls zu grösseren Zierrath als Nutzen gereichen/ so bleibet doch gewiß/ daß ein solcher Kunst-Kram einen Herrn reichlich nähret/ sonderlich/ wenn man (was daran zu thun sey/) selber wohl verstehet/ und die Länder/ Städte und Personen in und bey welchen solche Kunst-Stücke abgehen und anzubringen sind/ wohl in Erfahrung gebracht.

26 Artikel »Kunst-Händler und Kunst-Waaren« aus Johann Heinrich Zedler, Großes vollständiges Universal-Lexicon aller Wissenschaften und Künste, 15. Band, Halle und Leipzig 1737

Tummelplatz von Amateuren, Hasardeuren, Profiteuren war. Seriöse Vermittler gerieten hier leicht ins Hintertreffen. Im Gemisch der Akteure hatten sie wenig Chancen, das öffentliche Berufsprofil nachhaltig zu bestimmen. Denn »Kunsthändler« durfte schon im 18. Jahrhundert sich jeder nennen, der es wollte. Dementsprechend nahmen sich in deutschen Städten nicht nur Künstler des Vertriebs an, sondern neben den Buchverkäufern auch Tabak- und Weinhändler wie Philipp Anton Bekker, Gewürz- und Kaffeehändler wie Johann Baptist de Antoni in Mannheim oder Möbelanbieter wie Israel David Aberle ebendort. Verarmte Adlige gleich Jérôme Devigneux suchten sich mit Kunstgeschäften über Wasser zu halten; Diplomaten wie der sizilianische Graf Giuseppe Lucchesi erhofften aus der Veräußerung von Gemälden ein Zubrot. Nicht bloß in Berlin und München, in Mannheim und Augsburg hatten sich Ausländer niedergelassen, um einen Anteil am deutschen Markt zu ergattern. Unter ihnen waren noch vor den Franzosen die Italiener besonders zahlreich vertreten. Tessaro in Augsburg, Piloty und Boljano in München, Antoni sowie Lucchesi in Mannheim: sie und allerlei Landsleute in anderen Städten bedienten zumal die süddeutschen Kunstliebhaber, ohne indes Niveau und Format ihres Vorläufers Strada zu erreichen. Ihr Ruf war nicht immer der beste. Was der Kölner Sammler Sulpiz Boisserée über den Grafen Lucchesi aussprach: daß dieser nämlich »ein italienischer Erzschelm« sei, das dachte dazumal mancher Käufer über seinen Lieferanten von jenseits der Alpen[8].

Obwohl die Vielfalt der Herkunft und Charaktere, der Interessen und Usancen dem Kunsthandel Farbe und Leben verlieh, erschwerte sie doch die Klärung der Profession. Wie personell so eignete dieser auch im Güterangebot jene Gemengelage, durch die sie 1737 in Zedlers »Universal-Lexicon« charakterisiert wurde[9]. (Abb. 26): Zum ersten Mal bemüht sich hier ein Autor um eine differenzierende Beschreibung des Kunsthändlerberufs und seines Warenangebots. Indem die Handelsgüter aufgezählt werden, erfährt auch das Tätigkeitsfeld eine genauere Einteilung. In die Zukunft weist besonders die vom Abnehmer her gedachte soziale Orientierung: der Kunsthändler im engeren Sinne bietet »ungemeine ... Waaren« an, d. h. alltagsjenseitige Güter, die eher der Erbauung, dem Vergnügen, der Zierde dienen als dem lebensnotwendigen Bedarf. Als Adressat kommt ehestens der »Liebhaber« der Künste in Frage, auch wenn »schöne Kupfer-Stücke und rare Schildereyen« sowie »Bildhauer-Sachen« sich noch neben kunstferneren Produkten behaupten müssen. Voraussetzung für merkantilen Erfolg ist freilich die Kenntnis der Interessenten und Absatzmärkte (»Länder, Städte und Personen«). Wer sich darin geschickt erweist, wird im Kunsthandel einträglichen Erwerb finden.

Die drei Hauptlinien dieser Darlegung: daß der »eigentliche« Kunsthändler sich tunlichst auf Seltenheitsgüter konzentriere, daß er vor allem den Connaisseur en detail bediene und daß er dazu geeigneten Fachwissens bedürfe: sie laufen in der argumentativen Sicherung eines engeren, aber beständigen und von anderen nicht okkupierten Berufsfeldes zusammen. Ausschaltung personeller Konkurrenz, Einschränkung sachlicher Zuständigkeit sowie Vertiefung professioneller Kompetenz resultierten aus der Umsetzung dieser Theorie in die Praxis. Fortan wird solcher Tenor beibehalten. Zwei Generationen später, am Ende des 18. Jahrhunderts, bestätigt ein anderer Verfasser in Johann Georg Krünitz' »Oekonomisch-technologischer Encyclopädie« die bei Zedler angetroffene Denkart, indem er ihre Formulierungen wiederholt und mit erhärtenden Hinweisen auf die verschiedentlich eingetretene Wirklichkeit versieht[10]. Zu dieser Entwicklung gehört insbesondere, daß inzwischen häufiger Kaufleute die Bühne des Kunstmarkts betreten haben, daß die Tätigkeit des Kunsthändlers sich in einen Kaufmannsberuf zu verwandeln begann.

Auf dem Weg zum Kunstkaufmann

Doch bemächtigen sich im enzyklopädischen Zeitalter noch andere der umkämpften Domäne. Auch in Deutschland mischen sich Intellektuelle nicht nur konzeptionell in den Kunstbetrieb ein. Manch einer sucht auf dem Markt ein Zusatzeinkommen, um die überlicherweise schlechte Bezahlung von Hauslehrern und Hofmeistern, von Schriftstellern wie Gelehrten aufzubessern. Dieserart übermittelte in Paris Denis Diderot gelegentlich Bilder an den russischen Hof, trug auch französischen Künstlern Offerten zu, wie etwa dem Bildhauer Maurice Etienne Falconet den Auftrag für ein Reiterstandbild von Peter I. in St. Petersburg (vgl. Abb. 27). Dem »homme de lettres« war die manchmal zwiespältige Wirkung von Kunstagenten aller Art auf den Künstler wohl bewußt. »Sie öffnen oder verschließen ihm die Türen,« faßte Diderot zusammen und brachte damit die Funktion der Vermittler als gate-keeper zwischen Kunst und Gesellschaft auf die bis heute gültige Formel[11].

In ähnlicher Eigenschaft wirkte, obzwar mit bescheidenem Umsatz, von Darmstadt aus der Apothekerssohn Johann Heinrich Merck (vgl. Abb. 28). Als »connaisseur-marchand« trug er mit brieflicher Überredungskunst allerlei zur Befriedigung der ästhetischen Bedürfnisse zumal des Weimarer Hofes bei. Der »Mann von unermüdeter geistiger Tätigkeit,« als den sein Freund Goethe ihn charakterisierte, der »als talentvoller Dilettant nach allen Seiten hingezogen und getrieben wurde«, verfaßte nicht nur zahlreiche belletristische Schriften und wissenschaftliche Abhandlungen, erteilte nicht bloß landwirtschaftliche Reformratschläge und war im Hauptberuf als beamteter Kriegszahlmeister tätig[12]. Sondern machte sich, wo er konnte, zudem in Handel und Gewerbe nützlich: »Man schätzte ihn als einen wackeren entschlossenen Geschäftsmann und fertigen Rechner.«[13] Sowie er es vermochte, griff er auch in künstlerischen Angelegenheiten helfend ein. Den Maler Heinrich Wilhelm Tischbein empfiehlt er Goethe und dessen Dienstherrn Carl August zur Unterstützung (»Er ist ohnstreitig unter allen neuen Künstlern derjenige, der am meisten Seele hat,« aber: »Der gute Mensch ist in den bedrängtesten Umständen der Ungewißheit.«), doch zollt ihm dafür der Künstler in seinen Memoiren wenig Dank[14].

Seine Kennerschaft bezeugt Merck in Ausstellungsberichten wie in Reflexionen über das Beurteilen und Sammeln von Bildern, über Landschaftsmalerei, über Dürer, über den Sinn der Kunstkritik. Er berät die Herzoginmutter Anna Amalia gleich ihrem Sohn auf Reisen, empfiehlt auch, in welcher Art die gesammelten »Kunstsachen« zu ordnen seien. Die Herstellung begehrter Abgüsse leitet er ebenso in die Wege wie die Anfertigung von Kupferstichen nach Ölgemälden. Bei jeder

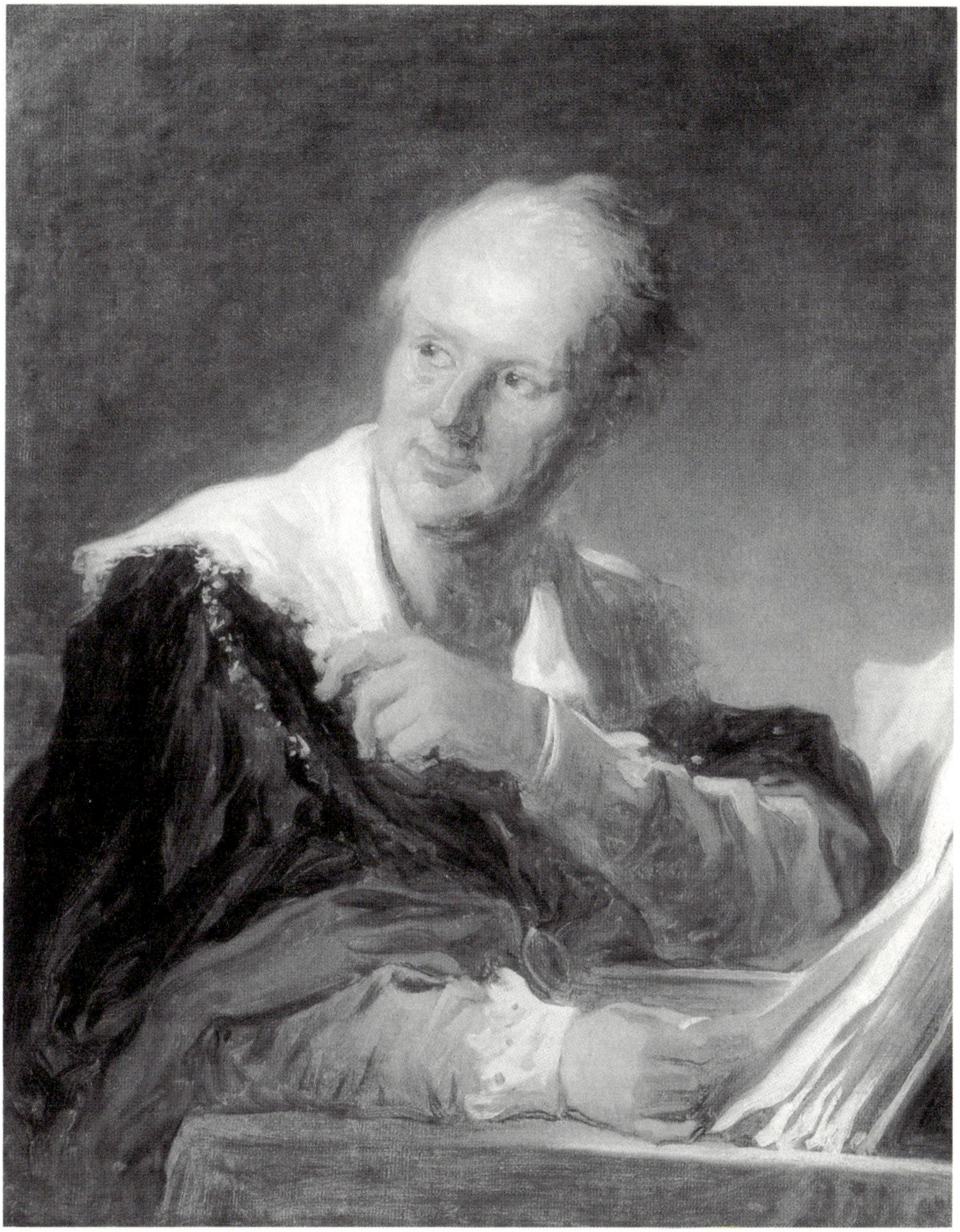

27 Jean-Honoré Fragonard: Denis Diderot, 1769. Paris, Musée du Louvre

Gelegenheit spürt er nach günstigen Einkaufsmöglichkeiten, doch bittet er seine Abnehmer inständig, ihm die Chancen nicht dadurch zu verderben, daß sie seine Aktivitäten an die große Glocke hängen. Wer glaube, er betreibe »ein großes Commercium« und mache »ganz außerordentlich gute Affairen«, der habe sich schon wegen der allgegenwärtigen Händlerkonkurrenz gründlich geirrt. Deswegen müsse

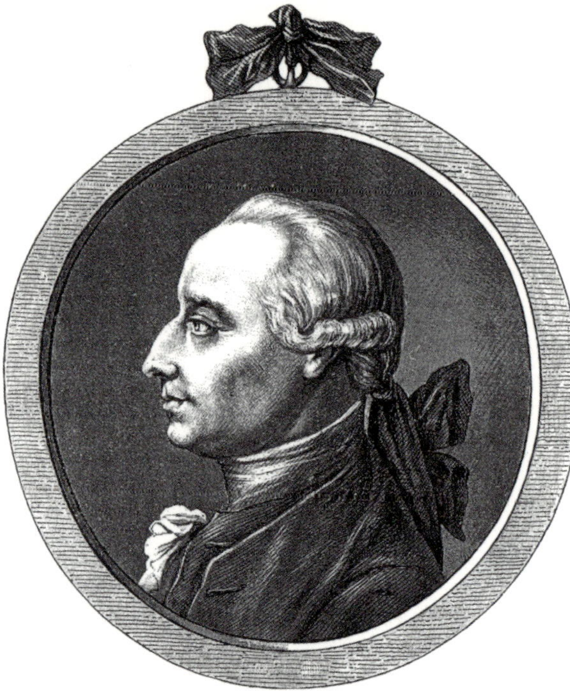

28 Johann Heinrich Merck. Medaillon aus Johann Caspar Lavater, Physiognomische Fragmente, Leipzig und Winterthur 1775–1778

er auch dem Herzog von Weimar raten, »nicht vielen Leuten bekannt werden zu lassen, daß ich's bin, der Ihnen Ihre Kunstsachen zum Teil foumirt. Es fängt schon an bey den Händlern zu eclatieren, indem ein guter Freund von Ihnen, aber nicht von mir, es hier und da zum Theil bemerkt hat. Wenn die Bursche einmal aufmerken, so bin ich alsdenn eben so wenig im Stande, wohlfeil zu kauffen, als Ew. Durchlaucht selbsten.«[15] Vor allem sei dringendst zu empfehlen, »daß Sie nie die Preiße jemanden von den Gemälden entdecken, indem sogleich die Herren mit den feinen Nasen, die weiter keine Augen haben, schließen, es muß nicht viel taugen, weil's nicht viel kostet. Es hängt im Kunsthandel alles schlechterdings von der Gelegenheit ab . . . «[16]

Dieser Geheimhaltungsdevise gemäß schaut sich Merck vorsichtig in »vornehmen Privathäusern« nach Okkasionen um, besucht Messen und Versteigerungen, läßt sich Auktionskataloge zusenden, nimmt Reservierungen vor und gibt Gebote ab. Einkäufe werden gelegentlich bei Goethes Mutter in Frankfurt zwischengelagert. Immer wieder gehen Informationen nach Weimar ab, wo auch Goethe selbst und die Hofdame Goechhausen ihrer harren. In umgekehrter Richtung bemüht sich Merck, Gemälde, die Carl August abstoßen will, auf dem Markt »zu verhandeln«[17]. Für all diese Zwecke hat er sich im Laufe der Jahre ein kleines Netzwerk

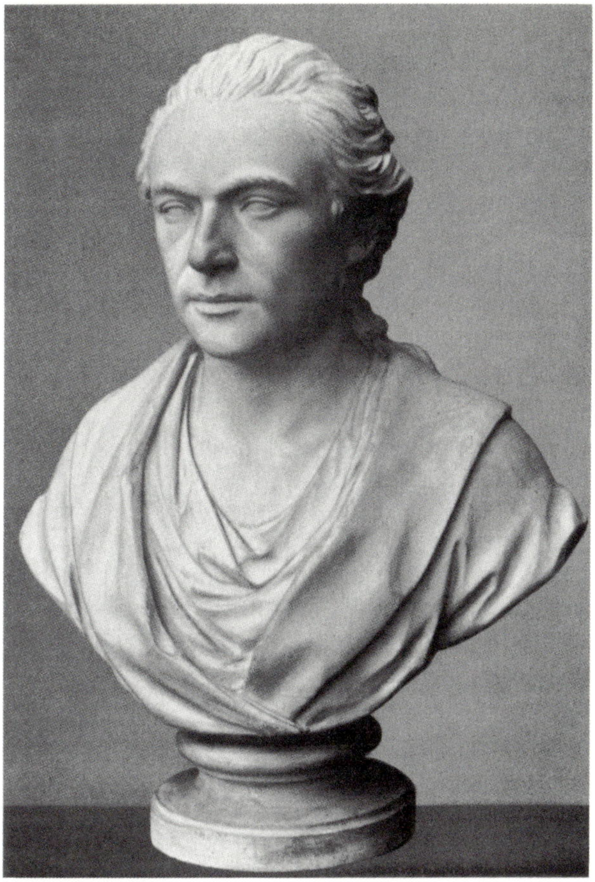

29 Friedrich Johann Justin Bertuch. Büste von Gottlieb Martin Klauer, ca. 1784

eingerichtet, indem er behutsam Kontakte mit anderen Händlern pflegte, so mit Grosmann aus Regensburg, mit Nothnagel und Mangot in Frankfurt, mit Fontaine und dem umtriebigen Des Vigneux in Mannheim sowie mit weiteren, die in Paris und Amsterdam ansässig sind. Sein Weimarer Abrechnungspartner ist während dieser Zeit der herzogliche Schatullenverwalter Friedrich Johann Justin Bertuch, mit dem ihn, ganz anders als mit vielen sonstigen Menschen jenes Kreises, wenig mehr als dies verband: »Hochzuehrender Herr und Freund, Ich nehme mir hier die Freyheit, eine kleine Berechnung über die bißher von mir abgesendeten Kunstsachen zu übersenden, damit wir beyde wissen wie wir zusammenstehen ... «[18]. Solchen Briefen sind genaue Auflistungen beigelegt, mit Einzelpreisen sowie Additionen.

Der in Weimar gebürtige Bertuch (vgl. Abb. 29) seinerseits war ähnlich wie Merck nach Studien- und Hauslehrerjahren 1775 in den Staatsdienst seiner Heimat eingetreten. Zwanzig Jahre lang hatte er »die Schatulle richtig und ordentlich zu führen, des Fürsten Handbibliothek, Kupfer, Gemälde und Antikensammlung zu beaufsichtigen, bei den wöchentlichen Audienzen das Protokoll zu führen und alle ihm aufgetragenen Briefe zu beantworten.«[19] Doch drängte es ihn über diesen engen Wirkungskreis hinfort, aus der staatlichen gate-keeper-Rolle in eine innovativere, effizientere, einträglichere Funktion. Hatte er sich früher mit literarischen Arbeiten wie Übersetzungen, Gedichten und Singspielen einen Namen erwerben wollen, so gründete beziehungsweise verlegte er späterhin erfolgreiche Zeitschriften wie Wielands »Deutschen Merkur« (ab 1782), die »Allgemeine Literaturzeitung« (1785) und das »Journal der Moden« (1786, später »Journal des Luxus und der Moden« betitelt). Nachdem er bereits seit 1782 in seinem Haus eine Manufaktur für künstliche Blumen betrieb (in der auch Goethes spätere Frau Christiane Vulpius arbeitete), der 1774 der »Entwurf einer mit wenigen Mitteln hier zu errichtenden freien Zeichenschule« vorangegangen war, schuf er 1791 einen organisatorischen Rahmen für seine immer zahlreicher werdenden Unternehmungen. Bertuch gründet das »Landes Industrie-Comptoir« und versichert in seinem Antrag auf behördliche Genehmigung, »daß die Geschäfte meines Comptoirs hauptsächlich in meinen bisherigen kleinen Verlags-Unternehmungen und Kunsthandel bestehen« werden[20].

Doch überholt die Wirklichkeit rasch diese Absicht. Während Merck es noch als mißlich empfand, wenn »der Autor ein Handelsmann wird«[21], ließ Bertuch dieses Dilemma hinter sich, indem er dem Literatentum abschwor und sich ganz den Geschäften widmete. Die Notwendigkeit, den allgemeinen »Kunstfleiß« nicht nur »zu beleben, zu leiten und zu vervollkommnen«, sondern ihm auch mit merkantilem Sachverstand und Engagement den Weg zum Kunden zu ebnen, galt ihm als unzweifelhaft: »Am besten und für das Land am wohltätigsten werden alle dergleichen Unternehmungen durch kaufmännische Sozietäten oder sogenannte Aktiengesellschaften oder, wenn ihr Objekt nicht so groß ist, bloß durch einen tüchtigen und geschickten Privatmann gemacht.«[22] Aus dieser Einsicht und Überzeugung heraus wird der Weimarer »homme de lettres« und Hofsekretär ein »selfmade-Kaufmann in artibus.« Er entfaltet jene »Lokalnützlichkeit und Lokalwirksamkeit«, die er 1793 in einem programmatischen Aufsatz »Über die Wichtigkeit der Landes-Industrie-Institute für Deutschland« von jedwedem aufgeklärten Kulturunternehmer verlangt. Im Lauf der Jahrzehnte wird der Kunstindustrielle Bertuch einer der wichtigsten Arbeitgeber im Herzogtum Sachsen-Weimar. Während die Residenzstadt mit ihrem inzwischen berühmten Musenhof um 1800 kaum achttausend Seelen zählt, als einzige Buchhandlung die der Familie Hoffmann und lediglich eine örtliche »Galanterie-Handlung«, nicht jedoch ein besonderer Kunstladen existiert[23], beschäftigt Bertuch in seinen Verlagen und Druckereien, in Werkstätten, Manufakturen und Ausstellungsräumen nach eigenen Aussagen zeitweise bis zu 450 Menschen, über viele Jahre hinweg jedoch etwa ein Zehntel der erwerbstätigen Bevölkerung. Neben der Produktion kümmert er sich intensiv um den Verkauf, organisiert Lotterien für Bücher und Kunstgegenstände, gibt illustrierte Angebotslisten sowie Kataloge heraus, sinnt auf neue Wege der Werbung und Kundenbetreuung.

Nicht nur Repliken antiker Kunstwerke, Kupferstiche und Kunstdrucke, kunstgewerbliche Produkte wie Kacheln oder Spielkarten bietet Bertuchs Firma an. Auch Originalarbeiten wie etwa Plastiken und Reliefs des Bildhauers Martin Gottlieb

Klauer finden sich im Sortiment. Aus Gips oder Ton gefertigt, erfreuen sich zumal die Bildnisbüsten des sachsen-weimarischen Hofbildhauers zunehmender Beliebtheit. Sie sind selbst dem schmaleren Geldbeutel erschwinglich und leicht zu transportieren. In den Zeiten des aufblühenden Weimar-Tourismus steigt ihr Absatz stetig, denn die Fremden nehmen derlei kulturelle Devotionalien als Erinnerung an Wieland, Goethe und Schiller, an die Entourage von Carl August und Anna Amalia gern mit nach Hause. Wie laut Merck die »Wuth der Kunstliebhaberey« vielerorts hoch im Kurs steht, so ist es für den kunstbeflissenen Reisenden der Epoche selbstverständlich, sich unterwegs umzusehen und einzudecken[24]. Gleich dem Händler Bertuch profitieren von dieser Haltung nicht wenige Anbieter in den Metropolen des In- und Auslands. Kaum in Rom eingetroffen, berichtet beispielsweise Goethe seinem Freund und Mäzen daheim: »Unter den neuen Künstlern seh ich mich auch um, was da lebt und wird; unter den Kunsthändlern gleichfalls.«[25] Für die eigene Sammlung wie für den Landesherrn erwirbt er »artige Sachen«, läßt sich in manchem Laden regelmäßig blicken, denn: »Man muß von Zeit zu Zeit Etwas von den Leuten nehmen, um in Connexion zu bleiben und sie kennen zu lernen, wenn man etwas Gutes erwischen will.«[26] Vor allem mit englischen Händlern pflegt Goethe Umgang. So besitzt Thomas Jenkins, den er auch in dessen luxuriösem Anwesen in Castel Gandolfo besucht, »die herrlichsten Sachen.« Dieser »kluge und glückliche Schalk ... hat sich von kleinen Anfängen durch geschickten Gebrauch der Zeit, der Umstände und durch Vorschub seiner Landsleute zu einem großen Vermögen heraufgebracht.«[27]

Die Preise sind freilich hoch (»An Antiken und Originalbilder ist nicht zu denken ...«), die Nachfrage ist beträchtlich und der Profit der Händler erstaunlich. »Was übrigens hier mit dem Kunsthandel getrieben und gewonnen wird, ist unaussprechlich und es sind meist Ausländer, die klug genug waren, sich diesen wichtigen Zweig zuzueignen.«[28] Kaum weniger verblüfft als auf diese Professionalität reagiert Goethe, als er in Neapel Sir William Hamilton begegnet. Der (nicht nur laut Goethe) »Kunst- und Mädchenfreund« wirkt dort als Diplomat, verfaßt seine »Beobachtungen über den Vesuv, den Aetna und andere Vulkane« (die freilich dem Neptunisten aus Weimar wenig zusagen) und ist mit jener schönen Emma Lyon verheiratet, die durch ihre aufsehenerregende Liaison mit Admiral Nelson noch von sich reden machen wird[29]. Schon in London hatte Hamilton sich in Künstlerkreisen bewegt, gesammelt und den Markt zu nutzen gewußt. Kein geringerer als der Prominentenmaler Joshua Reynolds portraitierte ihn anläßlich seiner Aufnahme in die illustre »Society of Dilettanti« (vgl. Abb. 30). Hamilton wird auf diesem Gruppenbild in ironisierender Gestikulation und Mimik von jenen Clubkollegen umrahmt, die als Mitglieder der Londoner Oberschicht und von ihrer Italiensehnsucht geeint zugleich seine Kunstkunden, die Abnehmer seiner neapolitanischen Einkäufe waren. Zu seinen von Reynolds ebenfalls wiedergegebenen Antiken-Dokumentationen zog Hamilton unter anderen Heinrich Wilhelm Tischbein heran, der ihn als leidenschaftlichen »connaisseur-marchand«, als »Weltmann«, »Gönner und Freund« charakterisierte[30]. Die eigene Sammlung verkaufte der Engländer an das Britische Museum. Gleich anderen »hommes de lettres«, wie Diderot oder Merck verfügte freilich auch dieser Gelegen-

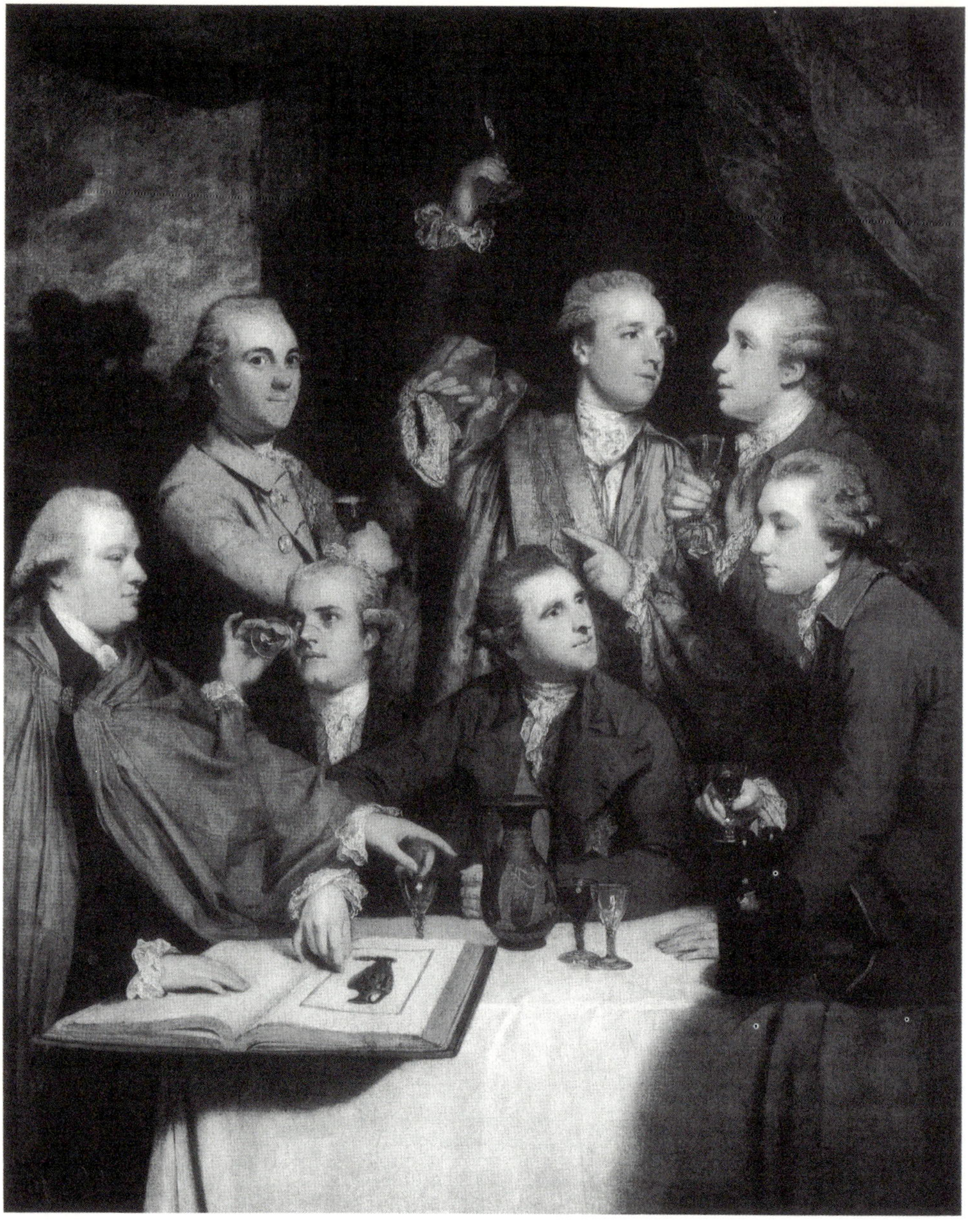

30 William Hamilton bei seiner Aufnahme in die Londoner »Society of Dilettanti«. Gruppenbild von Joshua Reynolds, 1777/1779.

heitshändler über keinen besonders hergerichteten Ausstellungsraum, sondern nur über ein »geheimes Kunst- und Gerümpelgewölbe«, in dem laut Goethe »die Produkte aller Epochen zufällig durcheinandergestellt waren« und das infolgedessen den Besucher »ganz verwirrt« anmutete[31].

Trotz der vielfältigen Eindrücke und Besorgungen behält aber der Reisende durchaus die heimischen Kunsthändel im Auge. Denn in Weimar treffen nicht nur die Anfragen Mercks ein und bewegt Bertuch unermüdlich die Szene. Vielmehr macht im Laufe der Jahre immer häufiger eine andere Firma von sich reden: die Kunsthandlung Artaria aus Mannheim. Sie hat sich über mehrere Generationen hinweg als Familienunternehmen entwickelt und konsolidiert, gilt um 1800 gar als führende Kunsthandlung Deutschlands. Begonnen hatte alles damit, daß der Ahn Cesare Artaria und sein Sohn Francesco Xaverio hundert Jahre zuvor gleich vielen anderen italienischen Händlern über die Alpen gezogen waren, um im Norden zunächst Heiligenbildchen und Devotionalien, hernach auch anspruchsvollere religiöse sowie weltliche Kunst unter die Leute zu bringen. Noch die drei Söhne Francescos verdienten ihren Lebensunterhalt, indem sie von Messe zu Messe wanderten und vor allem Kupferstiche feilboten. Unter ihnen tat sich besonders Domenico durch Geschäftssinn hervor. 1766 wurden in Mainz und Frankfurt am Main ständige Niederlassungen eröffnet, 1770 begann in Wien die Firma »Artaria und Co.« ihre Tätigkeit. Auch die sieben männlichen Nachkommen dieser eigentlichen Gründergeneration engagierten sich alle im Kunstbetrieb. In wechselnden Konstellationen gingen Väter und Söhne, Onkel und Neffen den Geschäften nach, taten sich Brüder und Vettern zusammen. Sie bildeten ein betriebliches Netzwerk, in dem gegenseitiges Vertrauen sich auf die Familienbande stützen konnte.[32]

Mehr als seine Angehörigen trug indes in der vierten Generation Dominik Artaria zum steigenden Umsatz und Ansehen des Handelshauses bei (vgl. Abb. 31). 1765 am Comer See geboren, wie sein Onkel Domenico gerufen, deutschte er seinen Vornamen ein, als er 1793 in Mannheim ein eigenes Geschäft gründete und ihm die Firmenbezeichnung »Kunsthandlung Dominik Artaria« gab. Zuvor war er 1779 als Lehrling in die Wiener Filiale geschickt worden, hatte ab 1787 an der Leitung des Mainzer Unternehmens teilgehabt. Nach Mannheim eilte ihm, wie es in der Presse hieß, der Ruf einer »bereits rühmlichst bekannten Kunsthandlung« voraus[33]. Diese Erwartung enttäuschte er nicht. Seine Kontore und Schauräume erhielten eine gediegene Ausstattung, das Sortiment umfaßte was immer Kunstinteressenten begehren mochten. Neben Gemälden, Zeichnungen und Kupferstichen fehlte es nicht an Originalskulpturen sowie Gipsabgüssen antiker Plastiken. Mappenwerke, Illustrationen und Portraits berühmter Persönlichkeiten waren in Fülle vorhanden. Dieses Angebot erweiterte sich noch, als Dominik Artaria auf Betreiben seines Sohnes Karl dem Zusammenschluß mit der renommierten Buchhandlung Fontaine zustimmte. Die privaten Beziehungen erleichterten dies: Dominiks Frau Marie Anna entstammte der Familie Fontaine, in deren auf französische Erzeugnisse spezialisiertem Laden schon Merck sich für die Weimarer Freunde umgesehen hatte. Unter dem Firmennamen »Artaria und Fontaine« sind ab 1819 Kunsthandel, Buchverkauf und ein Verlag vereint.

Das prosperierende Unternehmen hielt in ansprechender Atmosphäre und Präsentation für jeden etwas bereit. »Ein lichter Saal unseres Hauses (Kunstsalon würde

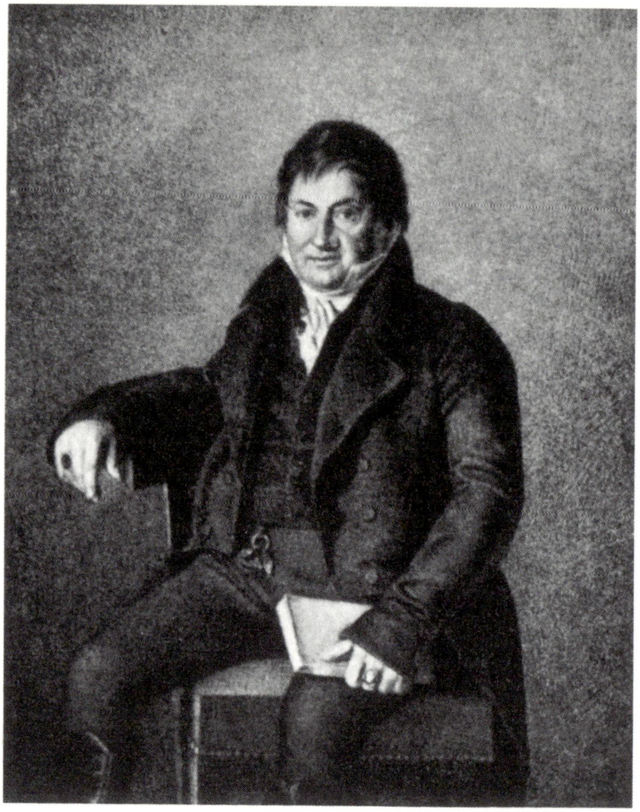

31 Dominik Artaria. Kupferstich von Ludwig Emil Grimm nach einem Gemälde von Peter Krafft, Wien 1815

man ihn heute nennen),« schildert Karl Artaria die Gegebenheiten, »ausgestattet mit Ölbildern berühmter alter und zeitgenössischer Meister, sowie seltenen Radierungen bot alles, was auf diesem Gebiet dem verwöhnten Geschmack des Kenners begehrenswert erschien. Im Hause und im Geschäft ging es zu wie in einem Bienenkorb...«[34]. Mit seinem merkantilen Spürsinn bescherte Dominik Artaria dem Handelshaus gute Bilanzen und seiner Familie wachsenden Wohlstand. Am Ende seines Lebens scheint er sich gar als Bankier betätigt zu haben. Zeitgenossen beurteilten ihn durchaus unterschiedlich. Dem englischen Bibliophilen Thomas Frognall Dibdin imponierte er als seigneuraler, vielseitig gebildeter Kunstvermittler (»a mixture of the antiquary and collector, with the merchant and man of the world«)[35]. Demgegenüber kreidete ihm der Historiograph Karl Theodor von Traitteur an, er habe »mitunter als wahrer Handelsmann nur seinen Vortheil auf eine vollwichtige Art besorget, im Grund wenig für die Kunst selbst gethan.« Zwar seien viele Maler und Stecher von ihm beschäftigt worden, doch habe es an Konflikten nicht gemangelt: »Der Handelsgeist und der aufgebrachte Italiener blickte manchmal durch.«[36] Der so gescholtene schreitet indes von Erfolg zu Erfolg und gilt vielen als konkurrenzlos. Er beliefert die Höfe in Kassel, Darmstadt und Stuttgart, in Karlsruhe, München und Wien. Weimar ist häufiges Reise- und Versandziel. Mit dem »Cammer-Präsident«, »Gallerie-Inspector« und Privat-Sammler Goethe muß die Firma des öfteren um Preise feilschen. Indem auch das bürgerliche Publikum von nah und fern nicht vernachlässigt wird, erobert die Kunsthandlung Artaria in den ersten Dezennien des 19. Jahrhunderts eine marktbeherrschende Stellung.

Zu diesem Aufstieg trug zweifelsohne bei, daß die Artarias sich mehr als Händler denn als Künstler oder Literaten empfanden. Den analogen Rollenkonflikt, in den Autoren, Maler und Zeichner sich mit ihrem verkäuferischen Nebenberuf gestellt sahen, überwanden jene zugunsten merkantiler Interessen. Zwar dilettierte noch mancher von ihnen im Malen und Zeichnen, doch ernster nahmen sie fast alle den Kaufmannsberuf und seine Probleme. Ihm widmeten sie sich mit Energie und Schöpferkraft; das Kunstgeschäft verstanden sie als kreative Aufgabe besonderer Art. Einen ähnlichen Weg ging in Weimar Johann Justin Bertuch, den sein Einfallsreichtum überdies zu einem Schrittmacher moderner Kunstindustrie erhob. Indem er selbst gestalterische Anregungen gab und neue Methoden der Präsentation ersann, »machte sich in Berlin 1780 der Kaufmann Herr Katel durch seine Kunsthandlung berühmt«[37]. Mochten auch Kunst und Kunstgewerbe, schlichte Unterhaltungsbedürfnisse und gehobene Anschauungsleistungen nicht immer deutlich geschieden sein, der bereits 1790 verstorbene Peter Friedrich Catel »drängte gleichsam im Kleinen in eine einzige Handlung zusammen, was in den vornehmsten Städten Deutschlands und anderer Länder bisher nur einzeln und zerstreut anzutreffen war.« Über ihr Sortiment in detaillierten Angebotslisten und bebilderten Katalogen regelmäßig zu informieren, ist für diese Kunsthändler ebenso selbstverständlicher Bestandteil der Kundenbetreuung und Käuferwerbung wie das Bemühen um einladende Ausstellungsräume und die ständige Erneuerung, gar Ausdehnung des Angebots. Auch in anderen Städten drängten mehr und mehr professionelle Verkäufer auf den Kunstmarkt. »In Leipzig hat Herr Rost, ein Kaufmann, seine Kunsthandlung zu einem Magazine gemacht, in welchem man fast alles findet, was Kunst und Industrie nur Schönes, Bequemes und Geschmackvolles in jeder Art für den feinen Luxus des Lebens liefert.«[38] Selbst traditionelle Künstlerdomänen werden allmählich von Kaufleuten erobert. Neben Johann Friedrich Frauenholz kann in Nürnberg um 1800 kaum jemand bestehen. Ehedem ein »Kaufdiener«, weiß der Romantiker Wilhelm Heinrich Wackenroder zu berichten, hat Frauenholz 1790 eine »Kunsthandlung angelegt, gegen welche die alten Kunsthandlungen von Knorr usw. gar nicht in Betracht kommen.« Obwohl »in einem engen Platz und schlechten Zimmer« untergebracht, stehe das Geschäft schon drei Jahre später (zum Zeitpunkt des Berichts) konkurrenzlos da: »Seine Handlung wird vielleicht in ganz Deutschland keine, als die von Artaria in Wien über sich haben ...«.[39]

Der örtlichen Tradition gemäß hat sich Frauenholz auf den Verkauf graphischer Erzeugnisse spezialisiert. Doch scheint eine solche Einschränkung unter den namhaften Händlern eher die Ausnahme geblieben zu sein. Wo Kaufleute Kunst vermarkteten, tendierten sie in jenen Jahren eher zur Großunternehmung als zum Detailhandel. Sie neigten zur Firmenexpansion, befleißigten sich breiter Warenpaletten, gründeten Zweigniederlassungen, knüpften überlokale Geschäftsverbindungen. Die Zeiten begünstigten diese Entwicklung. Die zahlreichen Höfe im zersplitterten Deutschland litten noch nicht durchgehend unter Verarmung, rivalisierten weiterhin um kulturelles Profil. Aus dem um Geschmacksbildung und häusliche Zierde bemühten städtischen Bürgertum wuchsen zusätzliche Kunden heran. Die Entstehung öffentlicher Sammlungen förderte die Nachfrage. Unter diesen Verhältnissen stellt sich dem Handel nach 1800 auf veränderte Weise das alte Problem, wie kaufmännischer Sachverstand und Kompetenz im Kunst-Urteil zueinanderfinden können, wie Umsatzwünsche und Qualitätsaspekte zu versöhnen sind. Der neue Typus auf der Bühne des Handels: der *Kunstkaufmann*, wird eine Antwort auf diese Frage immer wieder finden müssen.

Krisen, Technik, neue Märkte

Im Kreuzfeuer der Kritik

Kaufmannsgeschick hatte vor 1800 erheblich dazu beigetragen, den Handel mit Kunst zu befördern, ihn effizienter und einträglicher zu gestalten. Doch stieß dieser Aufschwung am Anfang des 19. Jahrhunderts nicht nur auf Gegenliebe. War in Frankreich ihm schon Denis Diderot eher skeptisch begegnet, so taten sich nun auch andernorts Kritiker kund. Manch einer glaubte durch den um sich greifenden Handelsgeist zumal die reine Kunstgesinnung gefährdet, sah gar das Ende aller Kunst herannahen. Vor allem Künstler schlugen solche Töne an, erblickten im aufblühenden Handel weniger neue Möglichkeiten als daß sie Gängelung befürchteten. Unter den Malern ergriff von Rom aus Joseph Anton Koch besonders laut das Wort (vgl. Abb. 32). Im Kreise der Nazarener strebte er nach einer künstlerischen Wiederbelebung deutscher Traditionen des Mittelalters aus christlichem Glauben heraus. Doch wollten er und seine Mitstreiter dieses rückwärts gewandte Kunstideal als Erneuerung verstanden wissen, wünschte der Kreis um Friedrich Overbeck eine kulturelle und soziale, in manchem gar politische Aufbruchsbewegung zu sein. Auf dem Markt freilich hatten die Nazarener mit dieser komplizierten Haltung einen schweren Stand. Weder paßten sie in das Schema der modischen Altertumsrezeption, das englische Kaufleute von Italien aus europaweit bedienten, noch wurden sie als künstlerische Avantgarde akzeptiert. Kein Händler machte sich ihr Anliegen zueigen, sie blieben überwiegend auf Mäzene angewiesen.

Aus dieser Erfahrung heraus geißelt Koch, gewiß im Sinne der deutsch-römischen Kollegen, in seiner 1834 erstmals veröffentlichten »Modernen Kunstchronik« neben manch anderer »Erbärmlichkeit« den zeitgenössischen Kunsthandel. Den englischen Händlern vom Schlage Jenkins' und Hamiltons wirft er vor, als »erdaufwühlende Antiquare« gleich »Maulwürfen« keinen Respekt vor der alten Kunst zu haben. Sondern sie rafften die Werke der Vergangenheit rücksichtslos zusammen, um sie »stückweis nach England zu schleppen. Denn dieses moderne Carthago hat niemals einen Sinn für Kunst bei sich einheimisch gehabt; allein Reichtum, Prahlerei und Eitelkeit machen die kostbarsten Werke des Altertums reisefertig, die sich dann dort durch die Schuld des Kunsthandels galerienmäßig einkerkern lassen müssen.«[1] Aus diesen Worten spricht nicht nur der verbreitete anti-englische Affekt der Epoche, der etwa auch die Malerin Louise Seidler in Rom über die »allezeit pietät- und rücksichtslosen Engländer« klagen ließ, die manch unliebsames Beispiel dafür gäben, »daß Roheit die Poesie verscheuchte.«[2] Stärker noch als dieses, wie auch immer im Einzelfall erfahrungsgesättigte, nationale Vorurteil tritt vielmehr in Kochs Angriff jene Kaufmannsablehnung zutage, die ihn veranlaßt, den Antikenverkäufern (und nicht nur ihnen) neben der Kunstkompetenz jeglichen merkantilen Sachverstand abzusprechen. Aufgrund dieser doppelten Niveaulosigkeit »kann ein Kunsthändler nie als Kaufmann, sondern nur als Krämer angesehen werden, obschon nicht unbedeutende Summen durch seine Finger laufen. Da werden antike Nasen, Ohren, Hände und Füße, Trümmer, Scherben von Lampen, Vasen, Töpfen und dergleichen durch die Jahre geheiligter Plunder gekauft und wieder verkauft, verschachert, vertauscht und umgesetzt.« Treffend beschreibt der Maler die Neigung der Händler, sich die Kenntnisse und Fertigkeiten von Experten, von »Kunstphilosophen oder Ästhetikern«, von »Restauratoren oder Bilderflickern« zunutze zu machen, auf daß ihre Ware »ein galeriefähiges Äußeres« erhalte und leichter akzeptiert werde. Dieser Trend wird im Laufe der Jahrzehnte zunehmen, wird dem Kunsthandel arbeitsteilige Muster bescheren und zu manchmal spektakulären Kooperationen führen. Doch kann er vorerst die Gesamtbewertung des skeptischen Künstlers nicht heben: »Dies wäre also der Kunsthandel im Großen, über Land und Meer, der gewöhnliche Bilder- und Kupferstichkram über Stadt und Land gleicht dem Buch-, Tee-, Kaffee-, Zucker-, Hering- und Stockfischhandel.«

Kaum weniger schlimm als der unkünstlerische Krämergeist, den er den Antikenverkäufern anlastet, dünkt Koch indes die Weigerung vieler Händler, sich für neue künstlerische Strömungen zu engagieren, ja auch nur zu interessieren. Dieses Desinteresse wirkt sich auf die moderne Kunst (zu der Koch auch die eigene zählt) unheilvoll aus. Denn da die Kaufleute sich immer zahlreicher und nachdrücklicher zwischen Hersteller und Abnehmer schieben, kann ihre Mißachtung den Kontakt zwischen Künstler und Publikum beeinträchtigen, womöglich gar verhindern. Im Extremfall entfernt der Handel Kunst und Künstler immer weiter von ihren gesellschaftlichen Wirkungsmöglichkeiten, raubt ihnen derart die unentbehrliche Lebensgrundlage. Der Manipulationsspielraum des Marktes dehnt sich aus, während die Entfaltungszonen der Künste dahinschwinden. »Durch den Kunsthandel hat die moderne Kunst ihre Bestimmung, ein feststehendes Monument des Charakters der Volkstümlichkeit zu sein, verloren und ist unter die Hefe des Pöbels gesunken, um nach jeglicher Pfeife zu tanzen.« Mit dieser, aus der Sehnsucht nach Anerkennung rhetorisch radikalisierten, in Teilaspekten zutreffenden Entwicklungsdiagnose verbindet Koch ein aller Ironie zum Trotz nicht unernstes, deutliches Verdikt: »Der Teufel hole alle Kunstfabriken und Modehandlungen, welche zu nichts da sind, als viele Hände zu beschäftigen, damit die öffentliche Sicherheit aus Mangel an Arbeit nicht gefährdet werden könne ... «.

Das Gefühl merkantiler Vernachlässigung war freilich schon zu Kochs Zeiten unter Künstlern, die fremden Ufern zustrebten, nicht neu. Hundert Jahre zuvor hatte William Hogarth das englische Parlament um Schutz vor Raubdruckern und jenen zwielichtigen Hökerern ersucht, die seine Kupferstiche nachfertigten und verkauften, ohne ihn am Erlös zu beteiligen. Das Parlament hatte diese Piraterie unterbunden, wiewohl die betroffenen keinen Zweifel an ihrem Standpunkt ließen: »Die Kunsthändler fanden, daß durch diese Neuerungssucht, wie sie es nannten, ihr Handel in Gefahr käme.« Doch entspricht genau dies der Absicht des sein Recht einkla-

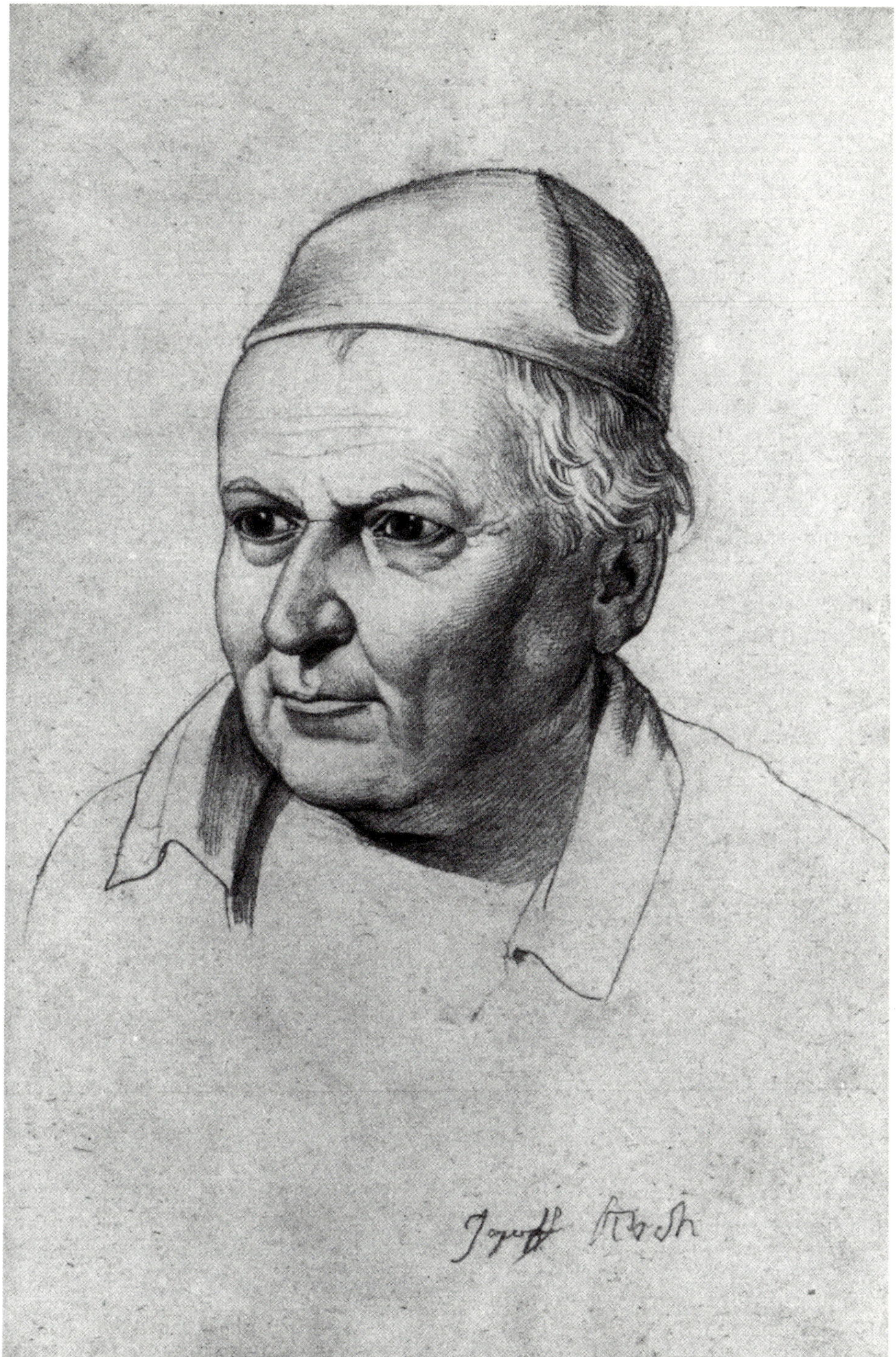

32 Joseph Anton Koch. Bleistiftzeichnung von Joseph Führich

genden Künstlers. »Es ist ja wahr, daß ihr Geschäft, welches darin besteht, durch die fleißige Arbeit anderer ein Vermögen zu verdienen, durch meine Dazwischenkunft gelitten hat und wenn die Entlarvung dieser Bande von Betrügern und Unterdrückern der reifenden Künstler ein Verbrechen ist, muß ich mich als schuldig bekennen.«[3] Indem Hogarth gegen betrügerische Händler kämpft, will er die Rechtsstellung und die Marktchancen junger sowie innovativer Künstler stärken. Denn die »Modernen« und »Jungen« glaubte auch er zugunsten der etablierten und alten Kunst vom Handel benachteiligt. Den dadurch entfachten Bilderstreit brandmarkte er ebenso anschaulich wie verbal: »Europa ist schon überladen mit solchen Werken aus anderen Zeitaltern. Sie und ihre Kopien, unzählig wie Sand am Meer, werden hin und her getauscht und genügen vollständig für die Sammler, die natürlich die seltene und von weit hergebrachte Ware der, die sie für billigen Preis zu Hause bekommen, vorziehen. Wer kann erwarten, daß man für eine moderne Landschaft 40 Guineas geben wird, wenn man für nur wenig mehr als das Doppelte eine bekommen kann, welche durch einen gutklingenden Namen sanktioniert ist und von einem Kenner mit feierlicher Miene als Original anerkannt wird.«[4] Daß bei alldem die Bilderhändler eher profitorientiert als kunstinteressiert sind, wundert Hogarth nicht. Er weiß um ihre »große und einzige Sorge ..., wie hoch das Publikum die alten Meister einschätzt, damit sie ihre Preise demgemäß für Kauf und Verkauf stellen können.«[5] Doch stört ihn mehr noch, wie sehr der Verdrängungswettbewerb zwischen alter und neuer Kunst merkantil vorausentschieden ist. Da sich mit etablierten Namen und vergangenen Epochen besser verdienen läßt, haben Gegenwart und Neuerer von vornherein das Nachsehen. Jene »Querelle des anciens et des modernes«, die seit dem 17. Jahrhundert die Gemüter der Kunsttheoretiker bewegte, erhält aus dieser Sicht einen zusätzlichen praktischen Aspekt. Denn es sind nicht allein von Experten konzeptionell entschiedene Prioritäten sowie Maximen der künstlerischen Fertigung, die über den Gang der Kunst durch die Geschichte, über den Rang von Werken und Gattungen in kulturellen Werthierarchien entscheiden. Sondern überdies gehen Steuerungseffekte von den Marktverhältnissen, konkret: vom Engagement der Verkäufer, von den (beeinflußbaren) Vorlieben der Erwerber aus. In den Köpfen der Händler, des sind sich Hogarth, Koch und ihre Mitstreiter gewiß, erringt die neue Kunst auch kulturell erst die Oberhand, sobald sie sich als profitabel erweist und so der alten finanziell das Wasser abgräbt.

Allerdings blieb in jenen Jahren, da Koch in Rom seine Polemik niederschrieb, der Kunsthandel nicht überall und dauerhaft so einträglich, wie der Maler argwöhnte. Seidem der selbsternannte Kaiser Napoleon seine europäischen Nachbarn mit Krieg überzog, um die Vorherrschaft auf dem Kontinent zu erringen, waren die betroffenen Länder in eine tiefe Wirtschaftskrise geraten. Ihre Staatshaushalte wurden mehr denn je durch Militärausgaben belastet, die privaten Verbraucher litten nicht nur unter Kriegsnöten und Versorgungsmängeln, sondern ebenso unter Geldentwertung und Kaufkraftverlust. Auch der Kunsthandel bekam dies alles zu spüren, mußte schwere Einbrüche hinnehmen. Denn wer wollte noch Bilder oder Skulpturen kaufen, während er sich ums tägliche Überleben zu sorgen hatte? Zudem konnte niemand gewiß sein, die erworbenen Schätze behalten zu dürfen. Zogen doch im Gefolge der französischen Soldateska Raubkommissionen durch die Länder, um einzuheimsen, was in Paris dem Generaldirektor Vivant Denon für die staatlichen Museen geeignet erschien oder was einzelne Beauftragte privat begehrten. Kunstsammlungen in Schlössern und Bürgerhäusern wurden genauso geplündert wie renommierte Bibliotheken gleich jener in Wolfenbüttel[6]. Wer solchen Übergriffen entgegentrat, mußte mit Folgen rechnen. Als 1806 in Weimar Georg Melchior Kraus, vertrauter Mitarbeiter Bertuchs am »Journal des Luxus und der Moden« sowie langjähriger Leiter der herzoglichen Zeichenschule, Schlimmstes zu verhindern sucht, wird er von Marodeuren zusammengeschlagen. Wenig später erliegt er im Hause des Unternehmers seinen Verletzungen[7]. Bertuch hatte in dieser Zeit nicht nur menschliche, sondern auch materielle Verluste zu beklagen: »In der Tat habe ich jetzt manche Sorge und kummervolle Stunden über meine Geschäfte, welche der totale Mangel an barem Gelde und das Stocken und Ausbleiben aller Zahlungen in und seit der Michaelismesse unendlich schwierig machen. Ich habe wöchentlich an 500 Reichstaler Arbeitslohn zu zahlen, und nirgends ist bares Geld. Das ist eine abscheuliche Lage. Auf eine Unterstützung von oben herab, obgleich ich über 450 Menschen in Weimar ernähre, kann ich garnicht rechnen.«[8]

Günstige Geschäfte machten nun eher jene skrupellosen Händler, die wie der Franzose Jean-Baptiste Lebrun als Beschlagnahmer den napoleonischen Truppen nachreisten oder gleich dem Engländer William Buchanan im Auftrag plündernder »Sammler« Beutegut weiterverkauften. Der illegale Markt, der so entstand, beeinträchtigte zusätzlich die seriösen Händler. Gegen Diebesware und Preisverfall kamen in Deutschland selbst eingeführte, angesehene Firmen kaum an. So ging etwa das Unternehmen des, wie Friedrich Schiller ihn zu adressieren pflegte, »berühmten Kunsthändlers in Nürnberg« Johann Friedrich Frauenholz infolge kriegerisch bedingter Umsatzeinbußen in Konkurs. Auch der junge Kaufmann Johann Andreas Börner, den Frauenholz ins Geschäft genommen und bald zu seinem Teilhaber gemacht hatte, konnte den Niedergang nicht aufhalten. Aus dem »Nürnberger Verein für Künstler und Kunstfreunde«, den der Firmengründer 1792 mitgebildet hatte, waren in der allgemeinen Not nicht jene Stützkäufe zu erwarten, die dem Ruin hätten Einhalt gebieten können. Selbst ausländische Kunden, um die man lange und mit Unterstützung Gleichgesinnter geworben hatte, konnten keinen Ausgleich schaffen oder fielen völlig aus. Schiller, der mit Frauenholz wegen einer illustrierten Ausgabe seines Dramas »Don Carlos« in Kontakt gekommen war, ermunterte noch 1803 seinen nunmehr in weimarischen Diensten reisenden Schwager Wilhelm von Wolzogen, sich in der Ferne für den Verkäufer und Verleger einzusetzen: »Ich habe dem Nürnberger Kunsthändler Frauenholz empfohlen an Dich zu schreiben und Dir seinen Katalog beizulegen. Vielleicht kannst Du in Petersburg etwas für ihn thun, er ist ein dankbarer Mann und wenn Du ihn Dir verpflichtest, so wird er Dich bei Bestellungen sehr gut bedienen. Besonders wünscht er gute Connexionen in Petersburg zu haben, die ihm noch fehlen.«[9] Solchen »Connexionen« war im Kriegseuropa freilich keine Dauer mehr beschieden. Wie Einzelfirmen fallierten, wie erprobte Netzwerke stagnierten oder zerrissen, so wurde auch das Anknüpfen neuer Beziehungen zunehmend schwieriger. Dennoch formieren sich gerade in diesen Jahren erste Zusammenschlüsse, die der Kunst soziale Wirkungsräume öffnen und zudem den kulturellen Zusammenhalt der Deutschen in der Phase politischer Schwäche gewährleisten wollen. Die in vielen Städten entstehenden Kunstvereine bieten den Bilderhändlern ein neues Forum ästhetischer und merkantiler Aktivitäten.

Hellere Räume, kürzere Wege

Erleichtert wird im Fortgang der Jahrzehnte der Wiedergewinn und Ausbau von Geschäftsbeziehungen sowie Handelsnetzen durch eine Epochenmacht, gegen welche der Deutschrömer Koch in seiner Kaufmannsschelte gleich mit zu Felde gezogen war: die Technik. Von deren seinerzeit aufsehenerregenden Schrittmachern, den »Dampfmaschinen«, glaubte der Maler zu wissen und verkünden zu müssen, daß sie »in den Manufakturstädten Englands ... so viel Unheil anrichten«[10]. Doch versperrte ihm dieses der industriellen Arbeitsplatzvernichtung gewidmete Urteil die Sicht auf den Einfluß, den technische Entwicklungen nun auch auf Kunst und Kunstverbreitung zu nehmen begannen. Der Siegeszug der Dampflokomotive verbesserte die Transportmöglichkeiten von Kunstgütern erheblich. Eisenbahn und Schienennetz minderten jene von Eugène Delacroix 1849 in einem Schreiben an den Kunsthändler Jame in Lyon beklagten »zahlreichen Unzulänglichkeiten, welche der Transport für ein schon altes Werk mit sich bringt, der eine Menge stets gefährlicher Maßnahmen nötig macht, wie mehrfaches Nageln und wieder Lösen der Spannägel, das Einrollen, Verpacken und Transportieren der Leinwand usw.«[11] Zukünftig durften künstlerische Frachten größer und schwerer sein, hatten mehr Wegesicherheit, mußten weniger Witterungsschäden erdulden, kamen schneller und leichter ans Ziel. Auch die Reisenden selbst profitierten vom expansiven Zugverkehr. Zwar mochte mancher diese Industrialisierung des Ortswechsels bedauern wie Louise Seidler in der Erinnerung an ihren Italienaufenthalt: »Welch ein Unterschied, wenn die jetzige Jugend nach Rom reist! Kaltblütig steigt man in den Eisenbahnwagen, in das Dampfschiff ... « und gelange auf ziemlich prosaische Weise an den Bestimmungsort. Im Vergleich damit erschien die eigene Kutschenfahrt der Malerin als »weit poetischer«[12]. Doch wußte sie zugleich, welch mannigfache, nicht nur zeitliche »Geduldsprüfung« ihr mit dieser Art des Reisens um 1820 auferlegt worden war. Das rückblickende Urteil fällt vierzig Jahre später unmißverständlich aus: »Unerträglich im Vergleich zu der unaufhaltsamen Pünktlichkeit der Eisenbahnen.«[12]

Bequemlichkeit und Sicherheit, Pünktlichkeit und Zeitgewinn: dies und dergleichen mehr sind die Vorteile, welche Personenverkehr sowie Sachbeförderung aus der Technifizierung der Wege beziehen. Mit der Verbesserung der Dampfschiffahrt sind von der Mitte des 19. Jahrhunderts an auch die Überseerouten, vor allem die Strecken zwischen Europa und Nordamerika, leichter zu bewältigen. Kaum weniger bedeutsam ist der technische Fortschritt des Informationswesens. Denn nicht nur Frachten, Pakete, Briefe und Menschen gelangen immer zügiger von Ort zu Ort. Sondern es werden überdies Nachrichten rascher und ungehinderter ausgetauscht. Die Telegraphie arriviert zu einem verbreiteten Kommunikationsmittel; mit der Verlegung des ersten transozeanischen Kabels rücken nach 1866 die USA und

Europa auch in dieser Hinsicht aufeinander zu. Durch all diese und viele folgende technisch-industrielle Neuerungen weitet sich der Radius der Kunstaktion stetig aus. Analog zur politischen und wirtschaftlichen Kolonisation verstärkt sich der kulturelle Austausch zwischen Ländern und Kontinenten . Häufiger als je zuvor gehen im 19. Jahrhundert europäische Künstler auf Reisen, entdecken den Orient und Asien, Afrika und Amerika, setzen die gewonnenen Eindrücke in exotischer Ästhetisierung ihres bildnerischen Schaffens um. Auch der Handel bricht im Lauf der Jahrzehnte zu den neuen Küsten auf; wie zuvor bereits internationaler wird er nun zunehmend interkontinentaler. Unter dem Einfluß der technisch-industriellen Veränderungen wandeln sich Zeit und Raum ebenfalls im merkantilen Zugriff. Die »Welt« der Länder und Meere öffnet sich, wird einerseits weiter. Doch sie schließt sich zugleich, wird aufgrund erleichterter Zugänglichkeit und Übersicht kleiner. Das vormals Entlegene rückt näher, erlangt Vertrautheit; das Nahe bekommt aus der Ferne ein verändertes Aussehen, mag fremd anmuten. Gleich seinen Mitmenschen muß der Kunsthändler mit diesen technisch bewirkten Veränderungen des Lebens in Alltag und Beruf zurechtzukommen trachten.

Entspricht der Umschwung im Zeitverhalten der technischen Dynamisierung der Lebensvollzüge, so erfährt zugleich das Ortsempfinden eine Veränderung. Nichts markiert diesen Wandel der Daseinsstatik, des räumlichen Ausschnitts in Alltag und Beruf, so sehr wie das Aufkommen der Gasbeleuchtung, der am Ende des Jahrhunderts das elektrische Licht folgt. Wiederum sind es neben anderen Künstler, welche die Neuerung emphatisch begrüßen. Der Architekt Gottfried Semper erkennt ihren Nutzen genau: »Welch eine herrliche Erfindung ist die Gasbeleuchtung! Mit welchen Mitteln bereichert sie (abgesehen von deren unendlicher Wichtigkeit für den Bedarf des Lebens) unsere Festlichkeiten!«[13]. Denn mittels der künstlichen Helligkeit lassen sich nicht nur Produktionsstätten und Büros belichten, können nicht bloß Straßen, Plätze, Privaträume bestrahlt werden. Sondern es entsteht eine Atmosphäre, die dem Raum als Ort der Wahrnehmung, des Sehens neuartige Qualität verleiht. Das künstliche Licht durchbricht die Grenzfolge von Tag und Nacht, es setzt die Dunkelheit allmählich außer Kraft. Der Abend, die Nacht verwandeln sich in einen künstlich illuminierten Tag, an dem sich unter Laternen, vor beleuchteten Schaufenstern flanieren läßt, an dem man im Lampenschein arbeiten oder sich vergnügen kann. Auch Bilder, Zeichnungen, Plastiken bleiben jetzt länger sichtbar, privat wie in geschäftlicher Umgebung. Händler und Galerist erlangen in der künstlichen Lichtquelle ein neues technisches Mittel, das Augenmerk von Interessenten auf ihr Angebot zu lenken. Nicht länger mehr müssen sie vom Ruß der Kerzen Schwärzungen an Gemälden und Skulpturen befürchten. Einzelne Werke können in ein vorteilhafteres Licht gerückt werden, Schauräume laden mit neuen Hell-Dunkel-Effekten ein, Präsentationen und Öffnungszeiten von Kunstunternehmen lassen sich leichter den Wünschen der Besucher anpassen.

Solchen geschäftlichen Aufhellungen korrespondiert der steigende Einsatz künstlichen Lichts in Privaträumen. Käufer und Sammler verspüren den Wunsch, ihre Schätze erhellt zu sehen, sie jederzeitig und genauer betrachten sowie vorzeigen zu können. Mochte das 18. Jahrhundert die Epoche innerer Erleuchtung von Verstand und Seele gewesen sein, so strebt das neunzehnte vor allem nach äußerer Beleuchtung der Dinge. Die Lampen und Lüster indes lassen zugleich die noch leeren Flächen an den Wänden hervortreten. Diese Vakanzen wiederum erheischen Füllung, Besetzung. Dementsprechend nehmen mit dem Lichteinsatz die Bilderwünsche zu. Wie die ökonomische Besserstellung zumal bürgerlicher Schichten die Kunstnachfrage verstärkt, so erhält diese durch die technische Entwicklung einen zusätzlichen Schub. Die Interessenten konkurrieren nun gewissermaßen bei besserem Licht, in rascherer Erreichbarkeit, mit genaueren Informationen um Genuß und Besitz von Kunstwerken. Der Markt gerät so in den Sog einer technisch eskalierten Beweglichkeit; die Händler sehen sich genötigt, mobiler und flexibler zu werden.

Doch erhalten Kunstwerke nicht nur immer hellere Beleuchtung. Sie werden auch zunehmend abgelichtet. Während Bahn und Lampe die Kunst äußerlich erfassen, sie zeitlich beschleunigen und räumlich hervorholen, macht der Photoapparat sie sich innerlich zueigen, um sie in verwandelter Gestalt schneller und dichter an die Leute heranzutragen. Die photographische Reproduktion beschert den Kunstwerken eine sekundäre Mobilisierung, indem sie ihr Abbild unaufwendiger Ortsverlagerung sowie zeitlich unbegrenzter Verfügung zuführt. Wie auch immer in Maßstab und Anschauungsqualität verändert, steht das abgelichtete Kunstwerk bald überall zu Diensten. Es gewinnt Allgegenwart. Einerseits führt dies zur Verhäuslichung der Kunstbetrachtung, indem fortan jeder daheim Einzelwiedergaben, Kataloge und dergleichen anschauen kann. Zum anderen wird der Kunst ein vormals unbekannter Öffentlichkeitscharakter aufgenötigt, da ihre Abzüge nun auch jenseits der primären Standorte zur Anschauung gebracht, vermittelt und verbreitet, ja massenhaft angeeignet werden können.[14]

Daraus ließ sich durchaus ein Geschäft machen. Der Einsatz der Photographie förderte die technogene Merkantilisierung der Kunst. Schon André Adolphe Eugène Disdéri, der Erfinder des kleinen Formats, dachte um 1860 daran, die Gemälde des Louvre zu photographieren. Doch erst sein Zeitgenosse Adolphe Braun setzte die Idee in die Tat um, ließ die Sixtinische Kapelle ablichten, Fresken auch in anderen Kirchen aufnehmen, Gemälde aus den Museen europäischer Hauptstädte knipsen. Seine Firma erwarb das alleinige Recht, die Werke des Louvre zu reproduzieren und dergestalt zu vermarkten. Die Industrialisierung schritt auch auf diesem Sektor rasch voran. Sammlung, Angebot und Vertrieb allein des Braun'schen Unternehmens gingen bald in die Hunderttausende. All diese Reproduktionen förderten die Verbreitung und die Genauigkeit kunstbezogener Informationen, werden auch die Neugier aufs Original geweckt haben. Insofern führten sie der Kunst neue Interessenten zu, ließen vielleicht gar Kaufbereitschaften entstehen. Zweifelsohne nützten sie dem Handel, der zudem in der Ablichtung der eigenen Offerten ein zusätzliches Werbemedium erhielt.

Doch erkannte der Kunsthandel noch kaum den ästhetischen Eigenwert der Photographie. Während Maler schon früh photographische Vorlagen ihren Portraits zugrundelegten, sich wie beispielsweise Delacroix bereits in den ersten heliographischen Gesellschaften engagierten, auch vielfach ein experimentelles Interesse im Umgang mit dem neuen Medium entwickelten, verhielt sich der Handel eher abwartend. Photographien als selbständige Kunstwerke anzusehen und anzubieten, den Markt dieser Kunstform zu erschließen, war ihm noch nicht zweifelsfrei. Daher mußte etwa der schottische Maler und Photograph David Octavius Hill 1848 die Londoner Kunsthandlung Colnaghi's mit viel brieflicher Überredungskunst auf seine Ablichtungen vorbereiten, um ihr »hundert Exemplare zukommen zu lassen, die anzunehmen Sie die Güte haben werden.« Ausführlich schildert er die Besonderheit der Sendung und entschuldigt sich für seine Beharrlichkeit: »Vergeben Sie meine Umständlichkeit anläßlich eines Themas, das Ihnen solcher Mühe nicht wert scheinen mag, aber es handelt sich um eine Angelegenheit, die mir doch ziemlich am Herzen liegt.«[15] Zumal der etablierte Kunsthandel öffnete sich solchen Neuerungen erst allmählich. Im Kontext der allgemeinen technischen Entwicklung und merkantiler Prioritäten galt ihm die Photographie lange eher als Instrument der Marktbeeinflussung denn als eigene Kunstform.

Der Botschafter der Impressionisten

Unter dem Einfluß der technischen und politischen, der wirtschaftlichen und sozialen Epochendynamik gerät der Kunsthandel in den späteren Jahrzehnten des 19. Jahrhunderts in eine Phase erneuter Bewegung und Umformierung. Hervorstechende Merkmale dieses Wandels sind einerseits die weitere Auseinanderentwicklung der Marktsegmente gemäß den unterschiedlichen Orientierungen von Händlern beziehungsweise Sammlern und zum anderen, als dennoch bestehende Gemeinsamkeit, die Entdeckung des amerikanischen Marktes. Analog zur sich vertiefenden Spaltung in den Handel mit alter, etablierter Kunst und einen solchen mit neuen, zeitgenössischen Werken gewinnen auch die Händler selbst deutlicher voneinander abweichende Profile. Aus dieser Zergliederung gehen zwei Grundtypen hervor, deren jeder zwar den beschriebenen Prozessen der Ästhetisierung und Intellektualisierung, der Merkantilisierung wie Technifizierung des Berufs unterliegt, die aber doch mentalitätsmäßig nicht zu verwechseln sind. Als Nachfolger des vormaligen »Antiquarius« bevorzugt der eine das Geschäft mit wertmäßig gesicherten, daher kaum krisenanfälligen Hervorbringungen, die ihm an stabilen Investitionen interessierte Käufer abnehmen. Ihm steht gegenüber ein sich deutlicher als je zuvor konturierender »Modernus«, der das Wagnis eingeht, einem wenig für Neues aufgeschlossenen Publikum die Schöpfungen der jeweiligen Gegenwart näherzubringen.

Als Prototyp des in letzterem Sinne risikobereiten Händlers tritt im abschließenden Drittel des 19. Jahrhunderts der Franzose Paul Durand-Ruel in Erscheinung. Tatkräftig widerlegt er für seine Zeit die wiederkehrenden Klagen innovativer Künstler, daß sich kein Vermittler ihrer annehme. Er war kein Gelegenheitshändler wie der Farbenreiber Julien Tanguy, der als Bezahlung ab und an Gemälde akzeptierte, dessen Geschäft sich infolgedessen nolens volens zum Bilderhandel ausweitete (vgl. Abb. 33). Der als kauzig geschilderte Bretone, ein Freund der jungen Kunst und Künstler, unterstützte durch solche Kompensationsgeschäfte manchen später berühmten Maler. In seinem Laden fanden Werke von Cézanne, Gauguin, van Gogh und anderen meist beiläufige Käufer. Ein professioneller Händler wollte Père Tanguy

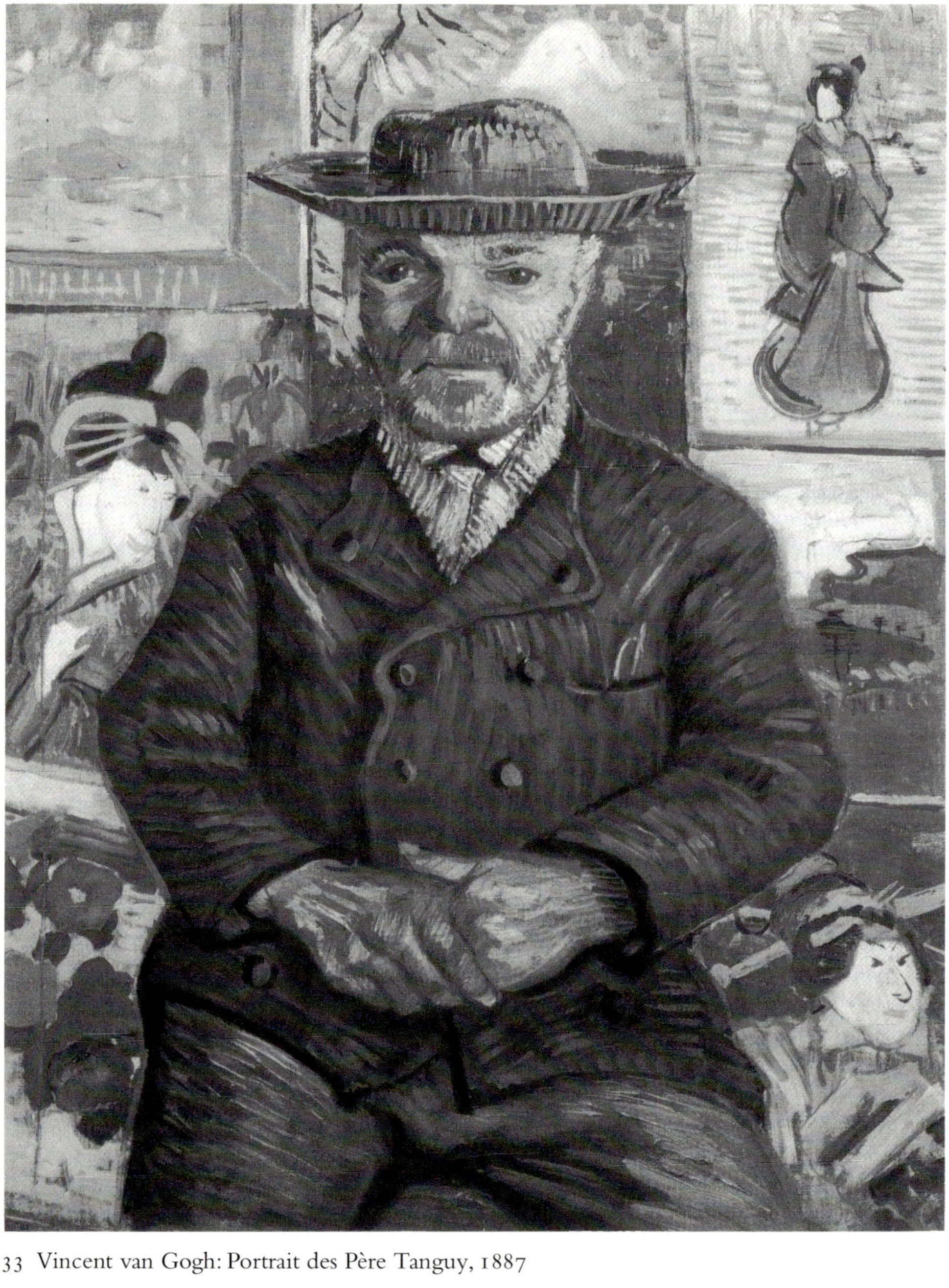

33 Vincent van Gogh: Portrait des Père Tanguy, 1887

nicht werden. Ihn kümmerte die Kundschaft wenig, begnügte er sich doch mit zufälligen Veräußerungen. Anders Paul Durand-Ruel: Dem Zeitgeist entsprechend hatte er ursprünglich Soldat oder Missionar werden wollen, doch verwandelte er sich stattdessen in einen Botschafter der Kunst (vgl. Abb. 34). Weltanschaulich konservativ, ein Monarchist und Katholik, war er in künstlerischen Fragen progressiv. Wie seine Landsleute wollte er auch die Menschen in der Ferne von der Zukunftsbedeutung der zeitgenössischen französischen Malerei überzeugen, wollte er durch diese ästhetische Sichtveränderung zum kulturellen Wandel der Epoche beitragen.

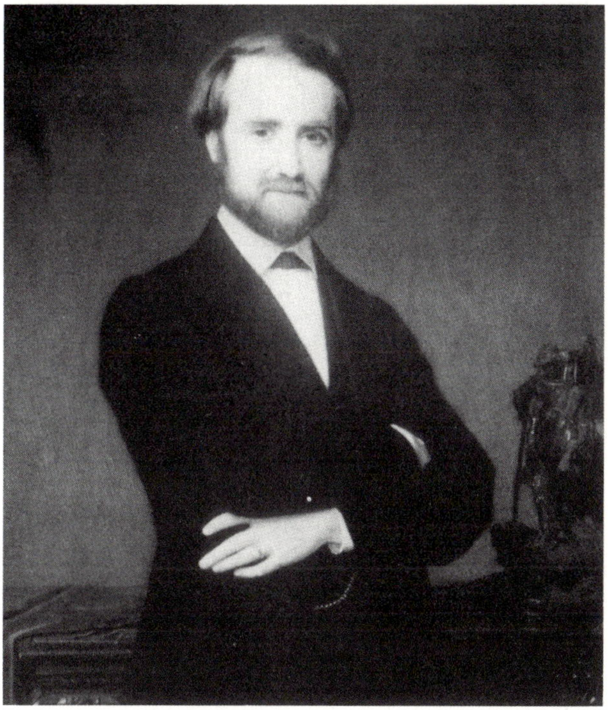

34 Hugues Merle: Paul Durand-Ruel, 1886

»Man muß versuchen, die Neue Welt gleichzeitig mit der Alten zu revolutionieren.«[16] Dieser Überzeugung unterwarf Durand-Ruel sein gesamtes berufliches Denken und Handeln. Seiner Sache sicher, verabscheute er künstlerischen Wankelmut ebenso wie geldliche Winkelzüge, mochte Profitsucht nicht über den Kunstverstand siegen lassen: »Ein echter Kunsthändler muß gleichzeitig auch ein aufgeklärter Kunstliebhaber sein, der, wenn nötig, bereit ist, sein unmittelbares geschäftliches Interesse seiner künstlerischen Überzeugung zu opfern, und lieber gegen Spekulanten kämpft, als daß er sich an ihren Machenschaften beteiligt.«[17] Als verläßlicher Parteigänger der Impressionisten hat Durand-Ruel dieses Credo in die Tat umgesetzt und durch dieses Engagement der jungen Malergeneration den Weg zur Anerkennung geebnet. Bis ihm dieser Erfolg beschieden war, mußte er allerdings einen schwierigen Weg voller Rückschläge hinter sich bringen.

Zunächst erlernte er das kaufmännische Metier beim Vater. Jean-Marie Durand, selbst ein Kaufmann, hatte in den Schreibwarenladen seiner Frau, deren Namen er dem seinen anfügte, eingeheiratet. Bald wurde das Sortiment um Mal- und Zeichenmaterial erweitert, schließlich dem Geschäft eine Galerie hinzugefügt. Dieser galt

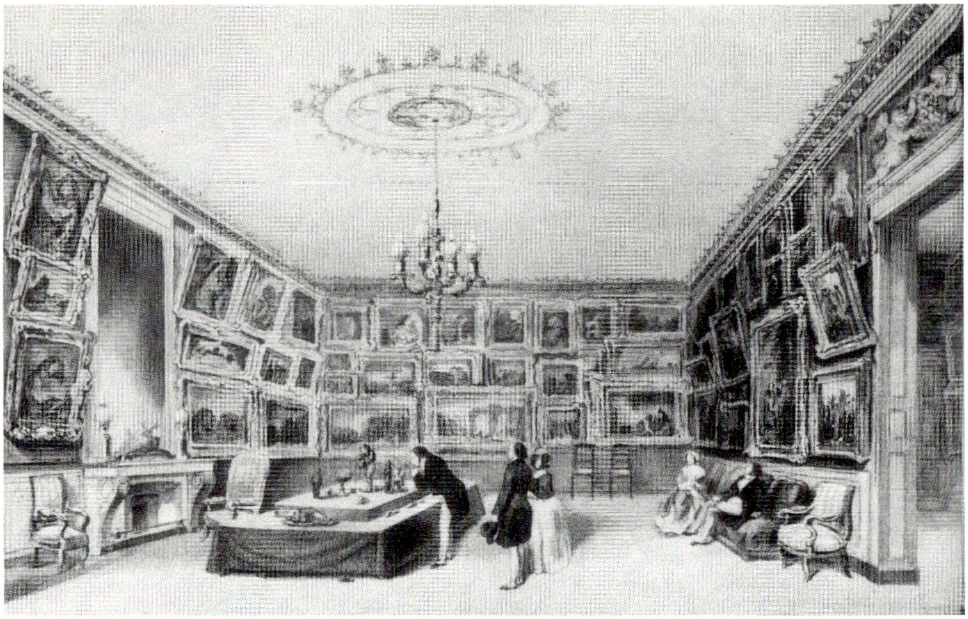

35 Charles Daubigny: Ausstellungsraum der Galerie Durand-Ruel, Lithographie 1845

sein hauptsächliches Interesse, in ihr wurde der Sohn mit dem Kunsthandel vertraut. Dessen künstlerischer Lernort war zudem der Louvre, auf zahlreichen Reisen bildete er sich autodidaktisch zum Kenner fort. Doch war Paul wohl gleich dem Vater in künstlerischen Angelegenheiten ein gelehrigerer Schüler als in merkantilen. Das Kunstgeschäft stand meist auf schwachen finanziellen Füßen, es schwankte unablässig, kam dem Ruin oft nah. »Aus Leidenschaft für die schönen Werke unserer großen Maler vergaß ich vollständig, daß ich Kaufmann war…«, sinnierte er später über seine Neigung, auf Versteigerungen die Preise seiner Künstler in die Höhe zu treiben, sich zu waghalsigen Einkäufen verleiten zu lassen, zu selten auf finanzielle Rücklagen geachtet zu haben[18]. Unsprünglich hatte der Handel sich in vielversprechenden Bahnen bewegt. Romantiker und Realisten, die Schule von Barbizon bestimmten das Geschäft, Corot und Courbet, Rousseau, Millet und Daubigny setzten Akzente. Doch brachte die politische Krise um 1870 eine Wende auch in Durand-Ruels Leben und Beruf. Dem Hinscheiden des Vaters (1865) folgte 1871 der Tod der Frau. Vor Commune und Krieg wich Durand-Ruel nach London aus, wo er Malern wie Pissarro und Monet unter die Arme zu greifen suchte. Kurz zuvor noch, 1869, hatte er neue Galerieräume in der Rue Laffitte bezogen und entscheidende Schritte zur Modernisierung des Unternehmens eingeleitet. Präsentation und Atmosphäre änderten sich weitgehend. Hatten früher die Bilder bei eher dürftiger Beleuchtung in traditioneller Manier dicht neben- sowie übereinander gehangen (vgl. Abb. 35), so gewährte man ihnen nun in vorzugsweise horizontaler Reihung mehr Platz, spendete ihnen nach Maßgabe der technischen Entwicklung besseres Licht, beleuchtete sie baldmöglichst mit einzelnen Lampen (vgl. Abb. 36). Bei der Kunstbetrachtung sollte nicht länger die Bildmenge den Eindruck bestimmen, indem die Konzentration auf ein Werk womöglich durch die Nähe anderer beeinträchtigt würde. Sondern jedes einzelne Gemälde sollte für sich sprechen, allein wirken können.

Derartige Maßnahmen milderten jedoch kaum die wirtschaftlichen Schwierigkeiten, mit denen Durand-Ruel nach seiner 1871 erfolgten Heimkehr fertig werden mußte. Finanzkrise und Geist der Restaurationsperiode waren nicht geeignet noch willens, seiner Entscheidung, sich händlerisch der Impressionisten anzunehmen, ökonomischen und kulturellen Tribut zu zollen. Der Drang zu neuen Ufern machte sich nicht bezahlt. Der einflußreiche Kritiker Albert Wolff sprach von »Wahnsinnigen« und »Machwerken«, Käufer blieben aus, die Verschuldung wuchs in unübersichtliche Höhen. Doch gab Durand-Ruel nicht auf. Unfreiwillig war er mehr Galerist als Händler, mehr Aussteller denn Verkäufer geworden und er fügt sich in diese Rolle. Er macht aus der Not eine Tugend, ergreift eine jenseits des Atlantik sich bietende Chance und zeigt 1886 erstmals in New York impressionistische Gemälde. Weder schrecken ihn die 30% Zoll, die damals auf jeden Verkauf eines importierten Werkes in den USA zu entrichten waren, noch läßt er sich durch Abneigung und Vorurteile seiner französischen Künstler-Freunde einschüchtern. Monets Weigerung, seine Bilder in das »Land der Yankees« zu schicken, weil es nur in Paris guten

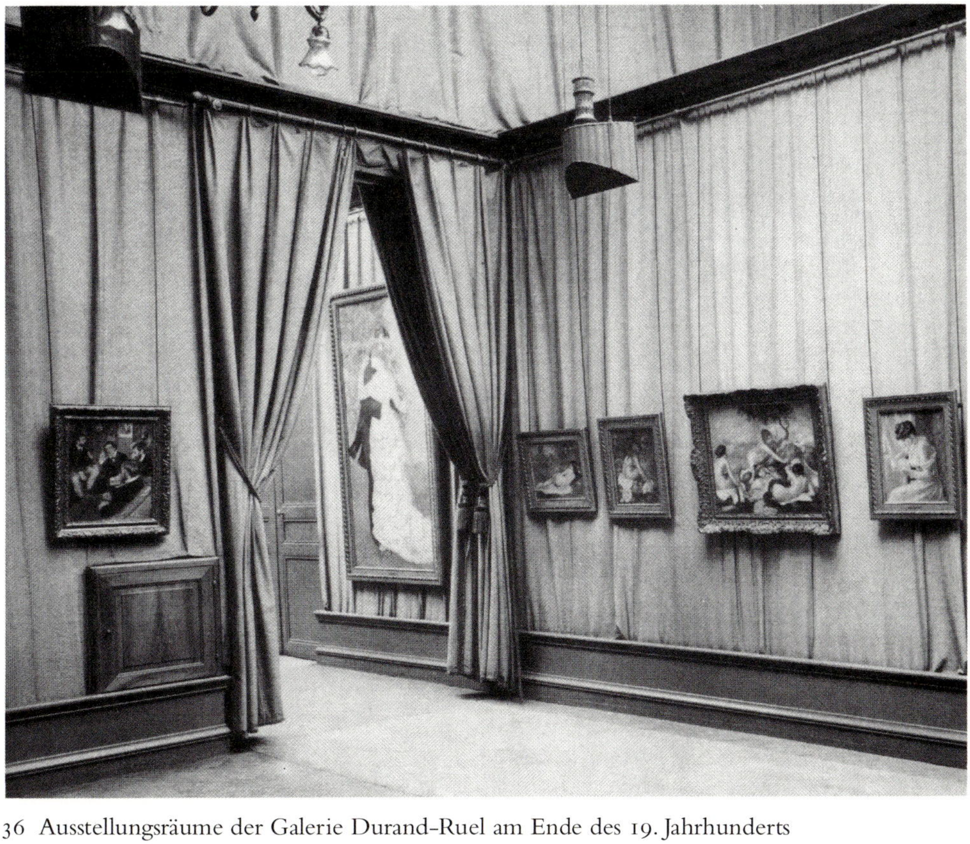

36 Ausstellungsräume der Galerie Durand-Ruel am Ende des 19. Jahrhunderts

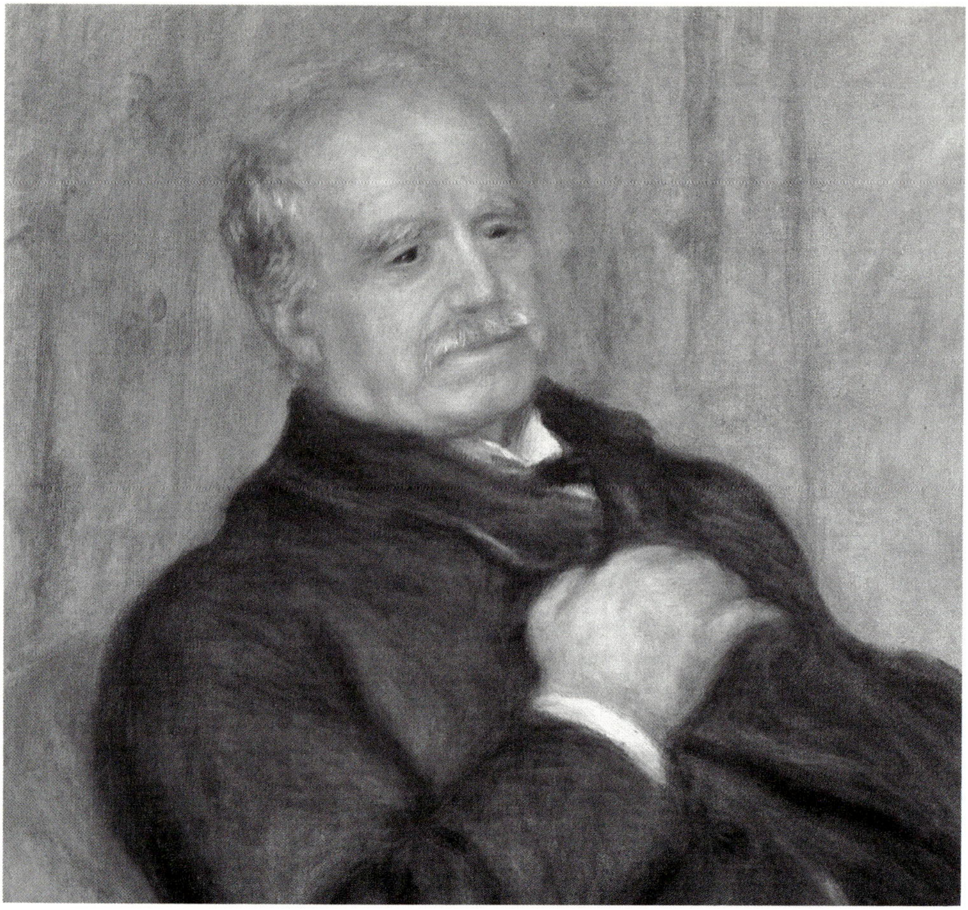

37 Auguste Renoir: Paul Durand-Ruel, 1910. Paris, Sammlung Durand-Ruel

Geschmack gebe, mag er nicht akzeptieren und Fantin-Latour entgegnet er: »Glauben Sie nicht, daß die Amerikaner Wilde sind. Im Gegenteil, sie sind weniger ignorant, weniger engstirnig als unsere französischen Sammler.«[19] Der Erfolg gab Durand-Ruel recht. Der ersten Ausstellung mit fast 300 Bildern, mit Werken von Degas, Manet und Monet, von Renoir, Seurat, Sisley und vielen anderen Künstlern folgte ein Jahr später eine weitere, die zahlreichere Arbeiten etablierter Maler wie Delacroix, Courbet, Rousseau einbezog. Mit Genugtuung kann der Organisator feststellen: »Die Ausstellung war erfolgreich, indem sie viel Neugier weckte und, im Unterschied zu Pariser Vorgängen, weder einen Aufruhr oder dumme Bemerkungen hervorrief noch Proteste veranlaßte... Die Öffentlichkeit und all die Sammler kamen nicht um zu lachen, sondern um mit eigenen Augen die Bilder anzuschauen, die in Paris so viel Aufsehen erregt hatten.«[20]

Der impressionistischen Kunst konnte Durand-Ruel von New York aus neue Interessenten und Sammler zuführen. Mit manchen von ihnen, wie dem Zuckerfabrikanten Henry Havemeyer und seiner Familie, verband ihn eine anhaltende Geschäftsbeziehung. Ende der achtziger Jahre richtete er in der Fifth Avenue eine eigene Galerie ein, um die sich in der Folge vor allem seine Söhne kümmerten. Die Verkäufe nahmen zu, der Umsatz stieg. Schulden konnten abgetragen werden, die Finanzen gesundeten. Kurzzeitig erwachte auch der intellektuelle Vorreiter wieder in ihm, indem er mit »L'Art dans les Deux Mondes« die erste transkontinentale, französisch-amerikanische Kunstzeitschrift herausgab. Amerikanische Kommentatoren verwehrten ihm nicht länger die Anerkennung, nach der er gestrebt hatte. Für sie war er ein »aufrichtiger Kunstliebhaber wie auch ein Kunsthändler, ein Mann, der den Mut zu seinen Überzeugungen hatte und eine gründliche Kunstkenntnis, auf die er seinen Glauben stützen konnte.«[21] Als kultureller und merkantiler Botschafter der impressionistischen Malerei erreichte Durand-Ruel auf der umwegreichen Reise über den Atlantik schließlich doch noch das Ziel, das ihm vorgeschwebt hatte. Mochte auch in späteren Jahren jene Skepsis in ihm walten, die aus Renoirs Altersportrait spricht (vgl. Abb. 37), er durfte gewiß sein, daß die von ihm in die Welt getragene Kunde seiner Künstler vernommen worden war.

Europas Schätze gehen auf Reisen

Kaufmännisch wurde dieser Erfolg nur möglich durch die wachsende künstlerische Neugier und Erwerbsbereitschaft des nordamerikanischen Großbürgertums. Technik und Industrie hatten wie in Europa auch in den USA eine neue Schicht entstehen lassen, die inzwischen vermögend und interessiert genug war, um sich durch ausgedehnte Kunstkäufe ein kulturelles Profil sowie den geschichtlichen Anschluß an Europa zu verschaffen. Von diesem Bedürfnis amerikanischer Industrieller und Bankiers profitierten indes nicht nur avantgardistische Händler wie Durand-Ruel und seinesgleichen. Auch die Nachfolger des vormaligen Antiquarius, die Anbieter alter Kunst und gesicherter Werte, erschlossen sich zunehmend den amerikanischen Markt. Unter ihnen hat keiner dies so geschickt verstanden, war niemand so erfolgreich wie die Mitglieder der Familie Duveen. Schon der Herkunft nach waren sie auf internationale Aktivitäten, auf Unternehmungen großen Formats hin angelegt. Mütterlicherseits zählte zu ihren Vorfahren Eberhard Jabach, jener aus Köln stammende Bankier und Sammler, der unter Louis XIV in Paris zu Einfluß und Ansehen gelangt war, dessen Zeichnungen und Gemälde durch einen Notverkauf an den König in den Louvre übergingen. Unter den Ahnen der Duveens waren Franzosen und Deutsche, Spanier wie Holländer anzutreffen gewesen. Zwischen den Ländern wandernd, als Juden hin- und hergetrieben, hatten sie meist als Händler ihr Glück versucht. In den Niederlanden hatten einige von ihnen eine Bleibe gefunden, sich als Schmiede niedergelassen. Wie andere Verwandte betätigte sich Joseph Henoch Duveen in der Mitte des 19. Jahrhunderts zunächst als Antiquitätenhändler, doch überließ er dieses Geschäft bald seiner Schwester, um sich der Stahlfabrikation zuzuwenden. Ganz anders sein Sohn: Joel Joseph Duveen verfolgt von früh an ein klares Berufsziel. Er schaut sich zunächst bei Onkel und Tante in Haarlem um, begibt sich dann nach England, um ein richtiger »antique dealer« zu werden.[22]

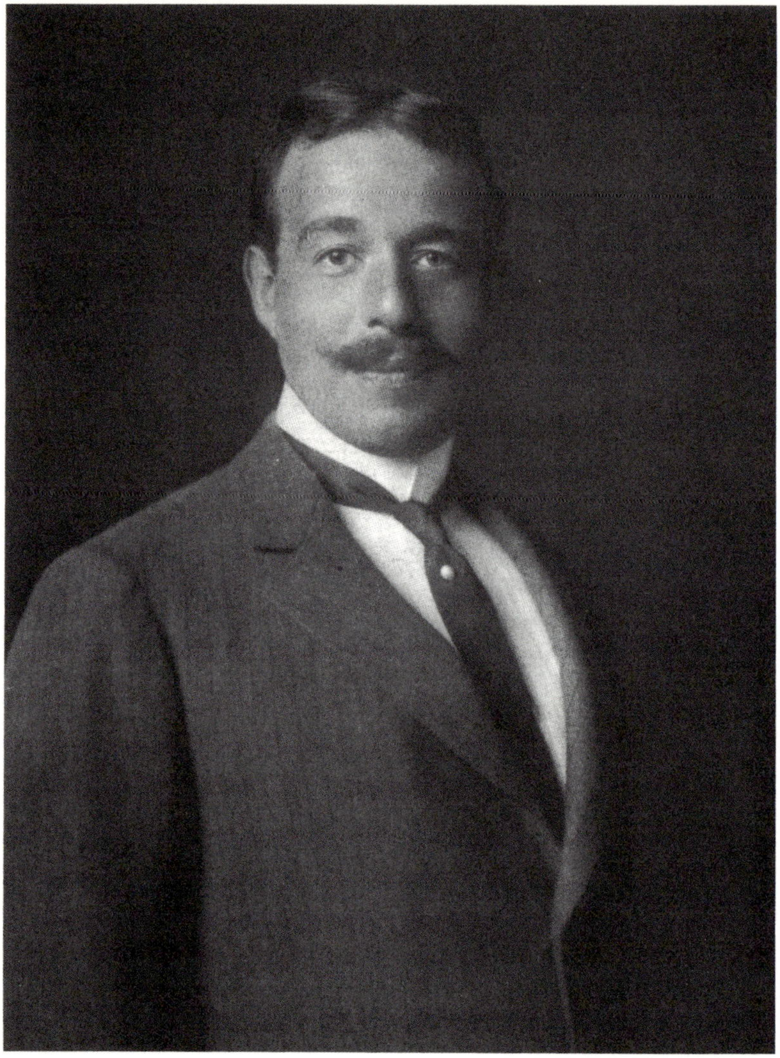

38 Joseph Duveen, um 1900

Mit Joel Joseph beginnt jene Erfolgsgeschichte des Hauses Duveen, die ihn persönlich wie seinen Sohn zum englischen Adelsprädikat führt und großen Teilen des Clans Reichtum beschert. Joel ist ein ehrgeiziger Einzelgänger, der gleichwohl die Kooperation sucht, um seine Geschäfte auszudehnen und abzusichern. Er denkt in Netzwerken, in merkantilen Beziehungsgeflechten, nicht in Kategorien des Kleinhandels. Auch wo er wie ein Detaillist vorgehen muß, fühlt er als Grossist. Er sinnt auf Expansion. Was er in Holland ersteht, setzt er in England ab. Von Keramik und chinesischem Porzellan ausgehend, wendet er sich wertvollen Möbeln, Schmuck und häuslichem Zierrat zu, um schließlich Gemälde und Skulpturen anerkannter Meister einzubeziehen. Sein Sortiment umfaßt am Ende alles, was für die

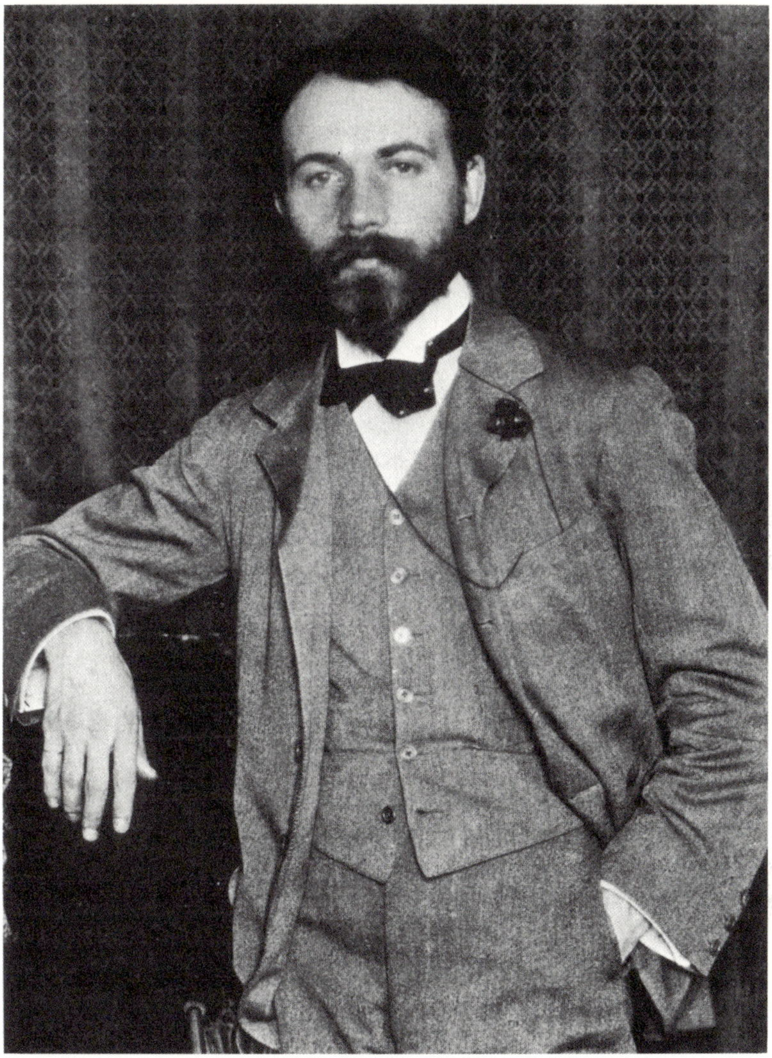

39 Bernard Berenson, um 1900

Ausstattung eines luxuriösen Haushalts vonnöten scheint. Die Firma Duveen ist in der Lage, komplette Inneneinrichtungen von höchster Qualität zusammenzustellen, teuerste Kunstwerke fast sämtlicher Epochen und Weltgegenden eingeschlossen. Kaum weniger ausgreifend verfahren die Inhaber in ihrer Niederlassungspolitik. Parallel zu Joels Londoner Unternehmung werden 1879 in New York »Duveen Brothers« aktiv, die unter der Leitung des Bruders Henry Joseph stehen. Der Sohn Charles sieht sich in Mexico um, bevor er die Filiale am Hudson River verstärkt. Den Neffen James Henry nimmt Joel selbst in die Lehre, ehe er ihn eigenen Ambitionen überläßt. Auch in Paris prangt an der Place Vendôme ein Schild, auf dem »Duveen« zu lesen ist. Um dieses Familiennetzwerk, das zeitweise ein Dutzend aktive

Angehörige umfaßt, ranken sich Kooperationen mit Kollegen nah und fern, mit Lowengard und Gimpel, mit Theunissen wie Wildenstein und manchem anderen. Mögen auch familiäre Zwiste nicht ausbleiben, mag eine Partnerschaft in Konkurrenz umschlagen: diese Fähigkeit zur strategischen Kalkulation internationaler, ja interkontinentaler Konnexionen ist ein entscheidendes Erfolgsgeheimnis des Hauses Duveen.

Sprach man in Familienkreisen gern von der Eroberermentalität, vom »Napoleonic manner« des Firmengründers, so äußert sich dieser Charakterzug noch deutlicher bei Joels ältestem Sohn (vgl. Abb. 38). Joseph Duveen geht in jeder Hinsicht bei Vater und Onkel in die Lehre[23]. Er scheut keinen Konflikt, um das Familienunternehmen unter seine Kontrolle und alleinige Leitung zu bringen. Seine Geschwister zahlt er aus oder stellt sie an. Er kauft, was immer ihm Profit verspricht, am liebsten ganze Sammlungen. Schulden meidet er nicht, kein Aufwand ist ihm zu hoch, kein Verkaufstrick zu niedrig. Er verwickelt Anbieter grundlos in Prozesse, wird selbst (gemeinsam mit seinem Onkel) wegen Kunstschmuggel verurteilt. Konkurrenten beurteilt er stets abfällig. Potentiellen Kunden überläßt er Gemälde leihweise, räumt ihnen zinslose Kredite ein, um sie zum Erwerb zu animieren. Bilder, die ihm mißfallen, kauft er seinen Interessenten ab, um ihnen »bessere« (und meist teurere) zu veräußern. Selbst ständig auf Reisen, zwischen Hotels und Wohnungen, Dependancen und Klienten pendelnd, unterhält er vielerorts Informanten, Agenten und Spione, benutzt gegen entsprechende Belohnung gelegentlich gar die Diener und Mitarbeiter seiner Kunden als Zuträger. Denn er weiß: im Zeitalter gesteigerter Mobilität und Konkurrenz ist für den Händler nichts so wichtig wie die schnellere und genauere Nachricht. Wer beim Abnehmer gewinnen will, benötigt umfassende Kenntnisse über ihn, muß möglichst in der Lage sein, ihn längerfristig an sich zu binden, getreu der Devise, die Joel Duveen formulierte und die noch Sohn Joseph beherzigte: »... the finest profit you can make is to keep a customer.«[24]

Um dieser Kundenwerbung und -sicherung willen ist Duveen kein Einsatz zu mühsam. Er kümmert sich um Baupläne und Inneneinrichtungen, berät bei Geselligkeiten und Hochzeiten. Für einzelne Gemälde, für Sammlungen werden zum Teil aufwendige, teure Prachtdrucke erstellt, die Bildbeschreibungen, Expertisen, Herkunftsangaben enthalten, verschiedentlich gar mit dem Namen des Erwerbers oder Besitzers im Wasserzeichen des Papiers. Bei alldem helfen renommierte Experten mit. Aus Berlin trägt der Museumsleiter Wilhelm von Bode manches bei. Wichtigster Berater ist der nahe Florenz lebende Amerikaner Bernard Berenson, der sich als Kenner italienischer Malerei einen Namen gemacht hat (vgl. Abb. 39). Seine Zertifikate bürgen Duveen für Millionen. Entsprechend hoch ist die Entlohnung: zehn Prozent der Verkaufssummen erhält Berenson als Honorar, mehr als »ein tüchtiges Trinkgeld«, wie es schon Joseph Anton Koch vom »Antiquar« zum »Ästhetiker« wechseln sah[25]. Mit solchen Maßnahmen sichert Duveen nicht nur die eigenen Transaktionen ab. Sondern er kommt auch dem Prestigebedürfnis, den Profilierungswünschen seiner neureichen Kundschaft entgegen. Denn die »Fürsten von Dollars Gnaden«, wie sie in einer Karikatur von 1903 tituliert wurden, die Rockefeller, Morgan und Mellon, die Huntington, Frick und Kress hatten zwar große

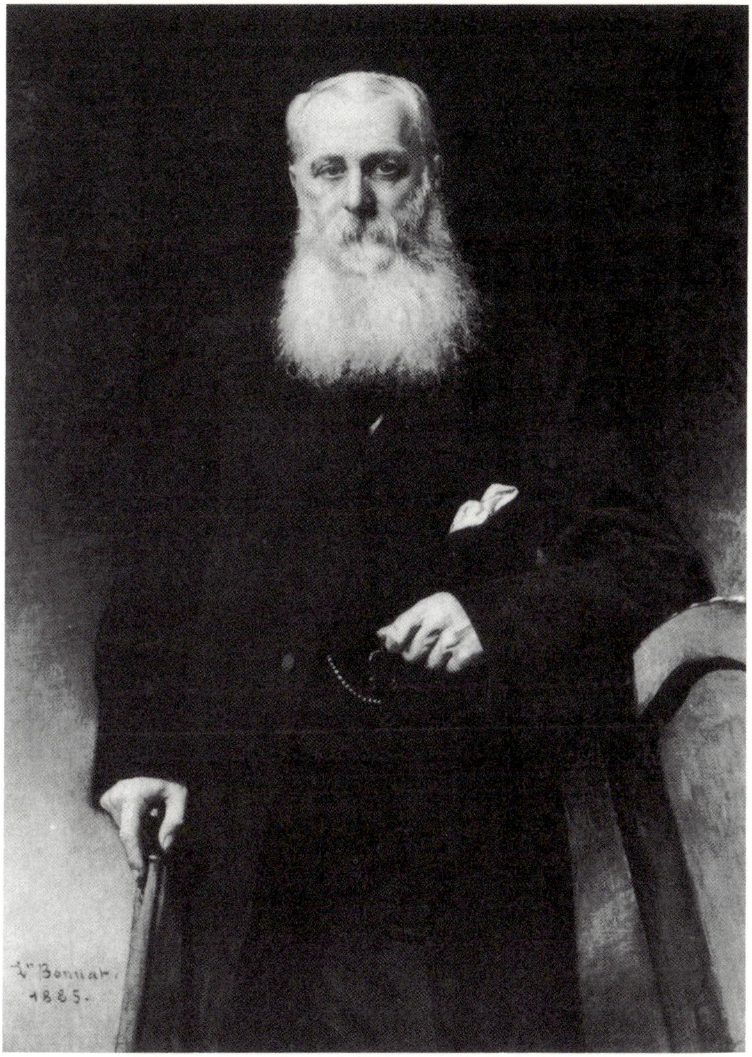

40 Léon Bonnat: George A. Lucas, 1885

Vermögen und Monopole errungen, beherrschten Kohle, Öl und Stahl, regierten Eisenbahnen, Schienennetze und Informationsdienste. Doch kulturell hinkten sie hinter ihrem wirtschaftlichen Aufstieg her. Die Duveens halfen ihnen dabei, diese Lücke in Biographie und Selbstwertgefühl mithilfe von Kunst, Künstlern und Kunstexperten zu schließen. Die Händler wußten aus Familiengeschichte und eigener Erfahrung, worum es ging. Während sie den amerikanischen Abnehmern ermöglichten, ihre neue soziale Stellung kulturell zu konturieren und geschichtlich zu untermauern, gingen sie selbst in Europa einen umgekehrten, aber ähnlich kluftüberbrückenden Weg von der angestammten Kulturkompetenz zu sozialer Anerkennung, vom Wanderhandel der Ahnen zur Nobilitierung durch englische Könige. Im

Reich der Kunst verfügten die Duveens wie ihre französischen Kollegen und Nachfolger, die Wildensteins, zeitweilig über fürstenähnliche Verteilermacht.

Doch nehmen sich seit der Mitte des Jahrhunderts neben den Europäern auch amerikanische Einkäufer des neuen Marktes an. Sie reisen durch die Länder des alten Kontinents, tätigen ihre Geschäfte von deren Metropolen aus, knüpfen vielseitige Kontakte, beraten die heimischen Sammler, Händler und Museen. In George A. Lucas etwa begegnen die Europäer einem noch ungewohnten Typus des Vermittlers: dem amerikanischen Kunstagenten (vgl. Abb. 40). Als Sohn eines wohlhabenden Unternehmers hatte Lucas ohne festes Berufsziel die Militärakademie West Point absolviert, sein technisches Interesse entdeckt und sich zunächst bei Eisenbahnkonzernen und in der Bauindustrie umgetan. 1857 führt ihn sein Interesse an Büchern und Bildern nach Europa. Er läßt sich in Paris nieder und findet im Kauf und Verkauf künstlerischer Werke ab 1861 die Tätigkeit, die ihn zufriedenstellt. Den Meistern von Barbizon ist er ebenso zugetan wie den Impressionisten. Portraitisten wie Hugues Merle und Léon Bonnat verschafft er Aufträge, immer wieder wirbt er für den Tierplastiker Barye. Amerikanischen Reisenden dient er in Europa als Führer zur Kunst. Zu seinen Kunden gehören die Vanderbilts und Havemeyers, die Huntingtons, Walters und Fricks ebenso wie das Metropolitan Museum, die Lenox Library oder der Grolier Club. In der französischen Hauptstadt arbeitet er mit Händlern wie Georges Petit, Albert Goupil, Durand-Ruel zusammen. Er verkehrt mit der Pariser Kultur-Elite, darunter dem Schriftsteller und Kunstfreund Edmond de Goncourt. Dessen graphische Sammlung schätzt Lucas, bevor sie 1897 dem Willen des Verstorbenen gemäß versteigert wird.

Dreißig Jahre zuvor, am 16. Januar 1867, hatten die Brüder Goncourt in ihr Tagebuch eingetragen: »Große Weltausstellung, letzter Schlag gegen die Vergangenheit. Amerikanisierung Frankreichs, Unterdrückung der Kunst durch die Industrie, wobei die kreischende Maschine die Stelle des Gemäldes (einnimmt), Nachttöpfe und Plastiken im Freien herrschen: mit einem Wort, Genossenschaft des Materialismus.«[27] Das war hellsichtig beobachtet, wiewohl nicht auf den allseits beliebten George Aloysius Lucas gemünzt. »Amerikanisierung«: das meinte in der Diktion der Epoche die fortschreitende Veränderung des gesamten Lebens und der Kultur durch das Zusammenspiel von Industrialisierung und Merkantilisierung. Mochten auch der Kunst- wie der Buchhandel dem kritischen Ökonomen Karl Marx als »quantité négligeable« im kapitalistischen Produktionsprozeß der technisch-industriellen Welt erscheinen[28]: von der Tendenz des Zeitalters blieben sie nicht verschont. Indem die Märkte an Weite und Vielseitigkeit gewannen, wurden sie durch den wachsenden Konkurrenzdruck für den einzelnen Händler zugleich enger und anstrengender. Die kaufmännische Reaktion auf diese Entwicklung war eine doppelte: Spezialisierung und Kooperation. Doch auch wenn, wie Wilhelm von Bode an der Schwelle des 20. Jahrhunderts hoffte, die »Kaufwut der Amerikaner« erlahmte und die europäischen Kunsthändler sich den Kollegen aus der Neuen Welt als überlegen erweisen würden, zurückzuspulen war dieser Prozeß nicht mehr.[29]

Im Kampf für die junge Kunst

Berlin ringt um Profil

»Außer den schönen Läden fand ich sehr wenig zu bewundern, denn von Wagen und Pferden war ... nichts zu sehen, die Leute sind entsetzlich unelegant und uninteressant, und die Linden so klein und mager und so voll Staub, daß sie nicht grün, sondern grau aussehen ...«: mit diesen Worten trug Hildegard von Varnbüler in ihr Tagebuch die Enttäuschung ein, die sie befiel, als sie im Sommer 1863 zum ersten Mal Berlin besuchte[1]. Die nachmalige Baronin Spitzemberg sah hier noch wenig von jener Energie sich entfalten, welche Preußen an die Spitze des deutschen Reiches führte und die ihr später so viel Wertschätzung für Bismarck und seine Einigungspolitik abnötigte. Nach dem Tode des kunstsinnigen Königs Friedrich Wilhelm IV. nahm sich das kulturelle Leben in der preußischen Hauptstadt, verglichen etwa mit jenem in München oder Paris, eher bescheiden, in mancher Hinsicht gar rückständig aus. Die französische Metropole erlebte in diesem Jahr 1863 heftige Auseinandersetzungen im und um den »Salon des Refusés«, der auf Veranlassung des Kaisers Napoleon III. stattfand; dort waren Bilder von Fantin-Latour und Pissarro, von Whistler, Cézanne und Manet zu sehen, unter ihnen des letzteren Gemälde »Le déjeuner sur l'herbe«, an dem sich die Geister besonders heftig schieden. Der Tod von Eugène Delacroix erschütterte die Kunstwelt. Um die überfällige Reform der Ecole des Beaux Arts, der Museen, des Ausstellungswesens gab es hitzige Debatten.

Wenig von alledem in Berlin nach der Jahrhundertmitte. Vorbei war die Epoche Schinkels und Schadows, eines romantischen Aufbruchs in Literatur, Musik und Bildender Kunst. Die Salons von Henriette Herz, von Rahel Varnhagen und anderen hatten keine gleich bedeutenden Nachfolger gefunden. Der Hof, der Adel, Militär und bürgerliches Publikum gefielen sich in konservativen Haltungen; Neuerungen war man abhold. Es herrschte ein traditionalistischer Kunstgeschmack, der vor modernen Strömungen, zumal wenn sie aus Paris kamen, bestenfalls den Kopf schüttelte. »So wenig für moderne französische Malerei viel Verständnis herrschte, ebenso wenig fanden sich Sammler für moderne französische Graphik,« hielt der Kunstfreund Julius Aufseesser die Stimmung jener Tage fest[2]. Überhaupt galt die Beschäftigung mit Kunst, selbst solcher der Vergangenheit, nur wenigen als angenehm, vergnüglich: »der ernste Bürger hielt nicht viel vom Sammeln«[3]. Entsprechend bescheiden blieben lange die Kunstverhältnisse, selten die Ausstellungen, rar die Interessenten, spärlich die Käufer. »So wie die gesamte Lebensführung eine einfache, selbst in wohlhabenden Kreisen, war, so galt der Besitz von Kunstwerken als Ausdruck materiellen Überflusses, den zur Schau zu stellen sich mancher scheute. Sehr angeregt konnte somit der Kunstmarkt nicht sein, die meisten Händler führten ein recht bescheidenes Dasein, wer Geschäfte machen wollte, mußte sich mit mäßigem Nutzen begnügen ... «. Die wenigen Sammler konnten mit niedrigen Preisen rechnen, da das Angebot die Nachfrage überstieg. Berlin bot keinen Nährboden für große Kunstumsätze.

Wer als Händler sein Auskommen finden wollte, mußte sich dem Geschmack der schmalen Käuferschicht anpassen. Demgemäß dominierten in der Handelslandschaft der preußischen Hauptstadt konventionelle Profile und Spezialisierungen auf alte Kunst sowie auf lokales Kolorit. Amsler und Ruthardt belieferten den Hof und richteten ihr Sortiment nach dieser Kundschaft aus. Der Hofantiquar Emanuel Mai bot eine große Auswahl an Adelsportraits nebst mannigfachen Konterfeis von Berühmtheiten aus Geschichte und Gegenwart, aus Politik und Kultur. Mit ihm konkurrierten als Spezialisten für alte Graphik die Unternehmen von Albert Cohn, von C. H. Schroeder, die Danzsche Antiquariats und Kunsthandlung. Dem Auktionshaus Lepke machte niemand seinen Anspruch als führender Versteigerer streitig. Gleich dem Geschäft von B. Bibo senior lockte mancher kleine Laden mit einem Gemisch aus Trödel, Ramsch und Kunst all jene Sammler und Flaneure an, die in ihren Mußestunden nach verborgenen Schätzen zu kramen begehrten. Aussehen und Aufwand all dieser Etablissements glichen einander. Ihre Schaufenster waren wohlbestückt, im Innern boten schlichte Regale und Ständer die Ware dar, luden nur wenige Sitzgelegenheiten zu bequemem Verweilen ein. Das einfache Interieur bescherte jene sachliche Atmosphäre, die dem nüchternen Geschäftsgebaren der Berliner Kunsthändler entsprach. Dem Experiment, der Überraschung, dem Neuen abgeneigt, gaben sich die meisten von ihnen finanziell und kulturell mit dem zufrieden, was der status quo sie erreichen ließ.

Doch zeichnete sich zugleich schon jene Belebung ab, welche die nach Preußen übersiedelnde Baronin Spitzemberg drei Jahre nach ihrer skeptischen Niederschrift zuversichtlicher stimmte mit Blick auf »das viele, viele Anziehende, das Berlin in geistiger, künstlerischer und gesellschaftlicher Hinsicht« biete[4]. Auch der Kunsthandel blieb von diesem allmählichen Wandel nicht unberührt. Einzelne Händler trugen gar initiativ zu ihm bei, halfen der preußischen Hauptstadt, auf dem Weg zur reichsdeutschen Metropole ihren Provinzialismus abzustreifen. Unter ihnen gebührt Louis Friedrich Sachse besonderes Verdienst. Die Internationalität, der er sich beruflich verschrieb, stand schon an seiner Wiege Pate (vgl. Abb. 41). Ursprünglich hatte der Nachfahr französischer Zuwanderer keineswegs Kunsthändler werden wollen. Nach dem Gymnasium war der 1798 in Berlin geborene Sohn eines Perückenmachers und Geldwechslers zunächst als Schreiber für Wilhelm von Humboldt tätig und nahm ein Studium auf. Doch dann versperrt ihm sein Eintreten für die polnische Freiheitsbewegung den akademischen Weg im preußischen Staat. Sachse wird arrestiert, von der Universität gewiesen, vor Gericht gestellt und muß drei Jahre Haft verbüßen. Seine Karrierepläne sind dadurch zunichte. Nach seiner Freilassung verdingt er sich als Lehrling in einer lithographischen Werkstatt, arbeitet zeitweise in Paris und München, wo er seine Kenntnisse bei Aloys Senefelder, dem Erfinder des Steindrucks,

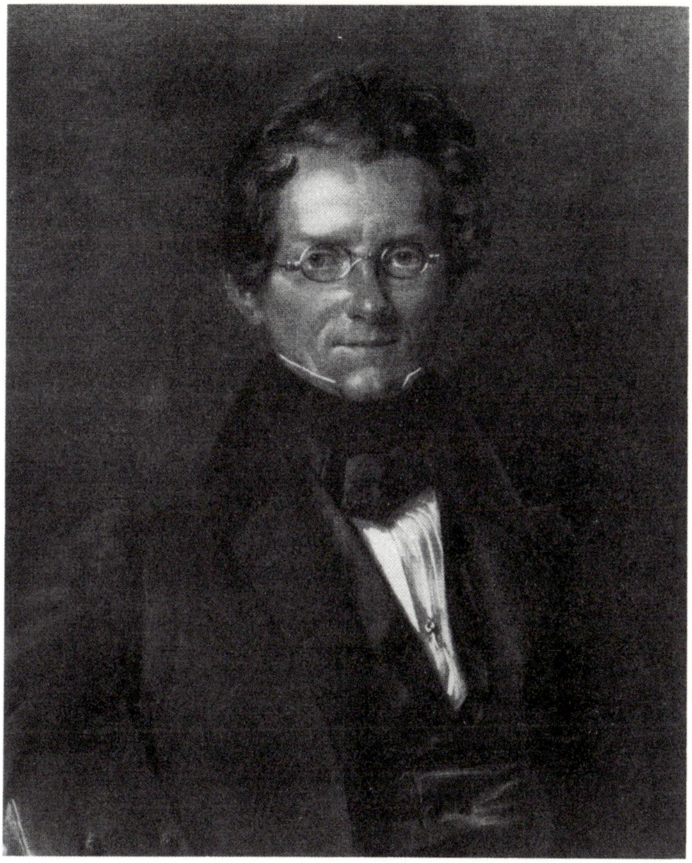

41 Franz Krüger: Louis Friedrich Sachse. Kreidezeichnung 1830

selbst vertieft. 1828 eröffnet er ein eigenes lithographisches Institut in Berlin. Als freier Mitarbeiter erledigt der junge Adolph Menzel Aufträge für ihn[5].

Sachses Unternehmen macht bald von sich reden, zumal nach der Seite der Kunst hin. Den Fremdaufträgen gesellen sich eigene Editionen hinzu. Künstler benutzen gerne seine Werkstatt, da ihre Wünsche hier Gehör finden. Den Verkauf ihrer Arbeiten übernimmt der Geschäftsinhaber, der zu diesem Behuf einen zusätzlichen Zweig seiner Firma entstehen läßt: die »Sachsesche Kunsthandlung«. Diese bietet von 1853 an eine »permanente Kunstausstellung«, in welcher interessierte Besucher gegen ein Jahresentgelt von zwei Talern stets die neuesten Hervorbringungen besichtigen können. Sachse ist nun Drucker, Verleger, Aussteller, Händler in einer Person. Zunächst beschränkt auch er wie fast alle seine Kollegen sich auf Berliner Kunst und Künstler. Doch genügt dies nicht seinem polyglotten Geist. Das Angebot weitet sich ständig aus. Bis Mitte der sechziger Jahre stellt Sachse 1200 Künstler aus über einem Dutzend Nationen aus; mehr als 4000 Gemälde passieren seine Schauräume. Seine Vorliebe gilt der aktuellen Malerei, Deutsche und Franzosen stellen das Hauptkontingent. Delacroix, Rousseau, Corot schätzt er hoch, wie er auch Karl Blechen,

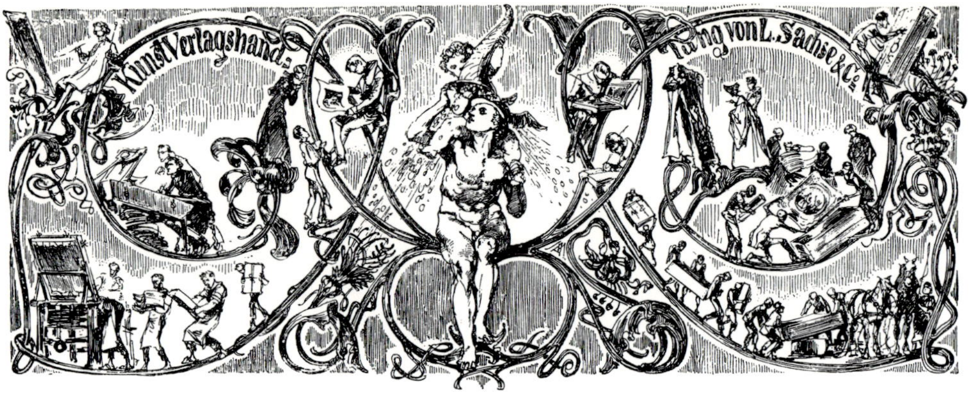

42 Adolph Menzel: Briefkopf für L. F. Sachse & Co., 1838/1839

Adolph Menzel, Anselm Feuerbach fördert. Menzel entwirft ihm einen Briefkopf, der den Weg des Kunstwerks von der Entstehung zum Abnehmer veranschaulicht (vgl. Abb. 42). Wie hier das Werk unterwegs, ist auch dessen Vermittler häufig auf Reisen. Sachse sucht und hält den Kontakt zu den Kunstzentren des Auslands, er fährt nach London, Wien und Warschau; indessen bleibt Paris sein bevorzugtes, immer wieder aufgesuchtes Ziel. Er will Berlin mit den neuen künstlerischen Tendenzen diesseits und jenseits der deutschen Grenzen bekannt und vertraut machen, möchte seine Heimatstadt zum Kunstzentrum neben München und Düsseldorf, auch in Konkurrenz zur französischen Metropole erheben.

Diesem Programm und der Ausweitung der Aktivitäten gemäß ändert Sachse den Namen seines Handels in »Internationaler Kunstsalon«. Er schließt mit zahlreichen Kunstvereinen ein Abkommen über Ausstellungstourneen, die gegen entsprechende Bezahlung von Sachses Firma zusammengestellt und betreut werden. Von Anfang der siebziger Jahre an erscheint eine informative »Kunst-Correspondenz«, die der Kunstunternehmer gemeinsam mit Joseph Kürschner redigiert. All diese Initiativen, der unermüdliche Einsatz zahlen sich ökonomisch und symbolisch aus. Schon Friedrich Wilhelm IV. hatte Sachse zu einem seiner Kunstberater erkoren; nun häufen sich die Ehrungen, wird der Bilderhändler gar zum »Kommerzienrat« ernannt. Der wirtschaftliche Erfolg scheint 1874 den Umzug in ein neues Gebäude zu rechtfertigen. Dessen Säle verfügen – in durchaus neuer Manier für den Berliner Kunsthandel – sämtlich über Oberlicht. Die Bilder werden nurmehr in horizontaler Einzelhängung präsentiert. Ein Leseraum bietet zusätzliche Belehrung. »Das ganze Ausstellungsinstitut ist in größerem Stil und weiteren Verhältnissen angelegt, als eins der bisher in unserer Stadt gewesenen,« läßt Ludwig Pietsch die Leser der Vossischen Zeitung wissen[6]. Doch ist das Glück des Händlers nicht von Dauer. Schon ein Jahr nach dem Bezug des Neubaus, der alle seine Rücklagen in Anspruch nahm, gerät er in finanzielle Bedrängnis. Wie bereits die Kriegsphase der Jahre 70/71 seinem internationalen Kunstprogramm Umsatzeinbrüche aufgenötigt hatte, so schmälert nun die Nachkriegsrezession Verkauf und Bilanz. Diese Durststrecke erweist sich als zu lang. Sachses »Internationaler Kunstsalon« wird ein Opfer von Politik und nationalistischem, zumal anti-französischem Zeitgeist. 1875 muß er Konkurs anmelden. Gebäude, Einrichtung und Kunstgegenstände werden versteigert. Der ideenreiche Unternehmer kapituliert, zieht sich ins Privatleben zurück, doch gewährt ihm das Schicksal nur noch eine Frist von zwei Jahren. Mit seinem Tod verlor Berlin 1877 den örtlichen Begründer des modernen, international ausgerichteten Kunsthandels.

Kunstsalons und Galeristen

Indes traten nach der Gründung des Deutschen Reiches mehr und mehr Geschäftsleute in die Fußstapfen Sachses. Sie füllten die Lücke, die sein Ruin hinterließ. Allmählich sich verbessernde ökonomische Rahmenbedingungen belebten den Kunsthandel, förderten auch die Entstehung zeitgenössisch orientierter Galerien. Industrialisierung und französische Reparationszahlungen bewirkten jenen Aufschwung der »Gründerjahre«, der wirtschaftlich dem Kunstmarkt und, durch diesen vermittelt, kulturell dem Leben in Deutschland zugutekam. In der nunmehrigen Residenzstadt des Kaiserreiches änderten alteingesessene Kunstunternehmen ihr Programm, etablierten sich neue Firmen. Das Kunst- und Auktionshaus von Rudolph Lepke, das 1876 Sachses künstlerische Hinterlassenschaft versteigerte, öffnete zeitgenössischen Malern aus Deutschland und Frankreich seine Pforten[7]. Als Sohn eines königlichen Konservators und Hofkunsthändlers, als Sproß einer seit Generationen kunstverbundenen Familie, als gelernter Buchhändler war Lepke für eine Tätigkeit prädestiniert, die ihn im Laufe der Jahre zum führenden Kunstauktionator Berlins machte. Doch drängten auch aus anderen Wirtschaftszweigen Unternehmer ins Kunstgeschäft. Profiteure der »Gründerjahre« witterten hier ein Gefilde, auf dem sie zusätzliche Gewinne einheimsen, ungestillte Ambitionen befriedigen, zu kulturellem Profil gelangen könnten. Ein typischer Selfmademan dieser Zeit, Autodidakt auch in künstlerischen Fragen, war Hermann Pächter[8]. Ursprünglich Bierbrauer, verband er sich Anfang der achtziger Jahre mit dem Berliner Verlag R. Wagner, den er nach und nach in eine Kunsthandlung umwandelte. Er vertrieb, was immer ihm gefiel: Ostasiatika ebenso wie Edelsteine, Teppiche und Kunstgewerbe aller Art. Seine besondere Zuneigung galt Erzeugnissen aus Japan. »Ein beweglicher Mensch,« schien er dem Kritiker Julius Meier-Graefe nicht ohne »Einfalt« zu sein[9]. Sein Geschäftsprinzip war denkbar einfach. Er kaufte möglichst billig ein, verkaufte jedoch nicht zu teuer, mit nur geringen Aufschlägen. Stets aber galt: er »hielt auf Rentabilität«. Den an neuen Entwicklungen Interessierten wurde er vertraut, weil er nicht nur Gemälde von Adolph Menzel anbot, sondern auch solche Max Liebermanns. Schließlich bezog er französische Maler ein, zeigte Bilder von Manet und Degas, von Signac und des Anglo-Amerikaners James Whistler. In seinem Kabinett, erinnert sich Meier-Graefe, »bekam mancher von uns die ersten Impressionisten zu sehen und bald darauf die Neo-Impressionisten«[10].

Dieses Verdienst, die umstrittene französische Malerei in Berlin aus der Taufe gehoben zu haben, mußte Pächter freilich mit einem jüngeren Kollegen teilen. Friedrich Gurlitt eröffnete 1880 nahe den »Linden « seine Kunsthandlung (vgl. Abb. 43). In der »Galerie Fritz Gurlitt« fanden deutsche Romantiker und französische

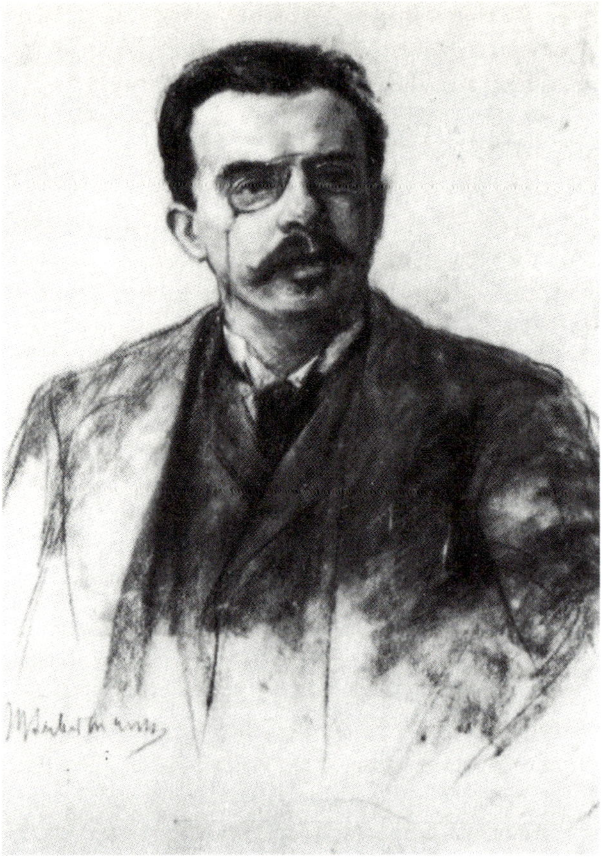

43 Max Liebermann: Bildnis Fritz Gurlitt, ca. 1892

Impressionisten einen engagierten Aussteller, suchte die antiakademische Malerei der Zeit ihr Forum. Der 1854 geborene Inhaber vertrat Anselm Feuerbach, setzte sich für Arnold Böcklin ein, erteilte Max Klinger Graphikaufträge. Indem er Leibl und Trübner, Uhde und Liebermann präsentierte, machte er sich zum Advokaten künstlerischer Generationsgenossen. Doch stieß diese Parteinahme nicht auf ungeteilte Zustimmung. Mochte auch Gurlitt als Mitglied einer international verzweigten, angesehenen Familie von bildenden Künstlern, Musikern und Wissenschaftlern auf kundige und ausgewogene Urteile der Fachwelt hoffen dürfen, bei Presse und Publikum klang die Resonanz oft genug eher schrill. Die Kunsthandlung Gurlitt, hieß es da, habe sich »ein eigenartiges Gepräge geschaffen«, das »im wesentlichen durch das Abnorme und Ungewöhnliche« gekennzeichnet sei. Ein anderer Zeuge weiß zu berichten, er habe häufig Urteile vernommen wie: »... abscheulich! entsetzlich! wer möchte so etwas täglich um sich haben?«[11] Verständiger, sachlicher, für die Nachwelt überzeugender äußerte sich Jules Laforgue im Jahre 1887. Der in Montevideo geborene französische Vorleser der deutschen Kaiserin erinnerte sich, nach Paris zurückgekehrt, genau an die umstrittene Ausstellungsstätte: »Es ist das einzige künstlerische Geschäft in ganz Berlin. Hier herscht Herr Gurlitt, ein noch junger, sehr intelligenter Mann, der über alles, was jenseits der Grenzen in der Kunst passiert, Bescheid weiß. Der Laden ist eng, aber dort finden von Zeit zu Zeit gute Ausstellungen, manchmal eines, manchmal mehrerer Meister, statt. Denkwürdige Kühnheit: dort war eine Ausstellung französischer Impressionisten zu sehen. Wenn Berlin ein bißchen kunstverständig wird, wird es Herrn Gurlitt zu verdanken sein.«[12]

Gurlitts Tod im Jahre 1893 setzte seinem innovativen Engagement ein frühes Ende. Andere Aussteller nahmen sich der modernen Strömungen an. So hatte Eduard Schulte 1886 seinen Kunstsalon mit einem eher konventionell-akademischen Programm eröffnet. Doch gibt er diesem Profil eine neue Richtung, indem er in den neunziger Jahren die Bilder aufbegehrender Maler an seine Wände hängt: er zeigt die Gruppe der »Elf« um Max Liebermann, bald auch »Novembervereinigung« und »Westclub«, schließich die »Secession«. Diese »Modernisierung« des Kunstlebens wird indes von den jungen Galerien nicht nur durch die ausgestellten Werke veranschaulicht. Auch in der Ausstattung der Räume will man ihr Rechnung tragen. Dementsprechend beauftragen etwa die Inhaber der 1897 gegründeten Kunsthandlung Keller und Reiner eine Reihe avantgardistischer Architekten mit dem Arrangement ihrer Interieurs. »Sie sind bestrebt, ihre Räume nach dem Muster der Wohnung eines reichen Mannes von modernstem Geschmack einzurichten«, beschreibt der Hamburger Kunsthallendirektor Alfred Lichtwark seinen Eindruck von einem Gang durch die auf zeitgenössische Kunst und modernes Kunstgewerbe spezialisierte Galerie. »Die Bildergalerie mit Oberlicht fehlt nicht, aber man gelangt erst dahin, wenn man durch eine Flucht moderner Wohnzimmer und Säle geschritten ist. Hier sollen an den Wänden Stiche, Zeichnungen und Bilder in geschmackvollen Rahmen hängen, damit man sehen kann wie die Sachen zu Hause wirken. Van de Velde in Brüssel, Dressler in Dresden, Riemerschmidt in München haben die Zimmer eingerichtet, alle Möbel sind von ihnen gezeichnet, die farbige Behandlung haben sie angegeben... Man kann hier alles kaufen, was das Haus schmückt, von Ölgemälde und Kupferstich, von der Bronze bis zum Stuhl, zur Blumenvase, zum Teppich und zum Goldschmuck, und zum künstlerisch ausgestatteten Buch.«[13] Ein separater Bibliotheksraum ergänzt die Ausstellungssäle. Die vormalige Einfachheit genügt nicht mehr, ist neuer Opulenz gewichen. In den neunziger Jahren locken karge Arrangements kaum noch wohlhabende Käufer an. Die avantgardistische Kunst wird fortan in abgestimmter, oft eigens für sie geschaffener Umgebung vor Augen geführt, auf daß sie im Ensemble ihren renovatorischen Einfluß auf Kultur und Leben erweise.

Einem solchen Anspruch auf vitalisierende Ästhetisierung durch künstlerischen Geschmackswandel mochte freilich nicht jeder sich fügen. Er blieb umstritten wie er seinerseits vielstimmig und widersprüchlich erklang. Skepsis verlautbarte aus adligen wie aus bürgerlichen Kreisen. »Wie rasch dreht sich das Rad des Geschmackes,« seufzte der Kunstreisende Lichtwark während seines letzten Berliner Aufenthaltes im zur Neige gehenden Jahrhundert[14]. Ein Kenner der Szene, nimmt er vielerorts ein Rumoren wahr, ein kreatives Suchen, den Wunsch nach schlüssiger Orientierung im sich verbreitenden Unbehagen. Noch waren erst wenige zum neuen Weg bekehrt, mochten nicht viele Kunstfreunde ihre alten Ansichten aufgeben. Die Baronin

Spitzemberg, eine stets wache, wiewohl kritische Begleiterin des kulturellen Lebens, meinte 1900 im Gespräch mit Henry van de Velde eine »Überschätzung der Kunst als Erziehungsmittel« wahrzunehmen und befürchtete, daß »eine solche Abhängigkeit von Form und Umgebung zur Entnervung führen« könnte[15]. Wenn sie auch wenige Wochen später in der Ausstellung der Sezession »neben unglaublichen Bildern viel schöne« sowie »herrliche Statuen und Statuetten« erblickte, konnte sie gleich vielen anderen Besuchern ihre Unschlüssigkeit doch nicht abstreifen[16]. »Alle schwankten zwischen Hellenismus und Amerikanismus,« charakterisiert der Autor und Redakteur Karl Scheffler die verbreitete Haltung an der Schwelle zum zwanzigsten Jahrhundert.[17]

Jenen Kunsthändlern, die sich der Erneuerung verschrieben, trugen diese Verhältnisse zusätzliche Aufgaben ein. Schon aus ökonomischen Gründen konnten sie einen Gesinnungswandel nicht abwarten, sondern mußten ihm auch ihrerseits den kulturellen Boden bereiten. Sie hatten Überzeugungsarbeit zu leisten, wollten sie ein breiteres Publikum für die neue Kunst gewinnen. Die bereits aktiven Sammler und Mäzene, Industrielle und Kaufleute gleich Eduard Arnhold oder Eberhard von Bodenhausen, Intellektuelle wie Harry Graf Kessler, Künstler wie Max Liebermann, Museumsleute wie Hugo von Tschudi, Kritiker der Art von Julius Meier-Graefe: sie bildeten nur den ersten Kontaktkreis, mit dessen Hilfe die Netze weiter ausgeworfen würden. Zur Seite der Künstler hin war der Anschluß leicht. Denn diese formierten sich seit Anfang der neunziger Jahre immer häufiger als Gruppen, verfolgten ihre Ziele im Kollektiv, verliehen der kulturellen Innovation auch als soziale Bewegung Schubkraft[18]. Mit solchen Gemeinschaften bilden Händler in diesen Jahren vielfache Allianzen, bieten ihnen Plattformen zu Gruppenausstellungen, die nicht selten auch finanzielle Früchte tragen. Nicht nur Eduard Schulte stellt die Berliner Gruppen aus. Bei Gurlitt ist »Freie Kunst 1896« zu sehen oder auch die »Vereinigung 1897«. Weitere Händler tun es ihnen gleich und nach, auch fern der Hauptstadt. In Dresden nimmt sich 1905 Ernst Arnold der Brücke-Maler an, in München wird Heinrich Thannhauser 1911 dem »Blauen Reiter« seine Pforten öffnen.

Wie derart die Händler als mehr oder weniger treue Parteigänger sozio-kultureller Erneuerungsbewegungen den Kontakt zur künstlerischen Produktion erhalten, so müssen sie sich auch den Zugang zu einem weiteren Kreis von Rezipienten und Käufern erst erschließen. Dem dienen neue, zeittypische Techniken der Kundenwerbung. Daß die Präsentationsräume den Exponaten die jeweils günstigste natürliche und künstliche Beleuchtung gewähren, gilt inzwischen als selbstverständlich. Wer auf sich hält, verfügt über Oberlicht und läßt die besten Lampen anbringen. Doch genügt das bloße Ausstellen in einem modernen Ambiente, wie es sich auch Paul Cassirer von Henry van de Velde schaffen läßt, nicht länger. Mit Bibliotheken und Leseräumen wird zum Verweilen eingeladen, Bücher und Periodika bieten Informationen über Künstler, Trends und Markt. In Vortragsveranstaltungen erfährt der Neugierige, was Kenner über künstlerische Entwicklungen wissen und denken; bei dieser Gelegenheit geraten ihm auch die Bilder und Plastiken in den Blick. Wilhelm Hausenstein, Paul Westheim, Meier-Graefe sind häufige Redner bei und zwischen den Eröffnungen. Dichterlesungen, Musikaufführungen locken das Publikum an.

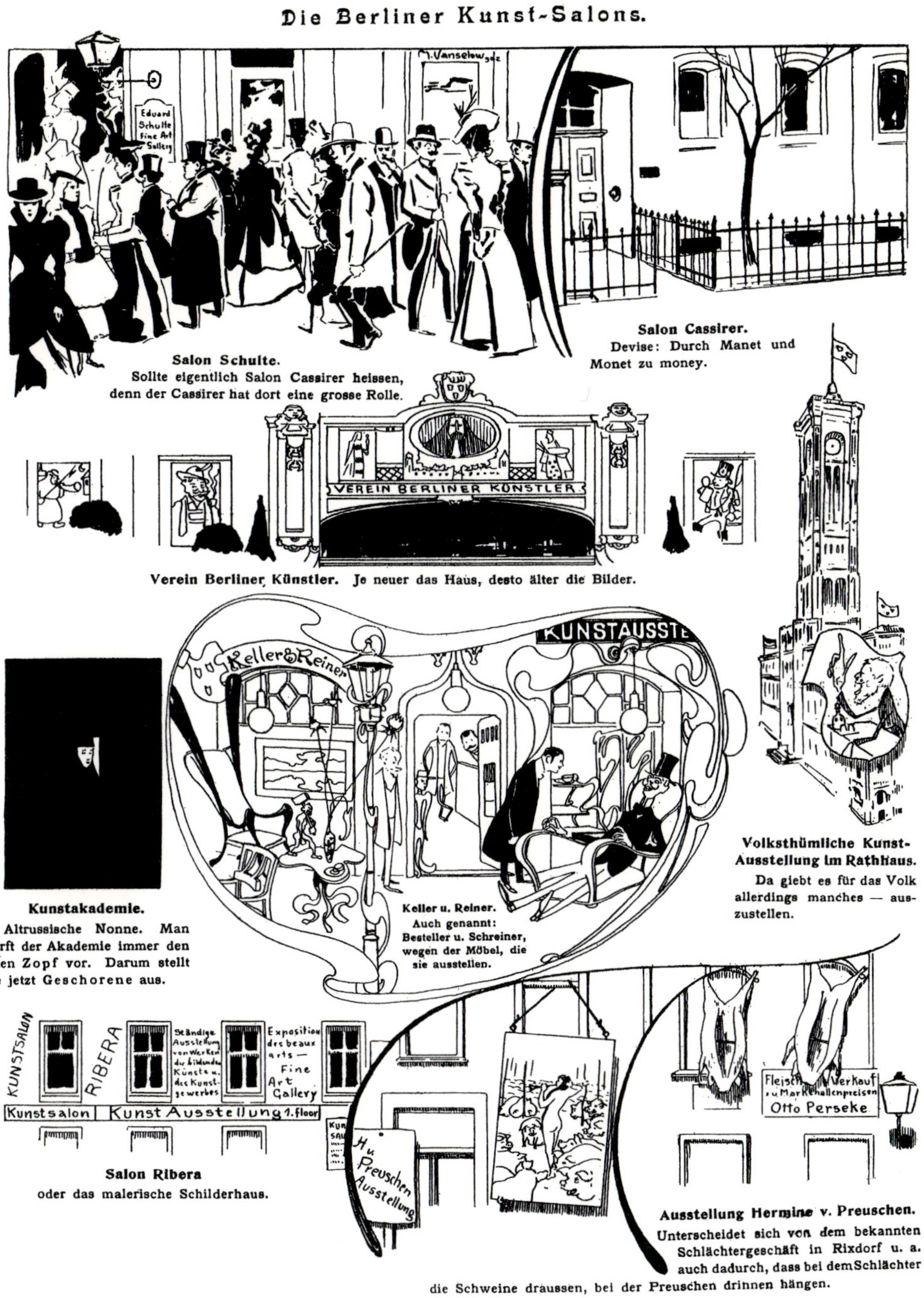
Die Berliner Kunst-Salons.
M. Vanselow sdz
Eduard Schulte Fine Art Gallery
Salon Schulte.
Sollte eigentlich Salon Cassirer heissen, denn der Cassirer hat dort eine grosse Rolle.
Salon Cassirer.
Devise: Durch Manet und Monet zu money.
VEREIN BERLINER KÜNSTLER
Verein Berliner Künstler. Je neuer das Haus, desto älter die Bilder.
Keller & Reiner
KUNSTAUSSTE
Kunstakademie.
Altrussische Nonne. Man wirft der Akademie immer den alten Zopf vor. Darum stellt sie jetzt Geschorene aus.
Keller u. Reiner.
Auch genannt: Besteller u. Schreiner, wegen der Möbel, die sie ausstellen.
Volksthümliche Kunst-Ausstellung im Rathhaus.
Da giebt es für das Volk allerdings manches — auszustellen.
KUNSTSALON
RIBERA
Ständige Ausstellung von Werken der bildenden Künste u. des Kunstgewerbes
Exposition des beaux arts — Fine Art Gallery
Kunstsalon
Kunst Ausstellung 1. floor
Salon Ribera
oder das malerische Schilderhaus.
Hu Preuschen Ausstellung
Fleisch- Verkauf zu Markthallenpreisen
Otto Perseke
Ausstellung Hermine v. Preuschen.
Unterscheidet sich von dem bekannten Schlächtergeschäft in Rixdorf u. a. auch dadurch, dass bei dem Schlächter die Schweine draussen, bei der Preuschen drinnen hängen.

44 Die Berliner Kunst-Salons, aus: Lustige Blätter 1899 (Band 14, Heft 12)

Auch die Händler selbst werden publizistisch aktiv. Sie halten Ansprachen, verfassen Texte, veröffentlichen Aufsätze und Bücher. Viele edieren Mappenwerke ihrer Künstler, manch einer gibt Zeitschriften heraus. Alle sind an progressiven Organen vom »Atelier« über den »Pan« bis zum »Cicerone« interessiert, in denen sie inserieren, ihre Ausstellungen besprochen sehen wollen, auch selbst zu Wort kommen möchten. Mit dem Panorama all dieser Tätigkeiten und Ereignisse entsteht eine neue Bezeichnung: neben die alte Kunsthandlung tritt die moderne *Galerie*. Deren Initiator praktiziert eine veränderte Berufsrolle. Als *Galerist* schlüpft der Kunsthändler in das Gewand eines Öffentlichkeitsarbeiters.

Das Kulturmilieu, das der moderne Galerist herstellt, tritt in gewisser Weise die Nachfolge der vormaligen bürgerlichen Salons an. Nicht von ungefähr heißen viele der neuen Unternehmungen um die Jahrhundertwende »Kunstsalon« oder werden zumindest in der Öffentlichkeit so genannt (vgl. Abb. 44). Das Geflecht, das sie schließlich mit dem Publikum insgesamt bilden, markiert jene Ereigniswelt, die sich fortan mit mehr oder weniger berechtigtem avantgardistischem Touch, nicht selten auch in esoterischem Pathos von der Umgebung abzuheben trachtet. Mit dieser Konstellation, mit der Vielfalt der veränderten Aufgaben muß der moderne Galerist rechnen und zurechtkommen, will er nicht kulturell wie ökonomisch scheitern.

Vermittler aus Liebe zur Kunst

Wohl in keiner Händler-Persönlichkeit der Epoche sind die beiden Grundlinien dieses Musters, die Chance zum Erfolg und die Gefahr der Überforderung, so deutlich zutagegetreten wie in Paul Cassirer (vgl. Abb. 45). Cassirer stammte aus einer mit geistigen und materiellen Gütern gesegneten Familie. Deren frühere Generationen hatten vorwiegend in Ostdeutschland von Grundbesitz gelebt, sich als Finanzmakler betätigt, waren hernach in akademische Berufe gewechselt. Mannigfach im jüdischen Gemeindeleben engagiert, gingen die Cassirers wie viele ihrer Glaubensgenossen den Weg der Assimilation. Vom Land drängten sie in die Stadt. Berlin wurde ihr bevorzugter Niederlassungsort. An der Spree verwandelten sie sich in Industrielle, Bankiers, Kaufleute. Hier gründete der Vater Paul Cassirers gemeinsam mit seinem Bruder Julius ein Kabelwerk, das rasch florierte. Es lag im Trend der Zeit, profitierte von der rasanten Technifizierung des Lebens, machte sich deren Expansion zunutze, bescherte soliden Wohlstand.[19]

Wie viele jüdische Familien waren auch die Cassirers nicht nur aufs Geld bedacht. Ihr Interesse galt seit jeher wie der eigenen Tradition so der Kultur ihrer Umgebung. Literatur, Musik und Kunst sahen sie als selbstverständliche Bildungsgüter an, ergriffen sie als Bereicherungen des täglichen Lebens. Sie übten im Wechsel der Generationen nicht bloß ökonomische und technische Berufe aus. Auch Ärzte und Historiker, Schriftsteller, Maler und Musiker treten im Lauf der Jahrzehnte hervor. Kunstsammlungen wurden zusammengetragen, dem Mäzenatentum war man nicht abgeneigt. Bei manchem Angehörigen flossen im 20. Jahrhundert kaufmännische Begabung und Neigung zur Kunst ineinander. Der Beruf des Kunsthändlers ermöglichte, diese Verbindung auszuleben. Ihm gingen Erich Cassirer in Berlin,

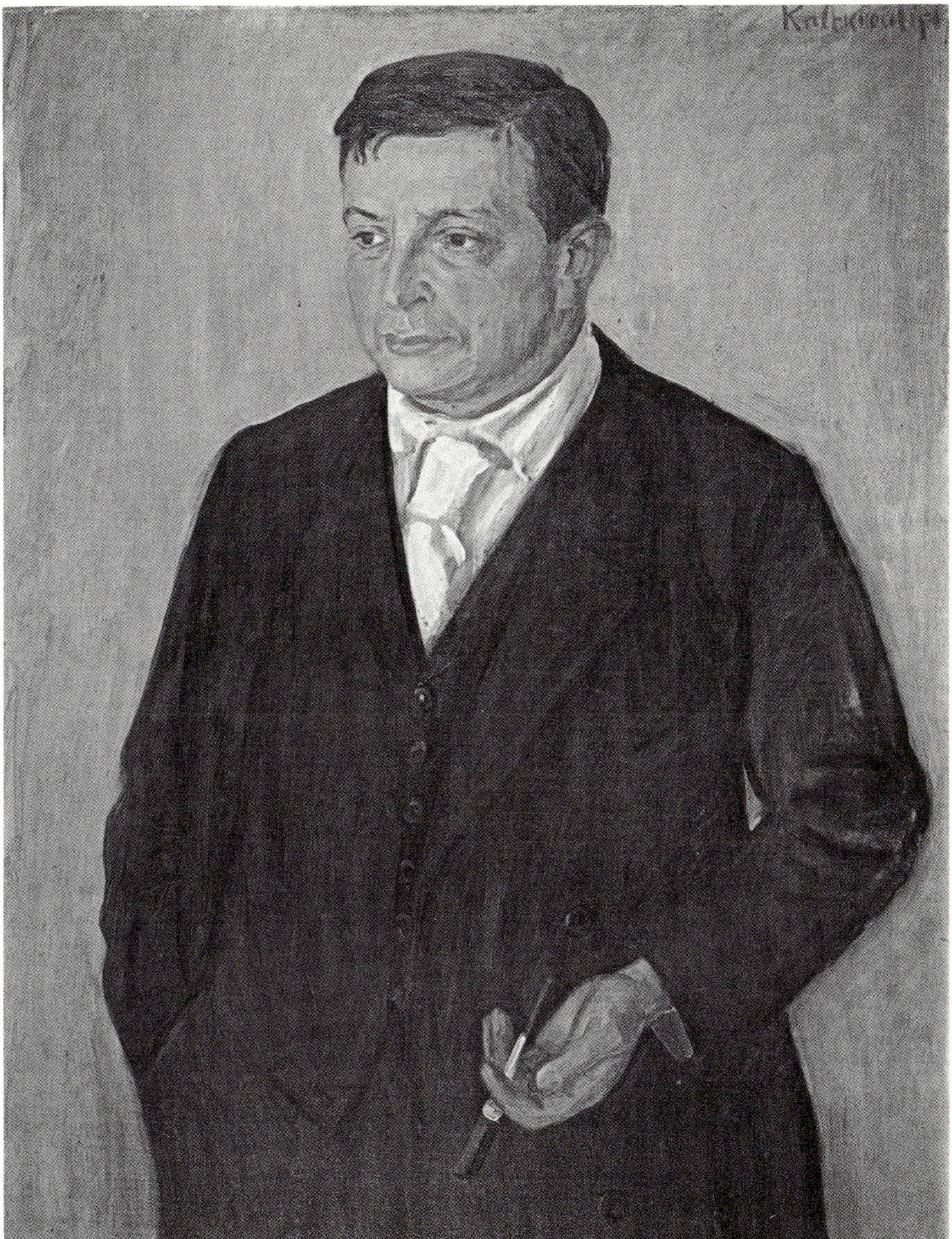

45 Leopold von Kalckreuth: Bildnis des Kunsthändlers Paul Cassirer, um 1915. Berlin, Märkisches Museum

Kurt Hans Cassirer in Rom nach. Stefan Walter Cassirer wurde in Kopenhagen als Händler aktiv, Reinhold Hans Cassirer betätigte sich von Johannesburg aus auf dem internationalen Kunstmarkt. Sie alle standen freilich im historischen Schatten von Paul und Bruno Cassirer, deren Namen überdies der Philosoph Ernst Cassirer intellektuellen, bis heute strahlenden Glanz verlieh.

Paul Cassirer wurden von dieser Familie kaufmännische Energie und künstlerische Leidenschaft mit auf den Weg gegeben. Der Heranwachsende dilettiert in der Malerei, studiert in München eine Weile Kunstgeschichte, arbeitet hernach als Redakteur. Den Mittzwanziger hält vor allem die Literatur gefangen. Er verfaßt Gedichte und Novellistisches, ein Drama entfließt seiner Feder, einiges wird unter dem Pseudonym Paul Cahrs publiziert. Noch in späteren Jahren soll er in seiner Galerie eigene Schriften vorgelesen haben. Doch ist dieser »homme de lettres« kein Mann der stillen Stunden oder entlegener Schreibstuben. Ihn drängt es zu direkter Wirksamkeit, spontanem Austausch, weiteren Horizonten. Er braucht eine Plattform, welche ihm (wie er das später nennen wird) die »kulturelle Tat« ermöglicht und die zudem als wirtschaftliche Basis taugt. Beide Wünsche erlangen konkrete Gestalt, als er 1898 mit seinem ein Jahr jüngeren Cousin Bruno in Berlins Viktoriastraße einen Kunstsalon eröffnet.

Auch Bruno Cassirer war eine musische Natur, hatte sich als Maler versucht und Kunstgeschichte studiert (vgl. Abb. 46). Wie Paul ist er der modernen Literatur zugetan, weshalb der Galerie ein gemeinsamer Verlag angeschlossen wird, in dem hauptsächlich Kunstbücher und zeitgenössische Belletristik erscheinen. Doch brodeln bei aller Ähnlichkeit des Herkommens wie der Begabung mancherlei Unterschiede des Charakters, der Lebensführung und des Geschäftsgebarens in den Vettern. Daher währt trotz vieler Erfolge ihre Kooperation nur drei Jahre. Von 1901 an gehen sie getrennte Wege. Während der Kunsthändler Paul Cassirer sich am Markt und beim Publikum durchsetzt, avanciert Bruno Cassirer zu einem geachteten Konkurrenten der zeitnahen Verleger Fischer und Kippenberg, von Piper, Rowohlt und Wolff. Doch zuvor bringt an der Jahrhundertwende die gemeinsame Galeriegründung den Kunstbetrieb in Bewegung. Mag auch Berlin noch nicht, wie Alfred Lichtwark meint, »der bedeutendste Markt nach Paris« sein, so trifft wohl die Bemerkung eines anderen Kommentators zu: »... das Kunstleben Berlins wacht aus seinem langen, langen Halbschlafe allmählich auf.«[20]

Zu diesem Aufbruch trägt Cassirer unermüdlich bei. Seine von van de Velde, wie Lichtwark bemerkt, »raffiniert einfach« ausgestattete Galerie arriviert zu einem Treffpunkt der Berliner Neuerer und Neugierigen. Er veranstaltet Ausstellungen und Soireen, spürt Künstler auf, kauft und verkauft, wirbt um Kunden. Seine Vorliebe gilt den Impressionisten und Franzosen, mit Max Liebermann verbindet ihn Freundschaft und Geschäftspartnerschaft; Ernst Barlach nimmt er exklusiv unter Vertrag. Kaum übersehbar ist die Zahl der zeitgenössischen Künstler, die er der Öffentlichkeit vorstellt, unterstützt, umsorgt, vermittelt – und manchmal vor den Kopf stößt. Wie Freunde, so macht er sich Feinde. Daß er 1899 Geschäftsführer der Berliner »Secession« wird und als solcher 5% Verkaufsprovision erhält, daß er 1909 gar das Präsidentenamt der Vereinigung übernimmt und Miteigentümer des neuen Ausstellungsge-

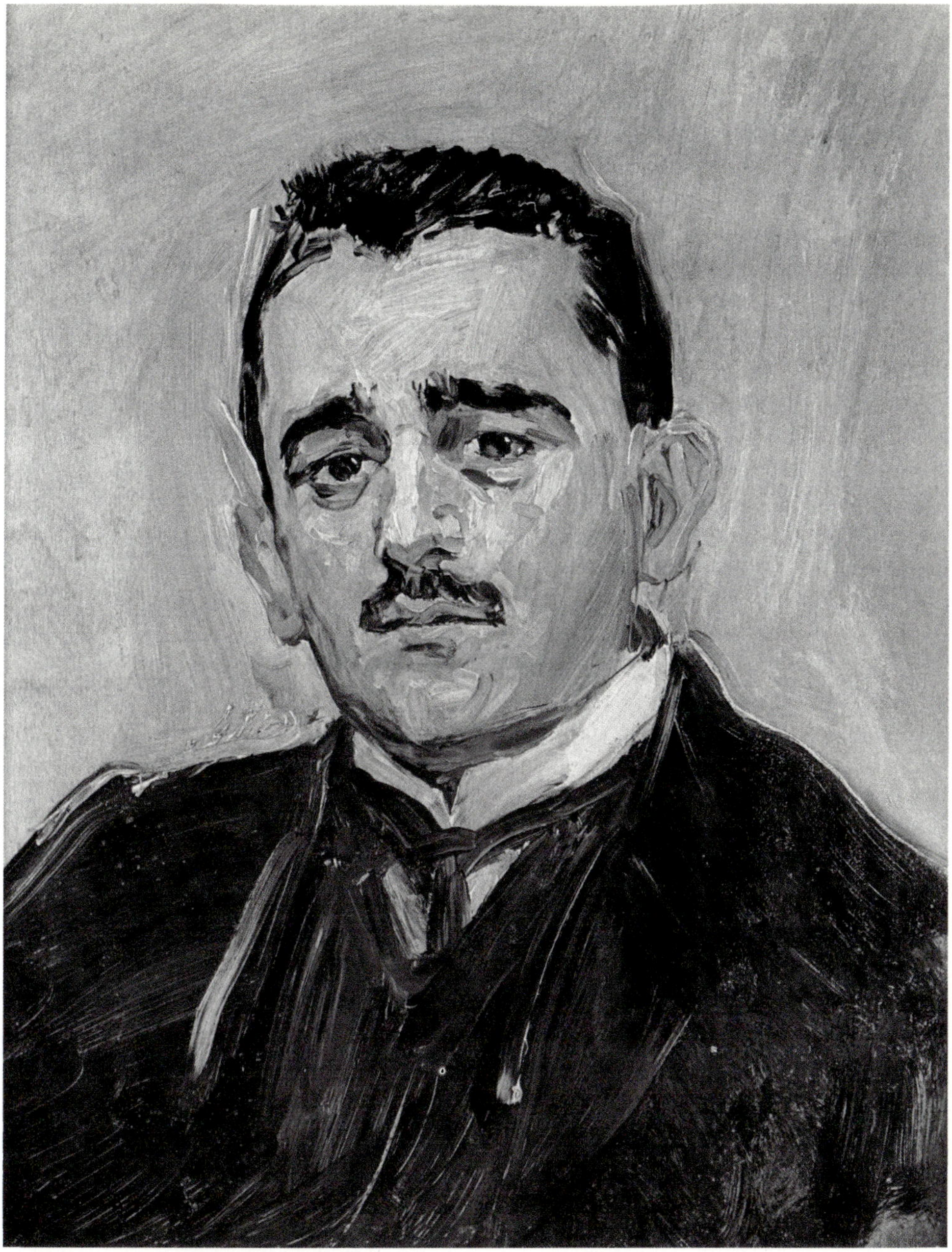

46 Max Slevogt: Bildnis des Verlegers Bruno Cassirer, 1911. Berlin, Staatliche Museen Preußischer Kulturbesitz, Nationalgalerie

bäudes am Kurfürstendamm ist, daß er sich 1913 zum Leiter des Kölnischen Kunstvereins küren läßt: alldies und manch ähnliches Engagement ruft lauten Meinungsstreit hervor[21]. Jenseits des Für und Wider offenbart die Vielzahl der Aktivitäten, wie wenig sich Cassirer mit der traditionellen Funktion des Händlers begnügte. Deren Chancen nutzte er sowieso. Als Auktionator tat er sich mit dem Münchener Versteigerer Helbing zusammen (vgl. Abb. 47). In Hamburg, Amsterdam und London entstehen Filialen oder werden Kooperationen gepflegt. Dieses interurbane Netzwerk tragen fast alle aufgeschlossenen Künstler und Kritiker, Sammler und Museumsleute jener Jahre mit. Voller Ingrimm spricht 1913 der kaiserliche Hofmaler Anton von Werner von »der internationalen Firma Liebermann, Cassirer, ... Pauli, Lichtwark, vormals v. Tschudi, jetzt Justi«[22].

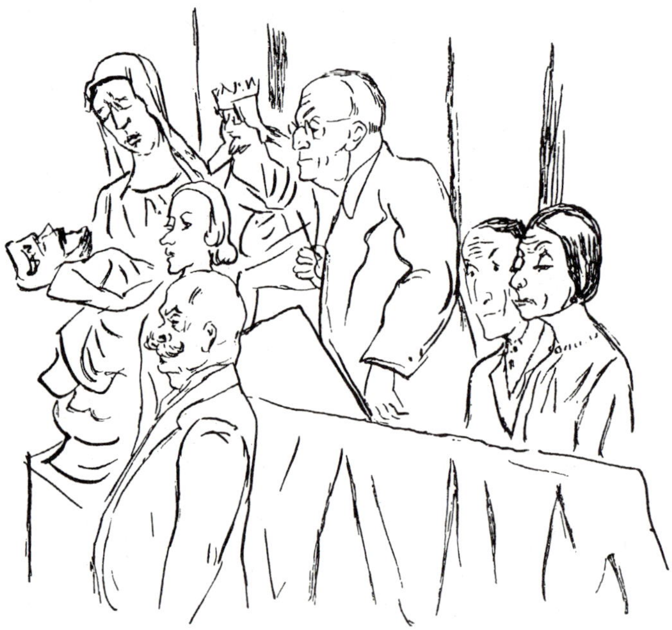

47 Rudolf Grossmann: Auktion bei Paul Cassirer, Zeichnung o. J.

Seinem Selbstverständnis nach war Paul Cassirer ein kaufmännischer Vermittler aus Liebe zur Kunst. Er wußte, daß er den merkantilen Erfolg brauchte, um kulturell zu überzeugen und weiterarbeiten zu können. Als Vorbild schwebte ihm Durand-Ruel vor Augen, doch übertraf er dessen Handlungsmuster durch Dynamik sowie Streuung. Zeitschriftenherausgeber und Verleger, Händler und Animateur in einem, schöpfte Paul Cassirer die Rollenvielfalt des modernen Kunstvermittlers rastlos aus, bis er sich in ihr erschöpfte und 1926 seinem Leben selbst ein Ende setzte. Anders als sein französischer Vorläufer kannte er nicht die Tugend der Selbstbeschränkung und kam so um den Gewinn der Konzentration. Zu einem deutschen Durand-Ruel veranlagt, war ihm nicht vergönnt, ein Duveen der zeitgenössischen Kunst zu werden. Am »napoleonischen« Zug, den Liebermann ihm attestierte (wie ein familiärer

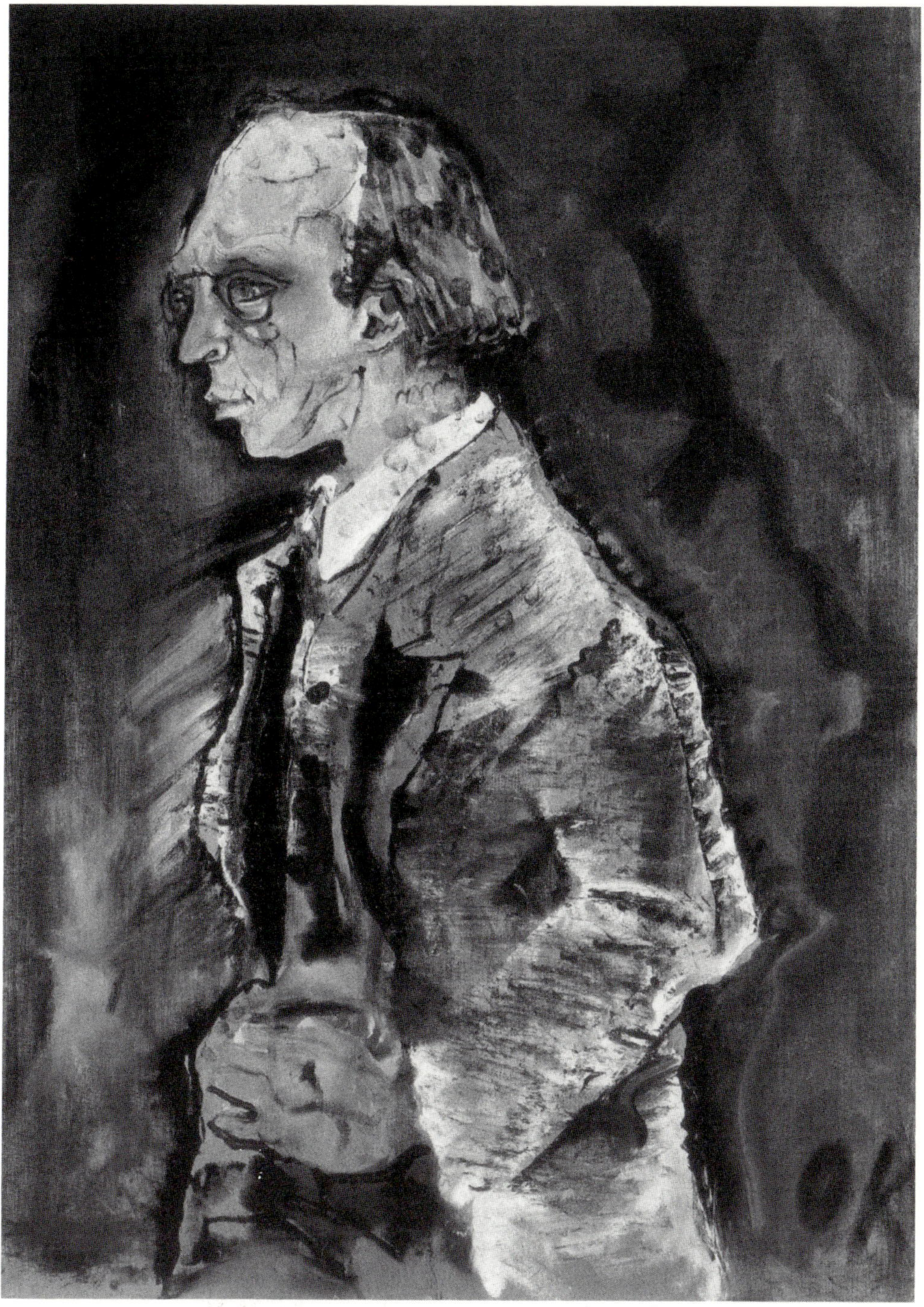

48 Oskar Kokoschka: Bildnis Herwarth Walden, 1910. Stuttgart, Staatsgalerie

Chronist dem älteren Duveen), schieden sich die Geister. Galt er den einen als »Künstlermensch« (Georg Kolbe), als »Charmeur« (Johannes Guthmann), »großer Impresario« und »überzeugter Propagandist« (Wilhelm Herzog), so sahen andere in ihm einen »Generalstabschef« (Harry Graf Kessler), »genialen Kaufmann« (Georg Kolbe), den »Beherrscher des Kunstmarkts« (Max Liebermann), gelegentlich einen »Tyrann« (Liebermann) oder auch nur den »(Ver)-Führer der Secession«. Ein wenig von alldem mag in ihm gesteckt haben. Jedenfalls wollte er, der seine Kreativität aus dem eigenen literarischen Schaffen in die merkantile Vermittlung verlagert hatte, »eine schöpferische Persönlichkeit« bleiben[23]. Vielleicht empfand er tatsächlich, wie Karl Scheffler meinte, ein Unbehagen darüber, »daß er zwar ein angesehener, international erfolgreicher Kunsthändler war, doch eben auch «nur» als Kunsthändler im Adreßbuch stand... Sein stiller Gram und seine laute Wut war, daß der Anerkennung seiner Begabung ... die soziale Bewertung des Berufs im Wege stand.«[24] Dieser innere und äußere Konflikt war der Preis, den der dynamische »homme de lettres« für seine Entscheidung zum Kunsthandel zahlen mußte. Im Deutschland seiner Zeit jedenfalls verkörperte Paul Cassirer allem Für und Wider zum Trotz wie kaum ein anderer den Typ des *marchand créateur.*

Wie die innovativen Künstler nach der Jahrhundertwende eine »Kunstwende« einzuleiten trachteten, so durchlebten viele ihrer vermittelnden Weggefährten jene Jahre als Epoche des »Kunstglücks«[25]. Auch Cassirer mag so empfunden haben, wollte er doch die Zeitenwende von einem Wechsel im Stil der Kunst und des Lebens begleitet wissen und zu diesem Wandel das Seine beitragen. Mehr noch als er verkörperte freilich ein anderer die vorwärtsdrängende Dynamik des Erneuerungsanspruchs: Herwarth Walden. Sein oft beschworenes »Kunstglück« fand dieser im »Sturm«, dessen Anreger, Verteidiger, Förderer und Verkäufer er wurde. So sehr identifizierte er sich mit dieser Bewegung, daß der Lyriker August Stramm das Verhältnis auf den Nenner brachte: »Der Sturm ist Herwarth Walden«[26]. In der Tat: stürmisch gerierte sich Walden in allem, was er wollte und fühlte. »Wurde ein Bild oder eine Plastik vor ihn hingestellt und war dieses Werk ein wirkliches Kunstwerk, so riß er das Werk gleichsam an sich – ohne es anzufassen – mit einem jähen, blitzhaften Blick. Das war das Licht der Intuition, mit der er erkannte.«[27] Dieser Seelenlage und Geistesverfassung entsprechend hegte Walden eine Vorliebe für jede Art von Ausdruckskunst in Wort und Ton, in Bild und Gebärde. Er suchte das Avantgardistische, bevorzugte Expressionismus und Futurismus. Sensationen waren ihm lieber als Ruhezustände, Konventionsbrüche genehmer denn die eingelebten Riten von Sozialverkehr und Kulturbetrieb. Oskar Kokoschka, der, nach Berlin kommend, bei Walden und im Sturm-Kreis eine neue Heimat fand, hat die irisierende Mentalität seines Freundes und Helfers im Portrait erfaßt (vgl. Abb. 48). Walden wird hier völlig in der Zeitdimension gezeigt, die für den ehemaligen Musiker und nunmehrigen Impresario so entscheidend war. Er tritt dem Betrachter nicht en face gegenüber, sondern begegnet ihm seitlich, als strebe er an ihm vorbei, anderen Zielen zu[28]. Die Profilfigur will den Raum nicht einmal momenthaft anfüllen; sie durchquert ihn allenfalls, tritt nur flüchtig auf. Umgebung und Hintergrund bieten kein starres Raumgefüge. Die Umrißschattierungen der Figur scheinen sich in sie hinein fortzusetzen, als gebe es eine energetische Ausstrahlung Waldens auf sein Ambiente. Formal wie farblich sind Hand und Kopf hervorgehoben. Ihre Betonung läßt den Portraitierten als einen Mann erscheinen, der willensstark und tatkräftig seinem Ziel zustrebt.

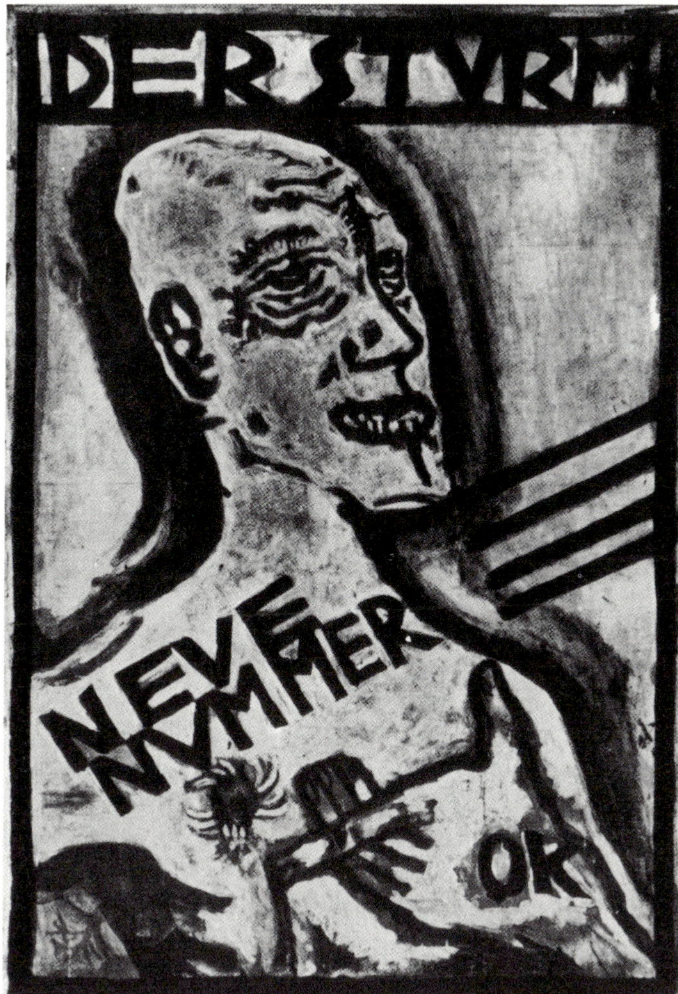

49 Oskar Kokoschka: Plakat »Der Sturm« mit Selbstbildnis, 1910

Dieses Ziel hieß: Verbreitung der Sturm-Idee, Durchsetzung der Sturm-Künstler. Um seinetwillen gründete Walden 1910 in Berlin die Sturm-Galerie, veranstaltete er Dutzende von Ausstellungen im In- und Ausland. Vom gleichen Jahr an gab er die Zeitschrift »Der Sturm« heraus und leitete den gleichnamigen Verlag (vgl. Abb. 49). Selbst ein vielseitiger Autor, publizierte er die Schriften seiner Künstler-Freunde und der Literaten, die sich um ihn scharten. Walden hielt Vorträge und ließ andere zu Wort kommen. Er betrieb eine Sturm-Bühne und eine Sturm-Schule, engagierte sich in einem »Verein für Kunst«, war an einer Buchhandlung beteiligt. Er organisierte Lesereisen, Kabarett-Abende, den Verleih von Gemälden. Keine Anstrengung war ihm zu groß, kein Weg zu beschwerlich, um dem »Sturm« zum Erfolg zu verhelfen. Daß er dabei aneckte, Gegner provozierte, war ihm nur recht. Doch stellte sich der Erfolg eher ideell als materiell ein. Walden wußte als Propagandist geschickt vorzugehen, er war, wie Alfred Döblin meinte, »ein großer Organisator«, doch ein gerissener Händler wurde er nicht. Wie der Idee nach, so ließ sich die Sturm-Bewegung auch merkantil nicht auf Dauer stellen. Ihr Wesen bestand aus Vergänglichkeit; ihrem Promoter bescherte sie ein nur kurzes »Kunstglück«, das ökonomisch nie auf sicheren Füßen stand. Was Walden gewann, zerrann ihm rasch in neuen Projekten. Die großen Profite mit den Werken der Künstler, für die er eingetreten war, machten spätere und schlauere Verkäufer. Walden selbst blieb ein als Händler nur mäßig beglückter Kunstenthusiast. Ihm mangelte es an der Fähigkeit, sich von den Werken, die er ideell verfocht, materiell zu distanzieren, um die Kunst zur Ware werden zu lassen. Er liebte, was ihn künstlerisch überzeugte, wohl zu sehr, als daß er sich in einen strategisch kalkulierenden Kaufmann hätte verwandeln können. Seine soziabilisierende Kraft war stärker als seine merkantile Begabung.

Berlin aber hatte in Walden einen vielseitig begabten Promoter mehr, der dem Kunstleben der Hauptstadt Attraktivität und Ansehen verlieh. Andernorts ging es diesbezüglich ruhiger zu. An der Isar etwa kam die kulturelle Modernisierung nur langsam in Gang. Während fast überall Aufbruchstimmung herrsche, hieß es noch 1898 im »Kunstwart«, sei es »in München ganz tot«[29]. Einen entsprechend schweren Stand hatten hier jene Vermittler und Händler, die sich der künstlerischen Neuerungen annahmen. Die 1905 eröffnete »Moderne Kunsthandlung« des ehemaligen Sängers Franz Joseph Brakl, Heinrich Thannhausers von 1909 an aktive »Moderne Galerie«, die 1912 eingerichtete Galerie für »Neue Kunst… « des Buchhändlers Hans Goltz, der »Neue Kunstsalon« ,die »Galerie Caspari«: sie alle wollten, wie Thannhauser anläßlich seiner Eröffnungsausstellung programmatisch betonte, vor allem »junge« und »fortschrittliche« Künstler zeigen, Werke eben, die »frisch, kraftvoll, eigen, modern im besten Sinne« seien[30]. Thannhauser selbst setzte dies in die Tat um, indem er erstmals die »Neue Künstlervereinigung München« und den »Blauen Reiter« ausstellte, indem er die »Moderne Französische Schule« mit Picasso, Derain, Vlaminck u. a., aber auch die Futuristen und den Sturm-Kreis präsentierte. Er avancierte damit zum wichtigsten Verkäufer moderner Kunst an der Isar (vgl. Abb. 50).

Daß man sich dabei um die inzwischen andernorts üblichen Vermittlungsstandards bemühte, galt Thannhauser wie seinen wenigen Kollegen als selbstverständlich. Oberlichtsäle, Lesekabinette, moderne Möblierung waren ebenso anzutreffen, wie mit Katalogen, Faltblättern, Plakaten und Kunstpostkarten um Kunden geworben wurde. Doch setzten der erste Weltkrieg und die anschließende Rezession all diesen Bemühungen ein frühes Ende oder zumindest einen engeren Rahmen. Gerade die »modernen Galerien« werden von politischen und inflationären Einschränkungen besonders hart betroffen. Sie sind konjunkturabhängiger und krisenanfälliger als jene Kunsthandlungen, die Werke der Vergangenheit anbieten und auf die Beständigkeit einer traditionalistisch gesonnenen Kundschaft hoffen dürfen. Der zeitgenössisch ausgerichtete Kunsthandel hingegen mußte schon ab 1914 sein Angebot schmälern,

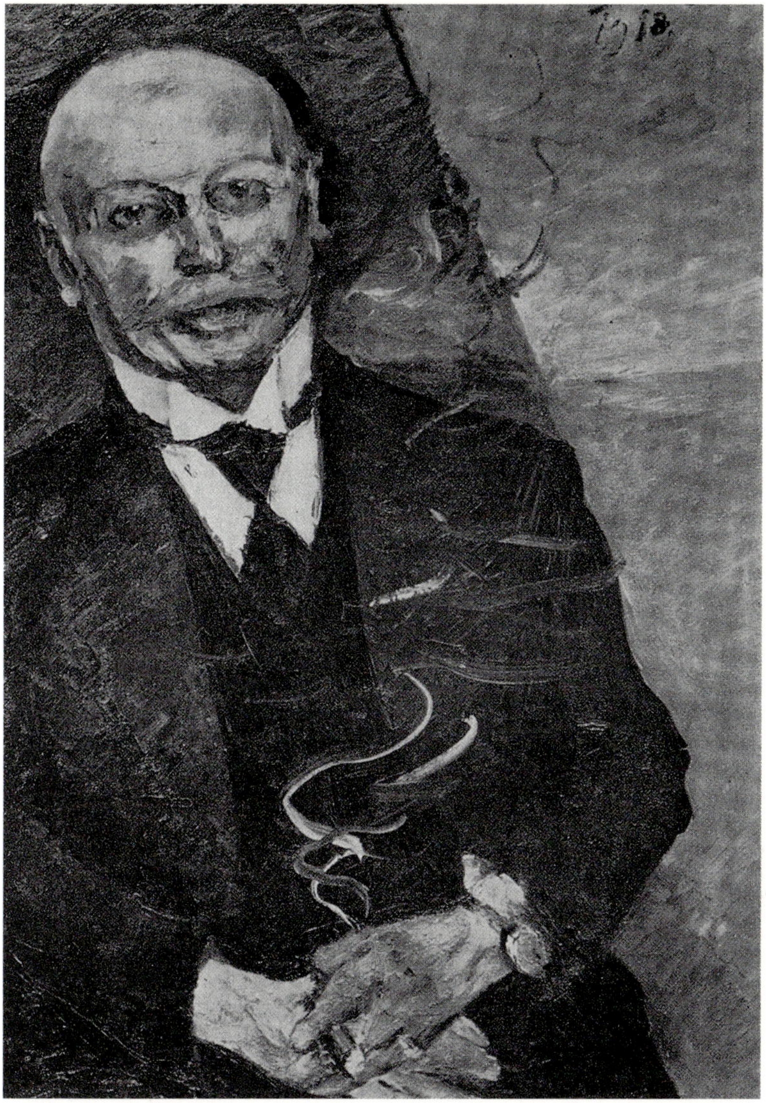

50 Lovis Corinth: Heinrich Thannhauser, 1918.
Sammlung Justin Thannhauser, New York

denn ausländische Maler und Bildhauer waren nun kaum mehr gefragt. Die Umsätze sanken rapide, für die teure Öffentlichkeitsarbeit fehlten die Mittel. Die sinkende Nachfrage und der Preisverfall auch bei zeitgenössischer deutscher Kunst nötigten manchen Händler, den Betrieb vorübergehend (wie Goltz in München) oder endgültig (wie der »Neue Kunstsalon«) einzustellen beziehungsweise in der Hoffnung auf neue Klienten einen geschäftlichen Ortswechsel vorzunehmen (wie die Firma Thannhauser, die 1919 vorsorglich eine Filiale in Luzern einrichtet und 1928 von München nach Berlin umzieht).

Auch anderwärts zwangen Krieg und Wirtschaftskrise den Vermittlern neuer Kunst Anstrengungen auf, die sie kaum im Sinn gehabt haben mochten, wenn sie, wie häufig, das Kämpferische ihres Metiers in Wort und Geste beschworen. »Kampf« ist eine vielgebrauchte Vokabel dieser Epoche. Sie vagabundiert durch alle Lebensbereiche, grassiert in Politik und Ökonomie, hat Konjunktur in Alltag und Wissenschaft, in der Literatur nicht minder als im Kunstgeschehen. Jedermann möchte für oder gegen etwas »kämpfen«, dieses durchsetzen und jenes verhindern. Für das Vorankommen der jungen Kunst in der Gesellschaft zu kämpfen: dieses Anliegen verfochten wie in München oder Berlin auch im Rheinland aufgeschlossene Parteigänger. Als eine solche Fürsprecherin trat um die Jahrhundertwende in Düsseldorf Johanna Ey hervor[31]. Die Leiterin einer Backwarenfiliale in der Nähe der Kunstakademie kam eher zufällig mit Malern in Kontakt. Zunächst verkaufte sie nur Brötchen, Gebäck, Kaffee und dergleichen. Doch bald bot sie stattdessen einen Mittagstisch, flickte und schnitt gelegentlich die Haare. Sie gewährte Kredit, nahm schließlich Bilder als Bezahlung. Diese ihrerseits zu verkaufen, lag nahe und gebot die Bilanz des Geschäfts. Auf diesem Weg wurde Johanna Ey Teilhaberin nicht nur an den leiblichen Sorgen der Künstler, die bei ihr ein- und ausgingen. Ihre Hilfsbereitschaft trug ihr jenes Etikett ein, das sie einerseits als ruhenden Pol in der stets quirligen und oft zänkischen Bewegung des »Jungen Rheinland« auswies, gegen das sie sich jedoch andererseits immer wieder wehrte: Mutter Ey. Am treffendsten wurde die vielgemalte Kunsthändlerin par hasard 1925 von Arthur Kaufmann inmitten ihrer »Zeitgenossen« portraitiert (vgl. Abb. 51). Freunde und Weggefährten aus verschiedenen Berufen und Lebensbereichen umschließen sie dicht. Sie formieren jenen Kreis, den die Sachwalterin ihrer Nöte und Wünsche, die aus einer kinderreichen, doch unglücklichen Ehe geflohen war, als Lebenselixier nicht missen mochte: Kunst und Künstler als Ersatzfamilie. Die Mischung aus privaten und beruflichen Beziehungen, welche dem Verhältnis zwischen Künstler und Galerist gestern wie heute eignet, gewinnt in Kaufmanns Gruppenportrait soziomorphe Anschaulichkeit.

Johanna Ey selbst hat 1929 ihren Weg zur Kunst und mit ihr geschildert: »Im März 1864 bin ich geboren in Wickrath, einem kleinen Städtchen im Rheinland, Regierungsbezirk Aachen. 1883 kam ich nach Düsseldorf, nachher zwei Jahre bei Verwandten in Brüssel. Von da an ging ich wieder nach Düsseldorf, heiratete und übernahm 1893 eine Backwarenfiliale in der Nähe der Akademie. Es kamen Studenten und holten bei mir ihre Backwaren, ich gab Kaffee für 10 Pfg., Milch 5 Pfg., kleine Törtchen mit Sahne für 5 Pfg., belegte Brötchen mit guter Butter und Schinken oder Käse oder Wurst für 10 Pfg. Der Betrieb wurde größer, besonders als es sich herumsprach, daß ich pumpte, was für Studierende immer sehr bequem ist. Heimlich verkaufte ich Bier, Alkohol. Ich bekam immer größere Rechnungen, wie ich Einnahmen hatte. Die Backwaren wurden abgeschafft und ich richtete Mittagstisch ein. Da derselbst gut bürgerlich war und nur 50 Pfg., mit Kaffee 60 Pfg. kostete, kamen auch Solisten vom Stadttheater als Gäste, die nach dem Essen einen kleinen Skat machten, die Maler, sehr neidisch, weil sie nicht mehr die ganze Küche belegen

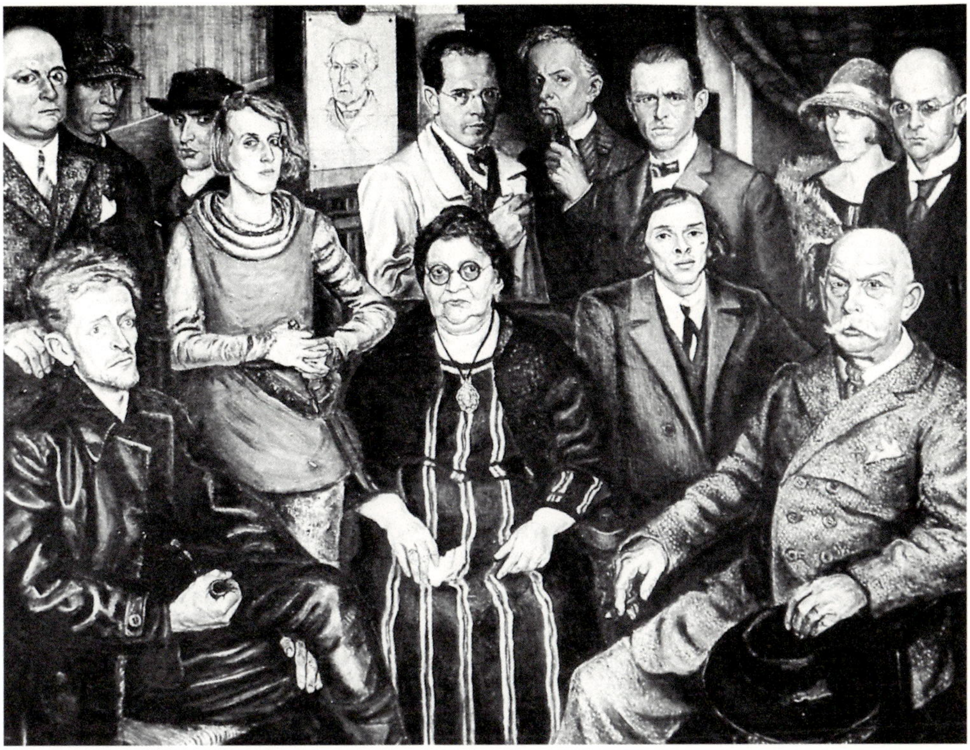

51 Arthur Kaufmann: Zeitgenossen, 1925. Düsseldorf, Stadtmuseum

konnten, mußte ich oft beruhigen, ich war froh, wenn Abends die Küche geräumt wurde, doch nicht eher bis ich Abendbrot gemacht hatte, was aus Bratkartoffeln, gebratene Blut- und Leberwurst, selbsteingelegten Gurken und Zwiebeln und Kaffee bestand; für dieses alles wurde 50–60 Pfg. bezahlt. Der Krieg machte diesem einfachen Leben ein Ende. Für mich fing da eine sorgenvolle Zeit an. All die lieben Menschen, die ich kennen gelernt hatte, gingen fort. Es kamen traurige Verluste und Todesnachrichten. Die Zeiten sind unvergeßlich. Im Jahre 1918 mietete ich ein kleines Ladenlokal. Ich fing Kunsthandel an und bekam Bilder in Kommission von dem bekannten Bilder-Renovator Josef Spinnrath. Ich verkaufte Exzellenz v. Gebhardt, Klaus Meyer – Achenbach – Defregger – Kampf, von Wille und andere erstklassige Künstler. Ich wurde bestohlen und bekam von E.v. Gebhardt ein Bild geschenkt, was meine Grundlage für ein besseres Ladenlokal, nämlich Hindenburgwall 11 wurde, wo ich augenblicklich noch wohne. Es gab dann einen gewaltigen Umsturz, auch in der Kunst. Durch Besuch von Künstlern wie Otto Pankok, B. H. Hundt – G. H. Wollheim, Feigler, Max Ernst, Journalisten und Schaupieler wie Dornseif, Gert Schreiner – Hannes Küpper u. andere, Ferdinand Klassen nicht zu vergessen, schlossen sich an und der Kampf um die moderne Kunst fing an. Unheimliche Zeiten wurden durchgemacht. Eine Zeitschrift: ›Das EY‹ wurde gegründet. Otto Pankok, Gert Wollheim und Gert Schreiner zeichneten dafür verantwortlich. Es wurde Polemik gegen die Akademie geführt. Es wurden Bilder beschlagnahmt, Prozesse geführt und es war sehr lebendig in Düsseldorf und in der Umgebung vom ›Ey‹. Künstlervereinigungen entzweiten sich und bekämpften sich. Im Jahre 1923 arrangierten die Künstler Artur Kaufmann, Adolf Uzarski, G. Wollheim, Architekt Brink in dem Hause von Leonhard Tietz Aktiengesellschaft, der Herr Direktor Alfred Viktor trug sehr viel zur Sicherstellung der ›internationalen Ausstellung‹ bei. Die beiden ersteren Künstler Kaufmann und Uzarski waren zu gleicher Zeit fabelhafte Organisatoren. Die Ausstellung war eine Sensation, nicht allein für Düsseldorf, sondern für Deutschland und Ausland. Es wurde mir vor einigen Wochen noch von verschiedenen Ausländern bestätigt, eine solche Ausstellung überhaupt noch nicht gesehen zu haben. Von dieser Zeit an war für die Düsseldorfer jungen Künstler vieles gewonnen, besonders für die Künstler, die nicht auf Flechtheim angewiesen waren und auch ohne ihn ihren Weg machen konnten. Die Gallerie Flechtheim hatte ja schon ich glaube seit 1900 schon sehr viele Ausstellungen moderner Kunst arrangirt, besonders interessante französische Kunst. Presse stellte sich zu Gunsten der fortschrittlichen jungen Künstler um, damit war ja schon wieder Vortheil. Die Presse muß ja erst bestätigen, wer was kann oder nicht kann; meistens gehen sie ja daneben oder es spielen persönliche Beziehungen mit. Der Verkauf ließ nichts zu wünschen übrig. Von den Künstlern, die hier den Anfang machten, sind viele arrivirt, Otto Dix – Fritz Feigler – G. H. Wollheim und viele andere, die so weit sind, daß ihnen der kleine Kunstsalon nichts mehr geben kann und die jetzt nur in prunkenden Ausstellungen sich sehen lassen. Es heißt hier auch: Der Mohr hat seine Schuldigkeit gethan, der Mohr kann gehen. Es ändert doch nichts bei mir von meiner Anhänglichkeit für diese Ungetreuen, denn eine alte Frau denkt ja anders und richtiger. Doch da jetzt durch die schlechten Zeiten eine Pleite für mich da ist, muß ich mich nach einer anderen Existenz umsehen. Die Museen könnten mir ja in etwas helfen, durch Kauf eines Bildes, denn ich habe noch Vorrath in guten Bildern, wo kein Museum sich schämen braucht, daß es dort aufgehangen wird.«[32]

Wird von Johanna Ey die Händler-Rolle familiär getönt und begrenzt, so erhält sie durch ihren Kollegen und Konkurrenten Flechtheim eher impulsive und expansive Züge. Mit keiner geringeren Hoffnung, so hielt er selbst 1923 rückblickend fest, trat Alfred Flechtheim an, als daß er »aus Düsseldorf eine Kunststadt machen könne«[33]. Bevor es dazu kam, mußte der Sohn eines erfolgreichen Getreidemaklers sich zum Kaufmann ausbilden lassen und als Kornhändler betätigen. Doch hatte er wenig Sinn für dieses Metier. Er wollte buntere Märkte erobern. Schon früh stellte er die Gänge des väterlichen Kontors mit Bildern voll, die ihn mehr begeisterten als die Disposition über Gerste und Mais: »Ich war kein tüchtiger Getreidehändler.«[34] Vor Bestellungen und Bilanzen verzweifelnd, brütet er andere Pläne aus. Wann immer möglich, flieht er aus dem Büro, um sich in der Kunstwelt zu tummeln. Geschäftsreisen nutzt er, indem er durch Museen streift, Galerien ausspäht, Gleichgesinnte trifft. Das »französische Bergwerk«, an dem der Vater beteiligt ist, bietet ihm die Chance, daß er »alle Augenblicke in Paris sein, mit Levy, Pascin, Purrmann und Uhde im Dôme über ›Cézannen‹ reden« kann, daß er »mit Braque, Salmon und Derain in der Rotonde sitzen, mit Picasso und Waetjen auf dem Montmarte bummeln« kann. Nichts tut er lieber als »bei den Malern, Händlern und Sammlern rumliegen«.[35]

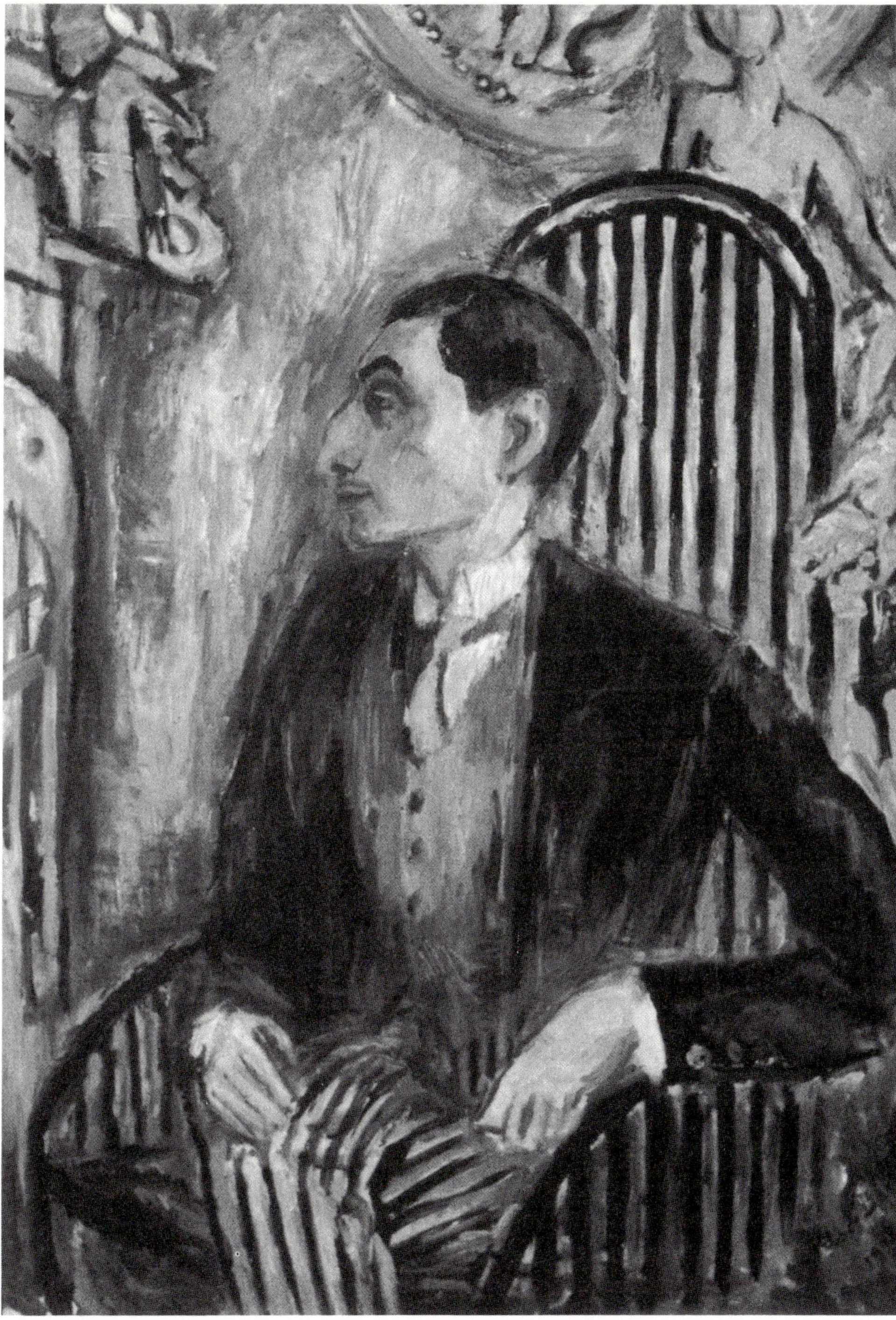

52 Nils von Dardel: Portrait Alfred Flechtheim, 1913. Stockholm, Moderna Museet

Flechtheims ganze Liebe gilt der zeitgenössischen französischen und deutschen Kunst mit Ausnahme des Expressionismus, den er als »Unsinn« abtut. Ihr will er ein Forum bieten, für sie engagiert er sich, indem er vermittelt und berät. So 1910 in Düsseldorf und 1912 in Köln bei den Ausstellungen des »Sonderbundes«, als dessen Schatzmeister er zugleich Mitglied des Vorstandes ist. Geld fehlt ihm nicht: er erwirbt Gemälde und Plastiken, wann immer sie ihm gefallen. Gelegentlich verkauft er auch. Mit Cassirer und anderen ergreift er Partei für die internationale Moderne, als 1911 der Worpsweder Landschaftsmaler Carl Vinnen 140 Autoren zu einem »Protest deutscher Künstler« versammelt, um mit sachlich falschen Behauptungen die angebliche kulturelle Überfremdung des Kunstbetriebs und besonders der Museen in Deutschland zu brandmarken. Doch will Flechtheim mehr als ein Mitläufer im breiter werdenden Strom der modernen Bewegung sein; er möchte eine Hauptrolle spielen, auch wenn er sie, wie Nils von Dardel in seinem Portrait zeigt, noch nicht ganz auszufüllen vermag (vgl. Abb. 52). Körperfrontal und gesichtsprofiliert befindet sich Flechtheim hier in einer Wartestellung, die den Raum nur zögernd beansprucht und sich zeitlich schon fortwendet, einem anderen Ziele zu. Dieses war, wie es 1913, dem Jahr des Bildnisses, im Tagebuch lautet, der »neue Beruf«, »mein Beruf«[36]. Das Vorbild heißt Paul Cassirer, durch ihn fühlt Flechtheim sich ermutigt und angestachelt. Um nichts weniger geht es als »endlich die lächerliche Händlerei mit Weizen und Erzen dranzugeben und den Marchand-Amateur in einen ernsthaften Kunsthändler zu verwandeln«[37].

Noch im gleichen Jahr setzt Flechtheim diesen Plan in die Tat um. Er eröffnet eine »Galerie für alte und neue Kunst« im Zentrum Düsseldorfs. Mit einem Stoßseufzer der Erleichterung teilt er im ersten Katalog seiner Kunsthandlung der Öffentlichkeit mit: »Endlich bin ich in der Lage, mir einen langgehegten Wunsch zu erfüllen: mich nunmehr ausschließlich mit Dingen der Kunst zu beschäftigen; dazu soll mir meine Kunsthandlung dienen.« Das Angebot ist vielfältig. Franzosen und Deutsche sind vereint, Bilder des neunzehnten Jahrhunderts hängen neben solchen der Gegenwart. Die Einbeziehung »alter« Kunst, zumal von Werken der Düsseldorfer Malerschule, soll die Skeptiker aus der Familie beschwichtigen und dem jungen Unternehmen ein solides Handelsfundament bescheren. Für den Fall des Scheiterns hat Flechtheim innerlich vorgebaut: »Kommt ein Concurs, dann fliehe ich nach Paris, nehme an Bildern mit, was ich mitnehmen kann und lebe in Paris.«[38] Doch bevor er richtig in Gang kommt, wird Flechtheims beruflicher Kunstkampf von ganz anderer Seite beendet. Wie seine Kollegen holt auch ihn die Politik des Hasses und der Gewalt ein, unterbricht seine Kunstträume, bereitet dem Bilderverkauf ein jähes Ende. Für den künstlerischen Internationalismus, dem der »marchand créateur« den Weg zum Käufer ebnen und weiten wollte, den Cassirer und Walden, Thannhauser und Flechtheim nebst vielen anderen, weniger namhaften Händlern verfochten: für ihn ist nun kein Platz mehr. Nicht wenige Geschäfte sind binnen kurzem ruiniert. Auch Flechtheim muß die Räume schließen; seine Bestände werden 1917 bei Cassirer und Helbing in Berlin versteigert. Schon lange zuvor, als die Katastrophe nahte, hatte der frischgebackene Galerist mit einem Anflug von Resignation in sein Tagebuch notiert: »Nun kommt der Krieg. Alles ist aus.«[38]

Modernisierung und Politisierung

Nach Paris!

Sosehr nach 1900 Künstler und Händler, Sammler wie Kritiker bestrebt waren, Berlin und München, Hamburg oder Düsseldorf in »Kunststädte« zu verwandeln, ihrer aller Sehnsuchtsort lag noch immer jenseits der deutschen Grenzen und hieß Paris. Dort zu flanieren und zu verweilen, sich in den Galerien von Durand-Ruel oder Bernheim-Jeune, später auch von Vollard, Kahnweiler und anderen umzuschauen, womöglich von Atelier zu Atelier zu eilen, auf den vielen Märkten herumzukramen und fündig zu werden, im Café du Dôme zu parlieren, zu renommieren, um Einfälle, Kunstwerke und Preise zu feilschen: dies alles bedeutete, wie Alfred Flechtheim im väterlichen Kontor notierte, »mittendrin im Leben, in der Kunst« zu sein[1]. Von der französischen Hauptstadt, der Metropole künstlerischer Erneuerung und lebenskultureller Befreiung aus wurde manches jener Netzwerke gesponnen, in denen fortan Produzenten und Vermittler, Kommentatoren und Aneigner schöpferisch zusammenwirkten. Hier trug sich die Modernisierung freizügiger und unbeschwerter zu als in Deutschland. Weniger vaterländisches Pathos stemmte sich dem Zuzug von Künstlern und Kunstfreunden aus ganz Europa entgegen, im Alltag wurde der Internationalismus der Kultur selbstverständlicher gelebt. Mochten neue Strömungen auch umstritten sein, mußten Fauvismus, Kubismus und andere junge Kunstbewegungen sich mühsam gegen Spät-Impressionisten und mancherlei Publikumsignoranz durchsetzen: sie wurden doch weder obrigkeitlich verunglimpft noch fehlte es ihnen an Mitstreitern oder neugierigen, auch kaufwilligen Zuschauern.

Diese Offenheit und Vielfalt verlieh Paris in den Jahren vor dem ersten Weltkrieg eine Attraktivität, die weit über die französischen Grenzen hinausreichte. Neben vielen anderen sang beispielsweise Wilhelm Uhde den Deutschen in einem liebevoll ausstaffierten Büchlein ein Loblied auf jenen Ort, der ihm als »nicht nur die vornehmste, liebenswürdigste und begabteste der Städte, sondern auch die imposanteste Kunsttat der Erde« galt[2]. Dergleichen hymnische Worte mußten ihrem Zweck entsprechend jeden halbwegs kunstsinnigen Menschen, der es sich leisten konnte, zu einer Reise an die Seine animieren. Uhde rühmt an Paris den atmosphärischen Reichtum, die »leichte und angenehme Art des Lebens«, eine romanische Unkompliziertheit, die fast jede Schwierigkeit in ebenso taktvoller wie verschwenderischer Nonchalance auflöst[3]. »Modern« und »unmodern« zugleich, geschichtlich alt und doch ganz gegenwartsverbunden, gilt ihm die französische Hauptstadt als das urbane »Kunstwerk« schlechthin, als ein vollendeter Ort, der die Einheit des Mannigfaltigen verwirklicht hat und dabei doch stets in Bewegung bleibt: »Paris ist das gelungene

Experiment, auf möglichst kleinem Raume eine größtmögliche Anzahl von Wesensarten zu vereinigen.«[4]

Daß dieser Versuch gelingen konnte, ist nach Meinung Uhdes nicht zuletzt dem integrativen Umgang mit Kunst zu verdanken. »Zwei sehr vornehme Tatsachen haben Paris zu dem gemacht, was es ist: die Achtung vor der Kunst und die Verbindung der Kunst mit dem Leben.«[5] Statt die Künste auszugrenzen, wurde ihnen gestattet, sich selbst zu entfalten und so zum Gedeihen der Menschen sowie des städtischen Lebens beizutragen. Sie durften ihre soziogenetische Kraft zur Wirkung bringen und machen Paris zu einem exemplarischen Lernort für alle, die nach ästhetischer Lebensreform durch sensibilisierende Kunsterfahrung streben. Daher könne man, betont Uhde, »hier, wie sonst nicht auf der ganzen Erde, begreifen, was Kultur ist«[6].

Neben Künstlern und Kunstverkündern, außer Museen und Ateliers, im Montparnasse wie am Montmartre tragen unzählige Händler zu Erhalt und Verbreitung dieser Kunstatmosphäre bei. Zum »Kunstgenuß auf Reisen«, für den nach 1900 eine spezifische Ratgeberliteratur bereitsteht[7], gehört nicht nur eine sorgfältige Vorbereitung durch Lektüre und das Betrachten von Reproduktionen, zählt nicht bloß das Anschauen der Originale in den Museen. Sondern zumindest Paris gewährt dem Besucher ein zusätzliches Vergnügen beim Gang zu den Kunsthändlern, mit dem Streifzug auch durch die kommerziellen Galerien. Für professionelle Interessenten, etwa Museumsleute wie Alfred Lichtwark oder auswärtige Händler gleich Cassirer und Thannhauser, wurde eine solche Umschau rasch selbstverständlich. Doch auch zugereiste Laien tummelten sich neugierig in den Ausstellungslokalen der Kunstbezirke, Liebhaber suchten nach preisgünstigen Arbeiten ihrer bevorzugten Maler, Zeichner, Bildhauer. Sie sei bereits, läßt etwa Ottonie Degenfeld ihren Freund Hugo von Hofmannsthal wissen, »viel bei den Händlern gewesen und habe schöne Sachen von van Gogh, Gauguin, Bonnard etc. gesehen, aber alles namenlos teuer jetzt schon«[8]. Der Dichter hatte sie gebeten, ihm ein Gemälde von Picasso aus Paris mitzubringen, und so hofft sie etwas zu »finden, was Ihnen dann auch Freude macht«. Neben Spürsinn und Sachverstand erfordern solche Recherchen Ausdauer, denn zumal die namhafteren, für Qualität bürgenden Verkäufer rücken nicht ohne weiteres heraus, was sie haben. Die Gräfin Degenfeld versuchte ihr Glück »zuerst bei Vollard, aber leider schon zweimal vergeblich, er hatte einen Handel im Kopf, es war daher nicht mit ihm zu reden; er hat uns nun aber ein Rendezvous für Donnerstag gegeben, behauptet aber nur sehr wenig noch zu haben. Kahnweiler hatte außer einem kleinen Kopf nichts mehr und der war gar nichts. Er behauptete es sei bereits aus dieser Zeit alles verkauft.«

So muß die Kundschafterin ihren Auftraggeber vorerst vertrösten. Doch hofft sie, durch einen Bekannten Picasso persönlich kennenzulernen und in dessen Atelier ein geeignetes Bild aufzuspüren. Schlußendlich aber läßt der Händler sie nicht im Stich, und sie kann voll Genugtuung nach Rodaun melden: »Bei Vollard haben wir also noch vier Picassos gefunden: zwei Kinderbilder, davon eins mit einer Taube in der Hand, Ball liegt daneben sehr gut. Ein anderes Kinderbild im Stuhl sitzend, weniger. Eine Frau in gelber Bluse unbedeutend. Sodann, meiner Meinung nach ...

das Beste, was noch da ist, eine nackte Frau auf dem Rücken liegend.« Indem sie ihrem Brief genauere Angaben zu den einzelnen Gemälden beilegt, erteilt die Schreiberin dem Freund zugleich eine Kaufempfehlung: »Ich würde das erste Kinderbild oder den Akt nehmen. Vielleicht schickt Vollard sie Ihnen so hin. Alle weiteren Bemühungen haben sich als erfolglos erwiesen, da momentan alle älteren Picassos in festen Händen sind. Wir hatten wieder eine sehr lustige Begegnung mit Vollard, die ich Ihnen mal erzähle.«[9]

Wer zu sehen versteht ...

Anekdoten der hier nur angedeuteten Art rankten sich zahlreich um den Händler, der in jenen Jahren als der skurrilste seiner Zunft galt. Als Fünfundzwanzigjähriger hatte Ambroise Vollard 1893 in der Rue Laffitte seinen eigenen Laden eröffnet, nachdem er zuvor in der »Union Artistique« von Alphonse Dumas mit den Usancen des Metiers vertraut geworden war. Doch befriedigte ihn der Verkauf konventioneller Bilder kaum mehr als das Jurastudium, das der Sohn eines Notars mißmutig abgebrochen hatte. Ihn drängte es zur Kunst und im Umgang mit dieser vor allem zu den neuen Strömungen, zu den zeitgenössischen Malern und Bildhauern. Geld besaß er keines, und auch sein Fachwissen war anfänglich eher bescheiden. So blieb er ganz auf sich allein gestellt, mußte sein Glück als künstlerischer Autodidakt und als merkantiler Selfmademan versuchen. Daß er dabei Erfolg hatte, führte er in späteren Jahren auf die Qualität »seiner« Künstler zurück und, nach seinen eigenen Beigaben befragt, auf den Zufall (»Pur hasard«) sowie auf seine Wahrnehmungsfähigkeit, insbesondere auf ein gutes Auge (»Bon œil«) und ein gutes Ohr (»Bonne oreille«)[10]. In der Tat: Vollard war wohl vor allem ein Sinnesmensch, der zu sehen verstand und zu hören wußte, wie ihm auch gute Speisen und erlesene Weine mundeten. Dem Lebensgenuß und dem Kunstvergnügen zugewandt, vertraute er zuvörderst seiner Sensibilität, die er jedoch hinter einer abweisenden Fassade sorgsam verbarg. Auf Besucher wirkte der »große und breit gebaute Mann« eher wie ein »Großbauer«, ein »Gutsbesitzer« oder ein »Handwerksmeister« denn als der zwar wortkarge, doch seiner Sache sichere Vertreter von Renoir, Cézanne und Degas, von Matisse, Picasso und ihresgleichen.

Kunden empfing der stets zurückhaltende Skeptiker, der selbst ein leidenschaftlicher Sammler war, inmitten seiner sorgsam gehüteten Bilderschätze (vgl. Abb. 53) so, wie Ottonie Degenfeld, Gotthard Jedlicka und viele andere es erlebt und geschildert haben: »phlegmatisch, ein wenig zerstreut, mit seinen Gedanken anderswo ... «[11]. Manch einer fand sich in der beabsichtigten Unordnung nicht zurecht, durchschaute den Händler nicht, mußte unverrichteter Dinge wieder abziehen. »Es war,« berichtet Gertrude Stein, die sich ebensowenig wie ihre bilderhungrigen Brüder abwimmeln ließ, »ein unglaublicher Laden. Er sah überhaupt nicht wie eine Bildergalerie aus. Ein paar Bilder standen mit dem Gesicht gegen die Wand gekehrt, in einer Ecke war ein kleiner Stoß großer und kleinerer Bilder, die wahllos übereinander gestapelt waren, und in der Mitte des Raumes stand ein großer dunkler Mann und blickte finster drein. Das war Vollard in heiterer Stimmung. Wenn er weniger

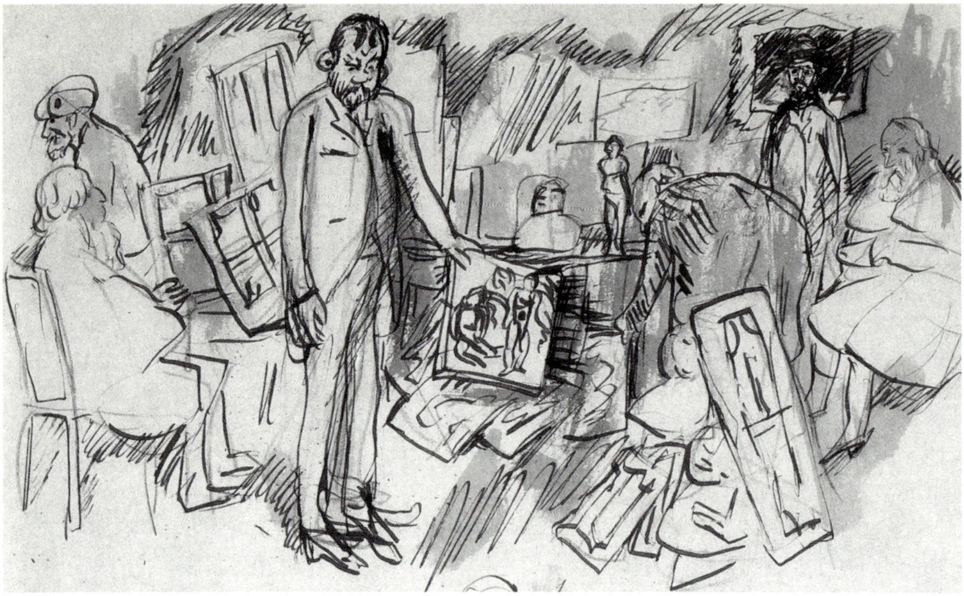

53 Pierre Bonnard: Das Leben des Malers (Galerie Vollard). Bleistift und Feder, um 1910 (Ausschnitt)

heiter war, pflanzte er sich mit seinem mächtigen Körper vor die Glastür, die auf die Straße führte, die Arme über dem Kopf, die Hände oben an den Türecken, und starrte finster nach draußen. Dann wagte es keiner, den Laden zu betreten.«[12] In dieser Mischung aus Einkehr und Abwehr haben zahlreiche Maler den Händler portraitiert, von Cézanne über Bonnard zu Rouault. Am kritischsten sah ihn wohl Pablo Picasso, der seinen Geschäftspartner 1910 mit geschlossenen Augen, als nicht Sehenden in eben jener kubistischen Stilistik konterfeite, welche Vollard seinerseits ablehnte (vgl. Abb. 54).

Und doch pflegte der verkaufsschlaue, zu wachsendem Wohlstand gelangende Händler auf seine Weise die Geselligkeit. Im Keller unter seiner Galerie, in der »cave Vollard«, zelebrierte er exklusive Tafelrunden, bei denen das Kunstgespräch gewiß nicht zu kurz kam, auch manche Veräußerung eingeleitet werden mochte (vgl. Abb. 55). Gäste und Kunden stammten (neben den Künstlern) aus dem für die Moderne aufgeschlossenen Bürgertum und Adel, wobei dem Hausherren die Deutschen lieber waren als die Franzosen, die doch »allen neuen Kunstäußerungen gegenüber konservativ« seien[13]. Die »Direktoren der deutschen Museen« hingegen wie die »Berliner Sammler« treiben zum Vergnügen des Händlers die Preise in die Höhe, denn sie »begeistern sich für alle Erscheinungen, die ihrer Zeit voraus sind.« Zumal »die Galerie Paul Cassirers schien in Berlin die Fortsetzung der Rue Laffitte zu sein«.

Weniger Erfolg denn als Händler hatte Vollard mit seinen verlegerischen Unternehmungen. Seit der Jahrhundertwende gab er aufwendige Mappenwerke und hochwertig illustrierte Bücher in kleinen Auflagen heraus. Doch die teuren Editio-

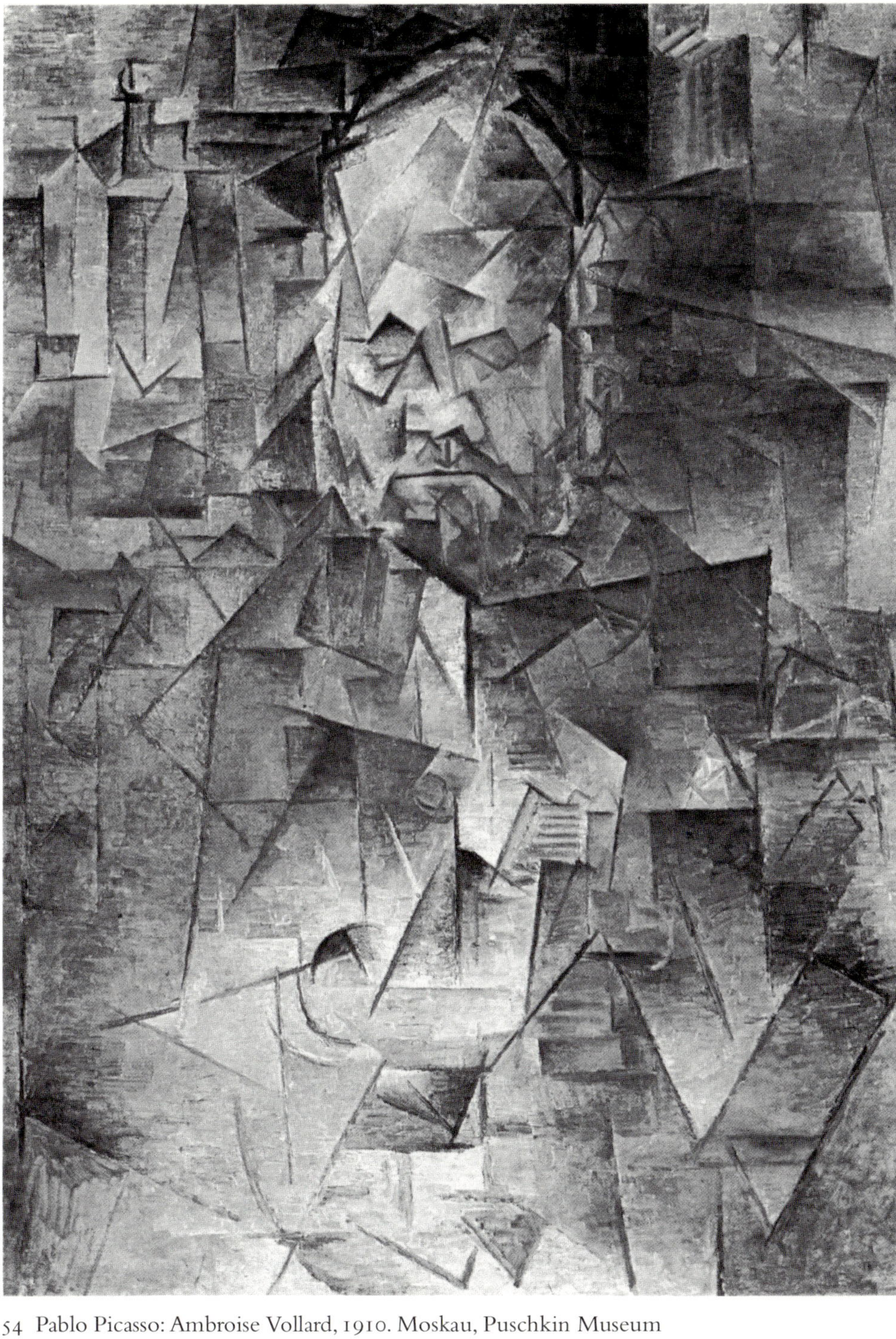

54 Pablo Picasso: Ambroise Vollard, 1910. Moskau, Puschkin Museum

nen fanden nicht immer die Abnehmer, die zur Deckung der Herstellungskosten erforderlich waren. Gleich Paul Léautaud hatte mancher für sie »gar nichts übrig, so kostbar sie auch sein mögen«[14]. Von solchen Vorbehalten aber ließ Vollard sich nicht einschüchtern, denn der Literatur galt nach der Bildenden Kunst seine zweite Liebe. Gern auch griff er selbst zur Feder, schilderte seine Erlebnisse mit Cézanne, Renoir und Degas[15]. Diese Bücher wurden wegen ihres leichten Stils, ob ihrer anekdotischen Fülle geschätzt und viel gelesen. Ebenso weisen seine 1937, zwei Jahre vor seinem Tod, erstmals erschienenen »Erinnerungen« den Kunsthändler als einen subtilen und witzigen »homme de lettres« aus. Ein Rezept aber, die Gründe seines Erfolges, gibt er auch hier nicht preis. Zeitlebens blieb Vollard ein Meister jenes Versteckspiels, in dem sich viele seiner Kollegen zu allen Zeiten gefielen. Neugierige beschied er verschmitzt: »Ich kenne nicht das Geheimnis, wie man ein Vermögen verdienen kann. Meine Erfahrungen ... sagen mir nur, daß ich alles einem unüberwindlichen Hang zum Schlaf verdanke. Häufig traf mich der Kunstliebhaber in meinem Laden im Halbschlummer an. Noch immer verschlafen, hörte ich ihm mit schaukelndem Kopfe zu und machte vergebliche Bemühungen, ihm zu antworten. Der Kunde hielt mein unverständliches Lallen für eine Abweisung und erhöhte immer wieder sein Angebot, so daß mein Bild, wenn ich schließlich zu mir gekommen war, eine beträchtliche Hausse erfahren hatte. Ich kann nur sagen, daß ich das Geld im Schlafen verdient habe. Und diesen Segen wünsche ich Ihnen.«[16]

55 Pierre Bonnard: Der Keller Vollards, 1907/1909. Privatsammlung

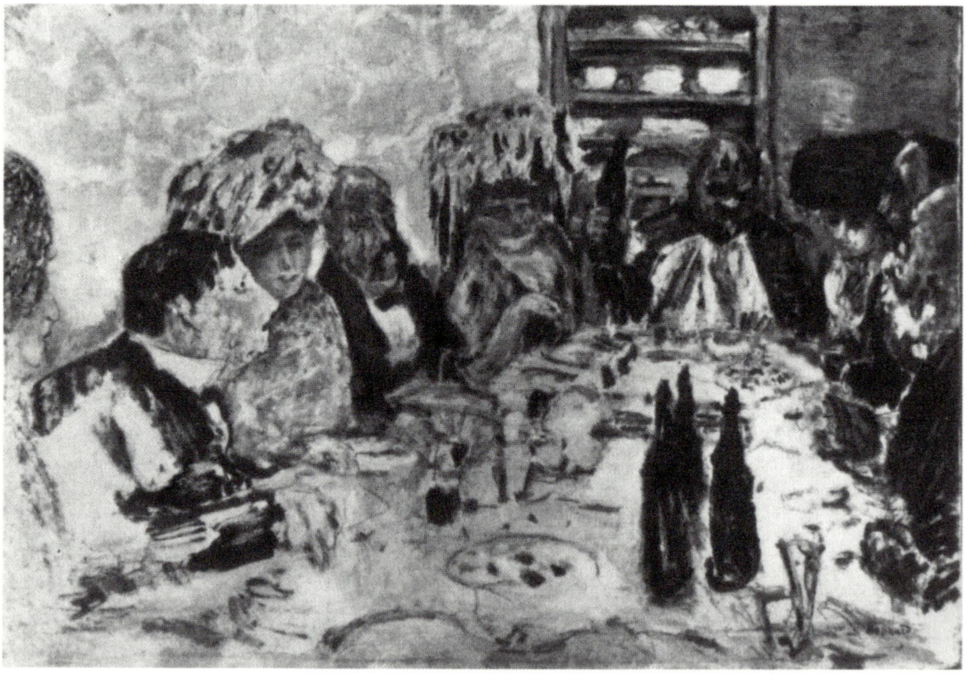

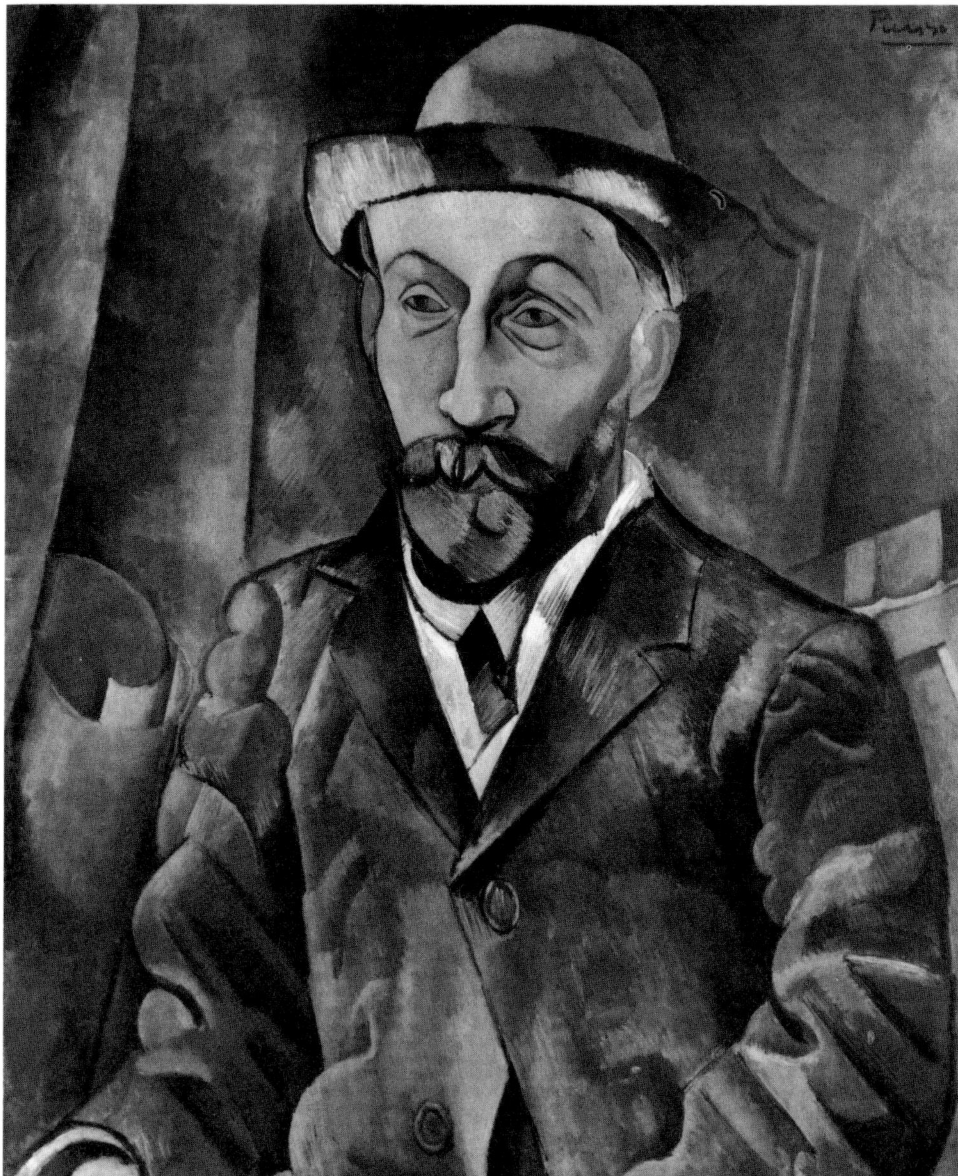

56 Pablo Picasso: Clovis Sagot, 1909. Hamburg, Kunsthalle

Dieser Rat sollte wohl eher der Einschläferung als der Ermunterung potentieller Konkurrenten dienen. Denn ein Dahindämmern konnten sich Vollards Kollegen so wenig leisten wie er selbst. Kulturelle Modernisierungsschübe, politische Konflikte und Konjunkturlaunen forderten ihrer aller ungeteilte Aufmerksamkeit. Die Kunstverkäufer mußten agil und flexibel sein, um auf die rasch wechselnden Verhältnisse der Zeit und auf die modischen Ansprüche ihrer Kunden effizient reagieren zu können. Viele junge oder neue Händler suchten ihr Glück in der avantgardistischen Spezialisierung, indem sie sich für einige wenige künstlerische Neuerer engagierten. Die pathetische Parteinahme mußte dabei freilich oft mangelnde Professionalität ersetzen, denn die wenigsten Anbieter jener Tage hatten ihren Beruf erlernt, indem sie wie Ambroise Vollard bei einem Erfahreneren in die Lehre gegangen waren. Noch immer durfte ja Kunsthändler werden, wer sich selbst dazu erklärte. Ein Bild unter dem Arm, ein wenig Redetalent und etwas Verkaufsbegabung genügten manchem, um sich zur Zunft gehörig zu fühlen. Der Aufbruchsstimmung der Epoche gemäß galt manch selbsternanntem »marchand amateur« seine Hoffnung auf spektakuläre Erfolge mehr als solide Berufserfahrung. Wer die Gunst des Publikums, speziell das Vertrauen der Sammler gewann, konnte gut verdienen, auch die Künstler auf seine Seite bringen, mochte schlußendlich zur Leitfigur des noch immer um Profil und Anerkennung ringenden Standes arrivieren.

Aufgrund dieser, in Modernisierungsprozessen vielfach anzutreffenden, Zugangsoffenheit tummelten sich unter den avantgardistischen Kunsthändlern der Vor- und Zwischenkriegszeit Menschen verschiedenster Herkunft und unterschiedlichster Berufswege. Da gab es beispielsweise Clovis Sagot in der Rue Laffitte, der zum festen Besuchsprogramm etwa Alfred Lichtwarks gehörte (vgl. Abb. 56). Er hatte einmal als Clown in einem Zirkus gearbeitet, bis er eine ehemalige Apotheke in einen Bilderladen umwandelte. Dort bot er neben den restlichen Medikamenten Gemälde unbekannter Künstler an, unter denen ihn Georges Braque und Picasso besonders faszinierten. Bei den Malern war er nicht allzu beliebt, denn er drückte die Preise, um billig einzukaufen und hohe Profite zu erzielen. Den sammelnden Enthusiasten jedoch war sein Geschäft stets einen Gang wert, denn dort durften sie hoffen, auf überraschende Funde zu stoßen. Mochte Sagot zwar als »alter Fuchs ohne Skrupel und ohne viel Mitleid« nicht jedem sympathisch erscheinen, so war er gleichwohl »mit einem ziemlich sicheren Gefühl für die künftige Bedeutung eines jungen Künstlers« ausgestattet[17]. Selbst Picassos argwöhnische Gefährtin Fernande Olivier billigte ihm neben ausgeprägter »Händlermentalität« eine anhaltende Liebe zur Malerei zu, »gefiel an ihm doch eine gewisse Kühnheit und sein Sinn für eine fortschrittliche Kunst, den er mit dem bürgerlichen Sinn für das Geldverdienen zu kombinieren verstand.«

Es war das neunte Arrondissement, die Gegend zwischen Montmartre und Opéra, welche die neuen und kleinen Kunsthändler für ihre bescheidenen Niederlassungen bevorzugten. Dort hatten Julien Tanguy und Durand-Ruel gewirkt, hier begann Vollard, traf man Sagot. Einige Straßen nördlich von ihnen eröffnete 1901 Berthe Weill ihre erste Galerie, die von den einen als »dunkle Bude« (so Wilhelm Uhde) abqualifiziert, von anderen jedoch ob ihrer hochkarätigen Ausstellungen neuester Kunst geschätzt wurde[18]. Die Mittdreißigerin hatte zuvor in einem Antiquitätengeschäft ihren Lebensunterhalt verdient. Nun setzte sie ihre Ersparnisse und ein Darlehen ein, um der neuesten Malerei ein Forum zu bereiten. Mochte sie auch belächelt, gar als »Maus mit einem Lorgnon« (so der Kritiker Louis Vauxcelles) oder als »winzige Kreatur mit Zwicker und einem graugelben Haarschopf« (André Salmon) verunglimpft werden: unbeirrt durch derlei Hochmutsäußerungen aus der

Männerwelt des Kunsthandels verfolgte Berthe Weill ihr Ziel[19]. Sie wollte es nicht den männlichen Kollegen gleichtun, von denen viele im Metier nur dilettierten. Sondern sie wünschte anderes und mehr zu werden: Galeristin, Ausstellungsmacherin. Als solche zeigte sie die Fauves in Einzel- und Gruppendarbietungen, stellte sie 1902 nächst Vollard Picasso vor, von dem sie schon zwei Jahre zuvor drei Arbeiten erworben hatte und dem die Nachwelt ihr Portrait verdankt (vgl. Abb. 57). Für

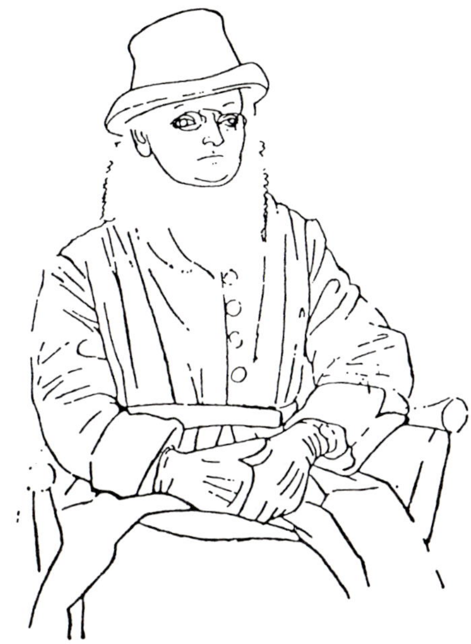

57 Pablo Picasso: Berthe Weill, Federzeichnung o. J.

regelmäßige Ankäufe oder längerfristige Verträge reichten freilich weder Kapital noch Umsatz; der Handel mußte auf Kommissionsbasis bei fünfzigprozentiger Teilung der Erlöse betrieben werden. Mit liebevoller Mühe begleitete Berthe Weill ihre Ausstellungen publizistisch. Sie ließ Einladungen, Plakate und Kataloge drucken, für deren Finanzierung sie bei Sammlern und Mäzenen warb. Keinen Einsatz scheuend, organisierte sie Expositionen auch für Händler-Kollegen, die selbst keine Galerie betrieben. So stellte sie 1917 ihre Räume für die erste und letzte Einzelausstellung Amedeo Modiglianis zur Verfügung, die zu dessen Lebzeiten stattfand. Weder der ehemalige Versicherungsagent Paul Guillaume (vgl. Abb. 58) noch der Schriftsteller Leopold Zborowski (vgl. Abb. 59), die sich beide als Kunstverkäufer betätigten, hatten sich zu dieser Tat bequemt. Stattdessen animierte der Händler Zborowski die Galeristin, für ihn die gewagten Akte seines Schützlings der Öffentlichkeit vorzustellen. Trotz ihres Engagements wurde Berthe Weill jedoch nicht wohlhabend wie mancher ihrer Kollegen. Sie habe »immer für andere die Kastanien aus dem Feuer geholt,« stellte sie resigniert in ihren Memoiren fest[20]. Die Tätigkeit als Galeristin rangierte ihr vor händlerischer Gewinnsucht. Selbst bissige Zungen konnten ihr dies nicht absprechen, mochten ihr die Anerkennung nicht versagen. Sie sei, bemerkte

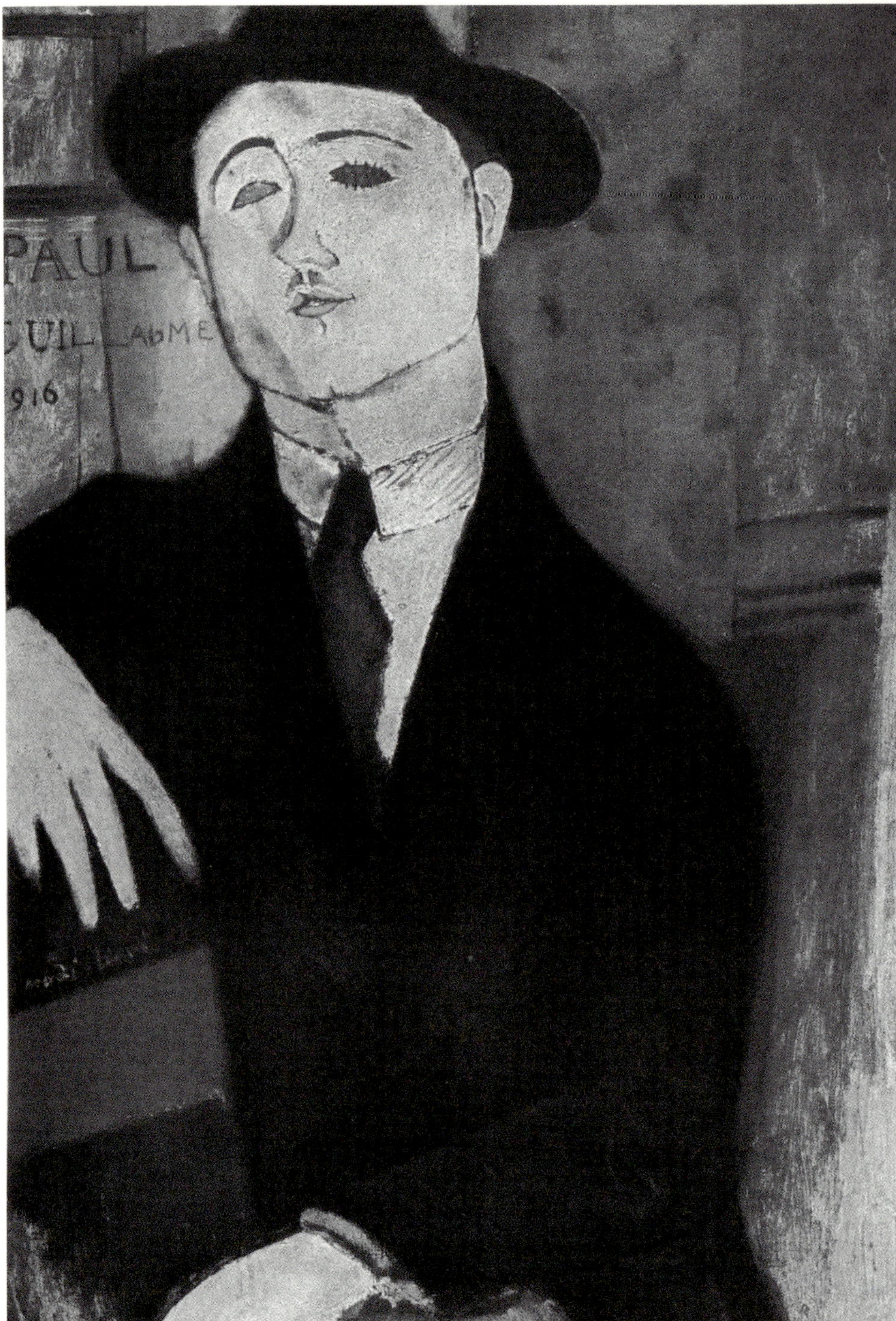

58 Amedeo Modigliani: Bildnis des Kunsthändlers Paul Guillaume, 1916. Mailand, Civico Museo d'Arte Contemporaneo

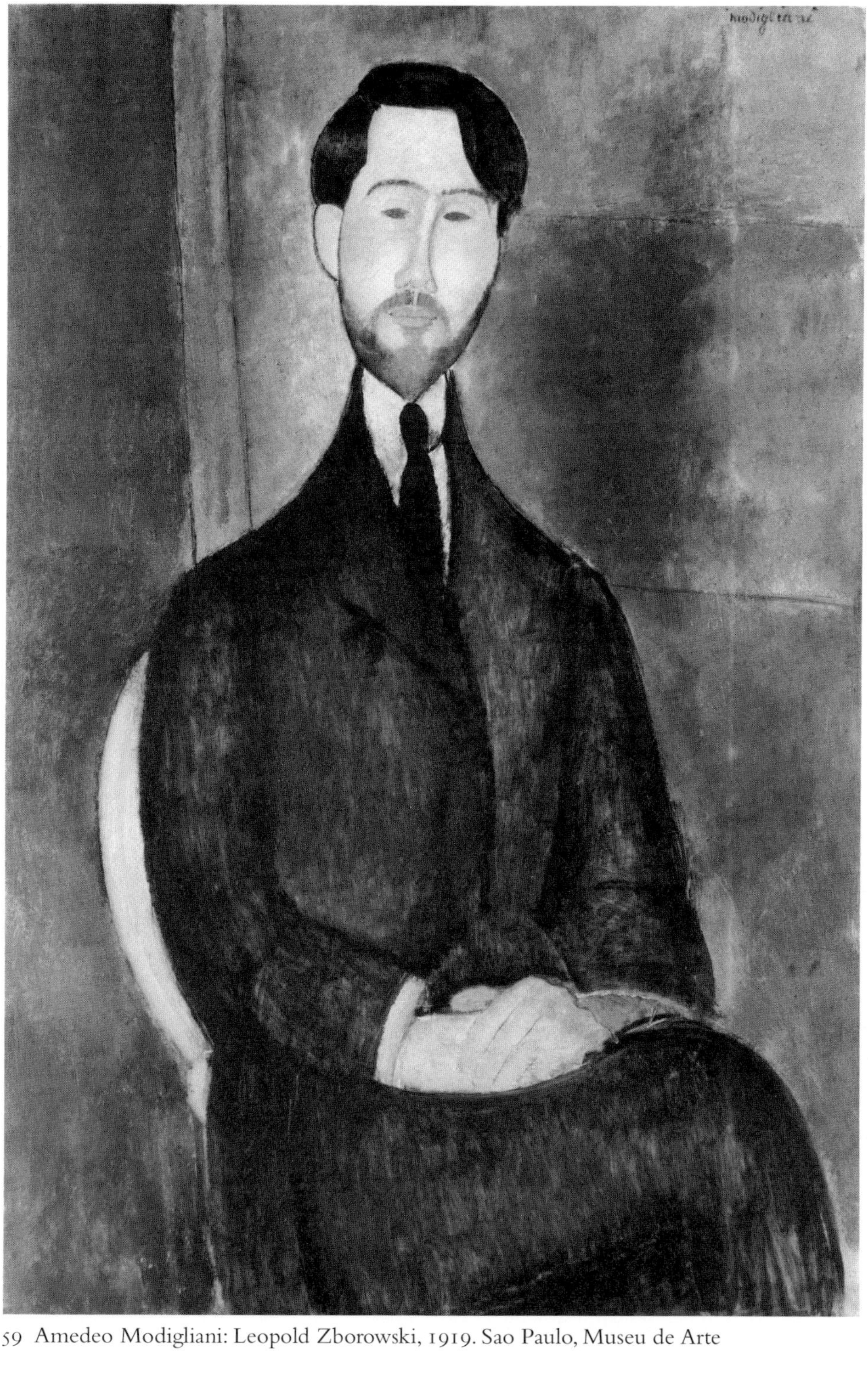

59 Amedeo Modigliani: Leopold Zborowski, 1919. Sao Paulo, Museu de Arte

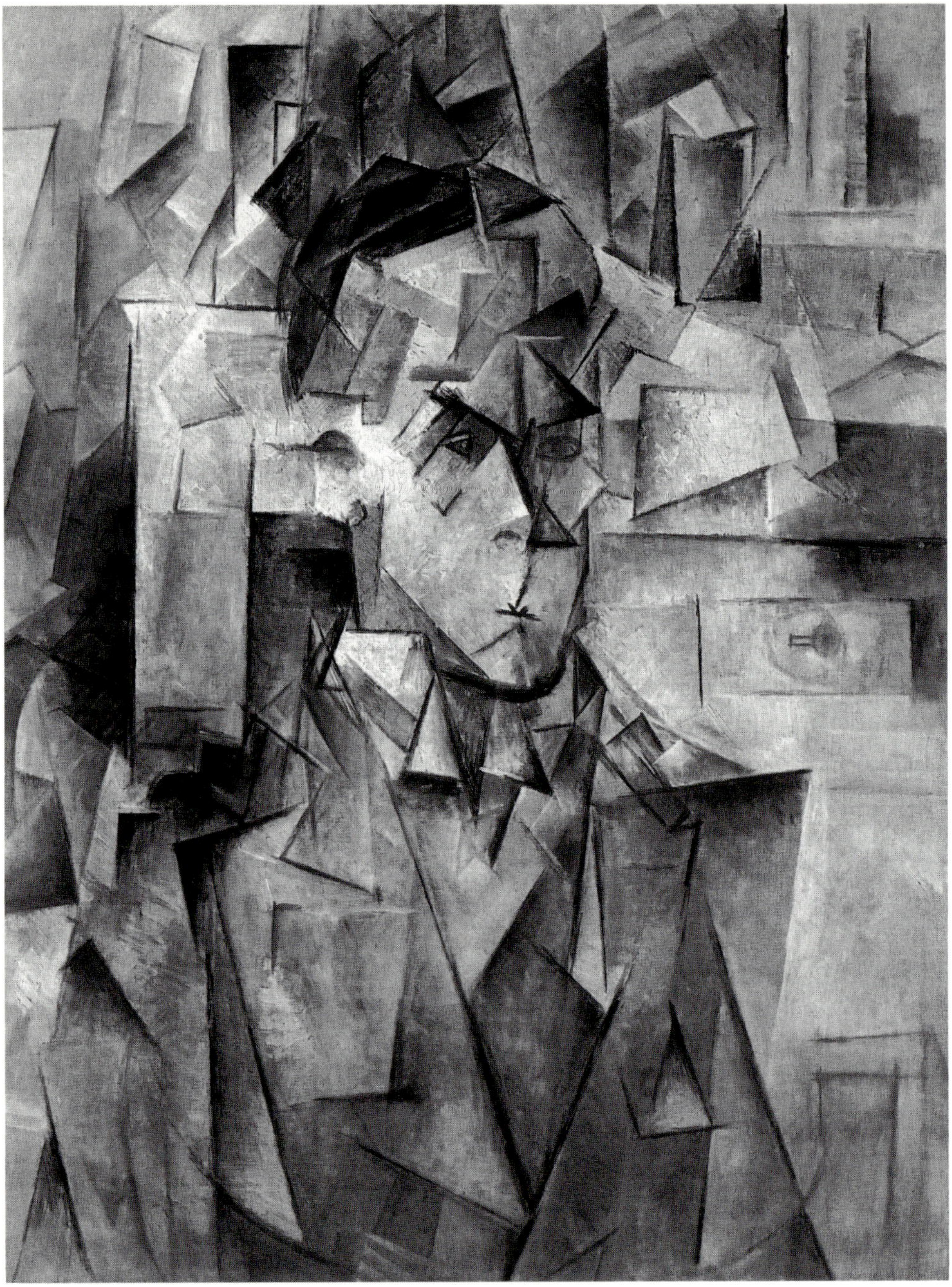

60 Pablo Picasso: Wilhelm Uhde, 1910. Privatsammlung

sogar Louis Vauxcelles, »im Grunde ebenso tapfer wie großzügig, ebenso uneigennützig wie hellsichtig. Alle Freunde der Kunst kennen und lieben sie.«[19]

In der Auswahl ihrer Künstler kannte Berthe Weill keine nationalen Schranken. Die Spanier Picabia und Picasso stellte sie ebenso aus wie den Italiener Modigliani oder den Mexikaner Diego Rivera. Wie die künstlerische Innovation vor politischen Grenzen nicht Halt machte, wie der Pariser Kunstbetrieb im Gewirr vieler Sprachen ertönte, so erlangte ebenfalls der moderne Kunsthandel internationale Gestalt. Unter den Ausländern, die an der Seine als Kunstverkäufer mit den Franzosen wetteiferten, befand sich auch mancher Deutsche. Nicht jeder freilich reüssierte. Julius Meier-Graefe versuchte in Paris zunächst als Händler Fuß zu fassen; doch blieb er ohne geschäftliche Fortüne, wandte sich der Schriftstellerei zu und erlangte Renommee als Kunstkommentator. Einen Zwiespalt in seiner merkantilen Existenz empfand auch der zugereiste Kunstenthusiast Wilhelm Uhde. Ursprünglich Jurist, hatte er nach einem zusätzlichen Studium der Kunstgeschichte Deutschland den Rücken gekehrt, dessen restauratives Klima ihn mehr und mehr abstieß. Die Suche nach einer neuen Heimat führte den überzeugten Republikaner auf jenen Weg, den er unter dem Titel »Von Bismarck bis Picasso« erinnernd beschrieb. In Paris entdeckt und erwirbt er Bilder von Braque und Derain, von Vlaminck und Dufy, doch mehr noch zieht ihn Picasso in seinen Bann, der ihn auch portraitiert (vgl. Abb. 60). Er verdient sein Geld als Kunstschriftsteller und Gelegenheitshändler, doch er spürt, daß er nicht zum Kaufmann berufen ist, auch wenn er später beansprucht, »mit gutem Erfolg während ungefähr eines Jahres« die Berliner Filiale der Galerie Gurlitt geleitet zu haben[21]. In Paris jedoch steht dem ökonomischen Aufschwung seine Bilderleidenschaft im Wege: »Die Schwierigkeit lag oft darin, daß ich Bilder, für die ich einen Abnehmer hatte, behalten wollte.«[22] Solche Probleme traten jedoch seltener auf bei jenen weniger begehrten Künstlern, als deren eifrigster Anwalt Uhde jahrzehntelang wirkte und die er schließlich durchzusetzen half: Henri Rousseau und die naiven Maler der folgenden Generation wie Louis Vivin, Camille Bombois, Séraphine und andere[23].

Ein Menschenfischer als Bilddirigent

Gelegentlich betätigte der Händler wider Willen sich als Cicerone, indem er deutsche Interessenten in die Ateliers von Künstlern führte oder auf deren Werke hinwies. So macht er im Sommer 1907 einen dreiundzwanzigjährigen Landsmann, der unlängst in der Rue Vignon einen (von ihm selbst so genannten) »Laden« eröffnet hat, auf ein »seltsames Bild« seines eigenwilligen Lieblingskünstlers aufmerksam[24]. Uhde gibt damit Daniel-Henry Kahnweiler den entscheidenden Anstoß, sich zu Pablo Picasso zu begeben. Dort sieht der junge Galerist die »Demoiselles d'Avignon«, ist nach eigener Aussage »sehr gepackt« (»bouleversé«) von dem Werk und dem Maler, beginnt sofort zu kaufen und begründet damit die wichtigste Geschäftsbeziehung seines Händlerlebens. Seine Faszination braucht er zu diesem Zeitpunkt mit keinem prominenten Kollegen zu teilen. Vollard hielt wenig von Picassos kubistischen Experimenten und wahrte kaufmännische Distanz. Den neuen Konkurrenten

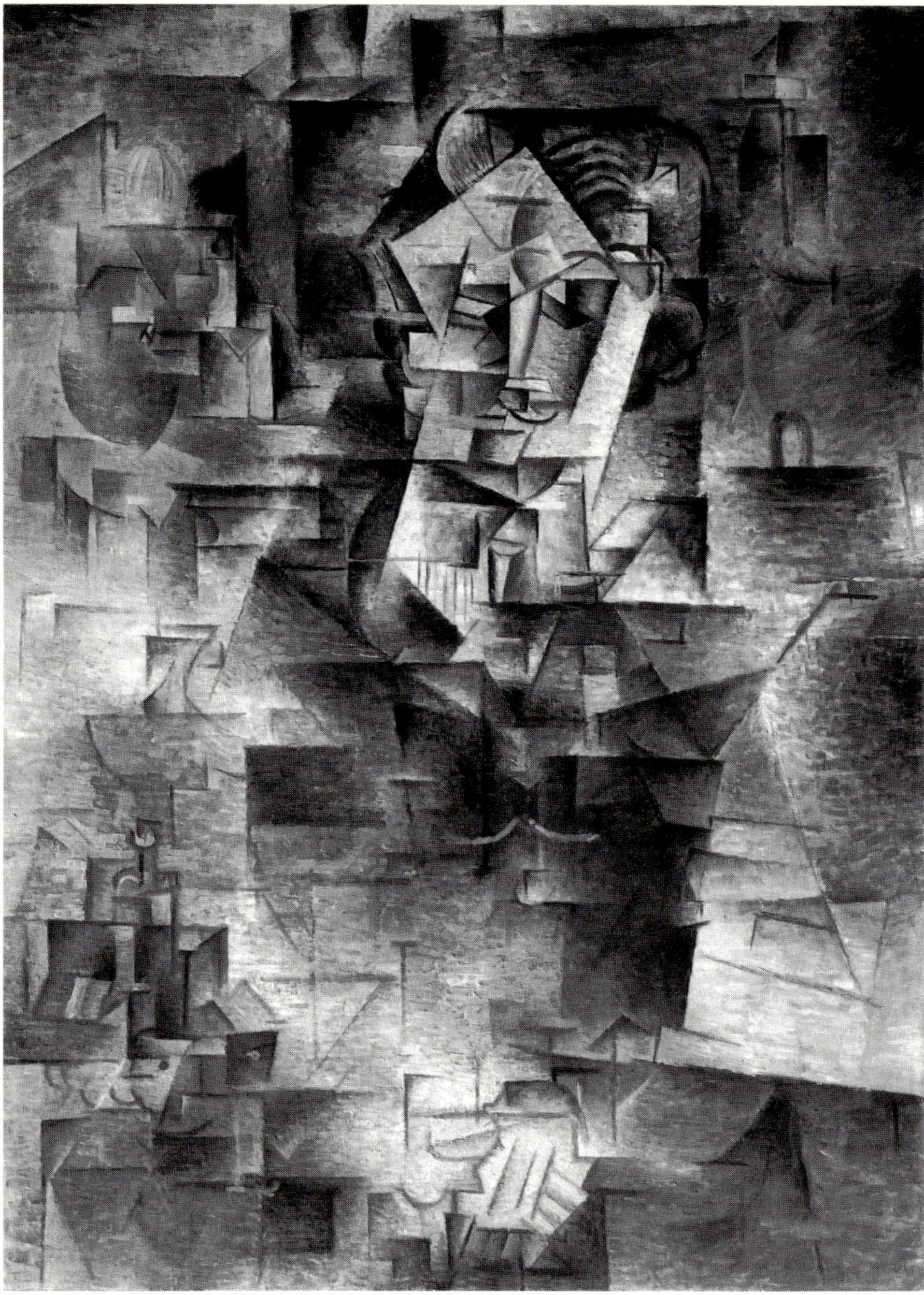

61 Pablo Picasso: Portrait Daniel-Henry Kahnweiler, 1910. Chicago, The Art Institute

nahm er nicht ernst; allenfalls machte er sich über ihn lustig, versuchte ihn kleinzuhalten, indem er herumerzählte, »es gäbe da einen Jungen, der von seinen Eltern zur Konfirmation eine Galerie bekommen hätte«[25]. So mußte der Anfänger vor allem seinen Augen und der eigenen Begeisterung trauen. Wilhelm Uhde, dem er dieses Schlüsselerlebnis verdankte, blieb Kahnweiler zeitlebens dankbar und in Freundschaft verbunden wie jener ihm: »Von diesem Zeitpunkte an führten wir gemeinsam den schweren, schönen Kampf um das große Kommende, von dem wir erfüllt waren.«[26]

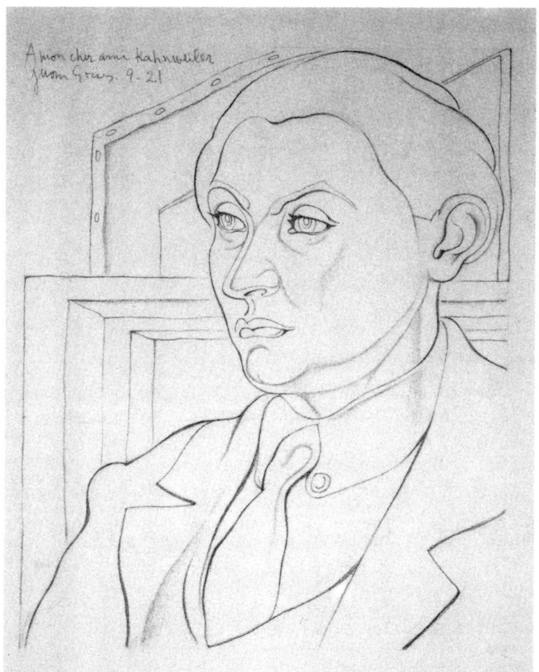

62 Juan Gris: Daniel-Henry Kahnweiler, 1921.
Bleistiftzeichnung, Privatsammlung

Vollard hatte freilich zum eigenen Nachteil nicht richtig hingesehen. Denn der junge Mann, über den der Vierzigjährige da witzelte, wurde rasch sein schärfster Rivale und lief ihm bei wichtigen Künstlern den Rang ab. Dieser Erfolg wird auch dadurch offenbar, daß Picasso den Nachwuchshändler im selben Jahr (1910) portraitierte wie die älteren Vollard und Uhde – noch dazu auf eine weitaus liebenswürdigere Weise (vgl. Abb. 61). Weder wird in diesem Bildnis Verschlossenheit (wie bei Vollard) noch Verkniffenheit (gleich jener Uhdes) als psychisches Charakteristikum signalisiert. Vielmehr wird Kahnweiler hier in Einzelaspekten seines Habits und seiner Mentalität liebevoll karikiert: verschmitzt lächelnd, mit dem damals noch üppigen Haar und großen Ohren, einer kettenbehangenen Weste, den oft verschränkten Händen. Dem Maler scheint dieser freundliche Mann, der so bewundernd auf ihn zukam, gefallen zu haben. Der Portraitierte selbst wußte um seine kommunikative Begabung; in späteren Jahren bezeichnete er sich gern als »Menschenfischer«[27]. Hatte er einen Künstler an sich gezogen und wollte ihn in seinem Netz behalten, so pflegte er die Beziehung mit allen zu Gebote stehenden Mitteln. Er erteilte mitmenschlichen Rat, gab sachdienliche Hinweise, unterstützte finanziell, half organisatorisch: »Ich wollte als Kunsthändler den Künstlern zur Seite stehen, wollte ihnen die Sorgen um das tägliche Leben abnehmen, damit sie ruhig arbeiten können.«[28] Aufgrund dieser Fürsorge verwandelte sich manche Geschäftsbeziehung im Laufe der Jahre in ein Freundschaftsverhältnis, besonders intim in der Nähe zu Juan Gris (vgl. Abb. 62), von Wechselfällen und Mißverständnissen gebeutelt im Umgang mit Picasso, in stetiger Zuneigung zu fast allen Künstlern der Galerie. In der gegenseitigen Anrede als »mon cher ami« fand diese Beziehungspflege persönlichen Ausdruck und krisenüberdauernde Symbolkraft.

Wie er Gewissenhaftigkeit und Stetigkeit als wertvolle Bestandteile seines eigenen Charakters ansah, so schätzte Kahnweiler Vertrauen und Treue in den sozialen Beziehungen, beruflichen wie privaten, zuhöchst. Auf solche Eigenschaften und Verhaltensweisen bauen zu wollen und durch die allmähliche Festigung von Verbindungen auch zu können, gab seinen geschäftlichen Erfolgen das nötige psychische Elixier und den sozialen Kitt. Nur so konnte er die zweimalige kriegsbedingte Vertreibung aus Paris überstehen, verwand er die Enteignung und Versteigerung seines Kunstbesitzes, gelang ihm trotz aller Unbill die getarnte Weiterführung seines Unternehmens (als »Galerie Simon« ab 1920, als »Galerie Louise Leiris« von 1940 an)[29]. Ein puritanisches Ethos prägte Lebensstil und Arbeitsweise des republikanisch gesonnenen Protestanten. Schlichte Gediegenheit war ihm lieber als schrilles Blendwerk; abwägende Gespräche, wie sie an Sonntagnachmittagen in seinem Haus stattfanden, zog er lauten Parties vor. Schon 1908, ein Jahr nach der Galerieeröffnung, verzichtet er für die Zukunft auf spektakuläre Ausstellungsveranstaltungen mit Vernissage und Werbematerial. Damit entsagt er zwar der Rolle des Galeristen, wie sie etwa Berthe Weill favorisiert. Doch verzichtet er nicht auf die kontinuierliche Präsentation seiner Künstler in eigenen Räumen. Fortan konzentriert er sich darauf, den Beruf des zeitgenössisch orientierten Händlers mit wachsender Professionalität auszuüben.

Kahnweiler beschränkt sich auf etwa ein Dutzend gleichaltrige Künstler (»Ich sah meine Aufgabe darin, für die jungen Maler meines Alters zu kämpfen ...«[30]), die er in mündlichen Abmachungen längerfristig an sich bindet. Möglichst übernimmt er im vereinbarten Zeitraum die gesamte Produktion von Künstlern wie Braque und Picasso, von Gris, Léger, Vlaminck und anderen. Denn lieber kauft er »Künstler« als einzelne Bilder. Selten läßt ihn sein Qualitätsgespür im Stich, wiewohl er an Matisse achtlos vorübergegangen ist. Wer indes zu den auserwählten gehört, erfährt seine intensive Aufmerksamkeit. Jedes übernommene Werk läßt der Händler fotografieren, um aus den Ablichtungen ein genaues Firmenarchiv aufzubauen und sie unter den Interessenten in Umlauf zu bringen. Für seine persönliche Sammlung erwirbt er Graphiken eines jeden Künstlers, der ihm zusagt. Auch als schriftlicher Kommentator sucht Kahnweiler seinen Malern zur Anerkennung zu verhelfen. Unter dem durchsichtigen Pseudonym »Daniel Henry« verfaßt er Aufsätze für Zeitschriften und liefert die Abbildungen dazu. In der Reihe »Junge Kunst« erscheinen aus seiner Feder Bändchen über Vlaminck, Derain und Gris. Schließlich äußert er sich auch programmatisch zu Fragen der Ästhetik und der neuen Kunstrichtungen. Dabei verhehlt er nicht, daß er den Kubismus favorisiert, denn dieser ist »seine« Entdeckung und bestimmt sein Leben. »Abstraktion und Tachismus« sieht er bis ins Alter als bloße »Seuche« an und tut damit die Grenze seiner künstlerischen Erkenntnisfähigkeit kund[31]. Noch in der Abwehr andersartiger Kunst bleibt er den bevorzugten Malern seiner Anfänge treu.

Seinem Naturell entsprechend pflegt Kahnweiler einen geregelten Tagesablauf mit penibler Arbeitsmethodik. Früh morgens geht er in die Galerie, liest die eingegangene Post, beantwortet Briefe noch am selben Tag. Er achtet auf genaue Ordnung in den Geschäftsakten, berät sich eingehend mit seinen Angestellten und Partnern. Das Studium der Resonanz in der Presse, Atelierbesuche und Künstlergespräche, der Kontakt mit Sammlern und Kritikern, schließlich die Edition literarischer Texte, die ihm am Herzen liegen: dies alles folgt einem wohlüberlegten Rhythmus. Eingehendes Augenmerk widmet er dem internationalen Händler-Netzwerk, das er stetig ausbaut, vermittels dessen er schließlich den Weltmarkt seiner Künstler reguliert. Anfänglich gehören dazu vor allem der Bruder Gustav Kahnweiler (zunächst in Frankfurt am Main, hernach in London) und Alfred Flechtheim. Später kommen in New York in verschiedenen Etappen Paul Rosenberg, Flechtheims früherer Assistent Curt Valentin und der Amerikaner Samuel Kootz hinzu. Neben manch anderer Kooperation sticht in Deutschland nach dem zweiten Weltkrieg die Zusammenarbeit mit dem Bremer Michael Hertz hervor, der nicht nur Kahnweilers künstlerische Vorlieben sondern auch dessen Sympathie für den Sozialismus teilte.

Die wachsende Nachfrage nach den nunmehrigen »Klassikern« der Moderne beschert manchem dieser Händler Wohlstand. Von Paris aus wacht Kahnweiler wie ein Augur über die kommerziellen Bildwanderungen. Auch wenn er stets behauptet, keine Verkaufstricks zu kennen noch zu praktizieren: von dem Vorkaufsrecht gegenüber den neuen Hervorbringungen »seiner« Künstler rückt er ebenso wenig ab wie vom Monopolanspruch auf die Preisgestaltung. Kein Freund des Feilschens, setzt er die Preise unverrückbar fest. Wer sie nicht akzeptiert, wird kaum ein Bild von ihm erhalten. Einzelkäufern, Sammlern, Zunftgenossen präsentierte sich Kahnweiler mit diesem bald »bewährten System« als das, was er sein wollte: eine berechenbare Größe, ein ruhender Pol im Auf und Ab der Kunstkonjunkturen[32]. Daß er auf den Gipfeln die weniger hoch dotierten Künstler nicht vergaß, verrät sein Raffinement im Tauziehen mit ausländischen Händlern: diesen konnte es passieren, daß sie einen begehrten »Picasso« nur erhielten, wenn sie Arbeiten anderer Maler dazunahmen. Mit diesem Huckepack-Verfahren hielt der versierte Kaufmann, der die ökonomischen Umlauferfordernisse in seiner frühen Bank- und Börsenlehre kennengelernt hatte, alle von ihm angebotenen Künstler in Marktbewegung, getreu seiner Devise: »Meine Lust ist, zu verteidigen, was ich liebe.«[33]

Die ausgeklügelte Professionalität, mit der Kahnweiler in dem noch wenig geregelten Metier des modernen Kunsthändlers aufwartete, unterschied sich deutlich vom momentbedingten Improvisieren vieler seiner Kollegen. Manchem Zeitgenossen diente er bereits nach wenigen Jahren zum Vorbild. In Düsseldorf hing Alfred Flechtheim dem Traum nach, er könne mit einem hinreichenden Geldpolster »in Paris leben, wie Uhde, wie Goetz« und wohl auch gleich dem Händler aus der Rue Vignon[34]. Aber wenn dieser Wunsch nicht in Erfüllung ginge, falls die eigene Kunsthandlung (wie es geschah) am Rhein eröffnet werden müßte, dann erhoffte er sie »eingerichtet wie Pariser Galerie (Kahnweiler, ein Diener, ein junger Kunsthistoriker...)«[35]. Wenig später erhielt Flechtheim wie sein Idol Cassirer, gleich seinem Leitstern von der Seine ein familiäres Startkapital, das zwar niedriger ausfiel als bei den Vorbildern, mit dem er jedoch an die Verwirklichung seines Traumes gehen konnte. Bald traute man dem Neuling viel zu, der in Deutschland »der lauteste Trommler« für die »französischen Meister« wurde. Doch sah man auch, daß er sich »zeitweise nach der Decke strecken« mußte: »Zur Durchführung der großzügigen und gescheiten Pläne, die ihn zu einem der führenden modernen Kunsthändler Europas hätten machen können, langte das Betriebskapital nicht.«[36] Vielleicht deshalb unterließ Flechtheim den geschäftlichen Sprung nach Paris. Anfang der zwanziger Jahre verlegte er seine Galerie nach Berlin, eröffnete Dependancen in Köln und Wien, nahm Gustav Kahnweiler als Teilhaber in seine Frankfurter Filiale und baute mit diesem Schritt zugleich die persönlichen Beziehungen nebst den Firmenkontakten zur »Galerie Simon« in der Rue d'Astorg aus. Deren Inhaber zollte er 1927 öffentlich Tribut, indem er bekannte: »Für mich war besonders bereichernd die Bekanntschaft mit Kahnweiler, dem ich es verdanke, daß ich das wurde, was ich jetzt bin: ein Fürsprecher für die zeitgenössische französische Kunst in Deutschland, also das, was Paul Cassirer für die Impressionisten gewesen ist.«[37]

Der selbsternannte Nachfolger Cassirers konzentrierte sich nun darauf, der deutschen Hauptstadt etwas vom künstlerischen Flair der Seinemetropole zu vermitteln. Stolz hob er schon 1923 hervor, er und seine Freunde aus dem romanischen Café hätten den Künstlertreffpunkt »Dôme nach Berlin und den Boulevard Raspail an die Kaiser-Wilhelm-Gedächtniskirche verpflanzt«[38]. In den folgenden Jahren entwickelte sich seine Galerie, wie ihm Julius Meier-Graefe attestierte, zur wichtigsten »Brücke zu der« so bewunderten »Pariser Art«[39]. Um diesen Ruf zu rechtfertigen, zur Einlösung des selbstgesetzten Anspruchs scheute Flechtheim weder Mühe noch Aufwand, war ihm keine Anstrengung zu groß. Nicht nur organisierte er mit seinen zahlreichen Angestellten unermüdlich Ausstellungen, in denen auch deutsche und weniger arrivierte Künstler nicht zu kurz kamen. Sondern er gab überdies Geselligkeiten, lud zu Vortragsabenden ein, war selbst in zahlreichen Vereinen Mitglied. Er druckte Kataloge, gab Mappenwerke heraus, verfaßte Texte über Künstler und Kunsthandel, zu Themen wie Boxen, Tanz oder Sammlerwesen. Zwischen den Niederlassungen, in der Korrespondenz mit Geschäftspartnern kursierten die »Galeriebriefe«, die zum Informationsfluß beitragen sollten. Als Sprachrohr zum Publikum

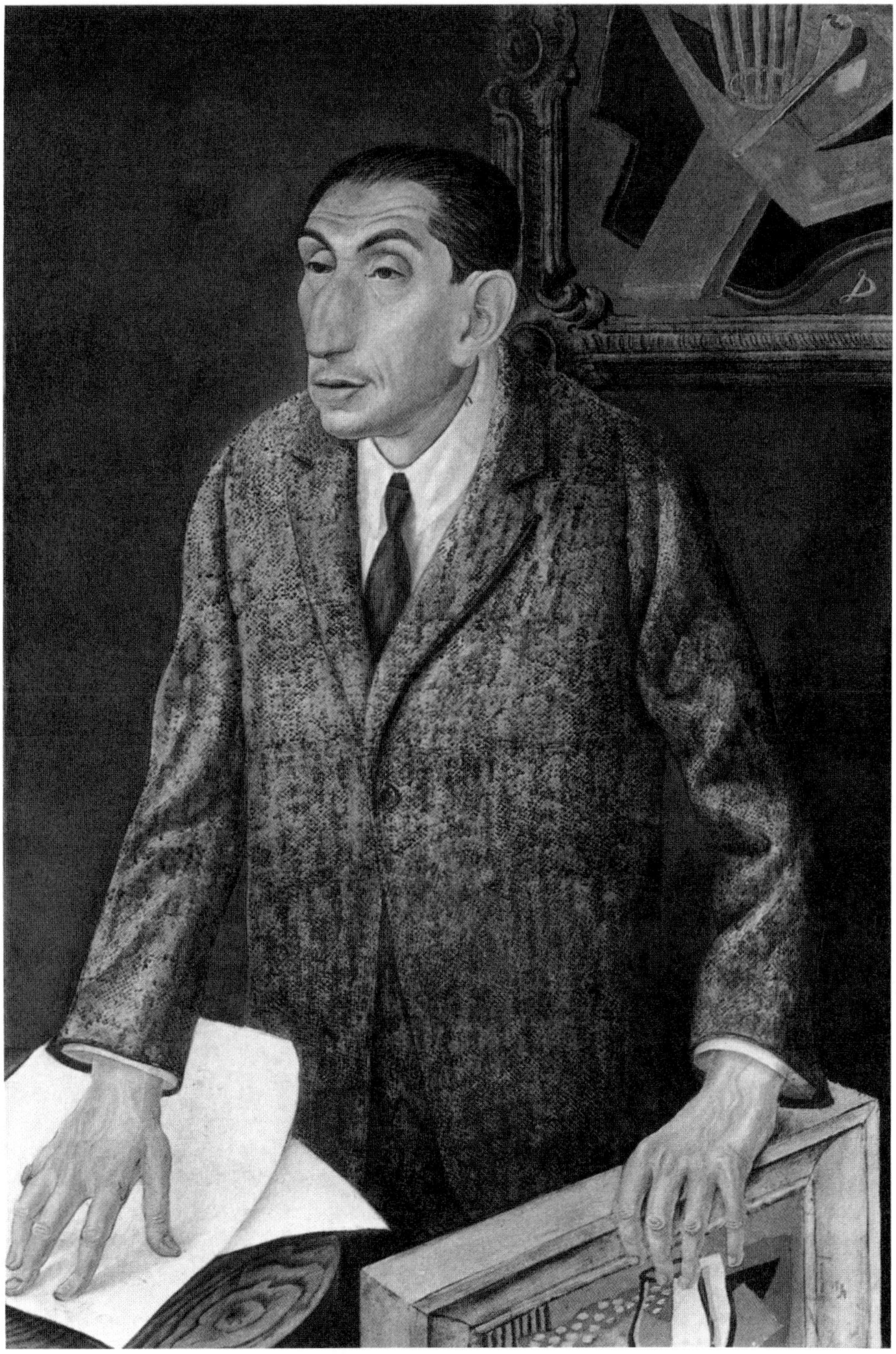

63 Otto Dix: Der Kunsthändler Alfred Flechtheim, 1926. Berlin, Stiftung Preußischer Kulturbesitz, Nationalgalerie

diente die 1921 gegründete Zeitschrift »Der Querschnitt«. Vielgelesen, warb sie in unterhaltsamer Mischung für Flechtheims Künstler, ließ prominente Kommentatoren und provokative Dichter zu Wort kommen, warf Schlaglichter auf Sport, Architektur und Musik, erging sich in gesellschaftlichem Klatsch. Als ihn der Einsatz für das erfolgreiche Blatt belastete, verkaufte Flechtheim es an den Ullstein-Verlag, woraufhin nach wenigen neugestalteten Ausgaben das von Flechtheims Kollegen Eduard Plietzsch überlieferte Bonmot umging, »aus dem Querschnitt sei der Durchschnitt geworden«[40].

Vielseitig wie Flechtheims Aktivitäten waren auch die zeitgenössischen Urteile über ihn. Schätzten die einen seinen »frechen Witz« und seine »jugendliche Begeisterung« (Wilhelm Uhde), erstaunte sie die »große Energie« (Max Beckmann) und jederzeitige »Betriebsamkeit« (Harry Graf Kessler), so stießen sich andere an seiner temperamentvollen Allgegenwart, an »einem scharfen Zug zur Eitelkeit« (Hugo Perls), daran, daß er »scheußlich eifersüchtig« sein konnte (Max Beckmann). Wie immer die Einschätzung ausfallen mochte, ungerührt ging kaum jemand an ihm vorüber. Ganz anders als etwa Ambroise Vollard, dem man chronischen Geiz nachsagte, war Flechtheim »kein Geizhals«, vielmehr ein »Freund«, gar »Mäzen« der Künstler (George Grosz). Selten ist er mit soviel ungerechtem Haß verfolgt worden wie 1924 von Else Lasker-Schüler (»Geehrter Herr Rattenkönig!«), deren Gedichte und Zeichnungen er ein Jahr zuvor ediert hatte. Die meisten sahen in ihm einen »amüsanten Kerl«, nur wenige erkannten wie Eduard Plietzsch die tiefe Melancholie, der er seine weltläufige Urbanität abrang[40].

Häufig ist der, an dessen beruflichem und privatem Profil sich die Geister so schieden, portraitiert worden. Indem die meisten dieser Bildnisse den Händler sitzend oder stehend zeigen, vermitteln sie jedoch einen irrigen Eindruck von ihm. Denn Flechtheim war agil, immer in Bewegung, stets bereit zur Tat, die Unruhe in Person. Diese Eigentümlichkeit wählte einzig Otto Dix als Ausgangspunkt seines Konterfeis (vgl. Abb. 63). Wie auf dem Sprung erscheint Flechtheim hier, leicht geduckt, die Schultern etwas hochgezogen, den Kopf ein wenig vorgereckt. Der kaum bemerkenswerte Anzug macht den Rumpf vergessen, um Kopf und Hände desto markanter hervortreten zu lassen. Das introvertierte, doch ausdrucksstarke Gesicht wirkt nachdenklich und aufmerksam zugleich. Die gerunzelte Stirn, unmerklich zusammengekniffene Augen, der angewinkelte Mund unter auffälliger Hakennase: der Inhaber dieser Sinnesorgane scheint genau zu taxieren, wonach er greift und worauf er lauscht. Das Ohr hat er nahe der Kunst, die linke Hand umfaßt den Rahmen eines Gemäldes, während die Finger der rechten zwei Papierarbeiten auf eine Tischplatte niederdrücken. Bei näherem Hinsehen offenbaren diese Werke ihren »französischen« Stil, werden sie als Paraphrasen des Oeuvres von Gris, Picasso, Braque erkennbar. Deren Anwalt stellte Dix 1926 in seinem wenig schmeichelhaften Portrait dem Betrachter vor, so wie Flechtheim sich ein Jahr später selbst als ihr »Fürsprecher« (»propagandiste«) bezeichnete. Zwar war er dies nicht mit jener Ausschließlichkeit, welche das Bildnis wie die Interviewantwort suggerieren. Doch kommt in dieser Akzentuierung des Malers Kritik am Händler Flechtheim zum Ausdruck. Otto Dix sah und beargwöhnte in ihm den Verfechter einer Kunstrichtung, die seinem eigenen kritischen Realismus fern-, wenn nicht entgegenstand. Als deutscher Künstler wähnte er sich von Flechtheim und seinesgleichen vernachlässigt, vielleicht gar zurückgedrängt.

Insofern zielt Dix nicht nur auf die Person, sondern auch auf den Typus. Seine karikierende Charakteristik will den Kunsthändler der Epoche als Usurpator entlarven, indem sie die besitzergreifende Gestik betont. Dieser Vertreter eines mißliebigen Metiers tritt nicht wie Kollegen vergangener Zeiten als gebildeter Kenner, Liebhaber, Sammler auf, sondern in der Haltung eines schwer durchschaubaren Okkupanten und Kolonisators. Ihm eignet nichts von jener mondänen Gelassenheit, die etwa in Tizians Strada-Portrait waltet (vgl. Abb. 7). Keine Opulenz des Habits, der Accessoires, der Physiognomie, die dort von einer reichen Seele, einem edlen Geiste zeugen sollten. Sondern nur noch die Hervorhebung der raubtierhaften Aspekte des Händlerberufs. An die Stelle des Idealportraits ist die Realsatire getreten. Kein Wunder, daß Flechtheim von dieser Stigmatisierung wenig erbaut war. Zwar vertrug er Kritik und begegnete ihr mit dem Florett seines Witzes. Doch als falscher Prophet wollte er nicht gesehen werden. Eher schon als Repräsentant jener ästhetischen Welt, die Gottfried Benn unter dem Titel »Die hyperämischen Reiche« bei Gelegenheit seines fünfzigsten Geburtstags im »Querschnitt durch Alfred Flechtheim« beschwor:

Ihnen ein Lied zur Feier,
kunstverkündender Mann,
wie sieht meine Leier
Ihre Wände an:
die hyperämischen Reiche,
Palmen und Muschelmeer,
Vorwelten, wallungsweiche,
strömen die Bilder her.

Sei es: Lianenbarren,
ananasdurchweht,
schuhlange Wespen, Farren,
wo dann der Löwe steht:
Urwald, Komplexgewalten,
Tiernacht und Mythenmeer,
dass sie ihr Reich entfalten
dunkel und überschwer.

Sei es: die Welten sind Räusche,
Schauer, welche sich irrn,
faule Brocken, Bäusche
aus unserm Restgehirn,
aber die Übergänge
mit monistischem Ziel:
Schnecken aus Blutgedränge,
Äol im Trancespiel.

Dasein: die Küsse zerblättern,
Tränen: die Salze vergehn,
Leben, Sterben – Lettern,
die für alles stehn:
doch über Wahn und Weichen
steht das Immer und Nie
aus hyperämischen Reichen,
deren Verkünder Sie.[41]

Mit dichterischer Einfühlung erfaßt Benn in dieser Eloge die neue Rolle, welche Kahnweiler, Flechtheim und ihre Kollegen als Parteigänger avantgardistischer Künstler auszufüllen hatten. In mancherlei Hinsicht mußten sie »Verkünder« sein, rhetorisch begabt und merkantil überzeugend. Nicht aus bloßer Ironie geriet Paul Klee die Veranschaulichung seines Händlers Flechtheim zum »Mann mit dem Mundwerk«[42]. Denn ein solches Sprachrohr, ein »kunstverkündender Mann« wollte fast jeder der progressiven Vermittler tatsächlich sein. Im Selbstverständnis der Händler drückt sich dies häufig durch die Benennung oratorischer sowie strategischer Leistungen aus. Flechtheim beschrieb sich als »Fürsprecher«, als »Propagandist«. Modigliani übersetzte diese Sicht ins Technische, indem er Paul Guillaume auf einem Portrait als »nuova pilota« bezeichnete. Kahnweiler liebäugelte in der Jugend mit dem Beruf des Dirigenten; in seinem Vermittleramt sah er sich später gern als »Menschenfischer wie Petrus – nicht Bilderfischer«. Die Berufung auf den Stellvertreter Christi, der biblische Bezug lassen einmal mehr das Sendungsbewußtsein erkennen, mit dem avantgardistische Kunsthändler ihrer Tätigkeit Sinn und Legitimation zu geben suchten. In der Epoche der Modernisierung sollte die quasi-religiöse Inspiration dem noch wenig profilierten Händler zu einem Charisma verhelfen, das ihn gleich dem innovativen Künstler aus den Niederungen der Profanität emporhob. Kann es da wundern, daß der Ahnvater aller modernen Kunsthändler, Paul Durand-Ruel, ursprünglich hatte Missionar werden wollen?

Beredte Anwälte fand diese Charismatisierung bereits im ausgehenden 19. Jahrhundert. Kaum einem lag sie so am Herzen wie Vincent van Gogh. Der Maler kannte ja genau, worüber er nachdachte. In Den Haag, London und Paris war er selbst als Kunsthändler angestellt gewesen. Gerade weil er in diesem Beruf nicht zurechtkam, weil er seine Probleme kaum weniger kannte als jene des Künstlers, sann er unentwegt einer Besserung nach. Das sei, schrieb er Paul Gauguin, »nur unsere Pflicht als Kunsthändler, denn Sie wissen vielleicht, daß auch ich jahrelang im Kunsthandel tätig war und einen Beruf, der mich ernährt hat, verachte ich nicht«[43] Dem Bruder Theo, der sich in der Pariser Galerie Goupil für ihn und Gauguin, für Renoir und Monet, für Pissarro und Sisley einsetzte, sprach er brieflich gern von seinem Traum einer gewandelten Union zwischen Künstler und Händler. In diesen Gedanken übertrug Vincent van Gogh die Erfahrung der Brüderbeziehung auf seine Vision einer reformierten Geschäftspartnerschaft, gewann er mit missionarischer Eindringlichkeit dem Verwandtschaftsverhältnis modellhafte Züge für die Berufszukunft ab. Der Künstler würde in dieser Symbiose den Händler adeln: »indem Du mittelbar Bilder hervorbringst, bist Du produktiver als zum Beispiel ich. Je mehr Du ganz zum Kunsthändler wirst, um so mehr wirst Du Künstler ...«[44]. Der Kunstverkauf wäre unter den veränderten Bedingungen selbst »künstlerische Arbeit«. Zwar »sind wir mit dem alten Kunsthandel noch nicht soweit,« weiß auch der Maler, aber »spätere Versuche, den Kunsthandel zu erneuern, könnten darauf hinauslaufen, daß Kunsthändler und Künstler zusammenleben, der eine würde sozusagen die wirtschaftliche Seite übernehmen und hätte für Atelier, Nahrung, Farben usw. zu sorgen, der andere hätte Bilder herzustellen.«[45] Und wenn Theo van Gogh dies alles schon jetzt als richtig erkenne, auch dementsprechend handle, so sei ihm seine charismatische Vorreiterrolle sicher: »Du wirst einer der ersten oder überhaupt der erste Apostel unter den Kunsthändlern sein.«[46]

Letztlich plädiert Vincent für die Übertragung der (ihm aus seiner Gegenwartsgesellschaft vertrauten) arbeitsteiligen Familienstruktur auf die Koalition von Künstler und Händler. Dazu mag ihn der religiös gefärbte utopische Sozialismus der Epoche, der von Charles Fouriers Genossenschaftsidee bis zu Peter Kropotkins Konzept einer gegenseitigen Hilfe in vielen Varianten oszillierte, inspiriert haben. Wie auch immer die Umsetzung einer derart symbiotischen Theorie in die Geschäftspraxis der industriellen Lebenswelt geriete, wieviel Modernität sie erlänge, in welche Atavismen sie zurückfiele: treffend hat der Künstler van Gogh bemerkt, daß es mehr denn je dem zukunftsweisenden Kunstmakler anstehe, den ästhetischen Avantgardismus seiner Schützlinge in merkantile Organisation zu übersetzen. Um dieser Aufgabe gerecht zu werden, genügte allerdings im 20. Jahrhundert die bloße Berufung auf charismatische Qualitäten nicht. Ihr mußte durch zeitgerechte Professionalität genügt werden. Diese vollzog sich fortan im ökonomischen Management durch sorgfältigere Finanzplanungen, überlegte Vorratshaltung, genauere Absatzkalkulation. Der feste Kreis von Sammlern, auf den kein kommerzieller Vermittler verzichten kann, erfährt eingehende Betreuung, die Kontakte zu Museumsleuten, Kommentatoren und Kritikern werden gepflegt. Wie man sich firmenintern um geschulteres Personal bemüht, so extern um die Zusammenarbeit mit anderen Händlern, um die Gründung von Filialen, um die Anknüpfung interurbaner, schließlich internationaler Netzwerke. Auf kultureller Ebene gewinnt die Öffentlichkeitsarbeit zusätzliche Bedeutung. Zur Intensivierung und Multiplizierung der Einflußmöglichkeiten gehören außer eigenen Präsentationen, neben Ausstellungs- und Katalogübernahmen, zusätzlich zu Zeitschriften und Verlagsgründungen, abgesehen von der Edition künstlerischer Mappenwerke und Bücher auch die Veranstaltung von Vortragsreihen, das Arrangement von Geselligkeiten (Vernissage, Feste, »Salons«, Klubs wie die »Gesellschaft für Politik, Wissenschaft und Kunst« bei Nierendorf usw.). Die modernen Händler und Galeristen schreiben viel, sie senden Einladungen, Offerten und Zirkulare aus, sie bedienen das Publikum mit beinahe jeder Art von Informationen. Das Telefon arriviert zum unverzichtbaren Kontaktinstrument (seine langen Telefonate tragen beispielsweise dem Berliner Galeristen Nierendorf den Spitznamen »Telefonierendorf« ein). In der Rollenvielseitigkeit, welche der Händler-Beruf nun abverlangt, sind Unternehmungsgeist und Einfallsreichtum nicht minder vonnöten als Organisationstalent und Durchhaltevermögen.

Das Ende aller Träume

Doch kaum hat diese Professionalität historische Kontur gewonnen, da werden ihre Vertreter politisch bedroht. Von Deutschland geht jene Stigmatisierung der Aufbruchskultur aus, die schlußendlich auch weite Bereiche des avantgardistischen Kunsthandels zum Erliegen bringt. In demselben Jahr 1901, da Ambroise Vollard erstmalig in Paris Werke jenes jungen spanischen Malers ausstellt, der soeben endgültig den Namen Picasso angenommen hat, als in Deutschland Cassirer sich für Vincent van Gogh zu verwenden beginnt, proklamiert in Berlin ein Kaiser, der Bismarck- und Wilhelm-Denkmäler serienweise enthüllt, bei der Einweihung der von 32 Hohenzollern-Statuen gesäumten »Siegesallee«, was seiner Meinung nach »die wahre Kunst« zu sein und zu leisten habe: Pflege der imperial dekretierten Ideale, hagiographische Dienerin preußisch-deutscher Herrlichkeit, Erzieherin des Volkes zu treuer, unkritischer Gefolgschaft. Wo die Kunst dem sich nicht füge, wo sie, statt zu erheben, »in den Rinnstein niedersteigt«, »zur Reklame heruntersteigt«, fremden, gar ausländischen Ideen anhängt, sich »den sogenannten modernen Richtungen und Strömungen« überläßt, nach »Freiheit« des Ausdrucks und der Anregung sucht: dort sei sie »keine Kunst mehr«, denn sie »versündigt« sich nicht nur am kaiserlichen Willen, sondern, fast schlimmer noch, »am deutschen Volke«[47]. Mit dieser Diffamierung wurde alle auf Erneuerung sinnende Kunst nicht nur dem (gegebenenfalls strafbaren) Verdacht von Majestätsbeleidigung und Volksverführung ausgesetzt, sondern sie wurde schon hier den kaiserlich-völkischen Kritikern zur Hetze freigegeben. Deren Höhepunkt fällt in die letzten Jahre vor dem ersten Weltkrieg, nachdem schon 1909 der aufgeschlossene Hugo von Tschudi seinen Berliner Museumsposten hatte räumen müssen. Vielerorts finden sich in der Presse Kunstschelten nach Art des Kritikers Karl Scheffler, der 1912 den italienischen Futuristen intellektuelle Unehrlichkeit, »Neid und andere unreine Instinkte«, ja »ein recht übles Menschentum« vorwirft. Ein Jahr später spricht Fritz Stahl, der Kritiker des »Berliner Tageblatt«, bereits vom »Verbrechen nicht nur mehr gegen die Kunst, sondern gegen jedes gesunde Weltgefühl«, welches die neue, »negerartige« Plastik begehe[48]. Von hier aus ist es nicht mehr weit bis zu jener Stellungnahme, in der 1913 der freikonservative Abgeordnete Vorster vor dem Preußischen Landtag die Malerei der »neuesten Zeit« der »Entartung« bezichtigt und dazu auffordert, dieses »Symptom einer krankhaften Zeit« zu meiden und keinesfalls mit öffentlichen Mitteln zu fördern[49]. Seine Ausführungen, die sich bereits des Wortschatzes nationalsozialistischer Bilderstürmer bedienen, wurden von zustimmender Heiterkeit und lebhaftem Beifall seitens vieler Parlamentarier begleitet.

Der Ausbruch des ersten Weltkriegs brachte für viele moderne Kunsthändler nicht nur das Ende ihrer Träume. Er unterband zudem ihre Geschäftsaktivitäten oder schränkte sie erheblich ein. Cassirer und Flechtheim wurden zum Militär eingezogen. Flechtheims frühester Mitarbeiter Hanns Fehr fiel schon in den ersten Kriegsmonaten. Auch bei Johanna Ey häuften sich rasch »traurige Verluste und Todesnachrichten«; ihre Galerie hatte sie schließen müssen. Wilhelm Uhde fand sich vierzigjährig auf einem deutschen Kasernenhof wieder, doch wußte er, dem jeder Hurrapatriotismus fernlag, ganz und gar nicht, was er dort sollte. Sein Freund Kahnweiler mußte derweil als mißliebiger Ausländer Frankreich verlassen und suchte Zuflucht in der Schweiz. Herwarth Walden stürzte sich in literarische Projekte. Gleich Thannhauser suchten viele kleinere Händler den Betrieb aufrecht zu erhalten, doch keiner wurde von Umsatzrückgängen verschont. Dem vom Krieg drangsalierten Publikum stand der Sinn nicht nach Kunstexperimenten, Sammler und Mäzene hatten anderes zu tun, die Käufer blieben fern.

Nach dem Ende des Infernos mehrten sich die politischen und wirtschaftlichen Probleme im besiegten Deutschland derart, daß ein Handel mit neuester Kunst schier aussichtslos anmutete. Der Kunstmarkt wurde vollends von den Widersprüchen der Epoche erfaßt und drohte zu stagnieren. Eine im Herbst 1919 verhängte Luxussteuer in Höhe von 15%, die bei sämtlichen Verkäufen an private Kunden zu entrichten war, bewirkte einerseits Umsatzeinbußen, während andererseits der Trend von unsicheren Vermögensanlagen in beständigere oder wenigstens aussichtsreichere

Sachwerte die Nachfrage nicht völlig erlahmen ließ. Durch den Zusammenbruch Deutschlands wurde zudem die Einfuhr neuer Werke aus Frankreich zeitweilig erschwert, so daß teilweise auf französische Kunst spezialisierte Händler wie Cassirer und Flechtheim besonders betroffen waren, sich mit den Fluktuationen auf dem innerdeutschen Markt begnügen mußten und stärker heimische Künstler herausstellten. Revolutionswirren, hunderte von politischen Morden und der Druck der Reparationszahlungen wirkten sich ebenso verschlechternd auf das kulturelle Klima aus wie Inflation, Arbeitslosigkeit und Hungersnot. Eine gewisse Beruhigung der Verhältnisse und eine Verbesserung auch der Aussichten auf dem Kunstmarkt brachte erst die Währungsreform vom 15. November 1923, in deren Gefolge die Paritäten und Stabilitäten der diversen Zahlungsmittel wenigstens übersichtlicher wurden. Die Auktionspreise rasen nun nicht mehr von Woche zu Woche oder gar täglich ins Unermeßliche, die pekuniäre Bewertung von Einzelobjekten läßt sich wieder längerfristig vornehmen.

Doch währt diese karge, von Erfolgen und Rückschlägen, von Hoffnungen und Enttäuschungen geschüttelte Blüte nicht lange. Allen Anstrengungen zum Trotz sind ihr kaum fünf bis sieben Jahre vergönnt, bis sie am Ende des Dezenniums von politischen Querelen und Wirtschaftskrisen, von erneuter Inflation und Massenelend zunichte gemacht wird. Auch die mühsam aufgebauten Strukturen des avantgardistischen Kunsthandels können bald kaum mehr gehalten werden. Künstlerische Schwerpunktbildungen und regionale Marktaufteilungen, bei denen etwa Arnold in Dresden und Walden in Berlin den Expressionismus förderten, Cassirer und Schulte den Impressionismus vertraten, Flechtheim hingegen den Kubismus bevorzugte und Thannhauser in München die Künstler des »Blauen Reiter« ausstellte, – alldies gerät nun wieder ins Wanken. Auch macht sich der Ungeist von einst erneut, und lauter denn je, bemerkbar. Jener antimoderne Affekt, der sich schon um die Jahrhundertwende karikaturistisch über die Berliner Wegbereiter des Neuen mokierte und aus kaiserlichem Mund ermutigt worden war, tobt sich nun in Verunglimpfungen aus, die als Vorspiel des Kommenden gegen die angebliche »freche jüdisch-negerische Besudelung« der deutschen Volksseele, gegen »Kulturbolschewismus« und »prominente Kunstjuden« hetzten. Zielscheibe und Opfer solcher Kampagnen wird mehr und mehr auch der fortschrittlich gesonnene Kunsthandel. Mochte, wie Harry Graf Kessler in seinem Tagebuch notierte, noch im Sommer 1933 mancher Galerist gleich Alfred Flechtheim glauben, »im Herbst werde der Zusammenbruch kommen«[50]: er täuschte sich bitter. Die nationalsozialistischen Wahnpolitiker hatten der Moderne insgesamt den Kampf angesagt. Ihre Zerstörungswut nahm wie die Kunst deren Markt und Händler nicht aus. Am 1. November sind Flechtheims Galerien geschlossen. Ihr Inhaber muß froh sein, heil außer Landes zu kommen.

Zwischen Anpassung und Widerstand

Im Fadenkreuz der Hetze

Während mancher Deutsche im In- und Ausland die Machtergreifung der Nationalsozialisten noch für einen rasch vergehenden Spuk hielt, liefen zwischen Hamburg und München, in Berlin wie in Düsseldorf bereits jene Hetzkampagnen an, mittels deren die Terrorherrschaft gesichert und endgültig etabliert wurde. Skeptiker und Kritiker sollten mundtot gemacht werden, auf daß sie der angeblich so heiß ersehnten »Revolution von rechts« nicht länger im Wege stünden[1]. Wer unter den Kulturschaffenden und Kulturvermittlern mit dem Nationalsozialismus nicht zumindest sympathisierte, diente zur Zielscheibe wenn nicht tätlicher Angriffe so doch bösartiger Attacken in der linientreuen Presse. Auch Kunsthändler gerieten früh in den Sog derartiger Diffamierungen. Hatten sie sich für die künstlerische Erneuerung der deutschen Kultur eingesetzt, so standen sie obenan auf der Liste der Verleumder. Antimodernismus und Antisemitismus, die gebräuchlichsten Versatzstücke der NS-Propaganda, paarten sich zu dem Vorwurf, dem kulturellen Leben Schaden zugefügt, es seiner nationalen Identität beraubt zu haben. Die moderne Malerei und Bildhauerei jedoch, die experimentelle Musik und Literatur der vorherigen dreißig Jahre, ja selbst die neue Architektur: dies alles, so wurde mit Wort und Bild insinuiert, gehöre auf den »Müll«, sei »After-Kunst« und nunmehr »erledigt« (vgl. Abb. 64).

Diese rückwärts gewandte Feststellung war zugleich als Drohung für die Zukunft gemeint. Wer oder was, obwohl mißliebig, sich noch zu regen wagte, würde beiseitegeräumt werden. Daß vor allem jüdische Künstler und Vermittler um ihr Werk wie um ihr Leben fürchten mußten, stand außer Frage. Dergleichen nährte sich aus alten, tiefen Wurzeln. Wie andere Lebenssphären und Wirtschaftsbereiche blieb auch der Kunsthandel von antisemitischen Affekten kaum je verschont. Hatten doch bereits die Wiener Forchoudts dem Antwerpener Stammhaus gemeldet, die Geschäfte verschlechterten sich unter anderem wegen der zahlreichen jüdischen Händler, die ihnen in den Adelshäusern den Rang abliefen[2]. Fortan wurden nicht nur in Österreich und den Niederlanden Konkurrenten, die mosaischen Glaubens waren oder sich sonstwie dem Judentum zurechnen ließen, besonders mißtrauisch beäugt. Selbst Goethe hielt, nicht unbedingt aus Sympathie, in seinen Kaufberichten an Carl August die jüdischen Händler Roms für eigens erwähnenswert[3]. Bewunderung der intellektuellen Beweglichkeit und des merkantilen Geschicks paarte sich da manchesmal mit Neid, schlug gar um in die Furcht, solcher Konkurrenz nicht gewachsen zu sein, ins Hintertreffen zu geraten, übervorteilt zu werden. Diese Tra-

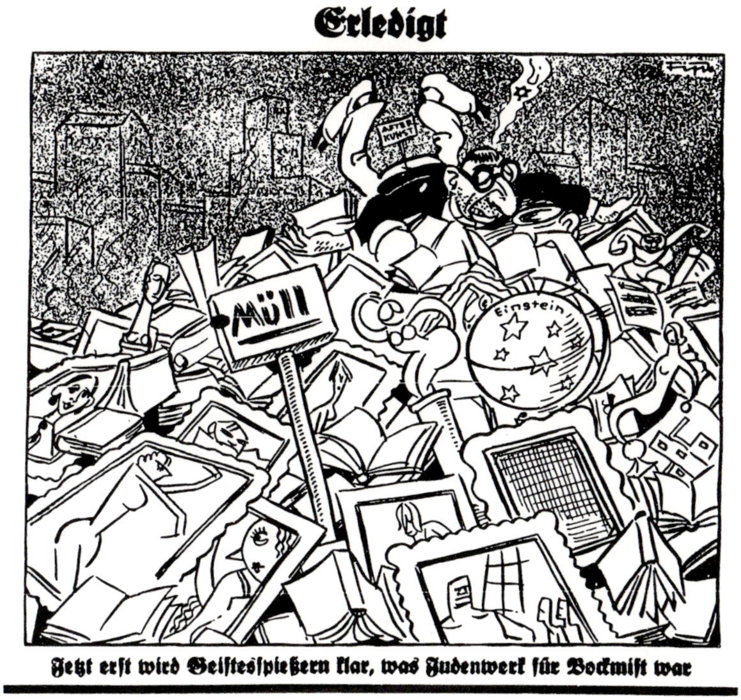
Erledigt
MÜLL
Einstein
Jetzt erst wird Geistesspießern klar, was Judenwerk für Bockmist war

64 Antimodernes Schmähbild nationalsozialistischer Propaganda. Der Stürmer. Deutsches (NS-)Wochenblatt zum Kampfe um die Wahrheit, hrsg. von Julius Streicher, 11. Jg., Juli 1933

dition riß durch die Jahrhunderte hindurch nicht ab. Noch Cassirer und seinesgleichen bekamen ihre Ängste und Vorurteile mannigfach zu spüren.

Mit der Machtergreifung der Nationalsozialisten indes trat diese mentale Befangenheit in ein neues historisches Stadium ein: sie wurde aktiv, indem sie sich zur Verfolgung wandelte. Zweifel am Ziel der nunmehrigen Aktionen konnten kaum aufkommen. Es gehe darum, hieß es unmißverständlich am 1. April 1933 in einem Hetzartikel der »Volksparole« gegen Alfred Flechtheim und seine Mitstreiter, sie alle »auszurotten«[4]. Der »Kunstjude Flechtheim« wurde unter der Überschrift »Abgetakeltes Mäzenatentum« geschmäht, er habe sich in Düsseldorf mit dem reformerischen Akademiedirektor Walter Kaesbach, mit Künstlern wie Werner Heuser, Paul Klee, Jankel Adler und anderen zusammengetan, um die Kunstszene zu manipulieren: »Dieser Kreis, alle ganz eng mit Flechtheim verfilzt, beherrscht den rheinischen und westdeutschen Kunstmarkt«. Allesamt seien sie Juden und der »Dekadenz« verfallen. Obendrein hätten sie die Kunstakademie okkupiert, um deren Studenten in ihrem Sinne zu gängeln (»95 Prozent aller Akademischen Schüler sind fanatische Kommunisten«) und um Professoren zu lancieren. Wer in der modernen Kunstwelt etwas gelte, gehöre »dem Kreis des Ringes der internationalen Kunsthändler an, deren Kopf wiederum Alfred Flechtheim ist«. Daß gegen diese »Flechtheim-Kaesbach-Welt«, gegen den »Düsseldorfer Sumpf« vorgegangen werden müsse, steht für den Schreiber des Artikels außer Frage. Die Worte fanden Widerhall. Schon im März 1933 war Walter Kaesbach seines Amtes enthoben und aus der Akademie gewiesen worden. Bald darauf wurden Klee und Campendonk, Mataré, Nauen, Heuser und andere Künstler verjagt. Ihr Händler Flechtheim bleibt über seinen Exil-Tod hinaus Ziel von Verhöhnung und Spott. Noch 1938 versah die »Gaupropagandaleitung der NSDAP Hamburg« ein örtliches Plakat zur Ausstellung »Entartete Kunst« hintergründig mit seiner karikierten Physiognomie (vgl. Abb. 65).

Mit solchen Verunglimpfungen und Vertreibungen standen freilich die niederen Chargen des Nazi-Systems nicht allein da. Vielmehr durften sie sich von höchster Warte ermutigt fühlen. Adolf Hitler selbst war von Animositäten gegen den zeitgenössischen Kunsthandel durchsetzt. Denn nie war der dilettantische Maler und Zeichner bei einem Händler auf positive Resonanz gestoßen, kein seriöser Vermittler hatte sich für seine Machwerke auch nur interessiert. Schlimmer noch: der erfolglose Künstler ist durch die Betrügereien eines Gelegenheitsagenten traumatisiert. Ende 1909 hatte er in Wien den Landstreicher Reinhold Hanisch kennengelernt. Bis zum Sommer des folgenden Jahres leben die beiden gemeinsam in einem Männerheim. Hitler zeichnet und malt (meist nach Vorlagen) Postkarten, während sein Kumpan sich herumtreibt. Allmählich übernimmt Hanisch die Vermarktung von Hitlers Produkten, die er bei Bilderkrämern, in kleinen Rahmenhandlungen und Tapetengeschäften absetzt. Die Einkünfte sollen hälftig geteilt werden. Doch eines Tages glaubt Hitler seinen selbsternannten Vermittler dabei ertappt zu haben, wie ihn dieser um Teile des Gewinnes hintergeht. Am Streit zerbrechen Geschäftspartnerschaft und Lebensnähe. Allerdings hat der möglicherweise übervorteilte Pseudokünstler den Vertrauensbruch nie verwunden. Zur Macht gelangt, läßt Adolf Hitler nach dem ehemaligen Händler-Freund fahnden. 1938 wird Reinhold Hanisch verhaftet und auf Befehl des Diktators ermordet[5]. Hitler selbst will in dieser Zeit nicht mehr Künstler sondern Schirmherr der Künste sein. Unter seiner, des Zukurzgekommenen, Ägide soll die Kunst sich zu germanischer Größe entfalten. Dazu ist nach Meinung des Kunstpolitikers Hitler vonnöten, die Künstler besser zu entlohnen als früher. Denn zu oft hätten sich Maler und Bildhauer »in ihrer Not gezwungen gesehen, ihr gesamtes Kunstschaffen jüdischen Kunsthandlungen vertraglich zuzusichern.« Noch 1942 faselt sich der gescheiterte Künstler derart sein Händler-Trauma von der Seele. Beruhigend gaukelt er sich und seinen Zuhörern den Glanz einer besseren Epoche vor. »Gott sei Dank bringe man dem Künstler heute eine andere Einstellung entgegen.«[6]

Diese Haltung der nationalsozialistischen Machthaber nötigte zahlreichen Kunstvermittlern Berufseinschränkungen auf, zwang viele zur Emigration. Wer sich nicht mundtot machen lassen wollte, mußte fliehen. Kunstverleger wie Bruno Cassirer oder Kurt Wolff, Advokaten des Neuen gleich Harry Graf Kessler, Publizisten wie Julius Meier-Graefe, Carl Einstein und Paul Westheim gingen diesen bitteren Weg. Galeristen und Händler wie Flechtheim, Walden und Uhde, wie die Brüder Kahnweiler, wie Curt Valentin und Fritz Nathan finden nur noch im Ausland eine Existenzmöglichkeit. Daheim ist ihnen die Geschäftsgrundlage geraubt, sind ihre Galerien geschlossen, ihre Handelskontakte unterbrochen, sie selbst mit Berufsver-

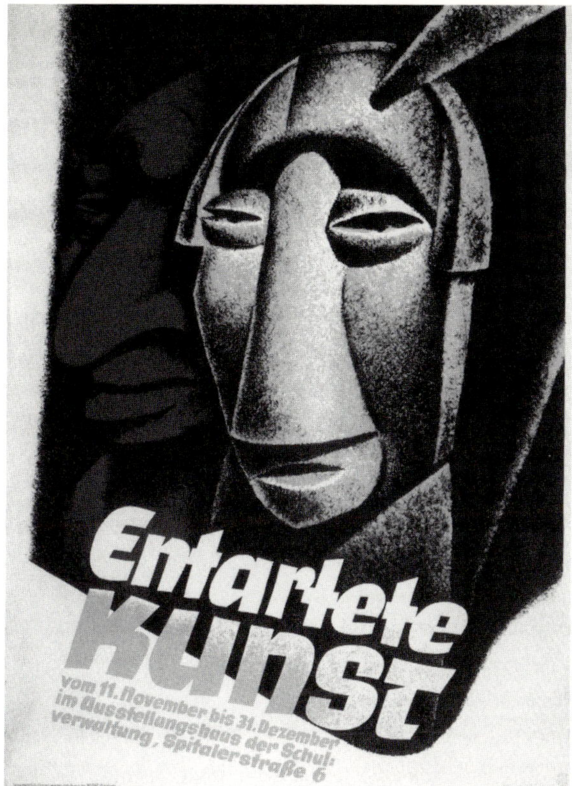
Entartete
Kunst
vom 11. November bis 31. Dezember
im Ausstellungshaus der Schul-
verwaltung, Spitalerstraße 6

65 Plakat zur Ausstellung »Entartete Kunst«, Hamburg 1938. Im Hintergrund eine Karikatur Alfred Flechtheims. Hamburg, Museum für Kunst und Gewerbe

bot belegt worden. Wer zunächst zu überwintern, das Unternehmen zu retten sucht, kann sich von neuer auf alte Kunst umstellen, doch muß er, falls man ihn jüdischer Herkunft verdächtigt, das unwürdige Verfahren der »Arisierung« über sich ergehen lassen. Im Jargon der Behörden nannte sich dies »Entjudung von Betrieben kulturwirtschaftlicher Art«. So wurde beispielsweise 1939 das Bayerische Staatsministerium für Wirtschaft in einem Brief aus Berlin darüber aufgeklärt, daß »in München noch folgende Betriebe... in jüdischer Hand« seien: »Kunsthandlung Heinemann, Kunsthandlung Helbing, Kunsthandlung Straßberger«[7]. Man solle doch dafür sorgen, daß diese Geschäfte »endgültig in arische Hände« übergingen, andernfalls man sich in Berlin »die Entscheidung über ihre Entjudung« vorbehalte. Angesichts dieser Drohung teilt das Kulturamt München zwei Wochen später Vollzug mit. Man wußte genau an der Isar, daß man im Rückstand war. Denn seit dem 1. Januar 1939 blieb per Gesetz allen Juden »der Betrieb von Einzelhandelsverkaufsstellen, Versandgeschäften oder Bestellkontoren sowie der selbständige Betrieb eines Handwerks untersagt«[8]. Darüberhinaus war ihnen »verboten, auf Märkten aller Art, Messen oder Ausstellungen Waren oder gewerbliche Leistungen anzubieten, dafür zu werben oder Bestellungen darauf anzunehmen.« Keinem jüdischen Mitbürger erlaubten die nationalsozialistischen Deutschen noch, »Kunstgegenstände, soweit der Preis für den einzelnen Gegenstand 1000 Reichsmark übersteigt, … zu erwerben, zu verpfänden oder freihändig zu veräußern«[9]. Damit wurde den jüdischen Händlern jede Teilnahme am Kunstmarkt endgültig verwehrt. Aber auch vorher schon entging in München wie andernorts kaum ein prominenter Galerist teilweiser oder ganzer Enteignung. Justin Thannhauser, der bereits 1933 vorsorglich eine Filiale in Paris eröffnet hat, darf von 1936 an nicht mehr in seiner Heimatstadt tätig sein. Mit seiner Familie findet er in der französischen Metropole den ersten Zufluchtsort auf einem langen Weg, der ihn über die Schweiz, Spanien und Portugal nach New York führt.

Indes begnügte sich das NS-System nicht mit Berufsverbot, Vermögensentzug und Vertreibung. Sondern es zielte auf totale Kontrolle. Auch der Kunstmarkt sollte ideologisch und wirtschaftlich gelenkt, den Zielen von Partei und Staat willfährig gemacht werden. Zu diesem Zweck wurden die verbliebenen Galeristen und Händler berufspolitisch »gleichgeschaltet«. Voller Stolz meldete der Propagandaminister Goebbels schon Ende 1933: »Die Kulturberufe sind der erste Stand, der von Reichs wegen organisiert worden ist.«[10] Das war zwar maßlos übertrieben, denn noch lange nicht hatte man alle Kulturtätigen erfaßt. Doch verfügte Goebbels nun über das Instrument, mittels dessen er das kulturelle Leben in Deutschland und darüber hinaus zu gängeln trachtete: die »Reichskulturkammer«. Der verhinderte Literat selbst stand ihr vor mit dem Willen, nichts und niemanden von seinem Haß auf Moderne wie Juden auszusparen. Mochte er zumal in den Anfangsjahren nicht jede freiheitliche Regung, nicht jeden Abweichler auch in den eigenen Reihen ersticken können, so verschärfte sich die Kontrolle doch stetig, bis sie in die entlegensten Nischen reichte. Wer immer in Deutschland an »der Erzeugung, der Wiedergabe, der geistigen oder technischen Verarbeitung, der Verbreitung, der Erhaltung, dem Absatz oder der Vermittlung des Absatzes von Kulturgut« teilzuhaben gedachte: er hatte sich zuvor um die Aufnahme in die Reichskulturkammer zu bewerben. Bei dieser Gelegenheit mußte er seine Linientreue mit dem Regime ebenso nachweisen wie seine »arischen« Vorfahren. Wurde der Antragsteller aufgenommen, erhielt er also die Berufskonzession, so unterlag er eher noch strengerer Aufsicht und stetiger Rechenschaftspflicht.

Alldies galt auch für den Kunsthandel. Über ihn wachte die »Reichskammer der Bildenden Künste« als eine der sieben Unterorganisationen der Reichskulturkammer. Die Kunstkammer umfaßte ihrerseits sieben Abteilungen, deren jede sich, von Graphikern und Malern über Architekten bis hin zu Kritikern und Kunsthistorikern, auf spezifische Berufsgruppen beschränkte[10]. Die Zuständigkeit für den Kunsthandel und das Auktionswesen, für Galeristen, Händler und Versteigerer lag in der Abteilung VII, die zudem kunstbezogene Verlage und die in ihnen Tätigen einbezog. Ende der dreißiger Jahre gehörten dieser Untergruppe etwa 1500 Kunst- und Antiquitätenhändler an. Sie stellten damit annähernd 3,6% jener 42000 Mitglieder, welche die Kunstkammer insgesamt einschloß und deren größte Gruppen Maler sowie Architekten bildeten. An der Spitze der Kammer stand seit 1936 der Maler Adolf Ziegler. Doch war es trotz des geringen Anteils den Kunstvermarktern vergönnt, im elfköpfigen Präsidialrat einen der ihren zu wissen. Dort saß der Kunsthändler Dr. Hanns Sauermann, Parteigenosse wie seine Tischnachbarn, und entschied über das Schicksal seiner Kollegen mit.

Währenddessen erlebte der Kunstmarkt in Deutschland einen nationalsozialistisch gesteuerten Aufschwung. Nach den Krisen der zwanziger Jahre konsolidierte sich die deutsche Wirtschaft ab 1933. Trotz dieser Beruhigung bestanden mit dem wachsenden Terror politische Unsicherheiten fort. Die zunehmende Kriegsgefahr nährte die Skepsis, unterhöhlte jenes Vertrauen, das die Regierung sich wirtschaftsdirigistisch erworben hatte. Die Investition in Sachgüter überflügelte die Bereitschaft zur Geldanlage. Zumal andere Luxusgüter knapp blieben, nahm im Laufe der Jahre das Interesse an Kunstwerken zu. Viele Käufer suchten nach Gemälden oder Skulpturen, die Wertbeständigkeit und insofern Zukunftssicherung versprachen. Die steigende Nachfrage bescherte den zugelassenen Handelsunternehmen und Auktionshäusern neben neuen Kunden ertragreichere Bilanzen. Überdies gab das Angebot kaum Anlaß zum Hadern. Denn der Exodus kulturtragender Schichten aus Deutschland, Flucht und Vertreibung traditioneller Käufer und Sammler führten dem Markt stetigen Nachschub zu. Wer verfolgt wurde, seines Berufs beraubt war, wem es an Existenzmöglichkeiten wie an Geld gebrach, der mußte verkaufen, zu meist ungünstigen Preisen. Jüdische Bürger sahen sich tausendfach genötigt, ihre Schätze unter unwürdigsten Bedingungen hinzugeben, um jene überhöhte »Reichsfluchtsteuer« zusammenzubringen, welche ihnen die Behörden bei der Ausreisegenehmigung auferlegten. Aus diesem Grund kam wie mancher seiner Kollegen Justin Thannhauser nicht umhin, seinen Besitz an klassischer deutscher Malerei aufzugeben, bevor er mit den Seinen das Land verlassen durfte.

Dieses makabre Zusammenspiel von Angebot und Nachfrage läßt nach dem Ausbruch des zweiten Weltkrieges die Kunstpreise nochmals in die Höhe schnellen. Zuständige NS-Stellen wissen sehr wohl, daß dies ein Indiz für um sich greifendes Mißtrauen gegenüber dem Regime ist und in der Öffentlichkeit auch als solches gewertet wird. Wie immer versuchen sie, der unliebsamen Entwicklung durch Drohungen und Verbote zu begegnen. Die »Entartungs- und Krankheitserscheinungen« auf dem Kunstmarkt, heißt es Anfang der vierziger Jahre in diesbezüglichen Berichten, machten eine straffere Lenkung dringend erforderlich[11]. Dazu seien insbesondere weitere Verordnungen und Gesetze vonnöten, denn noch sei »keine Handhabe zu einer gesunden Regelung« gegeben. Auch die »Schließung der Kunsthandlungen und Antiquitätengeschäfte« wird als radikale Maßnahme zur Beseitigung der Hausse erwogen. Immer wieder mahnen NS-Funktionäre die Presse zur Abhilfe. Sie solle »von Auktionen, die außerordentlich hohe finanzielle Ergebnisse haben, dem deutschen Volk keine Kenntnisse« vermitteln, müsse möglichst oft auf die »Unzweckmäßigkeit der Geldanlage durch Ankauf derartiger ›Werte‹ und auf die Gefahr von starken finanziellen Verlusten« hinweisen. Die Androhung strengerer Zensur im Gefolge von Goebbels' Verbot der Kunstkritik im Jahr 1937 zielt auf die endgültige Zerstörung jener Foren, welche Kunsthändler in den vergangenen Dezennien mitgeschaffen hatten. Der NS-Staat werde, stellt Otto Dietrich, Pressechef der Reichsregierung und der NSDAP, Staatssekretär im Propagandaministerium, SS-Obergruppenführer und eifriger Kunstliebhaber, unmißverständlich in Aussicht, »wie bei dem Kampf gegen die überhöhten Aktien dafür sorgen, daß derartige inflationistische Erscheinungen, wie sie auf Auktionen zutagetreten, in Zukunft unterbleiben.«

Untergeordnete Dienststellen eiferten diesem und ähnlichen »Vorbildern« nach. Der Berliner Landesleiter der Kunstkammer etwa bemängelte 1941, daß noch nicht »alle jüdischen Erzeugnisse im Handel ausgemerzt« seien. Für den »unerträglichen Zustand«, dem zufolge nach wie vor Arbeiten jüdischer Künstler von Versteigerern übernommen, gar an Käufer zugeschlagen würden, habe wie er selbst »das große Publikum kein Verständnis«. Es sei daher Zeit für die zuständigen Instanzen, bremsende »Schritte zu unternehmen«. Als brauche er eine fachliche Stütze für sein Ansinnen, beruft sich der Funktionär abschließend auf die »vielen Rücksprachen mit Kunsthändlern und Kommissionären«, die seine Meinung bestätigten[12]. Daß es solche Stimmen gab, unterliegt keinem Zweifel. Wie zahlreich sie waren und wie sie sich äußerten, ist nicht genau bekannt. Doch rückten viele nach in jene Lücken, welche die geächteten Kollegen hinterließen. Manch einer wußte die Stunde zu nutzen, indem er sich den neuen Machthabern andiente, seinen Rat anbot, in ihr Gefolge trat. Wer auf die Kunst der deutschen Vergangenheit setzte, wem die Machwerke der völkischen Ideologie-Illustratoren merkantil genehm waren, wen die reduzierte Rolle eines Advokaten »offizieller« Genres anlockte und zufriedenstellte: dem mochten sich Türen zu einer Vermittlerkarriere der problematischsten Art öffnen.

Soll man mit Hitler Geschäfte machen?

Unter diesen Hasardeuren tat sich der Berliner Karl Haberstock durch Wendigkeit und Eifer hervor. 1878 in Augsburg geboren, bildete er sich zum Bankkaufmann aus und arbeitete zunächst im Geldgewerbe. Schon der Mittzwanziger indes erwirbt ein Porzellan- und Luxusgeschäft in Würzburg, das er zum Ausgangspunkt seines Bilderverkaufs macht. Einige Monate lang ist er als Gemäldehändler in Bad Neuenaar tätig. Mit dreißig Jahren zieht Haberstock nach Berlin und eröffnet dort abermals einen Laden. In künstlerischen Angelegenheiten ist er Autodidakt, doch bemüht er sich, wie er in einer autobiographischen Skizze betont, stetig um Vertiefung seiner Kenntnisse: »Ich habe die ganze Zeit fleißig studiert in Kunstbüchern und in Museen. Nach und nach habe ich mich immer mehr ausgebildet.«[13] In der Hauptstadt wechselt er mehrfach den Platz, bis er 1912 eine wunschgemäße Lokalität findet. Denn trotz anfänglicher Schwierigkeiten gehen die Geschäfte inzwischen gut, steigt der Umsatz, fehlt es nun nicht an Kunden. In Fachorganen stoßen Interessierte auf die Anzeige: »Gemäldegalerie Karl Haberstock, Berlin W. 9, Bellevuestr. 15. Etage I (direkt neben Hotel Esplanade). An- und Verkauf gegen bar von Werken klassisch gewordener deutscher Maler.«[14]

Das Unternehmen in bester Lage ist spezialisiert auf Künstler des 19. Jahrhunderts, auf Maler wie Leibl und Trübner, auf Thoma, Böcklin und Feuerbach. Deren Verkauf hat Haberstock, wie er stolz vermerkt, weitgehend an sich gezogen. Er zielt auf ein Monopol in diesen Marktbereichen. Darüberhinaus aber spürt er verborge-

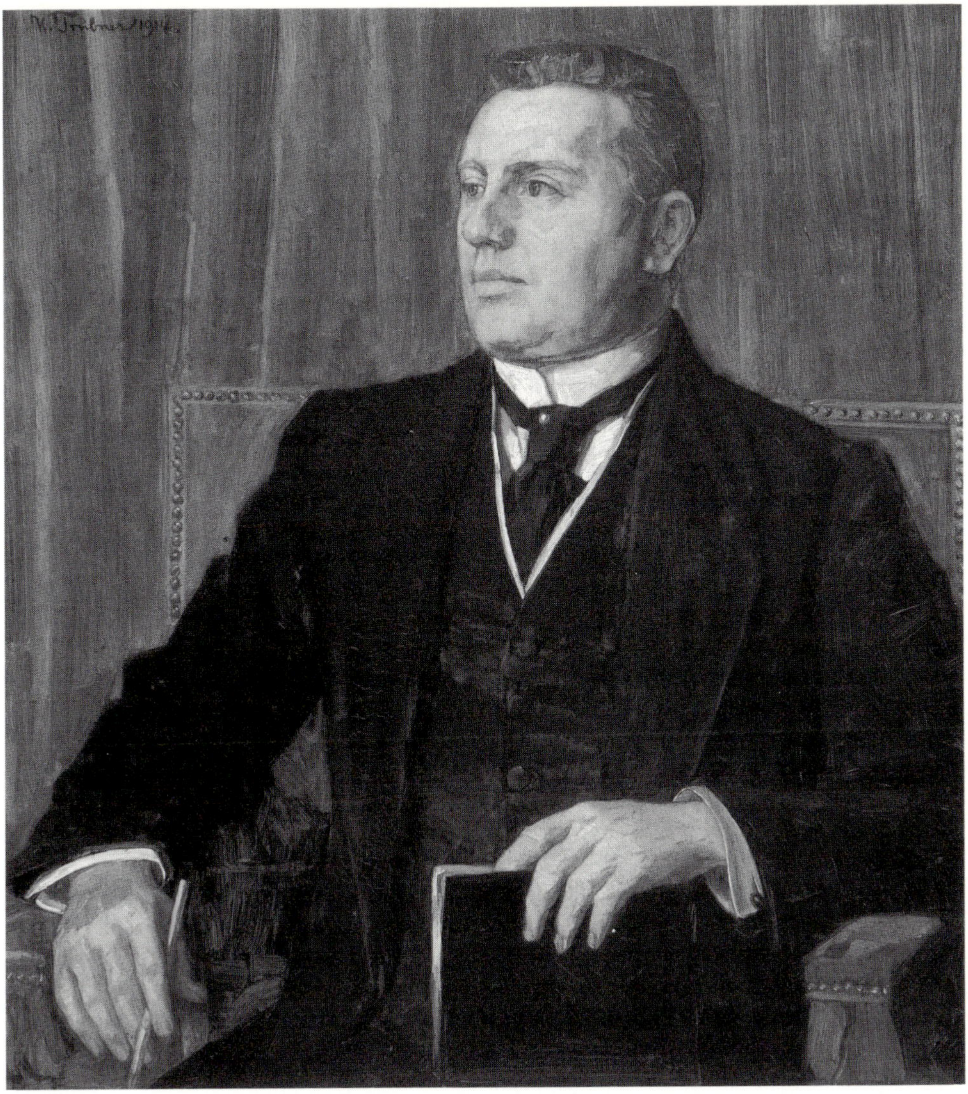

66 Wilhelm Trübner: Bildnis Karl Haberstock, 1914. Augsburg, Städtische Kunstsammlungen

nen Schätzen nach. So erwirbt er den Nachlaß des zu Unrecht lang übersehenen Karl Schuch. Seinen Gesichtskreis erweitert und füllt der erfolgreiche Händler unermüdlich: »Ich reiste viel und habe viele Museen zum Studium besucht.« Von Amsterdam bis Budapest, zwischen Rom und Stockholm spart er keine namhafte Kunstsammlung aus. »Das Gesehene habe ich dann durch Studium von Kunstbüchern zu Hause gefestigt und immer wieder aufs Neue die berühmten Galerien studiert.« Solcher Mühe folgt die Anerkennung. Haberstocks Ruf als Kunstexperte gedeiht. Allmählich erschließt sich ihm auch die Malerei früherer Jahrhunderte, um die er sein Angebot bereichert. Er weiß um seine Reputation und den gelungenen

Aufstieg. Die Pose, in der ihn 1914 Wilhelm Trübner portraitiert, verrät neben gepflegter Bürgerlichkeit und Unternehmungsgeist auch etwas vom Selbstvertrauen des sechsunddreißigjährigen Kunstkaufmanns (vgl. Abb. 66).

Vielleicht gereichte diese (echte oder gespielte) Haltung Haberstock zum Verhängnis, als 1933 die Nationalsozialisten die Herrschaft an sich rissen. Noch im Jahr der »Wende« entschloß er sich zum Eintritt in die NSDAP. Mehr und mehr geraten seine Geschäfte in den Sog der neuen Machthaber. Er arbeitet eng mit NS-Instanzen zusammen, läßt sich von ihnen einspannen, hofft auf ihre Zuwendung. 1938 wird er Mitglied der von Goebbels eingesetzten »Kommission zur Verwertung der Produkte entarteter Kunst«. In dieser Eigenschaft regt er die auswärtige Versteigerung der für die Feme-Ausstellungen beschlagnahmten Werke an und leitet sie in die Wege. Als gar Hitler selbst auf ihn aufmerksam wird und ihm seine Gunst erweist, bewirkt er die Wiedereinsetzung seines entlassenen Freundes Dr. Hans Posse in das Direktorenamt an der Staatlichen Gemäldegalerie Dresden. Der rehabilitierte Museumsleiter zeigt sich wenig später dankbar und beflügelt Haberstocks Geschäfte auf ungeahnte Weise. Nicht einmal der Kriegsbeginn kann diesen etwas anhaben. Der Kunsthändler mit dem Parteiabzeichen verfügt über freie Reiseerlaubnis in den »besetzten« Gebieten. Er kennt den Geschmack, die Vorlieben des »Führers« aus persönlichen Begegnungen und beliefert ihn entsprechend. »Venus und Amor« von Paris Bordone, das Haberstock als erstes Gemälde für fünfundsechzigtausend Reichsmark an Hitler verkauft, markiert nur den Auftakt in einer langen Kette von Bildern, die mit seiner Hilfe in die Arsenale des Diktators gelangen. Da mag es dem Händler leicht gefallen sein, bei größeren Zusendungen auf Provision zu verzichten, alldieweil er an kleineren Posten genug verdiente.

Zwar gestaltet sich die Suche nach begehrten oder geeigneten Werken manchmal schwierig. Doch ist Haberstock kein Mann, der leicht verzagt. Ihm eignet Spürsinn, er weiß Mittelsmänner zu nutzen, ist zeitig zur Stelle. Kaum hat sich die deutsche Armee Frankreichs bemächtigt, eilt er nach Paris. Dort knüpft er mit Kollaborateuren Geschäftsbeziehungen an, flicht Netzwerke aus Informanten, Zulieferern, Tauschpartnern. Man sieht ihn im Hotel »Ritz«, der bevorzugten Nobelherberge deutscher Okkupanten. Der »Gazette des Beaux-Arts« ist zu entnehmen, wann er eintrifft. Für sein Metier wirbt er mit Geschäftskarten, die den Aufdruck tragen: »Karl Haberstock sendet herzlichste Grüße und erlaubt sich, Ihnen mitzuteilen, daß er sich in Paris im Hotel Ritz, Place Vendôme (Opéra 2930), aufhält. Er lädt Sie ein, ihm erstklassige Bilder alter Meister anzubieten.«[15] Derartige Öffentlichkeitsarbeit war nun an die Stelle jener getreten, um welche die Fürsprecher neuer Kunst von Durand-Ruel bis Vollard sich ebenso bemüht hatten wie die seriösen Vermittler alter Werke. Daß zu Zeiten des Kunstraubs, von Beschlagnahme und Verschleppung jeder deutsche Händler, der in Paris mit Kaufofferten aufwartete, von vornherein kompromittiert war: gleich Haberstock kümmerte es manchen nicht. Wenige NS-treue Kunstagenten focht die Zerschlagung und Abfuhr wertvollster Sammlungen an, der auch jene von Händlern wie Bernheim-Jeune und Wildenstein anheimfielen. Mochte auch der Bilderdieb Göring 1942 seinem Parteigenossen Rosenberg versichern, dessen Pariser Einsatzstab sei ganz unberechtigt »in den falschen Ruf gebracht worden, als ob er selbst Kunsthandel triebe«, und es gehe ja nur darum, eifrig »mit Kunsthändlern in Verbindung zu stehen«, damit seine eigene »Sammlung« den richtigen Zuwachs bekäme[16]: in Wahrheit herrschte überall Zwielicht, wo in Paris deutsche Händler auftauchten. Unternehmer gleich Duveen und Wildenstein lehnten infolgedessen jeden Kontakt mit Leuten wie Haberstock ab. Zwar bemühte sich dieser durchaus um Diskretion, empfahl er, mit verkaufswilligen »Privatpersonen« behutsam umzugehen »einfach aus Rücksicht auf ihre öffentliche Stellung im französischen Leben ... «[17]. Doch war solche Zurückhaltung durchsichtig. Sie diente mehr dem Selbstschutz des im Trüben fischenden Einkäufers als der Abwehr unliebsamer Konsequenzen für seine Zulieferer.

Von mehreren Dutzend französischen Händlern soll Haberstock unterstützt worden sein. Ähnlich viele Helfer fand Maria Dietrich, wenn sie von München an die Seine reiste, um für ihre nationalsozialistische Kundschaft einzukaufen[18]. Die »Galerie Almas«, die sie in der bayrischen Metropole betrieb, war nur mäßig erfolgreich, bevor die braunen Herren ihre Schwelle überschritten. Um bei der neuen Klientel nicht anzuecken, ließ sich die Geschäftsinhaberin von ihrem Ehemann Ali Almas-Diamant scheiden, der als türkischer Jude in München einen Tabakimport besessen hatte. War Frau Dietrich einst zum jüdischen Glauben übergetreten, hatte sie die türkische Staatsbürgerschaft erworben, so schwelgte sie plötzlich im Fahrwasser der großdeutschen Ideologie. Die anti-moderne Einstellung der wenig kunstverständigen Händlerin tat ein übriges, ihr den Dialog mit den Sammlern der neuen Couleur zu erleichtern. Unter diesen arbeitete sie sich bis in prominente Ränge hinauf; selbst Hitler zählte schließlich zu ihren Kunden. Den »Führer« hatte die Münchnerin durch den Fotografen Heinrich Hoffmann kennengelernt. Bald verkaufte sie ihm Bilder und überflügelte mit ihren Lieferungen für seinen Linzer Museumstraum sogar Karl Haberstock. Ihre Spezialität waren deutsche Gemälde des 19. Jahrhunderts. Wenn sie aber Profite witterte, verschmähte sie auch Franzosen und Italiener nicht. Der Aufschlag, den sie Bestellern und Erwerbern berechnete, betrug mindestens 50% des Einkaufspreises, doch mehr noch liebte sie dessen Verdoppelung. Das Geld rangierte ihr allezeit vor der Kunst. Selbst Fälschungen schickte sie nach Berlin. Mit deutlichen Worten mußte Martin Bormann sie namens des »Führers« abmahnen, bevor sie derlei unterließ. Die Machenschaften der opportunistischen Maklerin warfen ein trübes Licht auf den Kunsthandel der Epoche.

Derweil bot das NS-Regime nicht nur die Chance zu fragwürdigen Händler-Karrieren, wie sie Haberstock oder die Dietrich einschlugen. Sondern der Staat nutzte den Kunstmarkt überdies zur finanziellen Konsolidierung. Im Zuge der nationalsozialistischen Instrumentalisierung trat neben die ideologische Manipulation die pekuniäre Mediation. Man beraubte den Handel seiner Selbständigkeit, um ihn auf der jeweils zweckdienlichen Ebene desto besser mißbrauchen zu können. So wurden Werke, die Museen, privaten Sammlern, unfügsamen Händlern entrissen worden waren, im Ausland angeboten, um dem Staat Devisen zu verschaffen. Zumal verfemte Gemälde der verhaßten Moderne sollten einträglich verscherbelt werden. Das Geldinteresse stand den Machthabern in diesem Fall über der Vernichtungsdoktrin, während beim Ankauf »deutscher« Kunst die Ideologie fast jeden Preis zur

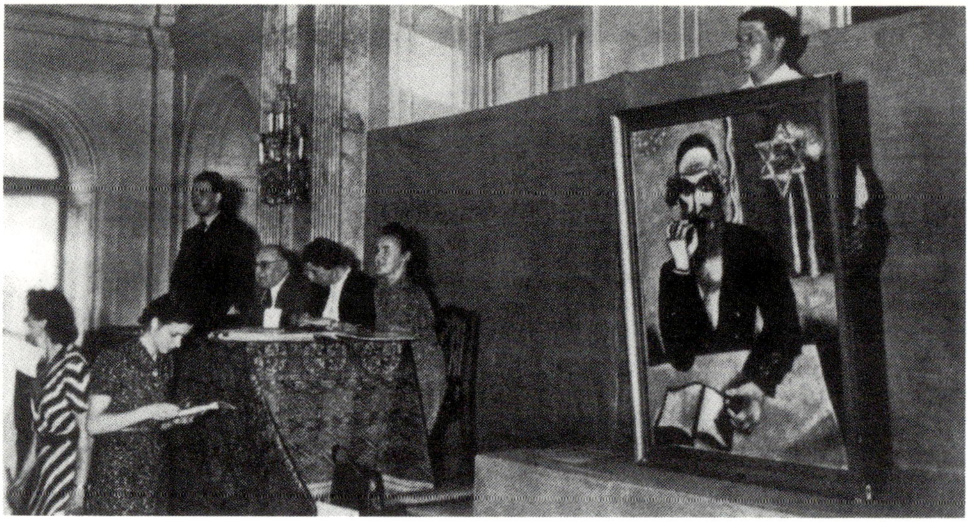

67 Versteigerung konfiszierter Kunstwerke aus deutschen Museen durch die Galerie Fischer in Luzern 1939

zweitrangigen Frage hinabdrückte. Verdienen aber ließ sich hier wie dort, obzwar das Geschäft mit den nunmehr favorisierten Richtungen einträglicher war als der Auslandsverkauf sogenannter »Verfallskunst«. Denn für deren Vermittlung konzedierten die Behörden den beteiligten Händlern allenfalls zehn bis zwanzig Prozent Provision. Über das Konsortium, das für diese Aufgabe auserkoren war, wurde streng gewacht, und der Richtlinie, an der es sich zu orientieren hatte, mangelte es nicht an Eindeutigkeit. »Bei den Verkäufen ins Ausland ist lediglich das kommerzielle Interesse ohne Rücksicht auf die anders geartete Einstellung auf deutscher Seite maßgebend,« beschied das Propagandaministerium 1939 den Berliner Galeristen Ferdinand Möller[19]. Mit ihm formten Hildebrand Gurlitt aus Hamburg, der Berliner Karl Buchholz und Bernhard Böhmer aus Güstrow jenes Quartett, das im Jahr des Kriegsausbruchs die spektakuläre Luzerner Auktion geächteter Kunst von deutscher Seite händlerisch betreute. Sie alle wußten bei dieser Unternehmung wie auch bei Direktverkäufen enteigneter Werke an ausländische Erwerber genau, auf welche Gratwanderung sie sich einließen. Mochte auf dem Weg über die Grenzen auch manches konfiszierte oder aus Not hingegebene Gemälde der völkischen Vernichtungswut entkommen, den daran verdienenden Vermittler kompromittierte seine Beteiligung in jedem Fall. In welchem Verhältnis merkantile Interessen und Rettungsmotive zueinander standen, wie weit die Verstrickung in das Unrechtsgeflecht ging und gehen durfte, konnte nur der einzelne Händler ausmachen, mußte jeder für sich entscheiden. Daß dieser oder jener nach dem Ende des Dritten Reiches gleich Karl Buchholz, der als Buchhändler in Bogotá auftauchte, das Weite suchte, mag ein bezeichnendes Licht auf Art und Grad seiner Schuld werfen.

Angeregt hatte die Versteigerung »entarteter Kunst« in der Schweiz Karl Haberstock, der selbst nicht mit modernen Werken handelte, aber als Mitglied der »Verwertungskommission« auf ihren Verbleib Einfluß nehmen konnte. Er fungierte als Mittelsmann zu Theodor Fischer, mit dem ihn jahrelange Zusammenarbeit verband und der schließlich am 30. Juni 1939 die Auktion durchführte (vgl. Abb. 67)[20]. Auch verfügte er über beste Kontakte zu Rolf Hetsch, dem zuständigen Referenten des Propagandaministeriums. Kaum störte einen der beteiligten Händler, daß viele der in der Versteigerung angebotenen 125 Werke wie auch manches nachgereichte Gemälde zuvor in der Münchener Femeausstellung verhöhnt worden waren. Dergleichen wurde als preisstimulierend in Kauf genommen. Trotzdem erfüllten sich die hohen Erwartungen nicht. Denn seriöse Händler beteiligten sich nicht am Gebot; teils weil die Ware als Diebesgut belastet war, teils um die Preise nicht zur Freude der Nazis und auf Kosten von Erwerbern in die Höhe zu treiben. In separaten Verhandlungen gelangte beispielsweise Lovis Corinths »Ecce Homo«, ein Hauptwerk aus dem Todesjahr des Künstlers (1925), für achttausend Schweizer Franken an das Kunstmuseum Basel. 1926 war es in Deutschland für fünfzigtausend Reichsmark verkauft worden und hatte bis zu seiner Beschlagnahme in der Berliner Nationalgalerie gehangen. Insgesamt konnten die Baseler mithilfe eines Sonderfonds 21 eindrucksvolle Gemälde vor dem deutschen Vandalismus retten. Acht ersteigerten sie bei der Galerie Fischer, dreizehn weitere erhielten sie durch Karl Buchholz und Hildebrand Gurlitt. Für diesen gemeinsamen Dienst berechnete jeder der beiden Händler 7 1/2 % Provision.

Profiteure, Mitläufer, Widersacher

Doch konnte nur ein geringer Teil der konfiszierten Werke auf den behördlich genehmigten Vertriebswegen abgesetzt werden. In vielen Verstecken lagerten überdies Arbeiten geächteter Künstler, die heimlich von Händlern aufgekauft, die ihnen aus Enteignungen zugespielt worden waren. Sie in Deutschland an den Mann zu bringen blieb riskant selbst für Makler, die sich der Gunst von Nazi-Größen erfreuten. Dennoch wurden derlei Versuche immer wieder unternommen, gab es Sammler, die sich heimlich für Kirchner und Heckel, für Marc oder Klee interessierten. Dem vorhandenen Angebot und der inoffiziellen Nachfrage entsprechend bildete sich ein inländischer Schattenmarkt, der trotz Verbots den Werken der Moderne galt. Wurde dergleichen ruchbar, so erregte es den Unmut zuständiger Instanzen nicht allein aus ideologischen Gründen, sondern auch wegen der dadurch zutagetretenden Kontrollversäumnisse. Mit Nachdruck verwahrt sich der Sicherheitschef Reinhard Heydrich dagegen, daß außer dem staatlich erlaubten Kunstverkauf »mehr oder minder offen daneben noch ein zweiter Kunsthandel mit Werken entarteter Kunst« geduldet werde[21]. Dem Händler Ferdinand Möller flattert die Mahnung ins Haus, »daß sämtliche Werke ›entarteter Kunst‹, die aus den beschlagnahmten Museumsbeständen stammen, in keinem Fall an Inländer veräußert werden dürfen ... «[22]. Dafür komme nur der »Verkauf an ausländische Interessenten« in Betracht. Mit dem Kriegsverlauf verschärfte sich der Ton solcher Weisungen. Der Spielraum der Händler geriet auch in diesen grauen Zonen enger. Härtere Strafen drohten, dunkle Geschäfte wurden gefährlicher. In der autoritären Diktion seines »Führers« warnte 1941 der Maler

Adolf Ziegler als Präsident der Reichskammer der bildenden Künste alle Kollegen und Gegner: »Ich werde in Zukunft mit den mir zur Verfügung stehenden Mitteln nunmehr unerbittlich gegen jeden vorgehen, der Werke der Verfallskunst erzeugt oder solche als Künstler oder Händler verbreitet.«[24]

Während so avantgardistische und internationale Kunst sowie Kunstvermittlung kriminalisiert wurden, gedieh der linientreue Handel durch die Zuwendung der nationalsozialistischen Machtcliquen. In ihren neuen Rängen gefielen sich zahlreiche Bonzen darin, Kunst zu sammeln. Johann Heinrich Merck hätte seine skeptische Äußerung über die modische »Wuth der Kunstliebhaberey« auf makabre Weise bestätigt gesehen[25]. Die Motive der sammelnden Funktionäre waren durchaus eindeutig: sie horteten Kunstwerke, weil sie mittels ihrer Konkurrenzen symbolisch austragen konnten, die ansonsten in der hierarchisch strengen, stets bedrohlichen Hackordnung zu meiden waren. Zudem ermöglichten Bilder die zusätzliche Demonstration ideologischer Kurstreue und von Statusansprüchen gegenüber Kollegen, Untergebenen, Nachbarn und weiteren Verkehrskreisen. Nicht selten spielte Habgier mit bei Leuten, die mehrheitlich aus besitzlosen Schichten emporgekommen waren. Die destruktiven Gewohnheiten ihrer Parteikarrieren übertrugen die NS-Akteure auf ihren Umgang mit Kunst. Sie formten derart den Typus des aggressiven Sammlers aus, der dogmatisch zusammenraffte, was er goutierte und alles andere am liebsten vernichtet sah. Hermann Göring sortierte nach diesem Muster. Kein Mittel war ihm zu verbrecherisch, um seine Schätze zu vermehren. Ihm diente vor allem Walter Andreas Hofer als Händler, bevor er des Marschalls Arsenal in Karinhall leitete. Der Berliner Teppichhändler Josef Angerer wirkte als Kunstagent mit; selbst jüdische Makler aus Paris soll Göring eigens »arisiert« haben, auf daß sie ihm willfährig zulieferten[26]. Auch nachrangige NS-Größen entdeckten die Bilderwelt. Der Bauernführer Robert Ley etwa hielt plötzlich deutsche Kunst hoch, die er bei Maria Dietrich in München kaufte.

Sie alle jedoch übertraf Adolf Hitler. Getreu seinem Wahlspruch: »Die Kunst ist eine zum Fanatismus verpflichtende Mission« kannte der »Führer« wie in allem auch als Sammler keine Grenze. Was er erwarb, mußte das Beste und Größte sein. Traf dies nicht zu, so wurde herumschwadroniert, bis die Zuhörer nickten und der Redner selbst an seine Worte glaubte. Eitel brüstete Hitler sich mit dem, was er zusammentragen ließ: »Meine Spitzwegs: Das ist die schönste Spitzwegsammlung der ganzen Welt!«[27]. Seine private Beute sollte dereinst in öffentlichen Schaustellungen vom Kunstverstand und von der Kulturbedeutung des Sammlers zeugen. Der »Künstler oder Philosoph«, der er hatte werden wollen, gedachte seine unbefriedigte »Liebe zur Kunst, Musik und Architektur« als Museumsstifter zu stillen[28]. Deutsche Stadtgründungen in den eroberten Gebieten, so Hitlers Phantasie, erhielten zwecks Verkündung germanischer Überlegenheit reichhaltig ausgestattete Kunsttempel. Deren auffälligster sollte Linz zieren, inmitten jenes »europäischen Kunstzentrums«, das nach dem militärischen »Endsieg« der Welt die kulturelle Botschaft des Großdeutschen Reiches übermitteln würde. Im dortigen »Hitlerzentrum« stünde nahe dem Opernhaus und gegenüber der Bibliothek nach des Diktators Wunsch die »größte und umfassendste Gemälde- und Kunstgalerie« Europas, wenn nicht der Erde[29]. Auf diesen Zweck hin hamsterte Hitler Kunst, für ihn bestimmte er seine Privatsammlung. In ganz Europa wurde mit dem »Sonderauftrag Linz« zusammengeklaubt, was in des »Führers« Namen geeignet erschien, doch nie am vorgesehenen Ort zur Ausstellung gelangte.

Karl Haberstock war auch an diesem Projekt maßgeblich beteiligt. Kraft seiner Empfehlung erhält der Dresdener Museumsleiter Hans Posse die künstlerische Aufsicht über die Einkäufe für den »Sonderauftrag Linz«. Posse zeigt sich erkenntlich. Der Händler erwirbt und ersteigert vier Jahre lang Kunstwerke, die in »Linz-Depots« verschwinden. Annähernd hundert Gemälde steuert er bei. Währenddessen kommen ihm seine Kontakte zur Reichskanzlei zugute, denn für die finanzielle Abwicklung der Geschäfte ist Bormanns Büro zuständig. Die Palette der Lieferungen ist breit und Haberstock übersieht sie genau. Er gliedert sie in vier Gruppen, die er seinen Unteragenten mitteilt: deutsche Maler des 15. bis 18. Jahrhunderts, französische Klassiker, italienische Meister der Spätrenaissance, niederländische sowie flämische Gemälde des 17. Jahrhunderts. Diesen Rubriken gemäß läßt er recherchieren und bespricht die Angebote mit Posse hinsichtlich ihrer Tauglichkeit. Erst der Tod des Kunsthistorikers beendet diese Partnerschaft. Sein Nachfolger Hermann Voß entzieht sich dem Werben des Händlers. Der »Arbeitsstab Linz« nimmt ihm von 1943 an nichts mehr ab. Die Konkurrentin Maria Dietrich weiß die Stunde zu nutzen. Sie tätigt fortan mehr Geschäfte mit den NS-Oberen als Haberstock. Dieser verläßt Berlin, nachdem sein Unternehmen dem Bombenhagel anheimgefallen ist.

In gewisser Weise ließen Haberstock und seinesgleichen die Tradition des Hoflieferanten wiederaufleben. Doch keine Frage nach dem Verhältnis von Ethik und Ästhetik bewegte sie in ihrem Metier. Moralische Überlegungen lagen fern der Berufsausübung. Der kunstpolitische Blick nach rückwärts wurde nicht durch die Sicht auf die unheilvolle Gegenwart gestört. Der Tatsache, daß sie Massenmörder bedienten, korrespondiert die intellektuelle Anspruchslosigkeit, mit der solche Händler ihre Rolle im Vergleich zu früheren Epochen erfüllten. Kein Bemühen um schriftstellerische Leistungen, um analytische Standortbestimmung, um archivalische Aufbereitung bringt ihre Kunstvermittlung auf kulturell kreatives Niveau. Kein soziales Stilgefühl, keine kommunikative Virtuosität verleiht ihren Aktivitäten Glanz noch Eleganz. Das im Verlauf einer langen Geschichte errungene Rollen-Repertoire des Händlers aus Leidenschaft und Überzeugung wird nun gewaltsam aufs rein Merkantile reduziert. In trüber Zeit regiert stumpfester Kaufmannssinn das Kunstgeschäft mit den Machthabern. An die Stelle der Öffentlichkeitsarbeit, der beherzten Plädoyers für den Erkenntniswert einer das Dasein komplex veranschaulichenden Kunst, tritt jene Heimlichtuerei, die sich nur allzu oft im Schweigen der Nachkriegszeit fortsetzt. Keiner der linientreuen Kunsthändler hat über seine Verstrickungen ehrlich Rechenschaft abgelegt. In biographischen Berichten dominieren Vernebelungstaktiken, wenn nicht gar die Erzählung wie etwa bei Eduard Plietzsch einfach endet, als sei das eigene Leben 1933 plötzlich abgebrochen[30].

Doch ist die Haltung des Kollaborateurs nicht die einzig anzutreffende. Der Kunsthandel bietet während der NS-Zeit ein eingeschränktes, aber innerhalb dieser Begrenzung mehrgestaltiges Bild. Außer Profiteuren wie Haberstock, Dietrich und

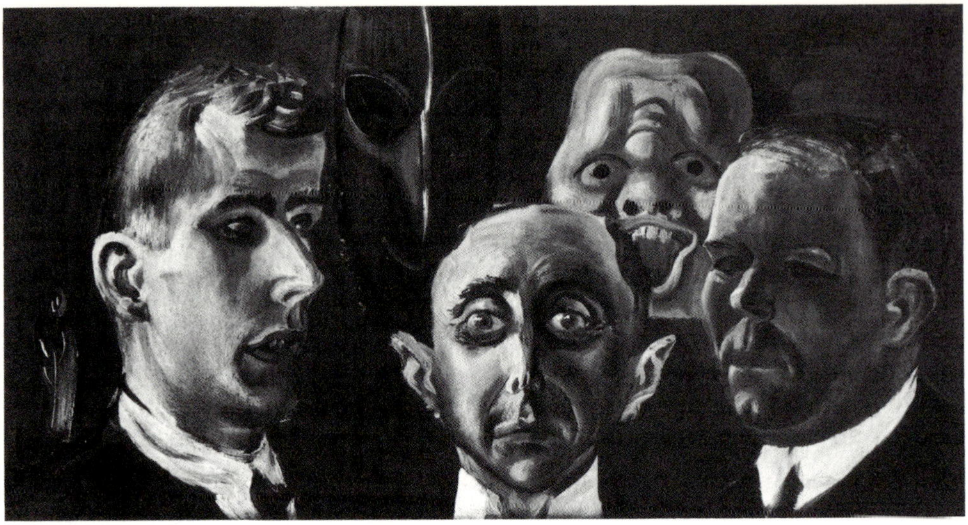

68 Otto Dix: Gruppenbildnis, 1923. (Günther Franke, Paul Ferdinand Schmidt, Karl Nierendorf). Berlin, Stiftung Preußischer Kulturbesitz, Nationalgalerie

Buchholz, neben Mitläufern à la Plietzsch gab es Händler, die Wege der Distanzierung vom System suchten. Auch dies ging freilich nicht ohne Abstriche von der Berufsrolle, wie sie bis in die zwanziger Jahre hinein praktiziert worden war. Avantgardistischer Galerist, engagierter Verkünder einer innovativen Moderne durfte nun keiner mehr sein. Die Kontrollen wurden immer rigider, das Denunziantentum verschonte den Kunstmarkt nicht. Kompromisse, die den beargwöhnten Künstlern die Solidarität nicht aufkündigten, erforderten Fingerspitzengefühl, Mut und Erfindungsreichtum, befreiten indes kaum automatisch vom Problem der Mitschuld durch stille Duldung des Terrorsystems. Eine dermaßen schwierige Gratwanderung unternahm in München Günther Franke. Der gelernte Buchhändler hatte 1924 die Münchener Filiale des »Graphischen Kabinetts« von I.B. Neumann übernommen und sich fortan mit Hingabe deutscher Kunst des 20. Jahrhunderts gewidmet. Dieses Engagement behält er nach 1933 möglichst bei, wenngleich er manches Bild verstecken muß. Im Hauptraum des Geschäfts werden jetzt romantische Maler des 19. Jahrhunderts und Asiatika angeboten, während im Hinterzimmer weiter moderne Zeitgenossen zu sehen sind[31]. Das Masken-Motiv, mit dem Otto Dix 1923 ein Günther Franke einbeziehendes Gruppenportrait versah, hat ein Dezennium später politische Aktualität bekommen (vgl. Abb. 68). Wer seinen Künstlern und Überzeugungen treu bleiben will, kommt ohne Verstellung nicht aus, ist als Galerist zur Maskerade verurteilt.

Im historischen Rückblick mutet Dix' Gemälde nicht nur als ironische Schilderung des Kunstbetriebs an, in dem zwei Händler einem Museumsmann Empfehlungen zuflüstern. Sondern es scheint mit seiner Vanitas-Motivik auch auf das zukünftige Schicksal der Konterfeiten vorauszudeuten. Denn der Museumsdirektor Paul Ferdinand Schmidt, einst Passiv-Mitglied der »Brücke« und 1912 im Münchener Kunsthandel dilettierend (»Der Neue Kunstsalon«), wird schon 1926 wegen zu gro-

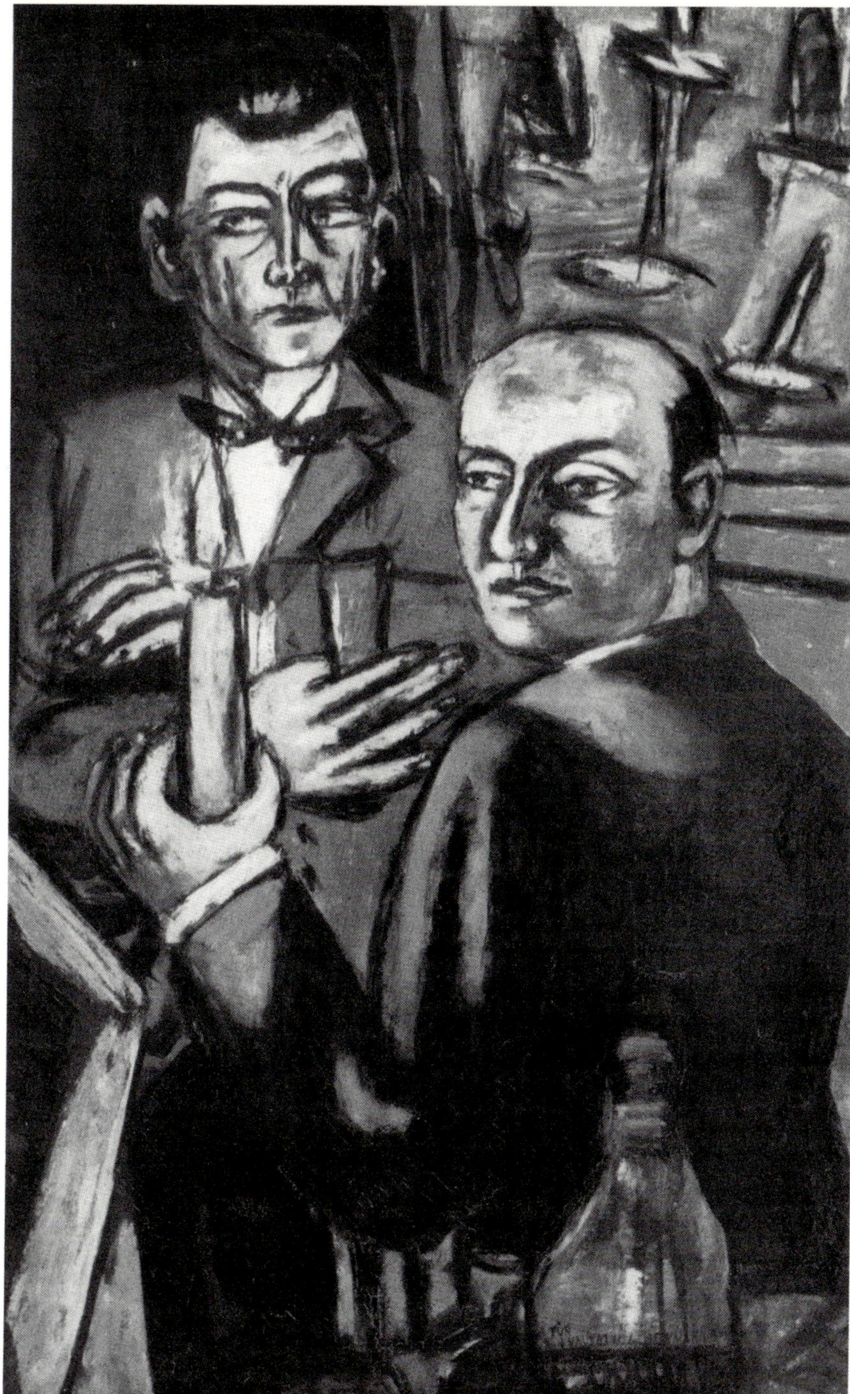

69 Max Beckmann: Bildnis Curt Valentin und Hanns Swarzenski, 1946. Privatsammlung

ßen Einsatzes für moderne Malerei seines Postens am Dresdener Stadtmuseum enthoben. Und Karl Nierendorf, der unermüdliche Parteigänger von Kirchner und Nolde, von Heckel, Grosz, Dix und anderen, muß 1936 Deutschland verlassen[32]. In New York kämpft er um eine neue Existenzgrundlage, trifft er auf zahlreiche Schicksalsgenossen. Doch halten persönliche Bande, die in der Heimat geknüpft wurden, den Bedrängnissen der Emigration stand. Mancher Makler der Moderne bleibt im Exil die Stütze vertriebener Künstler. Einem der engagiertesten und geschätztesten, Curt Valentin, hat Max Beckmann im Doppelportrait mit dem Kunsthistoriker Hanns Swarzenski ein Denkmal gesetzt (vgl. Abb. 69). Als sensibler Kenner und versierter Verkäufer brachte Valentin, einst Assistent Alfred Flechtheims und nach dessen Vertreibung kurze Zeit Mitarbeiter bei Karl Buchholz, von New York aus Licht in die holländischen und amerikanischen Jahre des Malers[33].

Der vormalige Mitstreiter Flechtheims sah sich in Berlin heftigsten Pressionen ausgesetzt. Denn der Name des prominenten Galeristen wurde von den völkischen Hetzern rasch zur Waffe im Kampf gegen den modernen Kunstmarkt insgesamt umfunktioniert. Wer immer mit ihm in Geschäftsbeziehung gestanden hatte, mußte gewärtigen, als »Handlanger des jüdischen Kunstpapstes Flechtheim« diffamiert und drangsaliert zu werden[34]. Die Flucht in die Maskerade half da nicht immer und überall. Als Alex Vömel, ehedem Filialleiter von Flechtheims Düsseldorfer Niederlassung, diese unter eigenem Namen weiterführt, muß er in der »Volksparole« vom 1. 4. 1933 lesen, es habe sich »die Galerie Flechtheim heute als Galerie Alexander Vömen (sic!) getarnt«[35]. Sein Bemühen, mißliebigen Künstlern weiterhin ein Ausstellungsforum zu bieten und Käufer für ihre Werke zu finden, provoziert bald weitere Angriffe. Mit der Empfehlung, daß ihm »das Handwerk gelegt wird«, wirft man Vömel »offenkundige Tarnung« bei gleichbleibendem Einsatz für Liebermann, Hofer und Macke, für Marcks, de Fiori und Sintenis vor[36]. Der Drohung von 1935 folgt 1941 die Tat, indem bei einer weiteren Ausstellung die beanstandeten Werke beschlagnahmt werden. Den Händler erwarten im Wiederholungsfall Berufsverbot und Ausschluß aus der Kunstkammer.

Wieweit die Unterwerfung unter das Diktat gehen konnte oder durfte, blieb dem jeweils betroffenen überlassen. Gleich den Deutschen insgesamt wurden auch die im Land gebliebenen Kunsthändler von der Not zur Mimikry selten verschont. Aktive Widerständler gingen aus ihren Reihen freilich nicht hervor. Indes gaben die Häscher des Diktators und agressiven Verfechters einer »wahren deutschen Kunst« keine Ruhe. Sie kannten sich in den Techniken der Verstellung aus und ihre Tarnung geriet bisweilen makaber: 1944 verkleideten sich in Florenz SS-Männer als Kunsthändler, um den dort verborgen lebenden Maler Rudolf Levy zu fangen. Sie faßten ihn und schleppten den Freund und Protegé Alfred Flechtheims in ein Vernichtungslager, aus dem er nicht mehr zurückkehrte.

Der amerikanische Weg zum Markt

Philanthropen und Negozianten

»So habe ich denn einen Buchladen eröffnet; in ihm sitze ich, sobald der Hahn kräht, ihn verlasse ich nur für wenige Augenblicke, in ihm bleibe ich bis in die späten Nachtstunden. Jetzt betreibe ich dieses Geschäft schon fünf Monate. Ich habe, um ehrlich zu sein, tagsüber nicht oft Gelegenheit, mich von meinem Stuhl zu erheben; Käufer gibt es wenige und selten.«[1] Der achtzigjährige Lorenzo da Ponte, der hier von seinem New Yorker Lebensabend berichtet, schaut trüben Sinns aus dem Geschäft. Dort draußen sieht er die Leute beim nachbarlichen Zuckerbäcker einkehren und sich an dessen Angeboten vergnügen. Kultur hingegen: Bücher, Noten, Stiche scheinen 1830 weniger gefragt. Der Italiener hatte erwartet, daß das anders sei. Noch immer hofft er, die Lage werde sich bessern, das Kulturinteresse rasch zunehmen und ihm sein Auskommen bescheren. Hatte ihn doch zehn Jahre zuvor ein Händler ermutigt: »In weniger als einem halben Jahr bekam ich aus Leipzig, Hamburg, Paris, London und vielen anderen Städten außer Papier und Büchern auch Stiche, Gemälde, Marmor- und Bronzestatuen, ja Degen, Gewehre, Pistolen und hunderterlei anderes, das ich in diesem Laden verkaufe.«[2] Solchem Gelingen wollte da Ponte es gleichtun. Doch bleibt der venezianische Expriester, Librettist Salieris und Mozarts, der ehemalige Londoner Theaterleiter fern von Europa ohne Fortüne. Nahe Philadelphia und in New York hatte er sich als Sprachlehrer und Spezereikrämer betätigt, hatte Heilmittel, Parfüm und Tee, Schnaps und Getreide verkauft. Immer wieder war er zwischendurch zum Handel mit italienischen Büchern, gelegentlich auch mit Zeichnungen und Kunstdrucken zurückgekehrt. Aber nirgends und nie wurde ihm dauerhafter Erfolg zuteil. Sein fremdsprachiges Angebot legt den Italiener auf die Rolle des Außenseiters fest.

Gleich da Ponte sucht mancher zugereiste Europäer an der Hudson Bay im Handel mit Büchern und Kunstgegenständen sein Glück. Er kann reüssieren, wenn er den Fehler des Venezianers vermeidet, sich nicht zu sehr auf die Kultur seiner Heimat festlegt. Die Jahre nach 1800 sind den Unternehmungen desjenigen günstig, der es versteht, sich sprachlich und merkantil auf die Gepflogenheiten der Neuen Welt einzustellen. Das junge Amerika sucht nach symbolischen Ausdrucksformen seiner keimenden Identität. Kulturelle Erzeugnisse, die sich dieses Problems annehmen, sind mehr und mehr gefragt. Neben Philadelphia und Boston erlebt New York einen stetigen Aufschwung des Verlagswesens wie seines Buchhandels. Um 1800, kurz vor da Pontes Ankunft, haben sich hier bereits sechzig Buchhändler niedergelassen, kaum weniger als im Berlin jener Jahre. Ihr ständiger Zuzug macht die

Hafenstadt bald zum Zentrum des amerikanischen Buchmarkts, läßt sie die anderen Metropolen überflügeln. Wanderhändler und Verlagsvertreter beliefern von hier aus mit wachsenden Prämien die kleineren Orte. Unter ihnen erlangt Mason Locke Weems aufgrund seiner hohen Verkaufsziffern besonderen Ruhm. Zeitungsinserate und Kataloge gehören zu den selbstverständlichen Werbemitteln. Während da Ponte auf Kunden wartet, sind seine länger ansässigen Kollegen bereits berufsständisch aktiv. Schon 1809 haben sie sich zur »New York Association of Booksellers« zusammengeschlossen; seit 1802 veranstalten sie jährliche Buchmessen nach dem Muster Leipzigs und Frankfurts. Auch das zwischenzeitlich daniederliegende Auktionswesen bringen sie bis zur Jahrhundertmitte wieder in Gang[3].

Für den Kunstbetrieb jener Epoche spielt diese organisatorische Entwicklung der literarischen Szene eine Vorreiterrolle. Sie stellt historisch die Muster bereit, an denen sich auch die Kunstvermittlung orientiert. Zumal in deren Anfängen sind wie in Europa mäzenatisches Engagement und kommerzielle Interessen nicht immer säuberlich zu trennen. In den Sozietäten, die sich der Kunstförderung annehmen, treten Künstler und Käufer, Sammler und Händler oft gemeinsam, verschiedentlich in Personalunion auf. Nach dem Vorbild der Londoner »Royal Academy« gründet eine solche Vereinigung 1802 die »American Academy of the Fine Arts«. Durch öffentliche Ausstellungen und Vorträge, vermittels Kunstunterricht und der Vergabe von Auszeichnungen, in einer Bibliothek mit Lesesaal sollen Bildbetrachtung und Kunstgeschmack gehoben werden. Zwei Jahre später wendet sich die »New York Historical Society« speziell der amerikanischen Kunst zu, indem sie außer aktuellen Präsentationen eine Dauersammlung zusammenzutragen beginnt. Neben ihren philanthropischen Beweggründen und pädagogischen Zielen lassen sich derartige Initiativen von dem Wunsch leiten, die Eigenart der amerikanischen Kultur in deren künstlerischen Erzeugnissen herauszufinden, vorzustellen und zu verstärken. Im Einwanderungsland USA mit seinen multikulturellen Strömungen stellt sich die Erkenntnis und Veranschaulichung von Gemeinsamkeiten wie den Künstlern so auch den Einrichtungen der Kunstverbreitung als übergeordnete Aufgabe. Die 1825/26 ins Leben gerufene »National Academy of Design« trug diesem Anliegen in ihrem Namen Rechnung. Ihr Anspruch lief auf die Erstellung landesweiter Standards für die Zeichenkunst hinaus, die auch im internationalen Wettbewerb zu bestehen vermöchten[4].

Manche dieser Institutionen legten einen Weg von eher bescheidenen und privaten Anfängen zu staatssymbolischen Assoziationen zurück. So benannte sich die 1838 eröffnete »Apollo Gallery« sechs Jahre später um in »The American Art Union«. Mit seinen Kunst-Lotterien verschaffte der Portraitist und Händler James Herring ihr Publikumsbeliebtheit und kommerziellen Erfolg. Doch regten sich zahlreiche Gegner dieser Veräußerungsmethode mit der Konsequenz, daß die Unternehmung 1853 vom Gericht verboten und aufgelöst wurde. Der Eintritt von Kaufleuten in die Kunstvermittlung ließ sich derart freilich nicht verhindern. Denn sie vor allem verfügten über das nötige Geld zur Finanzierung von Einrichtungen, die oft nur teilweise oder überhaupt nicht kommerziell gemeint waren, die zwar hin und wieder Verkäufe tätigten, aber den Profit nicht als Hauptzweck ansahen. In diesem Sinne betrieb der Diplomat und Weinhändler John G. Boker von 1849 an »The Düsseldorf Gallery«. Nachdem er seine Heimat verlassen hatte, brachte der gebürtige Deutsche und Kunstfreund die rheinische Malerschule an den Hudson, stellte er seinen neuen Landsleuten die Bilder von Hasenclever, Achenbach, Leutze und anderen vor. Immer häufiger beteiligten sich Geschäftsleute und Industrielle an der Formierung von Ausstellungsinstituten, die bald aus dem kulturellen Leben New Yorks, ja der USA nicht mehr fortzudenken waren. Der Kaufmann Luman Reed machte Mitte der vierziger Jahre seine Sammlung als »New York Gallery of the Fine Arts« der Öffentlichkeit zugänglich. Einmal wöchentlich konnten seine Bilder von (fast) jedermann besichtigt werden. Freunde und Geschäftspartner führten nach Reeds Tod dessen Stiftung weiter. Auf Initiative des Erfinders und Fabrikanten Peter Cooper entstand 1859 die »Cooper Union for the Advancement of Science and Art«. Zu deren Bildungsangebot gehörten (und zählen bis heute) Ausstellungsräume, Zeichenklassen sowie eine Kollektion künstlerisch gestalteter Gebrauchsgüter. Arbeiter und Frauen erfuhren in den Unterweisungen von Coopers Lehranstalt besondere Aufmerksamkeit. Zehn Jahre später trat erstmals ein Kreis wohlhabender Sammler und Kunstenthusiasten zusammen, aus dessen Anregungen und Zuwendungen alsbald das »Metropolitan Museum of Art« hervorging.

Auch andere Großstädte erfreuten sich öffentlicher Kunstinitiativen. In der Bundeshauptstadt Washington, die nach dem Ende des Bürgerkriegs aufblühte, stiftete der Finanzmakler William Wilson Corcoran hohe Summen für den Bau eines Museums amerikanischen Kunstschaffens (» ... to be devoted to Art-purposes, and particularly the encouragement of American Genius«). Er stellte den Unterhalt des Museums sicher und brachte in dessen Anfangsbestände 79 Gemälde aus seiner privaten Sammlung ein. Wie viele seiner mäzenatischen Zeitgenossen ließ sich Corcoran von Agenten und Händlern beraten, die den Kunstmarkt besser kannten als er selbst. Als Ratgeber bevorzugte er gleich manchem Gesinnungsgenossen amerikanische Makler und gab dadurch dem Kunstgeschäft seiner Landsleute Auftrieb. In Paris hielt George A. Lucas nach Objekten Ausschau, die der Bankier persönlich begehrte oder die für dessen 1870 eröffnete »Corcoran Gallery of Art« geeignet wären. Aus New York wartet Samuel Putnam Avery mit Gemälden und Plastiken auf.

Der 1822 geborene Avery hat vierundvierzigjährig seinen »Fine Art Room« am Broadway eröffnet. Selbst ein kundiger Sammler von Porzellan, betätigt er sich auch als Drucker, bevor ihn der Handel mit Bildern und Plastiken mehr und mehr in seinen Bann zieht. In seinem Geschäft, das später auf die Fifth Avenue verlegt wird, bietet er neben Gemälden und Skulpturen graphische Blätter sowie zierreiche Gebrauchs- und Einrichtungsgegenstände an (Uhren, Vasen und dgl; vgl. Abb. 70). Mit auswärtigen Kollegen verbinden ihn gute Kontakte, aus Frankreich läßt Lucas ihm manche Sendung zukommen. Den Eisenbahnmagnaten William H. Vanderbilt berät er beim Aufbau einer Sammlung moderner Malerei. Nach dem Tod des Unternehmers vermittelt er diese Kollektion als Leihgabe an das Metropolitan Museum. Solche Kundenbetreuung verbindet der Händler mit eigenem Engagement im Kreis der Museumsinitiatoren. Für die erste Gründungsversammlung fungiert er 1869 als

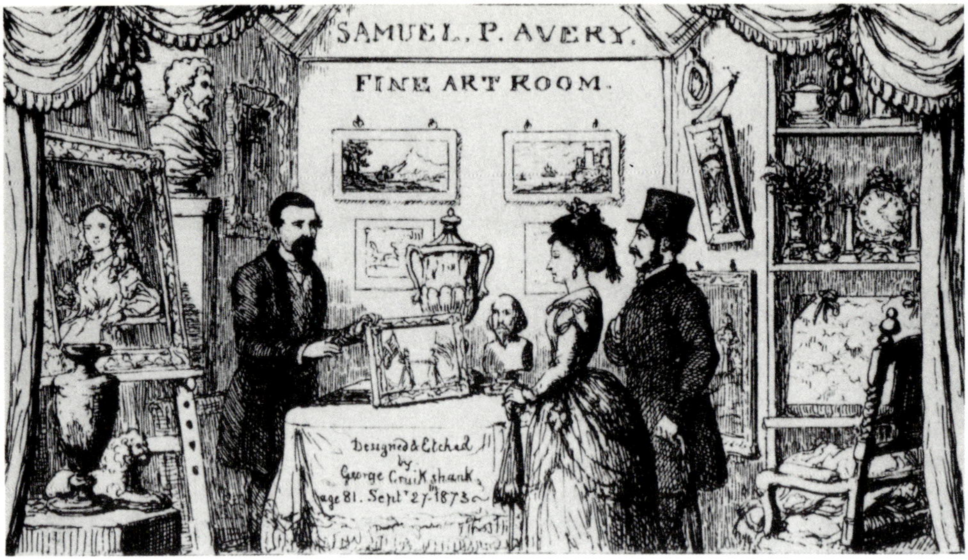
SAMUEL. P. AVERY.
FINE ART ROOM.
Designed & Etched by George Cruikshank, age 81. Sept 27 1873

70 George Cruikshank: Samuel P. Avery in his Fine Art Room, Radierung 1873

Sekretär. Mit Stiftungen trägt er zum Gedeihen des Ausstellungshauses bei. Seine Porzellansammlung übernimmt das Museum zu günstigen Konditionen. Nach dem Tod Samuel Avery's führt sein gleichnamiger Sohn das Kunstgeschäft weiter[5].

Während Avery der zeitgenössischen Kunst, zumal Frankreichs, einige Aufmerksamkeit widmet, konzentriert sich sein Kollege Michael Knoedler auf ältere europäische Meister. Knoedler war aus Deutschland eingewandert, mit einer Französin verheiratet, und hatte Mitte der vierziger Jahre sein Unternehmen gegründet. »Michael Knoedler u. Co.« betrachteten es als ihre vorrangige Aufgabe, die klassische Kunst der alten Welt an den neuen Kontinent zu vermitteln. Auch bei diesem Unterfangen stand George Aloysius Lucas hilfreich Pate. Im Laufe der Jahre gelang es Knoedler, zahlungskräftige Sammler an sich zu binden. Frick, Mellon, Havemeyer und ihresgleichen zählten zu seinen Kunden. Doch erst der Sohn Roland Knoedler wendet sich den künstlerischen Hervorbringungen der Vereinigten Staaten zu. »Knoedler u. Co.« nimmt nach und nach amerikanische sowie indianische Kunst ins Sortiment, öffnet ab 1900 seine Pforten auch jungen Malern der Gegenwart.

Vater Knoedler hatte freilich im Handel mit älteren Werken das lukrativere Geschäft gesehen. Dabei konnte er an eine Tradition anknüpfen, die sich in New York seit dem frühen 19. Jahrhundert entwickelte. Bereits 1811 hatte Michael Paff am Broadway einen Laden eröffnet, dem er den folkloristischen Firmennamen »Old Paff's Gallery« gab. Von kulturellem Pioniergeist beseelt, streunte Paff unermüdlich bei Einwanderern und Erben von Immigranten umher, um Bilder aufzuspüren, die den Weg über den Atlantik genommen hatten, doch in der neuen Umgebung wenig beachtet wurden. Der Händler kaufte, was er fand, zu wohl nicht immer reellen Preisen. Er ließ die Erwerbungen reinigen, restaurieren, in ansprechende Rahmen fügen. Mit diesem neuen Glanz erzielten Schätze, deren Wert den vormaligen Besitzern verborgen geblieben war, hohe Preise. Das Geschäft florierte, in der Wall Street bezog es ein Domizil nahe den Finanzzentren New Yorks. Kaufleute wie Luman Reed schauten zwischen oder nach ihren Terminen herein, um Neueingänge zu besichtigen, über Ankäufe zu verhandeln. Der Händler, selbst ein eifriger Sammler, erweiterte sein Lager ständig. 1817 soll sein Depot die damals beträchtliche Zahl von 300 Gemälden sowie 2000 Zeichnungen und Drucken enthalten haben.

Paff und Knoedler, Avery, Lucas und ihre Kollegen: sie alle waren Selfmademen, Autodidakten als Kenner und Händler. Zumal in der Frühzeit des amerikanischen Kunstmarkts fanden sie noch kaum entwickelte oder gar ergiebige Strukturen vor. Daher mußten sie das Geschäft stimulieren, indem sie das städtische Großbürgertum der Ostküste für sich gewannen, wohlhabende Sammler als langfristige Kunden banden, den Vereinigungen zur Gründung öffentlicher Ausstellungsinstitute beitraten. Häufig gingen Verkäufe mit Bildungsarbeit einher, mußte sich der Händler als Kunstberater betätigen. Profilierte er sich in dieser Rolle, so konnte dies seine Position als Anbieter stärken. Oft auch verbanden sich Privates und Merkantiles zu anhaltender Geschäftsfreundschaft. Diese wurde besonders gepflegt, wenn (wie vielfach der Fall) Händler und Sammler gleichaltrig waren. So erblickten Samuel Avery und sein Großkunde Vanderbilt in nämlichen Jahr 1822 das Licht der Welt; George Lucas (geb. 1824) zählte nur vier Jahre weniger als sein Massenabnehmer aus Baltimore, William T. Walters. Seltener kam es vor, daß eine ganze Generation die Partner trennte, wie in der Beziehung zwischen dem Washingtoner Finanzier Corcoran (geb. 1798) und seinen Lieferanten Avery oder Lucas. Der demonstrative Kulturkonsum, zu dem die Händler den neureichen Sammlern verhalfen, richtete sich freilich in erster Linie auf teure und privilegierende, statushebende sowie geschichtsverbindende Seltenheitsgüter. Sie allein boten die Chance, etwas zu besitzen, was andere nicht hatten, und es zugleich diesen anderen vorzuführen, um ihnen zu zeigen, daß sie Habenichtse waren. Paradoxerweise ließ sich jedoch diese Hebung des Selbstwertgefühls nur duch die wenigstens zeitweise öffentliche Zurschaustellung privater Sammlungen, mithin über die Vergesellschaftung des Anblicks sowie die Trennung von persönlicher Besitzerfreude und allgemeinem Sehvergnügen erreichen[6]. Den Händlern konnte diese widersprüchliche Paarung von sozioökonomischer Konkurrenz und kultureller Wohlfahrtsförderung nur recht sein. Sie bescherte dem Kunstmarkt stetigen Aufschwung, auch wenn infolge der Bevorzugung europäischer Bildtraditionen das zeitgenössische amerikanische Schaffen zu kurz kam. Doch lockte gerade diese Blüte in der zweiten Hälfte des 19. Jahrhunderts unliebsame Konkurrenz ins Land. Europäische Importeure suchten ihren Gewinnanteil an der steigenden Nachfrage. 1879 eröffneten »Duveen Brothers« eine Filiale in der New Yorker Maiden Lane, 1902 richtete Nathan Wildenstein in der Fifth Avenue eine Dependance seines Unternehmens ein.

Indes streben in jenen Jahrzehnten nicht nur solche Vertreter des antiquarischen Händler-Typs nach Manhattan. Auch der »modernus« sondiert die neuen Absatzchancen. Diese scheinen immerhin so versprechend gewesen zu sein, daß Paul Durand-Ruel 1888 eine Galerie in der Fifth Avenue aufmachte. Unter der Leitung seiner Söhne gedieh deren Umsatz so gut, daß die Pariser Defizite ausgeglichen werden konnten. Doch wiederum war dieser Erfolg nur mit der Einfuhr zeitgenössischer Malerei aus Frankreich zu erringen. Von Harry Havemeyer zu Albert Barnes begehrten mehr und mehr amerikanische Sammler die Bilder der Schule von Barbizon, der Impressionisten, aus dem Kreis um Manet. Zeitigte derart die Bekehrungsarbeit von Ausstellern und Händlern allmählich Früchte, so fielen diese dennoch vergleichsweise bescheiden aus. Die Preise für neuere Kunst lagen weit unter denjenigen, welche für ältere Werke des 18. Jahrhunderts oder gar der Renaissance zu entrichten waren. Die Galerie Durand-Ruels mußte sich mit kärgeren Bilanzen begnügen als die Firmen Duveen, Wildenstein und ihresgleichen. Anderen Importeuren jüngerer Kunst erging es nicht besser: Umsätze und Gewinne sanken, je zeitgenössischer die angebotenen Werke waren. Das blieb so durch die Epoche hindurch, über die Jahrhundertwende hinaus. Selbst spektakuläre Veranstaltungen wie die 1913 ausgerichtete »Armory Show« brachten wenig Besserung. Außer Vollard setzte keiner der sie aus Europa beliefernden Händler mehr als zweieinhalbtausend Dollar um. Die Deutschen Uhde und Goltz erreichten nur einige hundert Dollar, Thannhausers Einnahmen beliefen sich auf ganze 55,45 Dollar. Freudensprünge bewirkten solche Summen bei ihren Empfängern nicht. Kaum erstaunt da die briefliche Antwort des französischen Händlers Stephan Bourgeois, der mit unverkauften Cézannes und van Goghs dabeigewesen war, er sei doch »sehr verstimmt über den Mangel an öffentlichem Interesse ...; aber Gutes wird immer gut sein und was heute unverstanden bleibt, wird morgen verstanden werden.«[7]

Pioniere in Manhattan

Solchen Trost brauchten mehr noch als ihre europäischen Kollegen jene amerikanischen Vermittler, die für malende oder bildhauernde Landsleute eine Marktnische erobern wollten. Wer sich dieser mühsamen Aufgabe unterzog, hatte neben Sachverstand und Geduld viel Idealismus mitzubringen. Denn er konnte seine Entscheidung kaum als kalkulierender Kaufmann rechtfertigen, mußte sie vielmehr als ästhetisch engagierter Intellektueller fällen und durchstehen. Dieser Gemengelage entsprechend traten als Verfechter amerikanischen Gegenwartsschaffens nach 1900 nicht Kunstkaufleute sondern aus dem Künstlertum kommende Anbieter hervor. Sie betätigten sich eher als Galeristen denn als Händler, wiewohl sie auf Veräußerungen weder verzichten konnten noch wollten. Praktische Kunstnähe ließ sie jene Avantgarden aufspüren, die im eigenen Land nach kultureller und ökonomischer Resonanz strebten. Wie in Europa mußten die innovativen Künstler der Zeit und Umgebung gleichermaßen in der Öffentlichkeit und am Markt durchgesetzt werden. Wer dabei Erfolg haben wollte, benötigte Pioniergeist und die ausdauernde Leidenschaft des »connaisseur-marchand.« Ein solcher Mann war Alfred Stieglitz. Wie er steitbar für die Neuen eintrat, so verwarf er das Alte mit vehementen Worten gleich jenen, die er 1913 in der 'Sunday Times' der Armory Show vorausschickte: »The dry bones of a dead art are rattling as they never rattled before. The hopeful birth of a new art that is intensely alive is doing it ...«[8]

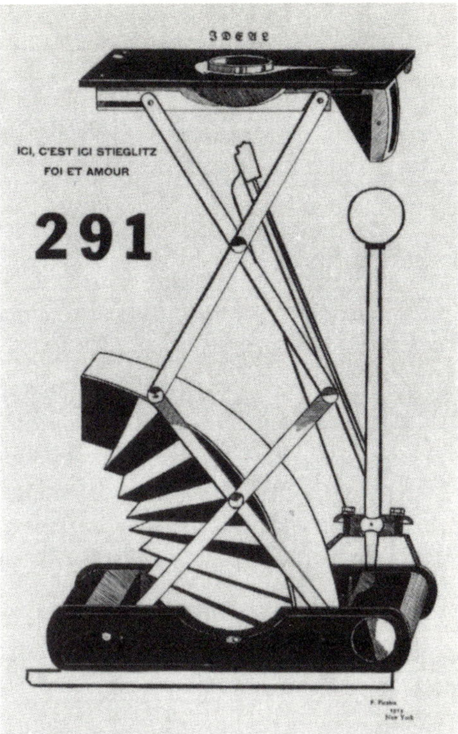

71 Francis Picabia: Ici c'est ici Stieglitz, foi et amour. Federzeichnung 1915

Während dieser Zeit durfte Stieglitz sich zu Recht als der wichtigste Wegbereiter junger Kunst in New York empfinden. Denn schon seit acht Jahren betrieb er in der Fifth Avenue die (nach der Hausnummer benannte) Galerie »291«. Er hatte sie 1905 zusammen mit seinem Freund Edward Steichen gegründet, um der Avantgarde das dringend benötigte Forum zu bieten. Wenngleich in den ersten beiden Jahren nur Fotoausstellungen stattfanden, verwandelte sich die Galerie doch bald in einen Treffpunkt innovativer Künstler, experimenteller Literaten, neugieriger Kunstfreunde. Vorangegangen waren dem Stieglitz' technische Studien in Berlin, seine Beschäftigung mit Problemen der Fotochemie, die berufliche Entscheidung zur Fotografie. Seit langen Jahren betätigte er sich als Fotograf und Bildpublizist, beteiligte sich mit seinen Lichtbildern an Ausstellungen, gewann Preise, schrieb Aufsätze. Das von ihm herausgegebene Organ »Camera Work« galt ebenso als wegweisend wie die Galerie-Zeitschrift »291«. Was immer er anpackte, welche Wege er einschlug, wie er seine Ziele verfolgte: Stieglitz war stets ein Neuerer.

Seine Ausstellungsräume öffnet der »marchand-amateur« vom Frühjahr 1908 an auch Malern und Zeichnern der Gegenwart. Neben den Fotografien wird nun die europäische Moderne von Cézanne bis Severini gezeigt, sind Skulpturen aus Afrika, von Matisse und Brancusi zu sehen. Dazwischen tauchen mehr und mehr amerikanische Zeitgenossen auf, sorgfältig ausgewählt, vorgestellt mit jenem Glauben und der Liebe, welche Francis Picabia in seinem technomorphen Portrait 1915 dem Galeristen attestierte (vgl. Abb..71). Mit seiner zweigleisigen Präsentation verfolgte Stieglitz ein wohlerwogenes Programm. Er wollte die Gleichwertigkeit amerikanischer und europäischer Künstler vor Augen führen und überdies bewirken, daß seine Landsleute den Avantgardisten aus Paris preislich nicht länger nachhinkten. Wenn John Marin und Arthur Dove, Marsden Hartley oder Max Weber, Georgia O'Keeffe gleich Charles Demuth weniger erlösten als europäische Parallelkünstler, schien ihm dies nicht akzeptabel. Mit entsprechendem Nachdruck, hoffte Stieglitz, wären auch für sie angemessene Preise erreichbar. Daß der Kriegseintritt der USA ihn 1917 zur Schließung seiner Galerie zwang, beirrte ihn kaum. Er hielt an seiner Idee fest, indem er Ausstellungen amerikanischer Künstler in Museen und kommerziellen Galerien arrangierte. Wie sehr seine Überzeugung sich festigte, geht aus der zunehmenden Konzentration auf seine Malerfreunde hervor. Ausdrücklich sollte die 1925 bis 1929 von Stieglitz in den »Anderson Galleries« betriebene »Intimate Gallery« dem eingehenden Studium (»intimate study«) dieser Künstler gewidmet sein; aufgrund dieser Idee bot sie sich an als »an American Room«[9]. Noch deutlicher tritt dieses Konzept zutage in dem Namen, den der Fotograf und Händler 1929 seinem letzten Unternehmen gab: »An American Place«. In Einzel- und Gruppenausstellungen waren nun außer Fotografen nur noch amerikanische Maler zu sehen, allen voran Hartley und Marin, Dove und O'Keeffe.

Mehr denn als Kaufmann verstand Stieglitz sich als Promoter. »And I am not in business ...; I am not a salesman ... «, betonte er häufig[10]. Von der »Intimate Gallery« hieß es explizit, sie sei »not a Business nor is it a 'Social' Function«[11]. Aufgrund dieser Haltung handhabte Stieglitz einen virtuosen Stil von Engagement von Distanzierung, von Abwehr und Verlockung der Öffentlichkeit. Um sie anzuziehen, gab er vor, sie abzulehnen. Machte sich jemand die Mühe, Stieglitz' Barrieren zu überwinden, drang er mit Kunstgespür in den 17. Stock zum »American Place« vor, so durfte er mit einem Willkommensgruß rechnen, obwohl eine Anzeige verkündete: »No formal pressviews. No cocktail parties. No special invitations. No advertising. No institution. No isms. No theories. No game being played. Nothing asked of anyone who comes. No anything on the walls except what you see there.«[12] Im übrigen aber, war ironisch zu lesen, stand die Tür jedermann offen (»The doors of An American Place are ever open to all«). Wie zunächst die südlichere Lage von »291« städtischen Abstand zum Kunstbezirk nahe dem Central Park bescherte, wie später die (von seiner Frau Georgia O'Keeffe verbildlichte) räumliche Abgehobenheit, die mangelnde fußläufige Erreichbarkeit zu Stieglitz' Galerie gehörten, so versuchte deren Inhaber, durch allerlei Vexierspiele diese Distanz zu überbrücken. Tat ein Besucher dabei kunstbegeistert mit, verwandelte er sich gar in einen enthusiastischen Kunden, so winkten ihm Preisvorteile sowie Ratenzahlung. Diese Flexibilität, mit der Stieglitz sein Metier ausübte, verband er mit einem ausgeprägten Sinn für Selektivität. Zeitlebens gab er seinem Anliegen Stoßkraft durch Kleingruppenbildung. Er scharte eine überschaubare Zahl von sieben bis zehn amerikanischen Künstlern um sich. Mehrheitlich zwischen 1870 und 1880 geboren, gehörten diese Maler derselben Generation an, doch waren sie im Durchschnitt ein Dutzend Jahre jünger als ihr Galerist. Wie sie die Vorhut der Kunst, so wollte er ihr Anführer am Markt sein. Auf den Vorsprung, den der Präzeptor des künstlerischen »Americanism« konzeptionell und organisatorisch beanspruchte, achtete er auch im Verhältnis zu den Bildschöpfern seiner Wahl.[13]

Schon bald jedoch lockte das Feld, welches Stieglitz klug bestellte, manchen Kollegen zur Ernte. Äußerlich wurde sein Erfolg darin sichtbar, daß er den »American Place« 1929 an der Ecke Madison Avenue/53. Straße einrichtete. Der Umzug hatte symbolischen Wert, denn damit rückten der Galerist und seine Künstler nach Midtown, in den Kunstdistrikt der Arrivierten oder doch wenigstens Akzeptierten auf. Im selben Jahr leiteten Rockefeller jun., Goodyear und andere Sammler erste Schritte zur Gründung des Museum of Modern Art ein, das 1939 zwei Häuserblocks von Stieglitz entfernt ebenfalls in der 53. Straße seine Pforten öffnete. Zwar dauerte es noch eine Weile, bis Alfred Barr und seine Geldgeber die amerikanische Gegenwartskunst als beachtenswürdig neben den favorisierten Europäern ansahen, aber die Diskussion über dieses Verhältnis war in Gang gekommen und der nähergerückte Stieglitz hatte entscheidend zu ihrer Belebung beigetragen[14]. Unterstützende Stimmen erklangen in jenen Jahren meist aus der Südstadt herauf. 1918 hatte die Bildhauerin und Mäzenin Gertrude Vanderbilt Whitney in der 4. Straße den »Whitney Studio Club« als Treffpunkt, Ausstellungsraum und Verkaufslokal für ihre unbeachteten Kollegen initiiert. Sie und ihre Mitstreiter ruhten nicht, bevor der Plan eines Museums für ausschließlich amerikanische Künstler realisiert wurde: 1931 zog in der achten Straße das »Whitney Museum of American Art« erste Besucher an. Wie bei Stieglitz war auch hier der Name Programm. Wer den »amerikanischen Weg« in der Kunst weisen wollte, führte den Begriff des Kontinents auf dem Briefkopf und an der Tür.

Ganz kommerziell tat dies Edith Halpert. Nach Europareisen begann sie 1926 in der 13. Straße nahe dem Greenwich Village einen Kunsthandel, der sich dem Avantgarde-Trend anschloß. Für ihre »Downtown Gallery« lieh sie sich zunächst Künstler bei Stieglitz aus. Ihr Einsatz für Max Weber und Alfred Maurer, für Stella, Sheeler und andere zahlte sich aus. Viele der Maler wechselten auf Dauer unter ihr Dach. Durch die Präsentation amerikanischer Vorläufer und Regionalisten erweiterte sie ihr Angebot. Die Resonanz bestätigte das Verfahren. Auch Edith Halpert konnte 1929 in die bessere Gegend aufsteigen. Ohne ihr Stammgeschäft aufzugeben, siedelte sie in der 57. Straße Ecke Park Avenue ihre »American Folk Art Gallery« an. In ihr führte sie die Frühformen amerikanischen Kunstschaffens vor Augen, hielt Kontakt zu den Kollegen aus dem Kunstdistrikt und erreichte die dort sich tummelnden Sammler ebenso wie touristische Gelegenheitskäufer aus nahen Hotels gleich dem »Ritz«. Ihre Spezialisierung betrieb sie als gleichermaßen ideologischen und kaufmännischen Kontrast zur noch immer europäisch beherrschten Marktszene. Aus dieser Haltung einen Hehl zu machen, kam ihr nicht in den Sinn, wenn sie sich selbst kommentierte: »I am the most American American, I am a chauvinist, it's a fact.«[15]

Zu solchen Bekundungen mochte die Galeristin sich durch den nicht abreißenden Zustrom europäischer Händler provoziert gefühlt haben. Denn viele der Zuwanderer betrieben das Geschäft mit Verve, machten den Einheimischen das Leben schwer. Sie suchten und fanden oft einen Platz auf New Yorks ergiebigster Kunstmeile. Schon von 1923 an setzte Israel Ber Neumann in seinem »Print-Room« an der 57. Straße die Unternehmungen fort, mit denen er ehedem von Berlin aus günstige Marktpositionen erobert hatte. In derselben Straße ließ sich 1932 Pierre Matisse als Anwalt klassischer Moderne nieder, nachdem er bereits in den zwanziger Jahren nahebei Ausstellungen seines berühmten Maler-Vaters organisiert hatte. Ihnen folgten namhafte und unbekannte Aspiranten auf den Markt, in den dreißiger Jahren zusätzlich über den Atlantik getrieben von Hitlers braunen Horden. Wie verschieden ihre Ausbildungen, Berufswege und Charaktere auch sein mochten, so blieben doch viele von ihnen auf europäische Kunst fixiert. Von Neumann über Matisse zu Curt Valentin favorisierten sie die Bildwelt ihrer Heimat, denn in dieser kannten sie sich bestens aus. Picasso und Miró, Beckmann, Chagall und deren Kollegen boten sie am liebsten an. Insofern übten diese Immigranten ihr Metier als Kunst-Importeure aus. Seltener war der Fall, daß sich einer von ihnen händlerisch auf Künstler der Neuen Welt einließ, indem er etwa wie Alexandre Iolas außer Max Ernst und Magritte ebenfalls Joseph Cornell oder Robert Rauschenberg ausstellte.

Dem Griechen und ehemaligen Tänzer Iolas gelang es, sich auf eine Umgebung einzustellen, in der man neugierig und wendig sein mußte. Herkunft, Erziehung und Lebensweg hatten ihm jene Sinnesart zugeeignet, deren ein Kunstimporteur vor allem bedurfte: schöpferische Internationalität. Daß er seinen Händlerberuf als »Theater« empfand, sich als »performer« betrachtete, mochte ihm den Umgang mit dem Szenario des Metiers erleichtern[16]. Doch gleich seinen Mitstreitern wie Widersachern mußte auch er die Marktkrise der vierziger Jahre meistern. Einheimische und zugereiste Verkäufer litten unter der Flaute, in welche der zweite Weltkrieg das Kunstgeschäft trieb. Der Aufschwung New Yorks zur Kunsthandelsmetropole verzögerte sich. Die jungen Museen gediehen nur langsam, neue Einrichtungen wurden kaum gegründet, Künstler stritten um Ausstellungsplätze, um Aufträge durch die Förderprojekte des »New Deal«, ums Überleben. Mühsam geschaffene Öffentlichkeiten schrumpften, Handelsnetzwerke zerrissen, Galerien schlossen ihre Pforten, Zeitschriften stellten ihr Erscheinen ein. Die Verteilungskämpfe der übrigen Händler um Gelegenheitskunden und Sammler verschärften sich. Bei vielen Käufern standen etablierte Werte, Kunst von gestern und aus Europa, nun wieder höher im Kurs als die Neuerungen von Avantgardisten und Experimentierern. Wo Geld, wie in Krisenzeiten seit je, auf den Kunstmarkt floß, suchte es eher die sichere Kapitalanlage mit Aussicht auf Wiederverkauf denn bildnerische Inspirationen für die Erwerber.

Ein solches Investitionsgut bot der »antiquarische« Markt eher als der »moderne«. Infolgedessen traf die Baisse vor allem Künstler und Händler, die sich auf dem amerikanischen Weg befanden. Selbst die Verfechter der inzwischen »klassisch« werdenden Pioniere aus Europa standen besser da als sie. Stieglitz beantwortete diese Situation mit Abkapselung. Edith Halpert verhielt sich reserviert. Anderen Ausstellern fehlte die Finanzreserve. Zu Recht fühlten sich die nach 1900 geborenen Maler und Bildhauer der USA vernachlässigt, im Stich gelassen. Die abstrakten Expressionisten der »New York School« fanden lange kein Forum, stießen nur selten auf Käufer, warteten in ihren Ateliers auf Kritiker[17]. Daran änderte auch die Welle neuer Galeriegründungen wenig, denn zu vielen von diesen fehlte es an Erfahrung, Ernsthaftigkeit, Professionalität. Peggy Guggenheims, der reichen Mäzenin und Sammlerin, »Art of This Century« lag zwar in der 57. Straße, doch wurden dort europäische Künstler bevorzugt. Samuel Kootz, des Werbefachmanns, Handlung mußte sich ihr ökonomisches Fundament durch Picasso-Verkäufe sichern. Nur ab und an traf man auf einen gelernten Kunsthändler wie Charles Egan, der sich der (schon gar nicht mehr so jungen) Neuerer annahm. Egan hatte bei I. B. Neumann gelernt und gearbeitet, bevor er 1945 mit einer eigenen Galerie hervortrat. Daß er Willem de

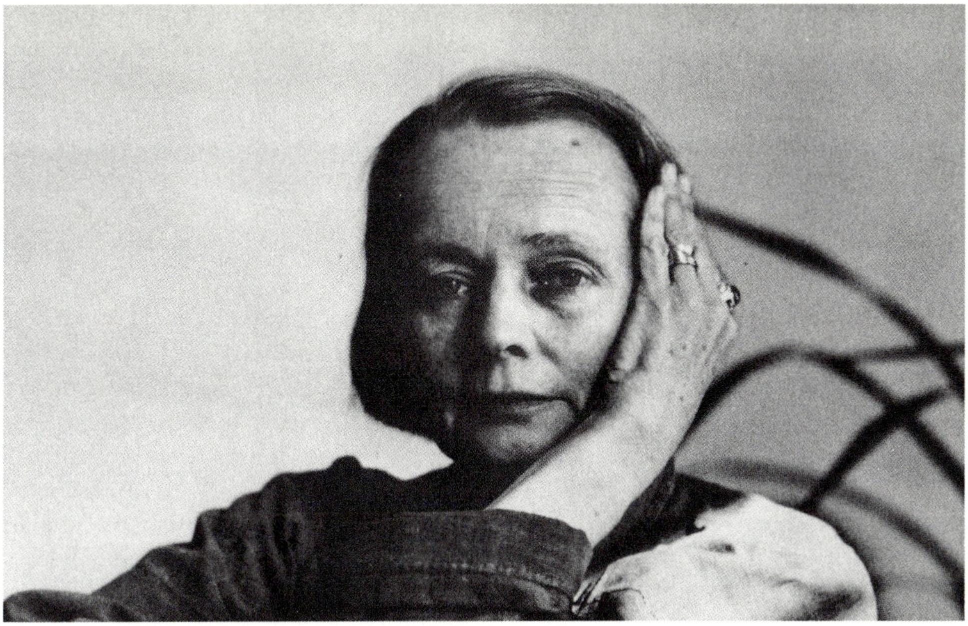

72 Betty Parsons

Kooning, Franz Kline und Verwandtes vorwies, gereichte ihm wenig zum Vorteil. Noch in den fünfziger Jahren drohte ihm oft der Konkurs.

»Es war recht schwierig in jenen Tagen, die Leute zur Anschaffung von Arbeiten neuerer amerikanischer Künstler zu bewegen; es war mühsam, die Leute überhaupt zum Hinsehen zu bringen. Ich mußte viel reden und es war nicht leicht, Sammler anzuziehen«: mit diesen Worten charakterisierte Betty Parsons die Marktlage[18]. Sie mußte es wissen, denn niemand setzte sich so unverdrossen für die zornigen Künstler aus der Südstadt ein wie sie (vgl. Abb. 72). Dabei half ihr der Glaube an die »amerikanische Schöpferkraft«, zu deren Zeugnissen sie bald erste Kunden bekehrte. Sie tat das in ihrer 1946, im Todesjahr von Alfred Stieglitz, gegründeten »Betty Parsons Gallery« an der 57. Straße. In deren Räumen war sie fest entschlossen, dem Kreis um Mark Rothko und Clyfford Still, mit Jackson Pollock und Ad Reinhardt Augenmerk zu verschaffen. Aus eigener Erfahrung wußte sie, worum es dabei ging. Denn auch als Malerin und Bildhauerin kämpfte sie um Anerkennung, blieb sie zeitlebens tätig. Sie hatte die Überzeugung gewonnen, daß die Künstler nolens volens ihre merkantilen Angelegenheiten selbst in die Hand nehmen müßten. Also entschied sich Betty Parsons für die Rolle der »Künstlerin-Händlerin« und eröffnete eine Art »Produzentengalerie«. Das Geld für dieses Unternehmen wurde zusammengeborgt, die Bilder hatte sie von ihren kärglichen Ersparnissen günstig gekauft, geschenkt erhalten, in Kommission genommen. Die verlangten Preise waren lächerlich niedrig: für ein paar hundert Dollar konnte jeder Besucher erstrangige Gemälde von Reinhardt, Rothko, Still und all den anderen erwerben[19].

Das Rüstzeug für ihre Vermittler-Rolle hatte sich Betty Parsons angeeignet, indem sie seit den dreißiger Jahren in New Yorker Galerien gegen Gewinnbeteiligung oder bei geringem Gehalt arbeitete. Währenddessen klärte sich ihre Berufung, festigte sich ihr Ziel. Dem Neuen, der Abstraktion und der bildnerischen Spiritualität wollte sie sich widmen. Die Raumgestaltung ihrer Galerie unterstützte dieses Konzept. In schmucklosem Ambiente, zwischen weißen Wänden und ohne jedes Mobiliar sollten Bilder und Betrachter zu ungestörtem Dialog finden. Man komme ja nicht in eine Galerie, um auszuruhen, sondern um Kunst anzuschauen, kommentierte die Inhaberin diese Kargheit[20]. Solche Strenge verband sie mit dem ihr nächststehenden Künstler, der ihrem Unternehmen den geistigen Weg wies. Barnett Newman inspirierte Betty Parsons, er war Freund und Berater, er regte sie zu Ausstellungen an, stellte Bilder zusammen, schrieb Katalogtexte. Dem eigensinnigen und selbstbewußten Maler, der 1933 aus kulturellem Reformdrang sich um das Amt des New Yorker Oberbürgermeisters bewarb, der als entschiedener Deuter künstlerischer Fragen gern zur Feder griff, richtete die Galeristin 1950 seine erste one manshow ein. Damit öffnete sie ihm die Tür auf dem Weg zur Weltgeltung. Doch gleich anderen Händlern, wie Sidney Janis, den der Maler mit harschen Worten belehrte, warum er keine Ausstellung von Mark Rothko mehr besuche[21], hatte Betty Parsons neben der Luzidität die Unnachsichtigkeit Newmans zu ertragen. Schlimmer noch: sie muß erleben, wie die streitsüchtigen »Irascibles« sie mit dem Ultimatum konfrontieren, sie dürfe nur noch sie vertreten, ihre Arbeitskraft ausschließlich ihnen widmen. Indes widerspricht solche Gruppendiktatur dem offenen Geist der Künstlerin-Galeristin. Sie ist neugierig und will es bleiben, mag sich nicht wie Alfred Stieglitz beschränken. Der Preis für diese Weigerung ist hoch. Nach und nach wechseln ihre Schützlinge zu anderen Händlern. Der wachsende Erfolg des Kreises geht auf Kosten der Vermittlerin, die sich als erste mit ihm solidarisierte. Doch läßt Betty Parsons sich durch solche Ranküne nicht entmutigen. In ihrer Galerie findet das Unkonventionelle weiterhin eine Heimstatt.

Händlerisch gesehen nahm sich Betty Parsons' Entscheidung gegen den Monopolanspruch der Künstler aus dem »Eighth-Street Club« und für die Diffusion ihrer Galeriepalette nicht unbedingt vorteilhaft aus. Wahrscheinlich hätte sie nach all den Anfangsmühen mit einer solchen Exklusivvertretung auch finanziell reüssiert. Doch sperrte sich in ihr die Galeristin gegen eine Verengung der Aktivitäten auf die Rolle einer einseitig ausgerichteten Kauffrau. Dadurch behielt sie ihre Dispositionsfreiheit, mußte aber hinnehmen, daß die merkantilen Triumphe fortan bei der Konkurrenz gefeiert wurden. Im Kunstbetrieb hatte die Stunde der Kaufleute geschlagen. Nachdem die schlimmsten Kriegsfolgen gemildert waren, begann mit den fünfziger Jahren ein Wirtschaftsaufschwung, der auch dem Kunstmarkt zugutekam. Am Wiederaufbau Europas verdienten nicht zuletzt amerikanische Geschäftsleute, Unternehmer, Industrielle. Mit der Amerikanisierung der Welt ging deren Kommerzialisierung einher. Für die Kunst hatte dies zur doppelten Folge, daß neben den alten nun neue Reiche als Käufer sowie Sammler auftraten und daß sich ihrer Vermittlung mehr und mehr gelernte Händler annahmen.

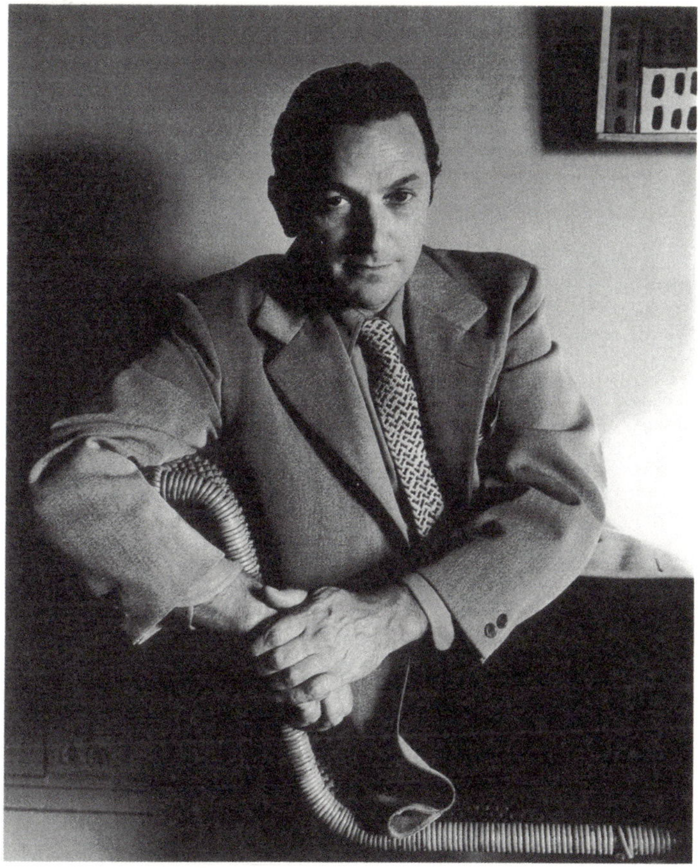

73 Sidney Janis

Die Stunde der Kaufleute schlägt

Kein anderer hat diesen Weg in jenen Jahren so erfolgreich beschritten wie Sidney Janis (vgl. Abb. 73). Der Sohn eines Handlungsreisenden und ehemalige Schautänzer verband die Artistik des Impresarios mit den Finessen des Maklers. Er wußte, daß beides gefragt sein würde in den Jahren nach 1948, als er seine Galerie eröffnete. Als Mittfünfziger verfügte er über reichlich Erfahrung in beiderlei Hinsicht, hatte sich lang und gut auf den neuen Beruf vorbereitet. Dem Bruder Martin war er beim Verkauf von Schuhen behilflich gewesen, auf Reisen hatte er sich umgeschaut, die Herstellung und der Vertrieb von Oberhemden erwies sich als einträglich. Von den abfallenden Summen erwarb Sidney Janis gemeinsam mit seiner Frau schon seit zwanzig Jahren Bilder. Dabei bewegten sie sich im Fahrwasser der klassischen Moderne, ließen sich von Mondrian wie von Matisse faszinieren. Seit der Jugend in Buffalo, mehr noch dem Erwachsenen in New York wie in Europas Städten dienten Museen und Galerien als seine Kunstschulen. Der Autodidakt scheut sich nicht, zur Feder zu greifen. Während der vierziger Jahre publiziert er Bücher über »Abstrakte und Surrealistische Kunst in Amerika«, über die jüngsten Arbeiten Picassos. Gelegentlich betätigt er sich auch in dieser Zeit schon als Bildermakler. Indem die Leidenschaft zur Kunst wächst, ohne daß die Verkaufsbegabung schwindet, gewinnt die neue Profession Kontur: Sidney Janis wird Kunstkaufmann. Als solcher verkörpert er den Typus des »Umsteigers« wie vor ihm etwa der Deutsche Alfred Flechtheim. Der Berufswechsel beider weist Parallelen auf. Sie waren zuvor kunstferne Händler mit Freude an Bildern. Das Sammeln bereitete ihnen Vergnügen. Jeder verfügte über ein Startkapital (das Janis allerdings selbst verdienen muß). Sie begannen in Nachkriegsphasen (der zwanziger bzw. fünfziger Jahre) und nutzten deren Aufbruchsstimmung, wiewohl sie selbst bereits in den Vierzigern (Flechtheim) beziehungsweise Fünfzigern (Janis) standen. Beide betrieben sie Vermittlung von Kunst durch deren Vermarktung, verbanden sie die Agilität des Kaufmanns mit dem Enthusiasmus des Connaisseurs.

Ähnlich wie Flechtheim arrangierte Janis ein Galerieprogramm, das sowohl ein internationales Panorama bot als auch Künstler des eigenen Landes vorstellte. Er war der erste Kunsthändler der USA, der beide Linien stetig verfolgte und überzeugend zu verbinden verstand. Aus dieser Strategie resultierte ein Teil seines Erfolges. »Sidney Janis,« ließ der »Direktor der neuen Galerie« 1948 das Publikum wissen, sei »vornehmlich daran interessiert, Reaktionen auf ästhetische Wertvorstellungen moderner Kunst zu vertiefen. Besucher der Galerie werden abwechselnd die Arbeiten weitgehend unbekannter amerikanischer und hervorragender europäischer Künstler sehen, sich mithin ein Gespür für Niveau erwerben und ihr so geschultes Urteilsvermögen nicht allein von einer bewährten Ästhetik ableiten, sondern auch auf die von ihnen selber erkannten Qualitäten neuer Maler stützen können.«[22] Es war sein eigener Bildungsweg, den der Galerist hier und fortan Interessierten zum Mit- oder Nachvollzug anbot. Dahinter steckte jene Methode, die schon Stieglitz angewandt hatte. Durch die Konfrontation mit den Europäern sollten amerikanische Maler zur Geltung gebracht und preislich aufgewertet werden. Doch blieb der internationale Aussteller Janis im Unterschied zu vielen Kollegen nicht auf Europa fixiert. Bereits 1950 wartete er mit Bildern des uruguayischen Konstruktivisten Joaquín Torres-García auf. Stetige Neugier galt Janis als Prinzip und Verpflichtung. Nachdem er mit den Klassikern der Moderne, mit Léger, Picasso, Kandinsky und anderen begonnen hatte, wandte er sich ab 1952 der New York School zu. Aber auch Pollock und Motherwell, Gorky und Rothko ließ er unter dem Vorwurf des »Verrats« hinter sich, als er zehn Jahre später die »New Realists« aus der Taufe hob. An Oldenburg, Segal, Lichtenstein und ihresgleichen interessierte den nun siebzigjährigen Avantgarde-Fürsprecher die überraschende Sicht auf die Welt durch ein ganz und gar amerikanisches Auge, die spektakuläre, ja theatralische Veranschaulichung des »american way of life«. Wie wenig er noch immer Seitenblicke in andere Länder scheute, offenbarte 1969 die Einzelausstellung, die er Konrad Klapheck widmete. George Segal hat des Galeristen Aufgeschlossenheit für Zeitgenössisches bei fortbestehender Neigung zu den Vorläufern veranschaulicht, indem er ihn 1967 mit einem Gemälde Piet Mondrians vorstellte (vgl. Abb. 74). Der als Gipsfigur präsentierte Janis wendet sich dem Werk des von ihm wie von Segal verehrten Holländers halbseitig zu, als wolle er es einem

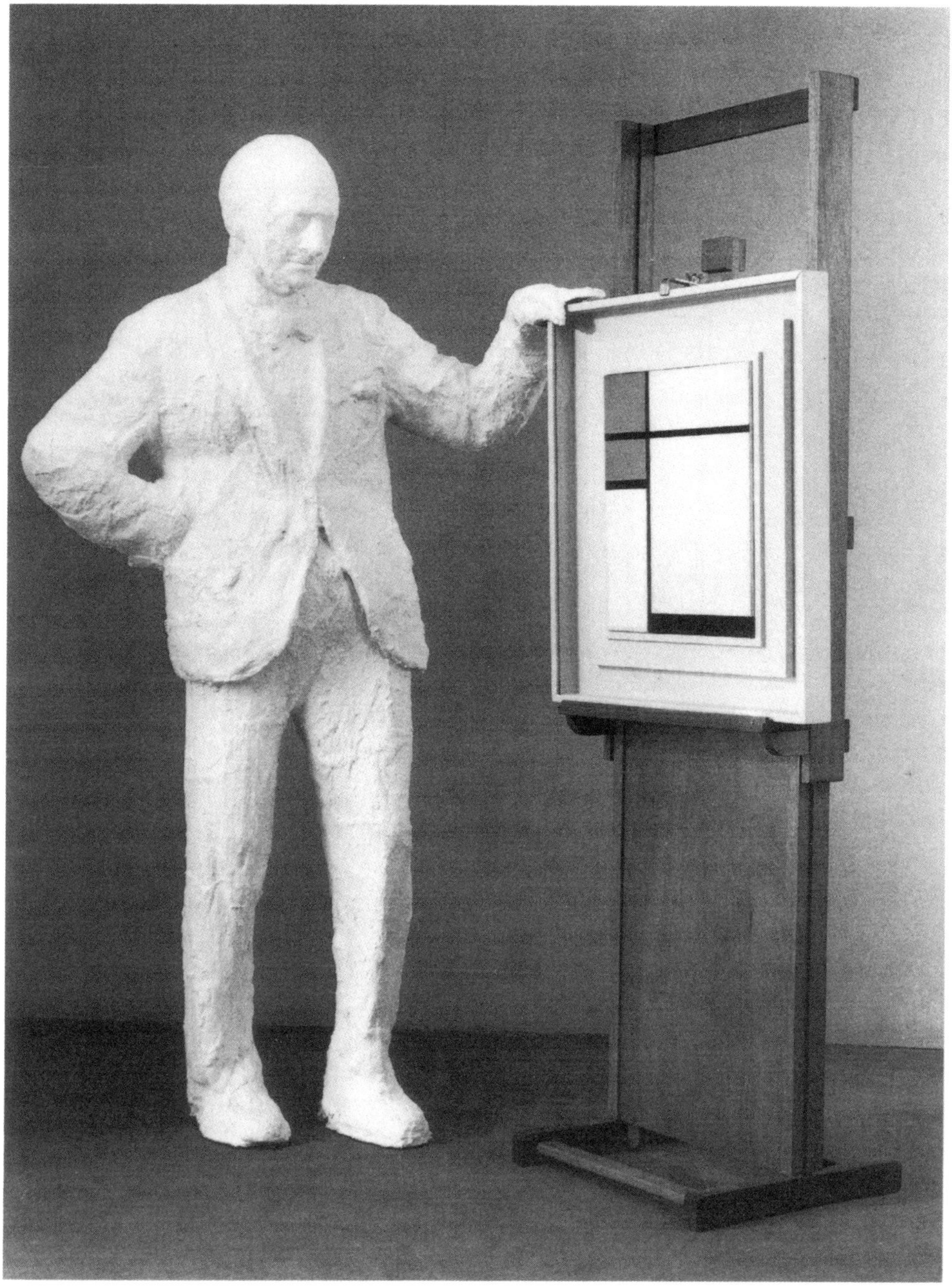

74 George Segal: Portrait von Sidney Janis mit Mondriangemälde (Gipsfigur mit Mondrians »Composition« von 1933 auf der Staffelei), 1967. New York, Museum of Modern Art

imaginären Besucher vorweisen. In der plastischen Kombination von Händler und Bild begegnen einander zugleich die Künstler Segal und Mondrian wie auch Malerei und Skulptur, treffen Vergangenheit und Gegenwart aufeinander, wird der Blick von dieser zu jener geführt. Die doppelte Hommage rückt den Kunstverkäufer an seinen vermittelnden Platz zwischen Werk und Betrachter.

»Many people find it difficult to step from one generation to the next,« kommentierte Janis dieses Schritthalten seiner Galerie[23]. Auf ihn selbst treffe eher das Gegenteil zu, er bleibe ein ständiger Sucher. Dem Unternehmen trug diese Haltung ein oszillierendes Profil und die Aufmerksamkeit der Kunstöffentlichkeit ein. Sowenig die Resonanz fehlte, so selten brauchte sich Janis über mangelnde Kritik zu beschweren. Der Geschäftsaufstieg rief Bewunderer und Neider gleichermaßen auf den Plan. Erachteten die einen ihn wie Alfred Barr als »den brilliantesten und scharfsinnigsten neuen Händler, der seit dem Krieg in New York aufgetaucht ist«[24], so taten ihn andere gleich Leo Castelli als bloßes Anhängsel von Barr's Museum ab (»Janis was really a product of the Museum of Modern Art.«[25]). Manche Künstler störte sein angeblicher Wankelmut und daß er zu wenig selbst kaufe, keine festen Verträge biete, bei einem Drittel Provision vom Erlös nur auf Kommissionsbasis verkaufe, mithin keine langfristigen Bindungen eingehe. Sidney Janis selbst freilich hielt solche Zurückhaltung für eine Tugend. Zu große Festlegung auf bestimmte Künstler, Richtungen, Zeitabschnitte vertrugen sich nicht mit seinem Selbstverständnis. Ein wahrhaft zeitgenössischer Händler, so meinte er, müsse in jeder Hinsicht offen bleiben und die Chance zur aktiven ebenso wie zur passiven Überraschung wahren. Dazu gehöre ebenfalls, daß er den Künstlern ihre Freiheit lasse. Wie er auch vermeiden solle, Kunden seine eigenen Ansichten aufzudrängen, sosehr danach gefragt werde[26]. Nichts sei im Metier des Kunsthändlers unverzichtlicher, resümierte der Neunzigjährige seine Berufserfahrung, als »an open mind and an open eye«.

Mit einer bezeichnenden Variante dieser Formulierung charakterisierte zur gleichen Zeit Calvin Tomkins jenen Makler, der Sidney Janis durch Markteinfluß und Medienwirksamkeit noch übertraf. Leo Castelli, hieß es 1980 im »New Yorker«, verfüge vor allem über »a good eye and a good ear«[27] (vgl. Abb. 75). Die andere Organbetonung, der Wechsel vom Geist zum Ohr, erfolgte nicht zufällig. In ihr kommt symbolisch der Epochenwandel, die Veränderung auch in der Rollenerfüllung des Kunsthändlers zum Ausdruck. Denn wer sich durchsetzen will, wer sich Gehör und seinen Künstlern Beachtung verschaffen möchte, muß in der lauter und vielstimmiger werdenden Kulturszene selbst den Sprachflüssen, den Gerüchten und Ondits lauschen. Der Puls des unsteten Zeitgeistes schlägt schneller als je zuvor. Das weiß Castelli: »Ich war mir stets der Tatsache bewußt, daß sich gerade in der Kunstwelt die Dinge sehr schnell ändern. Eine Bewegung dauert vielleicht fünf Jahre, vielleicht ein wenig länger. Aber dann passiert etwas Neues ...«[28]

Vielsprachig aufgewachsen, tat sich Leo Castelli nicht schwer im Umgang mit der launischen Kunstrhetorik. Anders als mancher prominente Kollege war er ein Redner, kein Schreiber. Lieber als zur Feder griff er zum Telefon. Er hörte zu, bewegte sich gern in Gesprächskreisen, um sich zu Wort melden zu können. Auf diese Weise hielt er sich offen für Kunstentwicklungen, spürte sie auf, machte sich zu

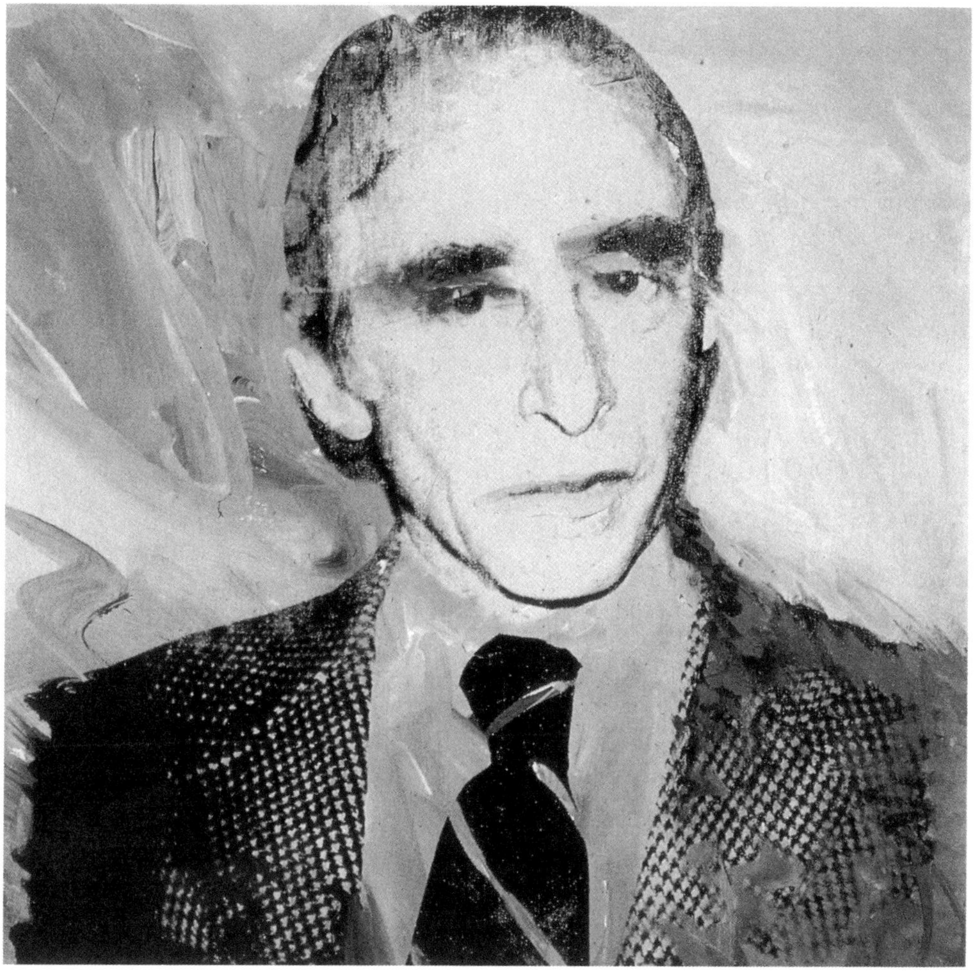

75 Andy Warhol: Leo, 1975. Siebdruck auf Acryl auf Leinwand. New York, Sammlung Leo Castelli

ihrem Fürsprecher, stellte sie der Öffentlichkeit vor. Daß er in Mailand Jura studiert hatte, kam ihm dabei zugute. Tätigkeiten als Versicherungskaufmann und im Finanzgewerbe hatten den multikulturell aufgewachsenen Sohn eines Bankdirektors den beruflichen Umgang mit Geld gelehrt. Doch bemerkte Castelli auf dem Weg von Wien und Triest über Bukarest und Paris nach New York, wie wenig ihn das Bilanzieren zufriedenstellte. Außerdem sorgte der Reichtum des Schwiegervaters für genügenden Wohlstand. Der Lebensunterhalt blieb überall und stets gesichert. Professionelles Engagement glich eher Zeitvertreib als harter Arbeit[29].

Aber Castelli nutzte die Muße. Schon in Paris beteiligte er sich 1939 an der Galerie des Architekten und Designers René Drouin. Er sah sich bei anderen Ausstellern, in Ateliers und Museen um. Doch durfte er dies Übungsfeld nicht lange nutzen. Hitlers Schergen trieben ihn 1941 samt den Seinen an die amerikanische

Küste. In New York erkor er das Museum of Modern Art zu seiner »Universität«. Für Sidney Janis organisierte Castelli von 1950 an Ausstellungen, bei ihm absolvierte er seine ersten Gehversuche auf dem amerikanischen Kunstmarkt. Er handelte mit Importen, konfrontierte den Modernisten Europas jene der USA. Pollock und de Kooning mußten sich vor Kandinsky wie Mondrian bewähren. Indes lenkten ihn seine Schritte mehr und mehr zu den jüngeren Avantgardisten Manhattans. Die Maler, deren Werke Leo Castelli von 1957 an zunächst in seiner Wohnung, dann in separaten Räumen in der 77. Straße nahe dem Central Park vorzeigt, zählen meist zwanzig und mehr Jahre weniger als der fünfzigjährige Neu-Galerist. Der eingewanderte Europäer macht sich zum Promoter eines genuin amerikanischen Künstlerkreises, von Rauschenberg, Johns und Rosenquist, von Twombly wie Stella und, nach einigem Zögern, auch Andy Warhols[30].

Die wirtschaftlichen Resultate sind nicht in jedem Fall sofort berauschend. Läßt sich 1958 bei einer Ausstellung von Jasper Johns fast jedes Bild verkaufen, so kann Castelli im gleichen Jahr nur zwei Arbeiten Robert Rauschenbergs an den Mann bringen. Es dauert und kostet viel Überzeugungskraft, bis zahlungsfähige Sammler zum neuen Angebot bekehrt sind. Gleichwohl verfolgt Castelli die Strategie, sein Unternehmen auf einen Stamm fester Kunden zu gründen. Denn »die einflußreichsten Akteure auf der Kunstszene sind die Kunstsammler, und zwar stärker denn je. Meine Karriere als Galerist wurde bestimmt von vier wichtigen Namen: von den Sculls, den Tremaines, dem Grafen Panza di Biumo und etwas später von Herrn Professor Dr. Ludwig aus Aachen. Ihr unglaublich großer Einfluß ist nicht so sehr darauf zurückzuführen, daß sie Gemälde kaufen, sondern darauf, daß sie von ihrer kulturellen Mission überzeugt sind. Großer Ehrgeiz, großer Enthusiasmus, unglaublich große Liebe zu dem, was sie tun, bestimmt das Handeln solcher Leute. Bei ihnen findet sich nicht der Schatten einer Spekulation, ob die Kunstwerke einmal wertvoll werden könnten. Inzwischen gibt es ein ganzes Heer solcher Sammler ... «[31] Wie auch immer die Motive der von Jahr zu Jahr zahlreicheren Käufer im einzelnen beschaffen sein mögen, die von ihnen entrichteten Summen teilt Castelli hälftig zwischen sich und dem Künstler; oder er behält vierzig Prozent, während der Hersteller 60% bekommt. Die laufenden Galerieunkosten verschlingen durchschnittlich zwanzig Prozent des Verkaufserlöses, sodaß dem Kunsthändler ein Gewinn von etwa 20% verbleibt. Schwankungen im Absatz der Gemälde und Objekte sucht er durch spezielle Angebote auf dem Grafikmarkt auszugleichen. Dem dient die Zweigfirma »Castelli Graphics«, die unter der Leitung von Toiny Castelli, der zweiten Frau des Galeristen, ab 1969 Unikate sowie serielle Papierarbeiten, Künstlerbücher und Fotos offeriert.

Der internationale Durchbruch gelang Castelli nach sieben Jahren. 1964 erhielt Robert Rauschenberg den Großen Preis der Biennale von Venedig. Castellis Freund Alan Solomon hatte ihn als zuständiger Organisator im amerikanischen Pavillon gezeigt. Diese Anerkennung verstärkt die Nachfrage auch nach Werken anderer Künstler aus der Galerie. Zu solchen, neben den Preisen das Renommee in der Öffentlichkeit hebenden Triumphen trug das Netzwerk bei, das Castelli während all der Jahre sorgsam geknüpft hatte, an dem er ständig fortwirkte. Ihm gehörten

Kritiker und Publizisten ebenso an wie freiberufliche Ausstellungsmanager und Museumsleute. Den Umsatz förderte vor allem ein Ring von »friendly galleries«, die partnerschaftlich geregelte Zusammenarbeit mit Kunsthändlern außerhalb New Yorks, an der amerikanischen Westküste ebenso wie in Europa. Den örtlichen Sammlern bescherten solche Kooperationen den Vorteil, daß sie Werke von Castelli-Künstlern besichtigen und erwerben konnten, ohne nach New York reisen zu müssen. Die Einnahmen wurden so geteilt, daß der verkaufende Galerist 30%, Castelli hingegen 20% der Händlerprovision erhielt. Der Anteil solcher Verkäufe am Gesamtumsatz nahm kontinuierlich zu. Mitte der siebziger Jahre gingen 70% aller Sendungen an kooperierende Galerien, 50% davon nach Europa. Castellis Händler-Rolle hat sich dadurch verändert beziehungsweise vervielfältigt: er ist nun nicht bloß Galerist und Einzelaussteller, sondern ebenso Zwischenlieferant, Grossist. Diese im modernen Handel durchaus neue Variante (sie hatte es bisher nur im antiquarischen Geschäft gegeben, etwa bei Duveen und Wildenstein) lohnte sich finanziell. Zwar fiel im Zwischenhandel Castellis Gewinn am Einzelverkauf niedriger aus, doch dehnte sich zugleich der Markt, stieg der Gesamtumsatz des Unternehmens mit all seinen Verzweigungen. Um 1980 herum soll der durchschnittliche Jahresgewinn bei drei Millionen Dollar gelegen haben. Leo Castelli ist zum wahrscheinlich umsatzstärksten Praktiker eines weltweiten Kunstmarketing der Avantgarde arriviert.

Dieser Erfolg, die globale Rolle entsprachen den Wünschen, den Icherwartungen, dem Selbstverständnis Castellis. Einem Renaissance-Menschen gleich (»a Renaissance man«) hatte der junge Mann werden wollen, geistig ebenso wie körperlich[32]. Dem Cortegiano-Ideal des Baldesar Castiglione gemäß strebte er nach umfassender Bildung, nach außergewöhnlicher Eleganz, wollte er vieles kennenlernen, alles wissen. Den vielseitigen Leon Battista Alberti hatte er sich zum Vorbild genommen. Nun lotete er die Welt mit dem Medium der Kunst aus, füllte berühmte Museen und Privatsammlungen, beeinflußte den Geschmack der Oberschichten, bewegte sich auf dem Parkett der Reichen und handhabte virtuos wie nur wenige Vorgänger die Marktstrategien: ein Jacopo Strada der neuesten Weltkunst. Die Liebesmetaphorik von Castellis Äußerungen (»Erfolgreich kann man nur sein, wenn man etwas mit Liebe tut.«), seine projektive Selbsterhöhung (»this desire to be the equal of my heroes, to be a star ... «) bei gleichzeitiger Beschwörung des Dienstverhältnisses zu seinen Künstlern (»I am the servant of all their needs; that is my role.«): alldies nährt sich aus den nämlichen historischen wie mythischen Wurzeln. Gleich Merkur wollte er die Kunst unter die Menschen bringen und daran verdienen; wie Strada und mancher von dessen missionarischen Nachfolgern fühlt er eine innere Berufung und Künstler-Verwandtschaft, die er ideell in Freundschaften und materiell in (nicht immer ganz uneigennützigen) Unterstützungen junger Talente auslebt. Daß er gelegentlich einen Künstler bei der Konkurrenz abwirbt, einen anderen mit Kollegen teilt beziehungsweise gemeinsam vertritt (z. B. Julian Schnabel mit Mary Boone), daß er manchen Sammlern und Museen 20% Rabatt gewährt und auch mit harten Bandagen zu kämpfen weiß: es tut dem stilisierten Ruf keinen Abbruch. Leo Castelli wird in der Öffentlichkeit beachtet, durch Künstler hofiert, von Experten und Institutionen respektiert, bei Berufsgenossen geschätzt (Betty Parsons: »by far my favorite dealer...«, Angela Westwater: »the dean of art dealers...«[33]).

Gegen Ende der siebziger Jahre hatte der arrivierte Händler sein heimliches Ziel erreicht. Der newcomer war aufgebrochen, den Bürgern der Neuen Welt vor Augen zu führen, wie ihre jüngste, im Land entstandene, die genuinst amerikanische Kunst beschaffen war, worin ihre Eigenart bestand, warum sie besonderen Rang verlangen konnte. Der Anspruch der Pop Art wie der Minimalisten, die Wirklichkeitswahrnehmung in überraschend zeitgemäße Anschauungsdimensionen zu übersetzen, koinzidierte mit dem Schicksal des Immigranten, Dinge und Menschen der unvertrauten Umgebung in neuem Licht zu sehen. Indem er in den bildnerischen Anmutungen die selbst erfahrenen Zumutungen (zumindest teilweise) wiedererkannte, gewann Castelli ein visuelles Programm, das er forciert unter die Leute brachte. Für die kulturelle Identifikation, welche ihm die Maler aus der Bowery ermöglichten, bot er soziale Solidarität. Ihre Ausgangslage schien analog: sie wie er waren Debütanten; ihr Begehr war das nämliche: Akzeptanz und Anerkennung. Castelli erfüllte diesen gemeinsamen Wunsch mittels Gruppenstrategie und Kulturökonomie.

Dabei wurde die missionarische Richtung zum erstenmal in der Geschichte umgedreht. Denn jetzt nahmen Kunstwerke den Weg von New York aus über den Atlantik, auf daß sie die Bilder der Alten Welt in dieser selbst verdrängten. Als habe er mit dem Kontinent, aus dem er vertrieben worden war und dessen vormalige Tugenden er doch so hoch schätzte, noch eine Rechnung zu begleichen, führte Leo Castelli diesen »american way of art« zum Sieg. Wenn sich dabei seine und die Taschen der Künstler füllten, falls sich das Selbstwertgefühl der Amerikaner im Überlegenheitsrausch höbe, so auch etwas Ruhm auf ihn selbst abfiele, wäre ihm dies nur recht. Ihn hatte ja immer der Ehrgeiz getrieben, sowohl Bewunderung zu ernten als auch »etwas zu tun was bliebe, etwas von dauerndem Wert ... Tausende von Menschen haben Ausstellungen in meiner Galerie gesehen und ich denke gern daran, daß diese Veranstaltungen einen nachhaltigen Einfluß auf die Entwicklung der Kunst hatten.«[34]

Eine Weltstadt im Kunstrausch

Den europäischen Brückenkopf der Firma bildete Castellis ehemalige Frau, Ileana Sonnabend (vgl. Abb. 76). 1962 ließ sie sich in Paris nieder, entwickelte ein eigenes Galerieprogramm und betrieb die Vermarktung der New Yorker Castelli-Kunst. Aber die Stellvertretung allein befriedigte sie nicht. Ihr persönliches Konzept lief auf anderes, auf Innovation hinaus. Während Castelli mit seinem Bildangebot nur symbolisch und merkantil in die Alte Welt zurückkehrt, dieweil er sich nicht mehr dafür interessiert, was Europa Neues bietet, geht Ileana Sonnabend aufmerksam auf künstlerische Experimente und ungewöhnliche Hervorbringungen zu. Statt eine gerade Linie zu verfolgen, sich auf Richtungen oder Stile festzulegen, sucht sie lieber die Überraschung, die nochmalige Avantgarde. Ihre Prinzipien lauten: Originalität und Pluralismus in der Kunst, Internationalität sowie Multikulturalität bei der Vermittlung. Dementsprechend vereint ihr Programm Arte Povera und Minimal Art mit

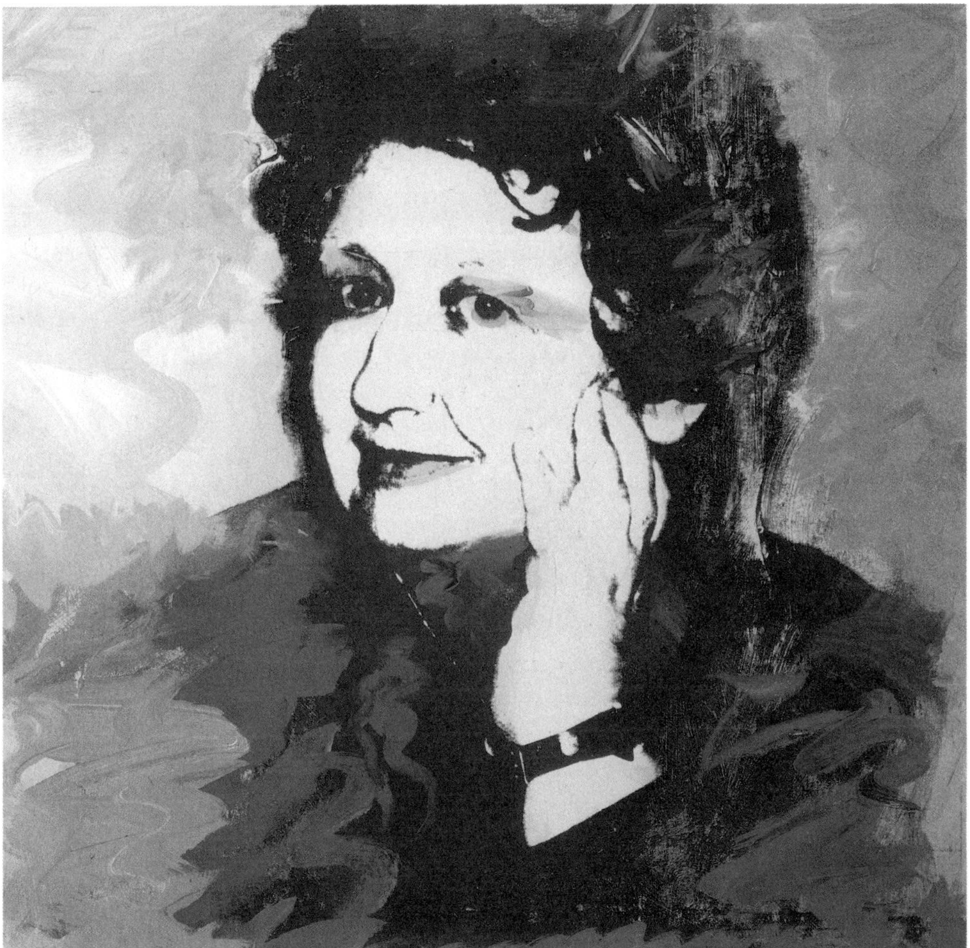

76 Andy Warhol: Ileana Sonnabend, 1973. Siebdruck auf Acryl auf Leinwand. New York, Sammlung Sonnabend

Videokunst und Fotografie, führt schließlich gar die Kitsch-Paraphrasen eines Jeff Koons vor Augen. Daß sie, wie man ihr vorwarf, mit der Mode lief, trifft weniger zu als daß sie Trends beeinflußte. Dabei verließ sie sich auf ihren Sinn für genuine Kunstleistungen. Mehr denn als Händlerin verstand sie sich als passionierte Kunstbotschafterin (»I am not really a dealer; I am an 'amateur', a word I use in the French sense: «one who loves». In this case, it's a love of art... «[35]). Gleichwohl leugnete sie nie, ihre kommunikativen Fähigkeiten kommerziell genutzt zu haben. Darin erblickte sie die doppelte Aufgabe der Galeristin-Händlerin, um eigenen Verdienst und zum Vorteil ihrer Künstler.

Nach New York zurückgekehrt, eröffnet Ileana Sonnabend 1971 eine Galerie an jenem Ort, den auch Leo Castelli für seine erweiterten Aktivitäten wählt: 420 West Broadway. Man kooperiert und geht getrennte Wege, teilt Kunden wie Panza oder Ludwig, beeinflußt gemeinsam die modernen Museen, setzt aber unterschiedliche Akzente in der Präsentation. Während Castelli amerikanische Talente bevorzugt, vertritt Ileana Sonnabend auch europäische Progressive, bringt Ende der siebziger Jahre die thematische Figuration deutscher Maler wie Kiefer und Baselitz, Penck und Immendorff in die USA. »Little Italy« südlich der Houston Street arriviert in diesen Jahren zum neuen Kunstbezirk der Avantgarde. Hier, weit ab von den Etablierten der 57. Straße, können künstlerische Pioniere und deren Wegbegleiter in erschwinglichen und weiteren Räumen ihre Projekte verwirklichen. Bald macht das Beispiel Schule. Künstler beziehen Ateliers in den Lofts, jüngere Ausstellungsmacher richten sich ein. Kaum eine Straße zwischen Washington Square und Canal Street bleibt ohne Galerie. Mancher Mitarbeiter macht sich selbständig gleich Ivan Karp, der nach zehnjähriger Tätigkeit für Leo Castelli 1969 Manager der »O. K. Harris Gallery« wird (vgl. Abb. 77)[36]. Mit solchen Profis konkurrieren die vielerlei Dilettanten und Hasardeure, die auf dem boomenden Kunstmarkt flinken Profit vermuten. Binnen dreißig Jahren verzwanzigfacht sich in Manhattan die Zahl der Kunsthandlungen. Bot 1950 kaum mehr als ein Dutzend Galerien seine Dienste an, so warten 1980 dreihundert Händler mit vielfältigsten Angeboten auf. Hinzukommen etliche Gelegenheitsverkäufer, Anbieter im Nebenberuf und ohne feste Niederlassungen. Doch nicht genug damit. Während der achtziger Jahre schnellt die Ziffer der Bildermakler nochmals in die Höhe. An ihrem Ende sollen sechshundert die Gegend zwischen Hudson und East River bevölkert haben. Kunsthändler ist ein Modeberuf geworden. Bilder werden manchenorts wie Konfekt konsumiert. New York geriert sich als Welthauptstadt der Kunst und ihres Marktes.

Doch bietet, wie viele Kenner kritisieren, Manhattans Szene mehr aufgeblähte Eitelkeit als schöpferisches Leben. Seriöse Künstler meiden diese Kirmes-Atmosphäre mit ihren kurzlebigen Moden und unsinnigen Preissteigerungen, ernsthafte Käufer und Sammler schreckt die Unübersichtlichkeit. Die Geschwindigkeit des Geschäfts, die rasche Rotation der Werke, die kurzatmige Handhabung von Telefon und Fernschreiber, die Auftritte in den Medien, die Fütterung der Druckmaschinen, der Kunsttourismus per Flugzeug, Spedition und Taxi: sie ermüden Künstler, Vermittler und Besucher. Auf dem Zenit kommt die Krise, den Aufbruchs- und Erfolgszeiten folgt die Phase des Abschwungs. Sie nötigt zu Korrektiven, erzwingt überfällige Umorientierung. Betty Parsons hatte schon 1980 auf das häufige Fehlen guter Beziehungen zwischen den Händlern verwiesen (»I don't think there ist too much friendship among dealers.«[37]). Unter dem wachsenden Konkurrenzdruck hat sich das Klima nicht gebessert. Berufsständische Organisationen helfen, die Spreu vom Weizen zu trennen. 1961 wird die »Art Dealers Association of America« gegründet. Ihr kann nur beitreten, wer fünf Jahre im Kunsthandel tätig war, wer das Geschäft ernsthaft betreibt und über einen guten Ruf verfügt. Wie hart oder weich auch immer solche Kriterien gehandhabt werden und welches Ergebnis sie zeitigen mögen, dem Bedürfnis der Profession nach Seriosität, nach Abstand vom Jahrmarktbetrieb und vom Rückfall in Budenzauber und Krämergeist à la Mittelalter kommt die konjunkturelle Korrektur um 1990 entgegen. Die wirtschaftliche Rezession dämpft auch den Kunstmarkt. Galerien müssen schließen, weil Spontankäufer ausbleiben,

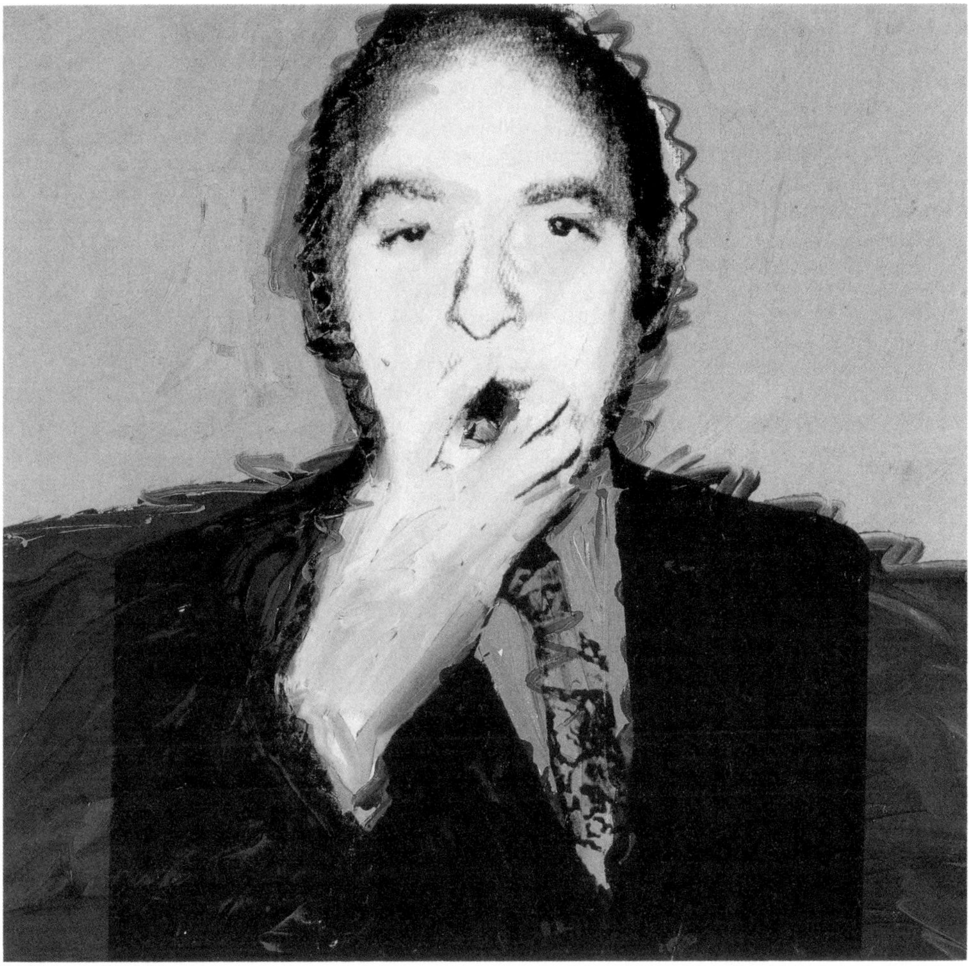

77 Andy Warhol: Ivan Karp, 1974. Siebdruck auf Acryl auf Leinwand. New York, Sammlung Ivan Karp

Sammler zögern. Spekulanten verlieren den Mut. Die Preise sinken. Auktionshäuser bleiben auf Einlieferungen sitzen. Personal wird entlassen; man bezieht billigere Räume; Ausstellungen finden bei geringerem Aufwand statt. Mancher Händler, der nur um des Geldes willen zur Kunst stieß, wechselt wieder das Betätigungsfeld, sucht in einer anderen Branche sein Glück. Die Berufspraxis des Kunstverkäufers reinigt sich, das Profil des seriösen Vermittlers gewinnt an Kontur. Der Typus des opportunistischen Gelegenheitskunsthändlers wird rarer, weil seine Chancen schwinden. Vermarkter von Fälschungen tun sich schwerer. Der »american way of art«, den Alfred Stieglitz, Betty Parsons, Leo Castelli und weniger Prominente favorisierten, kehrt in ruhigere Bahnen zurück. Kunsthändler, die wie jene Pioniere Marktgespür mit Liebe zu Bildern und Skulpturen verbinden, dürfen nach Jahren der Exaltation wieder auf normalen Geschäftsgang hoffen.

Kunsthandel im »Wiederaufbau«

Die neue Freiheit

Während in den USA unter vielfältigem Einfluß vor dem Nationalsozialismus geflohener Vermittler der Kunsthandel aufblühte, war 1945 in Deutschland kaum noch etwas von ihm übrig. Mit Krieg und Massenmord hatten die braunen Horden auch einen kulturellen Vernichtungsfeldzug betrieben. Was immer als »modern« oder auch nur mißliebig galt, fiel ihrer Zerstörungswut anheim. Die Folgen waren unübersehbar, an den personellen, materiellen und ideellen Opfern kam niemand unbeschadet vorbei. Wie die Gebäude in Schutt und Asche, lagen Kultur und Kunst am Boden. Doch wandten sich ihnen zwischen »Stunde Null« und Währungsreform die wenigsten Menschen zu. Die Sorge ums Überleben, um Nahrung, Kleidung, Behausung ließ kaum Zeit noch Muße für ästhetische Vergnügungen. Zeichnungen, Gemälde, Plastiken zählten nicht zu den dringlichen Lebensmitteln. Neben der Politik regierte die Ökonomie das Dasein, suchten die Wirtschaftsstrategen der Zeit den Weg aus der Mangelverwaltung in die Versorgungssicherheit. Nachdem die erste Bedarfsdeckung erreicht war, als 1949 die neuen Staatsterritorien in Ost und West abgesteckt schienen, hieß das nächste Ziel: »Wohlstand für Alle«[1]. Mit dieser Devise setzten Konrad Adenauer, Ludwig Erhard und ihre Gefolgschaft Prioritäten, die auch das kulturelle Klima der frisch gegründeten Bundesrepublik beeinflußten. Wie Kultur nach den Erfahrungen ihres Mißbrauchs unter dem Hakenkreuz nicht als Staatsziel deklariert, vielmehr dem Föderalismus überlassen wurde, so rangierte sie nun administrativ hinter Wirtschaft und Sozialfürsorge, nach Familienpolitik und Gesundheitswesen. Anschauung und Imagination, die Welt der Töne, Bilder und Worte rechnete man nicht unter die stützungsbedürftigen Lebensnotwendigkeiten. Öffentliche Zuwendungen an sie fielen kärglich aus. Literatur, Musik und Bildende Kunst erhielten grundgesetzlich das Reich der Freiheit zugewiesen. Das aber meinte vor allem: Marktfreiheit.

Den Kulturberufen bescherte dieses Votum mit der Befreiung von obrigkeitlicher Bevormundung das Gefühl der Entbehrlichkeit, bei schmalen Subventionen den kalten Wind des Kommerzes in kulturabstinenten Zeiten. Denn das Gesetz des Marktes lautete hier wie überall Preisbildung im Wechselspiel von Angebot und Nachfrage. Dem Luxusgut Kunst jedoch strebten in den Frühjahren des »Wirtschaftswunders« die wenigsten Käufer zu. Nahrungsmittel und Möbel, Elektrogeräte oder Autos erregten weitaus mehr Aufmerksamkeit. Nach »Freßwelle« und »Häuslebau«, nach Autoboom und Reisefieber ließ die Kunsteuphorie in deutschen Landen auf sich warten. Zumal dem modernen, gar zeitgenössischen Schaffen wandten sich kaum Sammler zu. Eine künstlerische Metropole, wie sie ehedem Berlin oder München boten, existierte in Deutschland nicht mehr. Museen waren zerbombt, ihrer Schätze beraubt, durch NS-treue Leiter verpestet. Überall fehlten Orte der Anschauung, des Kunsterlebnisses. Private Galerien, wo überhaupt anzutreffen, müssen sich nicht nur eine lokale Nische in der Ruinenlandschaft erobern, wie es 1945 in Köln Hein Stünke am Gotenring tut; sie kämpfen auch lange, zumal wenn sie sich neueren Trends verschreiben, mit dem wirtschaftlichen Ruin. Denn finanziell lohnt sich vorerst die Kunstvermittlung so wenig wie das Bemalen von Leinwänden, das Zeichnen auf Papier, das Behauen von Stein. Zuzeiten des »Wiederaufbaus«, bis weit in die fünfziger Jahre hinein, erhält unter den Kulturberufen ehestens jener des Architekten Auftrieb. Die Verdienstchancen der meisten anderen, von Produzenten wie Distributoren, in Ateliers und Schreibstuben, in Verlagen oder Kunstkabinetten fallen vergleichsweise niedriger aus.

Wer sich in jener Epoche dennoch kommerzieller Kunstvermittlung widmet, wer wie Hein Stünke 1945 in Köln oder gleich Otto Stangl 1948 in München eine »moderne« Galerie gründet, benötigt neben seinem Kunstenthusiasmus viel Durchhaltevermögen und Kampfgeist. Er muß ein Pionier in jeder Hinsicht sein. Denn außer anvisierbaren Käuferschichten und Sammlerkreisen, neben intakten Museen und Kommunikationsmedien fehlt jenes Netzwerk zwischen den (wenigen) Galerien, das für den Austausch von Informationen und Werken, für die Weitergabe oder Übernahme von Künstlern wie Kunden unentbehrlich ist. Eine funktionierende, gar effiziente Marktstruktur, welche der Kooperation ebenso Chancen bietet wie der Konkurrenz, muß erst wieder hergestellt werden. Zu diesen materiellen und organisatorischen Klippen kommen die ideellen Widerstände, denen die Neu-Galeristen sich gegenübersehen. Der Kunstgeschmack vieler Deutscher wurde von NS-Ideologen verseucht, eine Kunstöffentlichkeit mit freiem Für und Wider gibt es nicht mehr und noch nicht. In Zeitungen, Illustrierten und Rundfunk finden Ausstellungen nur zögernde Resonanz, Kunstkritik und Kunstzeitschriften erholen sich erst allmählich von der braunen Vormundschaft oder schwenken allzu voreilig auf die Linie des politischen Konservativismus ein. Selbst ehedem aufgeschlossene Parteigänger des Neuen kanzeln jetzt die Moderne ab. Mit wortreichem Lamento widerruft 1949 Wilhelm Hausenstein seine früheren Urteile. Inzwischen hält er Expressionismus, Kubismus, Futurismus und überhaupt die gesamte Moderne für »objektiv zerstörende Bewegungen«, breitet sich über deren »im großen ganzen, im objektiv Grundsätzlichen destruktive Art und Wirkung« aus: »Sie sind zum großen Teil Symptome eines unbewußten Nihilismus«, »Symptome des Verfalls der bürgerlichen Gesellschaft«[2]. Als habe er nie ein Bild von Picasso, Matisse oder Kirchner begriffen, vertauscht Hausenstein argumentativ Ursache und Wirkung, redet er anti-modernen Affekten zu. Noch übler zieht 1950 Karl Scheffler, der frühere Mitstreiter aus dem Imperium der Cassirers, gegen die zeitgenössische Kunst zu Felde. »Selbsttäuschung« und »Selbstherrlichkeit« wirft er zumal der abstrakten Malerei vor. »Biologische Schwäche«, ja »biologische Minderwertigkeit« sei ihr wie der atonalen Musik »Verhängnis«; sie sei durchdrungen, beklagt sich der Kritiker mit Berufung ausgerechnet auf den Picasso-Feind C. G. Jung, »von einer tödlichen Zersetzung, die alles in

Fragment und Bruchlinien, in Schutt, Fetzen und anorganische Gebilde auflöse«[3]. Wie Hohn auf die hunderte verbotener, verfolgter, vertriebener, ermordeter Künstler klingt es, wenn Scheffler der »stofflosen Kunst« vorwirft, was in Wahrheit deren nationalsozialistische Verächter anrichteten: »Sie hat die Welt zertrümmert und droht noch weiter mit Vernichtung. Wo sie herrscht, trübt sie die Urteilskraft, verdirbt sie das Wertungsvermögen, vergiftet sie die Phantasie.«[4]

Solche Pseudo-Entlastungen von der eigenen Mitschuld, derlei Verdammungen verschlechterten das Klima, dem alte Avantgardisten und junge Experimentierer sich Anfang der fünfziger Jahre ausgesetzt sahen. Wie die Künstler mußten ihre Vermittler gegen derartige Verunglimpfungen angehen, hatten sie neben der Verkaufstätigkeit mancherlei Bildungsarbeit zu leisten, wenn sie aufgeschlossenere Verhältnisse erstreiten wollten. Die Zahl der Kritiker, die ihnen dabei halfen, die in den Feuilletons für ein unverstelltes Hinsehen plädierten, blieb freilich klein. Mit Will Grohmann, Franz Roh und Werner Haftmann, mit Egon Vietta und Albert Schulze Vellinghausen betrug sie nicht mehr als die Finger einer Hand. Ihrer aller Ansinnen, Gemälde, Skulpturen und deren Schöpfer nicht biologisch, sondern kulturell zu beurteilen, stieß lange auf taube Ohren, brach sich an den ideologisch getrübten Augen (zu) vieler Deutscher. So mußte der Kunstbetrieb um 1950 in mehrfacher Hinsicht aufgebaut werden: als produktive Szene mit Ateliers, Treffpunkten, Ausstellungsräumen, als Markt mit Kundennetz und kaufmännischer Infrastruktur, als wahrnehmungsbereite und argumentationsfähige Öffentlichkeit. Die Prioritäten auf diesem Weg bestimmte die bauliche Not, denn auch die Kunstwerke brauchten ein Dach zum Schutz. Dementsprechend wurden nach anfänglichen Provisorien geeignetere Galerieräume gesucht, umgebaut, hergerichtet; das Auktionswesen erreichte geregelte Bahnen, als alteingesessene Unternehmen wie etwa in Köln das Kunsthaus Lempertz 1952 nach fast zehnjähriger Improvisation die Pforten neuer Gebäude öffnen konnten.[5]

Die wenigsten Galeristen konnten sich freilich eigene Neubauten leisten wie Ferdinand Möller, der schon 1951 in eleganter Ausstattung bei Oberlicht mit der symptomatischen Eröffnungsausstellung »Die alten Meister der modernen Kunst in Deutschland« aufwartete. Was vierzehn Jahre zuvor dem makabren Gelächter der Deutschen als »entartete Kunst« preisgegeben war, die Kirchner, Heckel, Schmidt-Rottluff und ihre Kollegen, muß nun nochmals um Anerkennung buhlen, die Hände der Händler passieren, sich auf dem Markt bewähren. Wie bei Möller in Köln oder Franke in München bestimmt der Nachholbedarf die Programme vieler Galeristen zumal der älteren Generation. Zwischen den Retrospektiven gewinnen jüngere Zeitgenossen erst allmählich Kontur, finden selbst Maler wie Willi Baumeister oder Fritz Winter nur schwer einen festen Platz oder gar ihrer Leistung gemäße Preise. »Auch der Kunsthandel spiegelt unsere Lage nach der Währungsreform wieder,« kommentiert ein Zeitungsbericht diese Verhältnisse. »In allen drei Zonen sieht man mehr Gedächtnis- als Verkaufsausstellungen. Wenn man weiß, daß in München neulich ein Nolde-Aquarell für 80 D-Mark angeboten wurde (bisher mindestens 400 Reichsmark), dann ist es zu verstehen, daß von den neuen Bildern, die der Münchner Berufsverband der bildenden Künste seit einem Monat zeigt, erst eines verkauft werden konnte.«[6] Nachdem die meisten Deutschen moderner Kunst zwanzig Jahre lang den Kulturwert absprachen, ist auch deren Marktwert zwischen Nordsee und Alpen auf ein Minimum gesunken.

Dennoch gab es Händler, die sich mit Elan solch schwer verkäuflicher Ware annahmen. Neben ihrem Bemühen um einen merkantilen Neubeginn in der Bundesrepublik hatten sie eine zweite Aufgabe zu lösen. Die unterbrochenen Kontakte zur internationalen Szene mußten wieder hergestellt, kulturelle Beziehungen angeknüpft, Handelspartner im Ausland gewonnen werden. Auf der Suche nach ergiebigen Verbindungen geriet in jenen Jahren vor allem Paris in den Blick, denn die französische Hauptstadt verfügte trotz Okkupation und Nachkriegsbredouillen über eine vitale Kunstatmosphäre, die auch den Markt stimulierte. Zudem war Paris selbst dem weniger gut Motorisierten erreichbar, New York lag (noch) in transatlantischer Ferne. An der Seine setzte neben vielen Einheimischen der zum wiederholten Male aus der Vertreibung zurückkehrende Daniel-Henry Kahnweiler unverdrossen seine Geschäfte fort. Neulinge wie Heinz Berggruen stiegen erfolgreich in den Handel mit den peu à peu zu Klassikern erhobenen Meistern der Moderne von Klee bis Picasso ein[7]. Noch immer und schon wieder wurden zwischen Pigalle und Saint Germain künstlerische Maßstäbe gesetzt, wurden Trends und Stile inszeniert, ästhetische Moden kreiert. 1948, während Berggruen noch an der Place Dauphine Graphiken und rare Künstlerbücher offeriert, entdeckt sein Kollege Emmanuel David den zwanzigjährigen Maler und Zeichner Bernard Buffet. Er schließt mit dem unerfahrenen Künstler einen Exklusivvertrag für die Galerie Drouant-David und forciert den Verkauf seiner Arbeiten zu einem der größten Umsatzerfolge im Kunstgeschäft der Nachkriegszeit[8]. Blieb Kahnweiler zeitlebens der kubistisch orientierte »Gruppenhändler«, dem es nie gelang, einen Nachwuchskünstler zu lancieren, so repräsentierte David den Typus des spekulativen »marchand d'artiste«, der wie ein Spieler intuitiv auf eine einzige Karte setzt und dadurch gewinnt: sein Einsatz zahlte sich aus.

Gemeinsam war all diesen wie auch immer verschiedenartigen Händlern, daß sie zwar den Markt der Gegenwart und Zukunft erobern wollten, doch kulturell im Strom der Vergangenheit schwammen. Sie verkauften in der zweiten Hälfte des Jahrhunderts, was in dessen erster als künstlerische Neuerung Aufsehen erregt hatte. Wenn überhaupt, bewegten sie sich nur zögernd von der modern gebrochenen, perspektivisch vervielfältigten Figuration fort und auf abstrakte Anschauungsmodi zu. Arbeiten etwa von Jean Fautrier, der in seinen »otages« die Leiden des Menschen konzentriert und sensitiv verbildlichte wie kaum ein anderer zeitgenössischer Maler: sie hingen in ihren Galerien an keiner Wand. Dergleichen hielt Kahnweiler für »gefällig«, »Abstraktion und Tachismus« tat er pauschal als »Seuche« ab[9]. Ähnliche Geringschätzung bekam jene Galeristin zu spüren, die von 1944 an das wohl prononcierteste Kontrastprogramm zur thematischen Bildwelt der klassischen Moderne bot: Denise René (vgl. Abb. 78). Mit ihren Ausstellungen von Albers und Mondrian, von Arp und Bill, von Brancusi und Pevsner tat sie einen wirksamen Vermittlungsschritt aus der künstlerischen Gegenstandsorientierung in die konstruktivistische Abstraktion. Daß sie wegen ihres Angebots geometrischer, optischer und kinetischer Kunst von Kollegen und Teilen des Publikums zunächst als verrückt angesehen

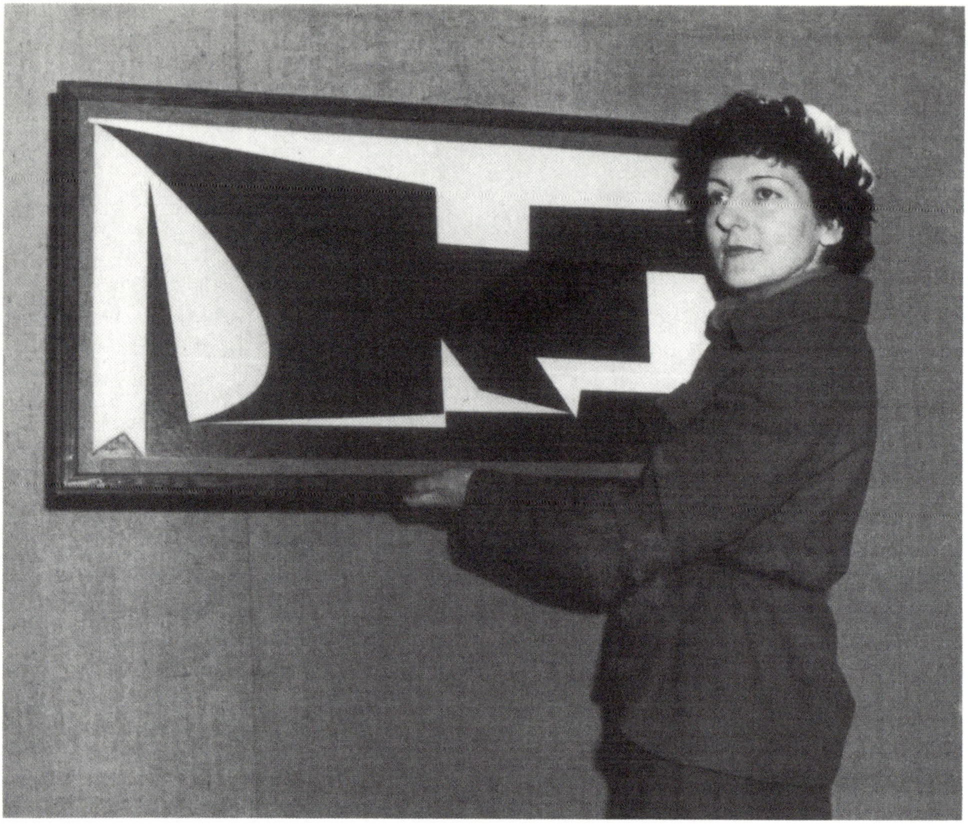

78 Denise René mit Victor Vasarely's Gemälde »Ruhr« von 1950

wurde (»Nous étions comme une minorité de parias… «[10]), konnte die Jung-Galeristin wenig beirren. Sie wußte sich auf dem richtigen Weg, empfand sich und ihre Künstler als Propheten einer von historischem Ballast befreiten Anschauung (»… nous étions une avant-garde«[11]). Wie wenig die Gegenstandslosigkeit der Kunst in der Nachfolge von Konstruktivismus und de Stijl mit Inhaltsarmut verwechselt werden dürfe, hätte sie den Besuchern zu erläutern, dessen war sich Denise René bewußt. Ihr selbst galt die thematische Vergegenwärtigung dieser Werke als epochale Notwendigkeit, erschienen Einfachheit, Schlichtheit und Klarheit, auch Licht, Bewegung und ihre widerspiegelnde Brechung im Raum als wichtigste Elemente einer Zukunftsästhetik, die von der Kunst über die Baugestaltung bis in den Alltag reichen sollte. Der politisch aufmerksamen Zeitgenossin diente ihr vermittelndes Engagement gerade für *diese* Kunstrichtung auch als persönliche Abwehr des Unheils, in dem sie als Jüdin hatte aufwachsen müssen (»Peut-être ai-je recherché dans l'art une riposte, une protection contre la barbarie. Une ouverture sur la clarté.«[12]). Mit dieser kulturellen Entscheidung verband sie die Hoffnung auf die reinigende Wirkung ästhetischer clarté für sich wie für ihre Mitmenschen, auf die Akzeptanz einer geschichtlich unkompromittierten Kunst als allgemeine Lebensführungsmacht. Der kulturelle wie der ökonomische Erfolg; die ideellen und materiellen Gewinne, die sie um 1970 verbuchen durfte; die Ausstrahlung der von ihr vertretenen Künstler auf Kleidermode, Objektgestaltung und Werbebranche: dies alles schien Denise René's Erwartungen einen kurzen historischen Augenblick lang zu erfüllen. Sie hatte einem Welt-Stil die Bahn gebrochen.

Der missionarischen Mentalität entsprach das professionelle Engagement der Galeristin. Von Victor Vasarely, mit dem sie auch persönlich liiert ist, angeregt, beginnt Denise René eine Ausstellungstätigkeit, in der sie nach eigenem Bekunden bald völlig aufgeht. Bewußt verzichtet sie auf Ehe und Familie, widmet sich ganz den Künstlern und ihren Arbeitsproblemen. Sie gewährt monatliche Unterstützungen, mietet Ateliers, kauft Material, vermittelt Kontakte. Bei Streitigkeiten zwischen den Künstlern mischt sie sich mäßigend ein. Zur Ausstellungsorganisation kommen Kundenbetreuung, Kritikergespräche, Verhandlungen mit Museen, Druckern, Texteschreibern. Gern ist sie auf Reisen; am liebsten schaut sie sich in Ateliers nach Neuem um. In den vierziger Jahren sucht sie des abends zur Entspannung das Café de Flore auf. Doch absorbiert das expansive Unternehmen sie zusehends. Von 1953 an ediert sie vielbegehrte Multiples. Der Mitarbeiterstab wächst stetig. 1967 wird eine Zweigstelle an der Rive Gauche gegründet; ein Jahr später beginnt die Zusammenarbeit mit Hans Mayer in Krefeld (»Hans Mayer était un bon vendeur... «[13]); 1970 folgt der Sprung nach New York. Denise René's Einfluß reicht nun von der Rue La Boëtie bis zur 57th Street, mehrere Dutzend Angestellte arbeiten ihr zu. Krisen und Niederlagen lassen nicht auf sich warten. Aber nie erlahmt die Energie der Galeristin. Zeitlebens bleibt Denise René, als was sie einst, in den »années héroiques«, aufbrach und als die sie sich mit den Worten Jean Cassous gern selbst sieht: une »marchande militante«[14].

An der ästhetischen Zeitfront

Vitalität und Standards der Pariser Szene erweckten in Deutschland Aufsehen, wirkten als Ansporn. Denn sie galt es in den Aufbruchsjahren zwischen Hamburg und München erst zu erwerben. Um das Nachkriegsvakuum zu füllen, der verbreiteten Orientierungslosigkeit zu begegnen, formierten sich vielerorts Künstlergruppen[15]. Statt des Individualkampfs wählten sie die Kollektivstrategie, um sich dem Publikum zu präsentieren, Diskussionsforen zu bilden, ihre Interessen bei den Institutionen anzumelden. In München strebten Fritz Winter, Rolf Cavael, Rupprecht Geiger und weitere Maler unter dem Zeichen von ZEN 49 nach einer Lösung vom Gegenstand in fernöstlichem Geist. Von Frankfurt aus folgte 1952 die »Quadriga« mit Karl Otto Götz, Otto Greis, Heinz Kreutz und Bernard Schultze vorwiegend selbstreflexiven Farbwegen. Düsseldorf sah das »Informel« mit Hoehme, Gaul und Brüning, mit Sackenheim und Kricke sich zur »Gruppe 53« zusammenschließen. Am gleichen Ort verkündeten 1957 Mack, Piene und Uecker mit ZERO einen nochmals radikalen Neubeginn jenseits jeglicher Farbartistik, in der Anspornung der Raumerfahrung durch sensorische Kombination von Licht und Bewegung, von Hell und Dunkel, von Ordnung und Irritation. Analog betrieben in der Literatur die »Gruppe 47«, in der Tonkunst das Kölner »Studio für elektronische Musik« gemeinschaftliche Klärungsprozesse mit dem Ziel, der unkonturierten Kultur der Bundesrepublik ästhetische Markierungen zu verleihen, sie auf ein internationales Niveau zu heben und zumal die künstlerischen Ausdruckswege voranzutreiben.

An der Verbreitung der Resultate hatten neue Vermittler entscheidenden Anteil. Mehr als jede andere bundesrepublikanische Region tat sich das Rheinland als Geburtsstätte bildnerischer Innovation hervor. Zwischen Ruhrgebiet und Bonn, wo Industrie und Politik die engsten Verbindungen eingingen, gedieh das künstlerische Leben, entwickelte sich die Kultur, entstand der neue Markt. Museen öffneten ihre Pforten auch jüngerer Kunst, Sammler wandten sich der Gegenwart zu, Händler boten Unvertrautes an. In Wuppertal bat schon ab 1949 der Architekt Rolf Jährling auf den »Parnass« (vgl. Abb. 79). Dort wurde der Besucher mit den Jahren vom Informel zum »Fluxus« geleitet, konnte er lernen, daß aller offiziell verkündeten Statik der Gerontokraten aus Bonn zum Trotz das Prinzip des Lebens Bewegung heißt, daß die Kunst als energischer Transformator der Kultur auftrat[16]. Jährling ging es weniger ums Geld als um diese Idee; er wollte keinen Marktplatz besetzen, sondern die Kultur durch ästhetische Verwandlungsangebote bereichern. Sein umfassendes Programm schloß Musikaufführungen, Lesungen, Happenings ein. Hier konnte man Ernst Meister lauschen, am »Poème-Objet«-Dialog zwischen Dichtung und Malerei teilnehmen, Charlotte Moorman's Cello hören, Vostell und Paik in Aktion erleben. Während Konrad Adenauer 1957 mit dem Slogan »Keine Experimente!« die absolute Mehrheit der Wähler für sich gewann, dieweil Ludwig Erhard sein »Wohlstand für alle«-Konzept als Buch publizierte, war in den Künsten das Zeitalter von Dekonstruktion und Sinnsuche längst angebrochen. »verteidigung der wölfe« benannte Hans Magnus Enzensberger seinen ersten Gedichtband; im selben Jahr wie des Wirtschaftsministers Werk erschienen, klang sein Titel wie eine Parodie auf dessen Motto[17].

Die zeitliche Koinzidenz bei persönlicher Distanz des Alters wie der Ideen markiert zugleich den Abstand zwischen Kultur und Markt jener Jahre. Denn verkäuflich war Jährlings Ware nur zu allenfalls geringen Preisen. Für zwei Hundertmarkscheine konnte jeder ein vorzügliches Bild erwerben. Diese Kluft zwischen kulturellem An-

79 Rolf Jährling in seiner ersten Galerie »Parnass«, Wuppertal 1949

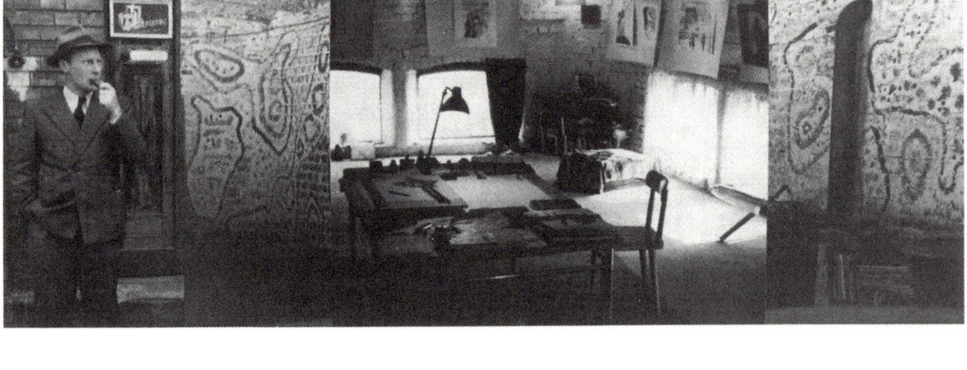

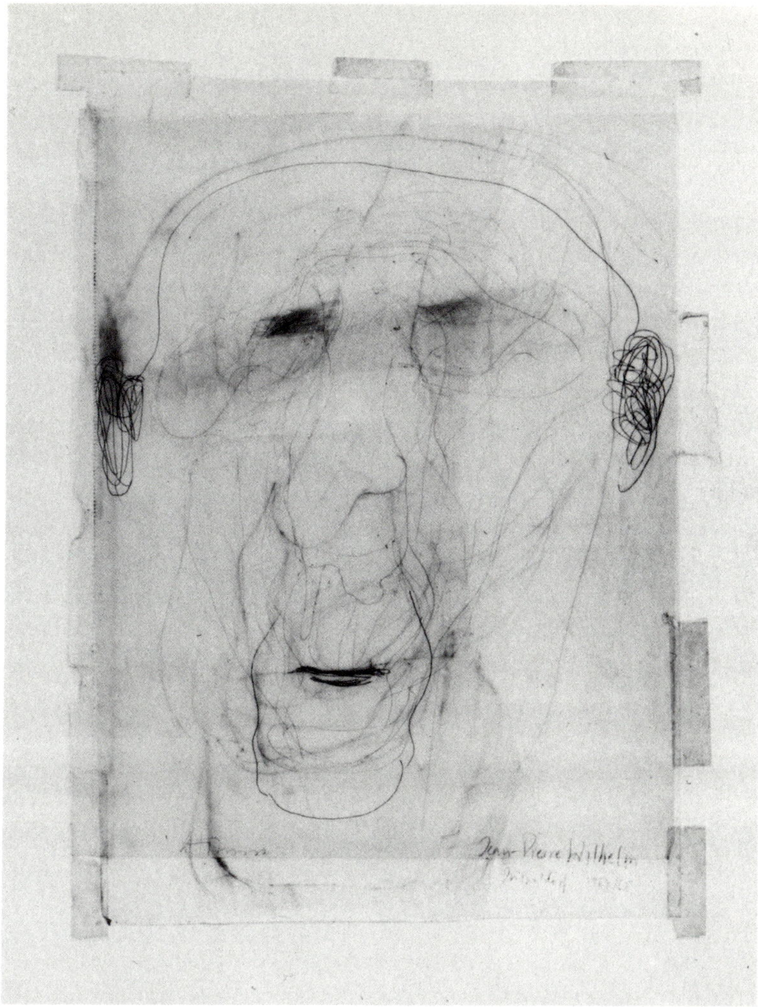

80 Gerhard Hoehme: Jean-Pierre Wilhelm, 1967/1968. Privatsammlung

gebot und merkantiler Nachfrage bekam in Düsseldorf auch der andere bedeutende »marchand-amateur« der Gegend zu spüren: Jean-Pierre Wilhelm. Als Abkömmling einer jüdischen Familie hatte er 1933 emigrieren müssen, hatte sich in Paris als Hauslehrer und dergleichen durchgeschlagen, hatte seinen Vornamen der neuen Umgebung angepaßt, war schließlich französischer Staatsbürger geworden. Nach Kriegsende kehrte er in seine Geburtsstadt zurück und behielt doch die Wohnung am Boulevard Diderot stets bei. Er übersetzte französische und spanische Literatur ins Deutsche, übertrug die Gedichte Celans ins Französische. Nun wollte er, ein »homme de lettres« und »Bürger zweier Vaterländer«[18], auch zwischen den Bildwelten der Nachbarkulturen vermitteln. Mit jener Sensibilität, die Gerhard Hoehme den Zügen des Introvertierten zueignete, ging Wilhelm ans Werk (vgl. Abb. 80). Eine Wiedergutmachungssumme diente als Startkapital für die »Galerie 22«, die 1957 erstmals zu einer

Sammelausstellung von Schumacher, Götz und Schultze, von Hoehme, Dahmen und Gaul in die Düsseldorfer Kaiserstraße einlud. Der Schwerpunkt des Programms liegt bei der abstrakten Gegenwartskunst, bei Informel, Tachismus, action painting. Zu den deutschen Malern gesellen sich die Ausländer. 1958 holt Wilhelm Jean Fautrier an den Rhein. Es folgen Cy Twombly und Robert Rauschenberg. Zwischendurch erklingt Musik von Boulez und Stockhausen, werden Gedichte von Paul Celan und René Char vorgelesen, treten Nam June Paik, David Tudor, John Cage auf. Renommierte Kritiker wie Jean Paulhan oder Pierre Restany, gleich Will Grohmann oder Egon Vietta halten Eröffnungsansprachen. Kleine Kataloge werben um Aufmerksamkeit. Durch Kontakte nach Paris und Rom (Galleria Attico), nach Wuppertal (Galerie Parnass) wie Bonn (Galerie Vertiko) bahnt sich ein Netzwerk an. Gleichwohl bleiben allzu oft die Käufer aus, gelingt es dem allzeit hilfsbereiten und großzügigen Galeristen nicht, eine dauerhafte Kundschaft zu gewinnen. Dem Ideenvermittler fiel es schwer, Kunstwerke als Waren zu behandeln, ihm fehlten Geschäftsgeist und kalkulatorische Finesse. Wie die Bilder als Freude empfand er ihren Verkauf als Plage. Nach vier Jahren kommerzieller Bemühungen warf er das Handtuch, schloß seine Ausstellungsräume. Es sei ihm, kommentierte er später diesen Schritt, »nicht möglich gewesen, eine neue Sammlerschicht zu finden unter den Vierzigjährigen, wie ich gehofft hatte.«[19] Zehn Jahre nach der Eröffnung der »Galerie 22« verabschiedete sich Jean-Pierre Wilhelm in der Wohnung von Joseph Beuys mit einer Performance offiziell vom Kunstbetrieb. Nicht länger mochte er sich im Markt aufreiben, nur kulturell wollte er noch streiten.

Zu den Vierzigjährigen jener Anfangsphase gehörte ebenfalls Alfred Schmela, als er an Wilhelms Gründungsveranstaltung vom 2. Mai 1957 teilnahm[20]. Obwohl ihm der Sinn nach anderer Kunst stand, schaute er Raum und Leute sehr genau an. Denn drei Wochen später wartete Schmela in der altstädtischen Hunsrückenstraße selbst mit einem Kunstereignis auf: in dem schmalen Ladenlokal zeigte er monochrome Arbeiten von Yves Klein (vgl. Abb. 81). Auch sein Weg zum Beruf des Händlers war weit und verschlungen gewesen. Dem Vater zuliebe hatte er ein Ingenieurstudium absolviert. Doch folgte dem Examen 1940 nicht die Berufsausübung, sondern der zwangsweise Kriegsdienst. 1947 aus der Gefangenschaft heimgekehrt, widmete er sich in der privaten Kunstschule von Jo Strahn der Malerei, suchte auch an der Seine nach Inspiration und Unterweisung. Allein: wie ihn die Tätigkeit als Hochbauingenieur nicht anzog, befriedigte ihn sein bildnerisches Schaffen wenig. Nur um des Verdienstes willen zu malen, schien ihm kaum verlockend; derlei lehnte er gleich seinen Künstler-Freunden ab. Aber bei der Kunst wollte er bleiben, zu ihr hatte er sich immer hingezogen gefühlt. Und wenn schon Geld ein Problem war, warum sich dessen nicht annehmen, indem man der Kunst mehr Geltung verschaffte, den Künstlern durch steigende Achtung höhere Einnahmen?

Schmelas eigenes Kapital bei der Eröffnung seiner Galerie bestand aus Künstlerkontakten und Szenenkenntnis. Viele Worte machte er nie, Rollenspiele lagen ihm nicht. Ohne sich in intellektuellen Spiegelfechtereien zu ergehen, wie es in den sechziger Jahren Mode wurde, verließ er sich auf seine Intuition und auf die Betrachtung der Werke selbst. Prüfend sah er hin, nahm in sich auf, sinnierte. Auf kurze

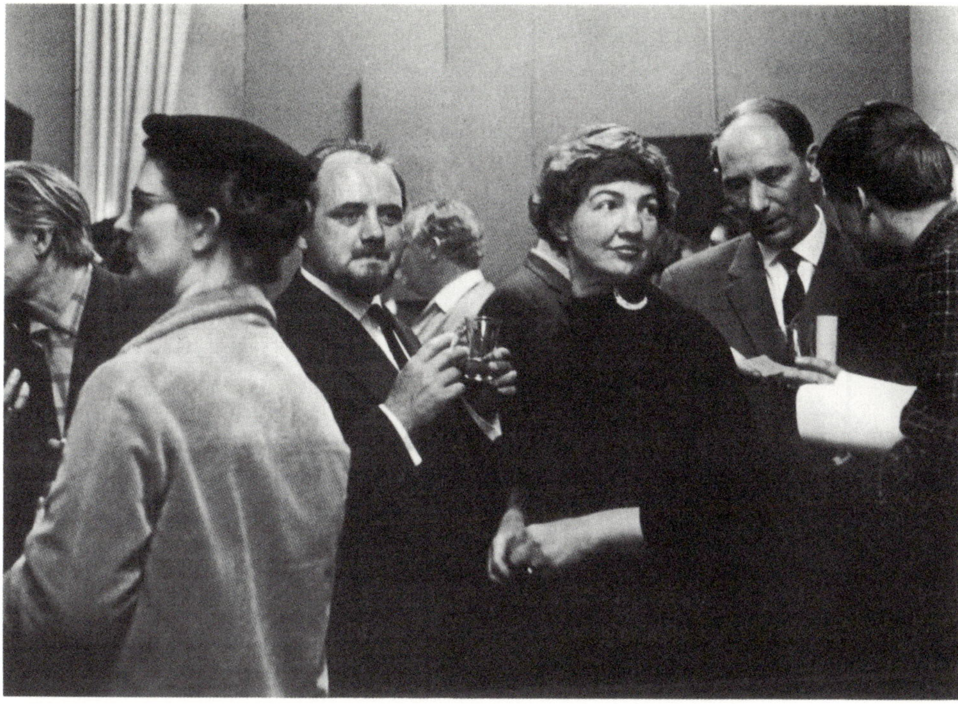

81 Eröffnung der Galerie Alfred Schmela in Düsseldorf, 1957. (Alfred Schmela, Monika Schmela, Jean-Pierre Wilhelm). Foto: Hans-J. Witkowski, Düsseldorf

Kommentare folgte langes Schweigen. Entscheidungen hatten im Innern zu reifen. Als Mann der visuellen Zwiesprache betrieb Alfred Schmela sein Metier wie ein Ambroise Vollard mit rheinischem Akzent. Im Lantzschen Park hat er sich und der Öffentlichkeit das skulpturale Ambiente für einen solchen Dialog geschaffen. Statt seine Umgebung durch feste Pläne zu fesseln, gar mit Programmen zu unterhalten, folgte er einem Prinzip: dem der Offenheit. Die Kunst, die er zeigte, sollte stets auf das Morgen schauen. So wurde Schmela der Galerist der ästhetischen Zeitfront. Die Reihe der ausgestellten Künstler von den ZERO-Leuten und Erwin Heerich über Arman und Fontana bis zu Graubner, Richter und Polke beweist sein Gespür. Innigst verbunden fühlte er sich wohl Joseph Beuys, den er 1958 kennengelernt hatte und 1965 unter dem Motto »Irgendein Strang…« sowie mit der Aktion »Wie man dem toten Hasen die Bilder erklärt« erstmals vorstellte. Fortan eroberten sie gemeinsam Sammler, Kritiker und Öffentlichkeit. Der eintretende Erfolg zahlte sich auch für den Händler mit der selbst angeeigneten Professionalität aus. 1971 konnte er das von Aldo van Eyck entworfene Galeriegebäude in Düsseldorfs Mutter-Ey-Straße beziehen. Was dort fortan geschah, wurde über die deutschen Grenzen hinaus registriert. Großkäufer wie Ströher, Sprengel und Ludwig fanden den Weg zu ihm, Museumsleiter wie der Krefelder Paul Wember und Johannes Cladders aus Mönchengladbach erkannten in Schmela und seinen Künstlern Gleichgesinnte. Indem er sein kulturell initiiertes Netzwerk nun auch merkantil stetig ausbaute, gelang dem Galeristen der

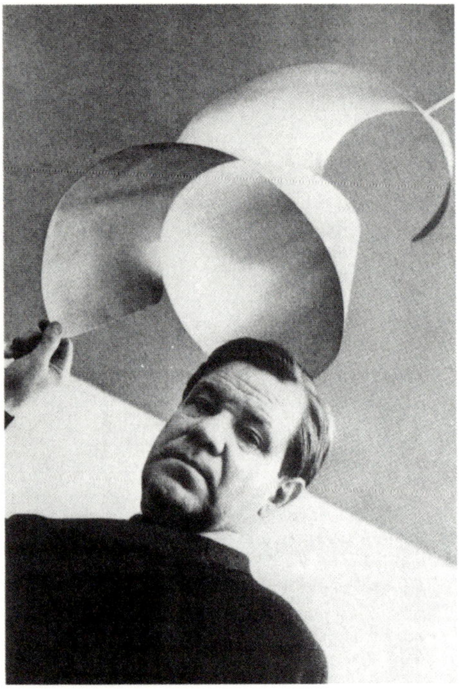

82 Hein Stünke mit »Lampenschirm«-Objekt von Man Ray

Durchbruch als Händler. Der künstlerische Geltungsanspruch konnte in Marktanteile umgemünzt werden.

Indes blieb Alfred Schmela auf diesem zwanzigjährigen Weg stets Einzelgänger, ein Solitär in der Händlerzunft wie sein Freund Joseph Beuys unter den Künstlern. Wie gesellig er privat auch sein mochte, beruflich war er kein Mann der konzertierten Aktion. Zwar wurde er 1967 Mitglied im »Verein progressiver deutscher Kunsthändler«, trat aber ein Jahr später schon wieder aus und begnügte sich mit einer Gastrolle. Ebenso machte das Engagement im Vorstand der Düsseldorfer Kunstmesse 1974 ihm Verbandsaktivitäten nicht lieber. Dergleichen überließ er gern den Kollegen mit mehr Redetalent und Organisationsgeschick. Unter diesen tat sich niemand so kundig hervor, hat sich kaum ein anderer um die Berufspolitik so verdient gemacht wie der Kölner Hein Stünke (vgl. Abb. 82). Nach den Anfängen noch im Kapitulationsjahr, als die Geschäfte im zerstörten Köln in Gang kamen (Stünke: »Die Vertreter der Industrie- und Handelskammer, die nicht glauben wollten, daß es möglich sei, in der Trümmerwüste von Köln Kunstwerke anzubieten und zu verkaufen, stiegen die Treppe hinauf, kauften Aquarelle und vermittelten uns den Gewerbeschein, das letzte von Dutzenden von Papieren, die für diese Eröffnung nötig waren.«[21]), konnte die Galerie »Der Spiegel« 1949 ein neues Domizil in der Richartzstraße gegenüber dem Wallraf-Richartz-Museum beziehen. Diese Räume an günstigstem Ort lagen ebenerdig, waren dem Kunstinteressenten fußläufig erreichbar, gewährten durch ein breites Fenster leichte Sicht auf das, was sie boten. Keine Treppe, keine Türklingel, keine Gardine erschwerten den Eintritt. Solche Zugänglichkeit, der Einladungscharakter der Galerie dienten als soziale Entsprechnung zum kulturell anvisierten Profil. Die unternehmerische Offenheit korrespondierte dem Wesen und Selbstverständnis Stünkes und seiner mittätigen Frau Eva. Rasch avancierte »Der Spiegel« zum Forum moderner wie zeitgenössischer Kunst, zum Treffpunkt der Kölner und rheinischen Szene. »Es kamen fast täglich die Künstler oder die Freunde der Galerie, und man saß im Galerieraum und trank Kaffee,« erinnert sich der Mitte der fünfziger Jahre als Volontär zu Stünke kommende Rudolf Zwirner. »Man saß da und sprach über Kunst. Das fand ich ganz ungeheuerlich.«[22] Das Programm folgte den Bildwelten des 20. Jahrhunderts: es reichte von Max Ernst und HAP Grieshaber über Cobra und Op Art, über Spoerri und Christo bis hin zu Dieter Krieg und Markus Lüpertz.

Indes verstand sich Stünke nicht als bloßer Verkäufer oder gate-keeper am Markt. Er wußte genau, wie es um die Kunstdebatten stand und daß es viel zu tun gab. Also machte er sich an die Öffentlichkeitsarbeit. Neben manch anderem Redner und Schreiber fand er in Albrecht Fabri einen »homme de lettres«, der seine Eröffnungsansprachen und Ausstellungskommentare in eleganter Rhetorik zugleich mit Wissen und Witz versah[23]. Im »Verlag Galerie Der Spiegel« ließ Stünke Texte von Künstlern und Deutern erscheinen. Neben Max Ernst, Paul Eluard und Marcel Duchamp vereinigten die »Spiegelschriften« George Brecht und Robert Filliou, kamen Werner Hofmann oder Pierre Cabanne in ihnen zu Wort. Ein spezielles Buchprogramm lud in limitierten Auflagen unter Einschluß meist lithographischer Arbeiten zur Beschäftigung mit Künstlern von Josef Albers bis zu Victor Vasarely ein. Die »Edition Portofolio« bot ein Panorama gegenwärtigster Kunstäußerungen zwischen Geiger und Christo, Wewerka und Brecht. Mit alldem war es Stünke um die reflektierende Begleitung des Kunstgeschehens zu tun, auf daß die anvisierte Öffentlichkeit sich nicht nur erweitere, sondern auch an ästhetischem Sinnverstehen gewönne. Wie sehr solche Kompetenzsteigerung dem Galeristen am Herzen lag, machte noch in den achtziger Jahren die von ihm herausgegebene Reihe der »Schriften zur Kunsttheorie« deutlich[24].

Richtete sich diese editorische Tätigkeit an das Publikum, an erwerbsbereite Kunstfreunde, so war Hein Stünke zugleich klar, daß seine Zunft das Wechselspiel von Kultur und Markt nicht länger launischem Zufall überlassen sollte. Aus dieser Erkenntnis heraus wurde er Initiator und Mitbegründer des Kölner Kunstmarkts, der 1967 erstmals im Gürzenich stattfand.[25] Da ein derartiges Unternehmen ein organisatorisches Gerüst, eine handlungsfähige Trägergruppe benötigte, war ein Jahr zuvor der »Verein progressiver deutscher Kunsthändler« ins Leben gerufen worden. Sitz des Vereins ist Köln, achtzehn Galerien gehören ihm 1966 an. Aus Berlin kommen Block und Springer, Düsseldorf ist durch Niepel und Schmela beteiligt, aus München schließen sich Stangl und van de Loo an. Zwei Kölner sind die Motoren des Zusammenschlusses. Hein Stünke, von dem der Anstoß kam, wird zum Vorsitzenden gewählt; sein ehemaliger Mitarbeiter, inzwischen selbständiger Kollege Rudolf Zwirner fungiert als Geschäftsführer. Gemeinsam wollte man nun, wie Stünke später formulierte, das Ziel verfolgen, »wie man der jungen Kunst einen Markt schaffen und die jungen deutschen Galerien wirtschaftlich stärken könnte. Köln sollte außerdem zu einem Markt der Avantgarde werden.«[26] In dieses Unterfangen investierte der Galerist in den nächsten Jahren viel Energie und Arbeitskraft, um seinetwillen griff er immer wieder zur Feder, gab Interviews, schaltete sich in Debatten ein. Wie sehr er auf die »Autonomie« der Kunst pochte, die »relative Unabhängigkeit« des Händlers gewahrt wissen wollte, so spürte er doch auch, daß die Stunde der organisierten Interessenvertretung gekommen war[27]. Über die Querelen, die ein solcher Schritt unter den Beteiligten wie mit Ausgeschlossenen nach sich zog, machte sich Stünke keine Illusionen. Zudem hat er die Notwendigkeit permanenter Selbstreform dieses wie jedes anderen Verbandes, des Kampfes gegen Verkrustung, falsche Ausschließlichkeitsansprüche und Absinken in Mittelmäßigkeit immer wieder betont. Erfolge und Nachfolger, Messen und Zusammenschlüsse vielerorts haben ihn bestätigt. Die Zeit war reif, Kunst und Markt mit effizienteren Strategien aufeinander zuzuführen. Gelingen konnte dies nur, wenn die Galeristen wie einst die Künstler in ihren Gruppen sich genossenschaftlich verhielten. Die kulturelle Reform mit merkantiler Note bedurfte der sozialen Innovation. Diese neue Seite im Geschichtsbuch der progressiven Kunsthändler schlug Hein Stünke auf. Seine Kollegen brauchten lange, bis sie ihm den Einsatz dankten. Doch 1991 ehrten sie ihn mit dem Preis der Kunsthändler auf der inzwischen zu internationaler Attraktivität gelangten »Art Cologne«.

Kunst zwischen Markt und Kultur

All jenen kommerziellen Vermittlern der Nachkriegsepoche, die beschlossen hatten, ihren Beruf als »progressive Galeristen« auszuüben, indem sie sich für neue künstlerische Entwicklungen engagierten, stellte sich das nämliche Problem: wie ließe sich der durch Maler, Zeichner, Bildhauer geschaffene Kulturwert, von dessen bildnerischem Rang sie überzeugt waren, in angemessene Handelswerte umsetzen? Wie konnte man innovativen Kunstwerken als nicht lebensnotwendigen Waren einen Marktanteil verschaffen, dessen Einnahmen die Refinanzierung sowohl der Kunstproduktion als auch der Distribution ermöglichten? Auf welche Weise war mit unkanonisierten Kunstgütern soviel Geld zu verdienen, daß die Investitionen von Schöpfern und Maklern sich lohnten, daß Künstler sowie Händler davon leben konnten, vielleicht gar Wohlstand ernteten? Auf diese Frage gaben die fortschrittlichen Galeristen durchweg gleiche Antworten, indem sie derselben distributiven Doppelstrategie folgten. Ein jeder von ihnen betrieb zwecks merkantiler Stabilisierung die kulturelle Valorisierung seines Angebots. Er mußte durch Überzeugungsarbeit die Bereitschaft der Besucher stimulieren, für ein durch Befremden attraktives Werk Geld auszugeben, dem momentanen Kunsterlebnis Dauer zu verleihen, indem sie die Zeichnung, das Bild, die Plastik gegen Bezahlung nach Hause trügen. Für das Überraschungsgut »neue Kunst« erforderte dies die atmosphärische und argumentative Schaffung von Akzeptanzbereitschaften beim Publikum, paradox formuliert: die kaufmännisch einträgliche Konventionalisierung des künstlerisch Unkonventionellen. Der progressive Galerist beweist seine Effizienz dadurch, daß er bildnerische Konventionsbrüche verkauft, sie gegen Entgelt der häuslichen oder musealen Umarbeitung zu visuellen, womöglich gar ästhetischen, d. h. lebensprägenden Konventionen anheimgibt[28]. Traditionale Verhältnisse gebären so auf kunstkommerziellen Wegen zivilisatorischen Wandel, wie zugleich der Markt sich durch die innovative Energie nachrückender Kunstleistungen in Bewegung hält: eine prozessuale Verflechtung gegenseitigen Nutzens von Kultur und Ökonomie, des freilich nicht immer gleichmäßig verteilten Vorteils von Produzenten, Distributoren und Konsumenten.

Allerdings bewiesen die avantgardistisch gesonnenen Kunsthändler der fünfziger und frühen sechziger Jahre im Umgang mit diesen Tauschstrukturen unterschiedliche Geschicklichkeit. Typologisch lassen sich drei Varianten charakterisieren. Jean-Pierre Wilhelm repräsentiert den intellektuellen Agenten in der Tradition des 18. Jahrhunderts, den »connaisseur« doch »marchand« wider Willen gleich Denis

Diderot oder Johann Heinrich Merck. Als »homme de lettres« ist er sozusagen ein Übersetzer nicht nur von sprachlichen, sondern auch bildnerischer Imaginationen gewesen. Kunstkaufmann hatte er nie werden wollen und wurde er nicht. Seine Ambitionen zielten weniger auf den Markt als in die Kultur. Für Kundenacquisition, Preiskalkulation und Buchführung brachte er wenig Neigung auf, verfügte jedoch nicht über die Ressourcen, dergleichen von Mitarbeitern erledigen zu lassen. Infolgedessen blieb er händlerisch ohne Fortüne, gab schließlich auf.

Ganz anders Alfred Schmela. Intellektuell ohne Ehrgeiz, konzentrierte er sich ganz auf die praktischen Seiten des Geschäfts, auf den konkreten und direkten Umgang mit Künstlern, Werken, Käufern. Diese Haltung rückt ihn historisch einerseits in die Nähe niederländischer Händler des 16. und 17. Jahrhunderts wie Jan Snellinck oder Melchior Forchoudt, analog zu denen auch er sich vom Künstler zum Verkäufer wandelte. Andererseits wies Schmela im beharrlichen Einsatz für den gewählten Beruf mentale Verwandtschaft mit Pionieren der Frühmoderne wie Paul Durand-Ruel oder Ambroise Vollard auf. Kein Kommentator, wirkte er um so nachdrücklicher als Markteroberer. In ihm fand die zunächst unverkäuflichste Kunst der Zeit ihren merkantil effizientesten Promoter, ohne daß dieser je eine Selbststilisierung in ihrem Geiste auch nur erwogen hätte. Auf solche Prätentionslosigkeit war auch Hein Stünke bedacht, doch schätzte er mehr als der Düsseldorfer Kollege das beredte Eintreten für das, was ihn wichtig und richtig dünkte. Stünke verband Kulturpflege mit Marktsondierung, er schätzte sorgfältiges Management in allen Aspekten der Profession. Seine persönlichen Bildungsansprüche und Geschäftsinteressen verband er in vierzigjähriger Berufstätigkeit mit sozialpolitischen Bemühungen um eine zeitgemäße Weiterentwicklung von Standesorganisationen und Marktstrukturen. Kaufmännische Professionalität und künstlerische Kompetenz befähigten ihn, seine Aktivitäten auf beide Teile des Metiers »Kunst-Händler« gleichgewichtig zu verteilen.

Die Verschiedenartigkeit der Mentalitäten und Professionsakzente läßt sich ebenfalls an der Art ablesen, in welcher jeder der drei Handelsrepräsentanten zum Publikum in Beziehung trat. Jean-Pierre Wilhelm wandte sich überwiegend an Insider der Kunstszene, an eingeweihte Kreise, an gebildete Kenner. Er bevorzugte die ästhetischen Gourmands und wollte ihnen erlesene Genüsse bieten. Leute von der Straße, Laufkundschaft schätzte er nicht. Entsprechend klein blieb die Zahl der Käufer. Höhere Preise, größere Umsätze als in der Anfangsphase erreichte er nie; sein Unternehmen jonglierte auf schmaler Basis. Er konnte und mochte wohl nichts anderes sein als ein esoterischer Galerist. Im Gegensatz dazu bemühte Hein Stünke sich stets um eine breitere Publikumsansprache. Mochte ihm auch der gebildete Sammler lieber sein als ein naiver Zufallskäufer, so sperrte er doch niemand von vornherein aus. Willkommen durfte sich im »Spiegel« jeder echte Kunstfreund fühlen. Statt auf soziale Selektion traf er auf kulturelle Protektion. Stünke hielt für (fast) jeden Geldbeutel etwas bereit. Im persönlichen Habitus soigniert und zurückhaltend, war er unternehmerisch ein eher exoterischer Galerist.

Zwischen diesen beiden Handlungstypen bewegte sich Alfred Schmela. Sein avantgardistisches Programm nötigte ihm eine Doppelstrategie auf, welche einen

Widerspruch barg, der dem Händler, je weiter er in seiner Karriere voranschritt, um so mehr zu schaffen machte. Als Anbieter radikalster künstlerischer Konventionsbrüche von Beuys bis Dieter Rot und Arnulf Rainer visierte Schmela kulturell weite Horizonte von Interessenten an. Er operierte insofern als Galerist populistisch wie Beuys als Künstler. Folgerichtig gab er Anfang der siebziger Jahre der Düsseldorfer »Internationalen Kunst- und Informationsmesse« den Vorzug vor den Veranstaltungen des progressiven Galeristenverbandes in Köln. Kulturell versprachen er und gleichgesinnte Kollegen sich vom Jahrmarkt größere Resonanz als von einer Spezialmesse. Doch wußte auch Schmela, daß er wirtschaftlich von den meist jüngeren und finanzschwachen Besuchern nicht viel erwarten durfte. Er sah sich daher veranlaßt, eine betuchtere Klientel zu erschließen, um auf seine Kosten zu kommen und den Künstlern das Portemonnaie zu füllen. In gewissem Umfang mußte er als Händler elitär sein, sich mit der Hoffnung begnügen, daß die an reiche Privatpersonen verkauften Hochleistungen seiner Künstler über Stiftungen wieder öffentlich sichtbar würden. Mit diesem Doppelverfahren hatte Schmela Erfolg, kulturell wie ökonomisch, wenngleich um den Preis, daß Galerist und Händler in ihm nicht immer zur Deckung kamen. Angesichts dieses Rollenkonflikts muß es ihn zeitweise Mühe gekostet haben, Markt und Kultur im eigenen Trachten zu versöhnen.

Wie auch immer Schmela des Dilemmas Herr wurde, hohe Avantgarde-Preise mit der willkommenen Neugier der Habenichtse zu versöhnen: Umsatz und Reputation wuchsen stetig. Zeitweise verkörperte er den Erfolgshändler wie kein anderer. Man kaufte mit Fleiß von ihm, jeder Künstler hätte gern in der Mutter-Ey-Straße 3 ausgestellt. Als die kulturelle Anerkennung in Sicht geriet, endete auch die Phase niedriger Preise. Eine zweite Stufe höherer Wertbemessung schloß sich an, während derer die Sammler nicht mehr nur aus der rheinischen Region, sondern aus vielen Gegenden Deutschlands kamen. Schließlich wurde auch dieser nationale Horizont überschritten. Bei nochmaliger Preissteigerung tat sich der europäische, der Welt-Markt auf. Die einst wohlfeile Sichterneuerung war jetzt nicht mehr für niedrige Beträge zu erwerben. Diesen Erfolgspfad durch Kultur und Markt hätte gewiß mancher der zur »Stunde Null« aufgebrochenen Händler gern eingeschlagen. Nicht allen glückte er, doch viele durften nach Jahren der Anstrengung zufrieden zurückschauen. Ein jeder hatte seinen Beitrag zum kunstkommerziellen »Wiederaufbau« geleistet. Zwischen Hamburg und München, zwischen Berlin und dem Rheinland florierten Mitte der sechziger Jahre die künstlerische Kultur und ihr Markt. Sie straften das Diktum vom konservativen Geist der Bundesrepublik zumindest teilweise Lügen. Die progressiven Galeristen hatten an dieser Entwicklung Anteil und Verdienst. Mochten die Sehnsüchte mancher Künstler auch schon in die Ferne schweifen (Norbert Kricke euphorisch an Rolf Jährling: »Castelli macht Ausstellung von mir. Viel verkauft schon in Chicago.«[29]), zunächst war es darum gegangen, ihnen Anblick und Brot im eigenen Land zu verschaffen. Dies gelang bei steigenden Besucherzahlen, mit nachwachsenden Käuferschichten, in sich weitenden Sammlerkreisen. Man kam voran, wie Anna Klapheck, eine genaue Beobachterin der rheinischen Szene, feststellte, auf dem Weg »vom Notbehelf zur Wohlstandskunst«[30].

Staatskommerz oder Messekunst?

Selbstbehauptung im Überwachungsstaat

Die Wiederherstellung des Kunsthandels vollzog sich in der Bundesrepublik nach 1945 in zwei Etappen: als Aufbau eines Binnenmarkts mit funktionstüchtigen Unternehmen und leistungsfähigen Netzwerken sowie als Anbindung dieser Geschäftsstruktur an den internationalen Kunstverkauf. In der Öffnung gegenüber den Nachbarländern dominierte freilich die Orientierung nach Westen. Das hing nicht nur mit der raschen Wiederbelebung etwa der französischen Kunstszene zusammen, sondern dazu trug ebenfalls die deutsche Teilung bei. Sie drückte der Entwicklung des Kunsthandels zwischen Oder und Rhein, von Dresden bis Köln einen politischen Stempel auf. Dessen Abdruck wurde zumal in den kommunistisch beherrschten Regionen mit dem Fortgang der Jahre immer deutlicher sichtbar. Hatte anfangs auch jenseits von Elbe und Saale ein liberaler Kunstgeist geherrscht, so wehte dort bald ein kühlerer Wind. 1946 konnten bei der »Allgemeinen Deutschen Kunstausstellung« in Dresden noch Maler aller Stilrichtungen und aus vielen Gegenden ihre Bilder nebeneinander hängen, durften Hans Grundig und Will Grohmann als Organisatoren zusammenarbeiten[1]. Ernst Wilhelm Nay, bald prominentester Abstrakter an Rhein und Isar, zeigte dort seine jüngsten Werke neben einer langen Phalanx ehedem von den Nationalsozialisten als »entartet« unterdrückter Künstler. Doch gewann mit der Umwandlung der »Sowjetischen Besatzungszone« in die »Deutsche Demokratische Republik« die Sozialistische Einheitspartei die Oberhand im Kunstleben. Sie sorgte für staatliche Kontrollen gemäß der politischen Ideologie, polemisierte gegen »Modernismus«, »Kosmopolitismus«, »Dekadenz« im Westen. Um die Künstler in ihrem Herrschaftsgebiet besser gängeln zu können, hub die SED einen immer tieferen Graben zwischen ihnen und der westlichen Sphäre aus. Sie erstickte den freien Geist der Aufbruchsjahre, verbreitete stattdessen ihre engstirnige Kunstdogmatik. Zugleich wurden die Kontakte zum Handel der Bundesrepublik geächtet, unterbunden, verboten. Man wollte und sollte, auch kunstökonomisch, unter Gleichgesinnten bleiben. Das dirigistische Denken der Planwirtschaftler war nicht bereit, die Kunst auszusparen, ihr größere Freiheiten einzuräumen als anderen Lebensbereichen. Fortan endete der Westmarkt an der Ostgrenze.

Indes brauchte die Abschottung einige Zeit, hinkte die Praxis der Ideologie hinterher. Der Ost-Kunst geriet zum Vorteil, daß ihr weder für die Zementierung des Systems noch im Wettkampf mit dem Westen strategische Priorität zukam. Daher blieb anfänglich eine gewisse stilistische Modernisierung erlaubt, solange sie sich nicht zu auffällig gerierte, denn sie half bei der Verdrängung der nationalsozialistischen Vergangenheit. Zwar waren die kommerziellen Ausstellungsmöglichkeiten begrenzt an Zahl und mußten sich mit beengten räumlichen Verhältnissen abfinden. Doch es gab sie durchaus im ersten Jahrzehnt nach der Staatsgründung. Wenn auch keine großen Umsätze zu erzielen waren, versuchten gleichwohl private Kunsthändler ihre Galerien an staatlichen Kontrollkommissionen und reguliersüchtigen Parteifunktionären vorbeizuführen. Allen Bemühungen zum Trotz aber gerieten sie in die Schere aus Bevormundung und Freiheitssehnsucht. Der künstlerische Exodus von Gerhard Hoehme und Gotthard Graubner über Gerhard Richter und Günther Uecker bis zu A. R. Penck beraubte sie jener kreativen Potentiale, von denen ihre Unternehmen hätten kulturell und ökonomisch zehren können. Die Auseinandersetzungen mit der Bürokratie um Ausstellungsgenehmigungen, Druckerlaubnisse, Papierzuteilungen und dergleichen mehr dämpften die Lust am künstlerischen und geschäftlichen Experiment. Dieser Zwickmühle suchte mancher Galerist zu entkommen, indem er sich dem obrigkeitlichen Geschmack anpaßte, indem er seine Einnahmen durch beiläufigen Antikhandel aufbesserte, indem er geschmähte Zeitgenossen in der Hinterstube präsentierte. Wer von alldem zermürbt war, dem blieben nur Geschäftsaufgabe oder Flucht in den Westen.

In den sechziger Jahren endete selbst diese Phase ungewissen Jonglierens. Der DDR-Staat brachte private Galeristen um Brot und Bleibe, indem er den Kunsthandel an sich riß. Auf dem Binnenmarkt tauchten sogenannte Kunstkabinette auf, die sich dem Gegenwartsschaffen widmeten und in der Regel von nebenberuflichen Managern geleitet wurden. Unter dem Dach des staatlich finanzierten »Kulturbundes« gegründet, boten diese Kunstkabinette vor allem Druckgrafik zu niedrigen Preisen an, förderten das Sammelwesen, dienten als Treffpunkte der Künstler und Kunstfreunde, aber auch von Literaten, Musikern und Theaterleuten. Der Herrschaftsapparat nutzte sie, um junge sowie non-konforme Strömungen in kontrollierbare Bahnen zu lenken. Die Galerieleiter waren gegenüber offiziellen und geheimen Behörden verantwortlich. In vielen Fällen wurden ihre Einrichtungen aus Überschüssen finanziert, die der Staat im weitaus lukrativeren Antiquitätenverkauf erwirtschaftete. Zumal der Außenhandel mit Antiquitäten erwies sich als einträglich in jenem Maß, in dem es gelang, private Geschäftsleute auszuschließen. Nach einem zehnjährigen Prozeß von Enteignungen und staatlichen Betriebsgründungen war dies 1973 vollbracht. In der »Kunst- und Antiquitäten GmbH/Internationale Gesellschaft für den Export und Import von Kunstgegenständen« mit (ab 1978) Sitz in Mühlenbeck schuf sich die DDR eine Monopolorganisation, die sie zur Beschaffung von Devisen durch Ausbeutung des Marktes nutzte.[2] Die Firma unterstand der Abteilung »Kommerzielle Koordinierung« im Ministerium für Außenhandel, deren Chef Alexander Schalck-Golodkowski ebenso wie der (ab 1981) Unternehmensleiter Joachim Farken zugleich im Dienst des Ministeriums für Staatssicherheit stand. Die in Mühlenbeck wie auch in manchem Zulieferbetrieb tätigen Händler verkörperten den Typus des kaufmännischen Kunsträubers. Ihr spezielles Genre war die staatlich sanktionierte Beschaffungskriminalität. Um den Nachschub für die Auslandsgeschäfte zu sichern, »kauften« sie im Inland dadurch, daß sie Kunstsammler erpressten, sie mit unmäßigen Steuernachforderungen überzogen, sie vor Gerichte schleppten, bei ihnen einbrechen ließen. Unter solchem Druck wurden die Kunstbesitzer zur Hergabe ihrer Schätze genötigt, wenn sie sich nicht hinter Gittern wiederfinden wollten. Die verbrecherischen Beschaffer »kriminalisierten« die sammelnden Kunst- oder Antiquitätenfreunde, indem sie ihnen Wertverschleierung, Steuerhinterziehung, unrechtmäßigen Handel und andere Gesetzesverstöße vorwarfen. Unter dem Zugriff der Kunstmarder verwandelten sich zumal alte Stücke in für den Eigner gefährliche Güter[3]. Der beutegierige Vermarkter indes mutierte zum in Sammlerkreisen gefürchteten, staatlich besoldeten Kunsthehler. Statt Einnahmen bescherte er unentgeltliche Eigentumseinbuße, gar Freiheitsverlust. Hatten die Nationalsozialisten den Auslandsverkauf künstlerischer Diebesware noch weitgehend privaten Exporteuren überlassen, so vollführt ihn das kommunistische System am Ende ganz in eigener Regie. Der Beruf des Kunsthändlers erklimmt in dieser Praxis den Zenit politischer Kompromittierung.

Doch wurden nicht nur Sammler zu Opfern solch merkantil motivierten Kunstraubs. Auch private Händler zogen mehr und mehr die begehrlichen Blicke ihrer zwielichtigen Kollegen von der »Kunst- und Antiquitäten GmbH« sowie aus deren emsigster Zulieferfirma, dem »VEB(K) Antikhandel Pirna«, auf sich. Wer immer in den siebziger und achtziger Jahren zwischen Rostock und Dresden mit wertvollen Gemälden und Skulpturen früherer Epochen, mit Porzellan oder Möbeln vergangener Zeiten seinen Lebensunterhalt verdiente, mußte Besuch aus Mühlenbeck gewärtigen. Denn sein Geschäft bot den Emissären des staatlichen Kunstvertriebs die doppelte Chance, ihre Lager auf billigste Weise mit einträglichen Waren zu füllen und sich zugleich mißliebiger Konkurrenten zu entledigen. Indem derart das private Unternehmertum zunehmend geschädigt, ja eingeschränkt wurde, setzte sich der herrschenden Wirtschaftsdoktrin gemäß das Staatsmonopol immer weiter durch. Denn am Ende der Repressionen standen die betroffenen Kaufleute in der Regel vor dem Ruin. Sie mußten ihre Läden schließen, den Beruf aufgeben, um Leib und Leben fürchten, das Land verlassen. So ergeht es wie an vielen anderen Orten in Dresden den Händlern Gerhard Butze, Horst Kempe, Helmuth Meissner und Gerhard Patzig. Als Kempe sein Geschäft aus Gesundheitsgründen seinem Sohn zur Weiterführung übereignen will, erhält er einen behördlichen Ablehnungsbescheid mit dem unmißverständlichen Hinweis: »Der Antiquitätenhandel gehört nicht zu den Bereichen unserer Volkswirtschaft, für die in der Folge weitere private Genehmigungen erteilt werden. Zur Befriedigung der auf diesem Gebiet existierenden Bedürfnisse steht in zunehmendem Maße der Volkseigene Handel zur Verfügung.«[4] Das Eigentum der Firma »Nova« wird beschlagnahmt, dem Inhaber eine übertriebene Steuerschuld präsentiert. Nach deren Begleichung »darf« Kempe samt Familie in den Westen übersiedeln, jedoch nicht ohne vorher seinen Immobilienbesitz »verschenkt« zu haben.

Für Kunstverkäufer stand in der DDR die Chance, unbehelligt zu bleiben oder mit geringen Einbußen davonzukommen, um so günstiger, je weniger devisenträchtig ihr Angebot ausfiel. So kam es zu der paradoxen Situation, daß der Handel mit neueren, modernen Werken, weil für den Export unattraktiv und obwohl ideologisch stets verdächtig, in kunstökonomischer Hinsicht einen relativ größeren Freiheitsraum genoß als die Veräußerung alter Gemälde und Plastiken oder von Antiquitäten. In dieser Nische aus geistiger Beargwöhnung und merkantiler Duldung mußte ein Kunsthändler sich einzurichten wissen, wollte er mit Bildern der jüngeren Vergangenheit oder gar der Gegenwart kulturell und wirtschaftlich überleben. Unter den Galeristen, die diese Gratwanderung mit mehr oder weniger Glück vollführten, erwarb sich Johannes Kühl Respekt bei Künstlern, Kollegen und in der Öffentlichkeit. Vierzig Jahre lang führte er in Dresden die »Kunstausstellung Kühl« durch die Hochs und Tiefs politischer wie ökonomischer Wetterlaunen. »Bescheidenheit« und »Seriosität« dienten ihm von Anfang an als Maximen im Umgang mit Sammlern und Behörden[5]. Auch bei den wenigen Kollegen bemühte er sich stets um ersprießliche Kontakte, wohl wissend um die historische Sonderstellung seiner Galerie, denn: »Kühl war nach dem Kriege lange Zeit für die Künstler die einzige Möglichkeit, in Dresden auszustellen«[5] (vgl. Abb. 83).

Erlernt hatte Kühl das Metier beim Vater. Heinrich Kühl war nach einer Buchhändlerlehre 1911 als leitender Mitarbeiter in die Dresdener Galerie Arnold eingetreten. Dort kommt er vor allem mit zeitgenössischem Schaffen in Berührung, betreut Ausstellungen auch über Dresden hinaus, erringt die Achtung von Laien und Fachleuten. 1925 macht er sich selbständig, seiner Galerie gibt er den Firmennamen »Kunstausstellung Kühl«. Deren Programm vereint die »Brücke«-Maler mit Hegenbarth, Voll und Hofer, bezieht aber auch Abstrakte wie Mondrian oder Lissitzky ein. Mit den Jahren arriviert das Unternehmen zu einer nicht wegzudenkenden Institution im reichen Dresdener Kunstleben. Den Repressionen der Nazis entzieht sich Kühl durch den Umzug in eine Etagengalerie. Auch nimmt er nun Asiatika ins Angebot, bleibt aber, wiewohl getarnt, seinen Lieblingskünstlern durchaus treu. Ähnlich wie Günther Franke in München offeriert Heinrich Kühl sie in einem Nebengemach. »Er führte mich hinter einen Vorhang in sein kleines Büro und zeigte mir verbotene Kunst,« berichtet Karl Otto Götz von einem Besuch im Jahre 1940: »Aquarelle von Nolde, kleinere Arbeiten von Hofer, Dix und Klee, Klebebilder von Schwitters und viel Druckgraphik der Expressionisten, aber auch von Kandinsky, Feininger und Chagall.«[6] Auch das Vergnügen an künstlerischen Entdeckungen hat sich der Galerist bewahrt. Der junge K. O. Götz zieht ihn in seinen Bann: »Als ich Herrn Kühl einige meiner Zeichnungen und Gouachen zeigte, war er so interessiert, daß er sie in Kommission nahm. Ich hatte plötzlich einen Kunsthändler.«[6]

Dieser Linie folgt nach Kriegsende auch der Sohn, Johannes Kühl. Er wird Bewahrer und Entdecker (»Wir blieben unserer Tradition treu.«). An der Dresdener Kunstakademie hatte er selbst bei dem Tier- und Landschaftsmaler Rudolf Schramm-Zittau sein bildnerisches Talent erprobt; frühe Arbeiten zeigen eine Neigung zu impressionistisch-stimmungsbetonender Malweise[7]. Kriegsdienst und Gefangenschaft unterbrachen diese Studien. 1946 eröffnet der Heimkehrer die »Kunstausstellung Kühl« in einer Villenetage der Zittauer Straße. Gemeinsam mit dem Vater werden vor allem Ausstellungen von Dresdener Künstlern präsentiert, zwischen denen in den Anfangsjahren Maler mit abstrakten Tendenzen wie Ernst Wilhelm Nay oder Karl Otto Götz auftauchen. Auch als (seit 1965) alleiniger Inhaber der Galerie bevorzugt Johannes Kühl eine wohlerwogene Mischung aus älteren und neueren

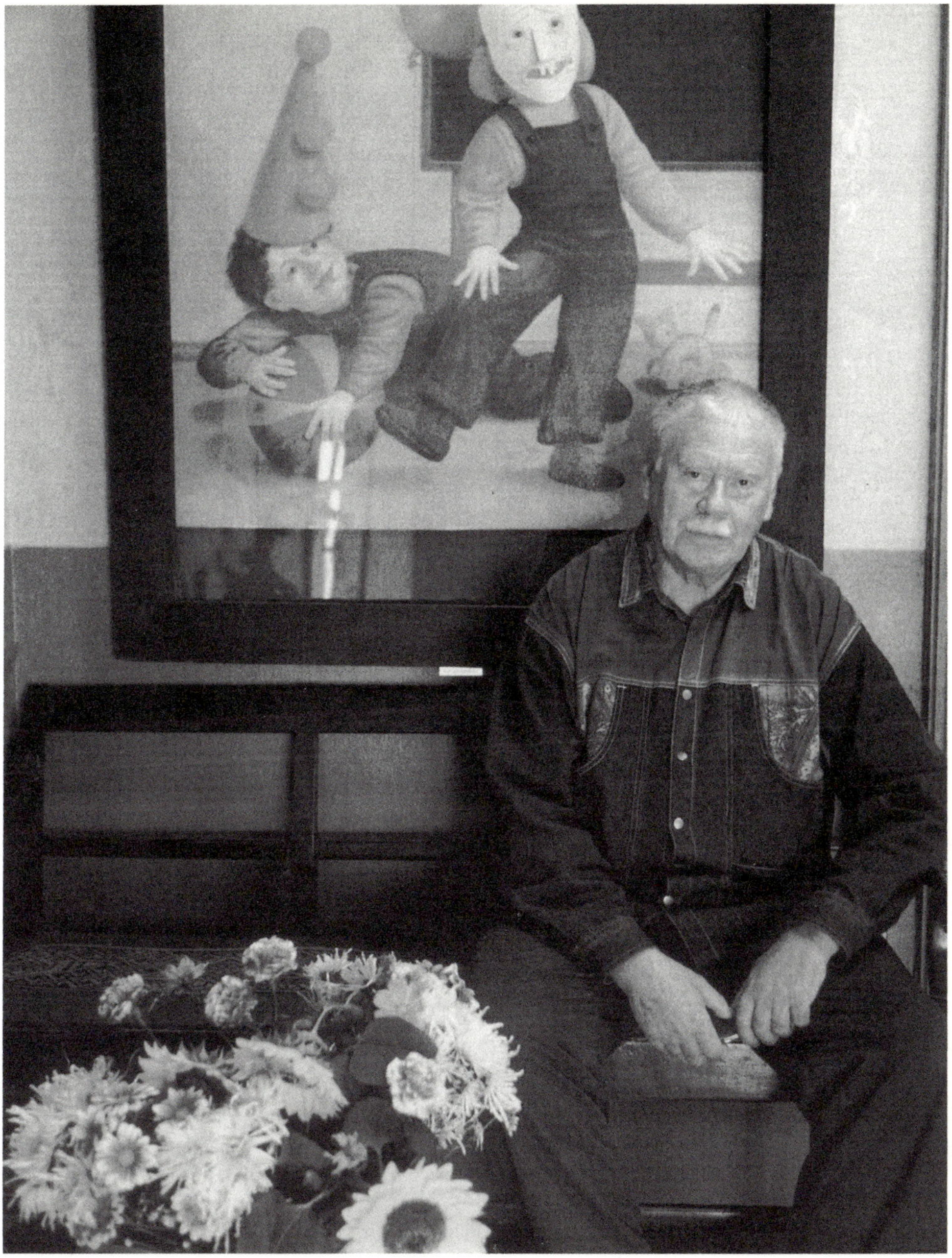

83 Der Dresdener Galerist Johannes Kühl

Werken. Obgleich seine Vorliebe den Dresdener Spätimpressionisten gilt, er die Nachlässe von Hans Jüchser und Wilhelm Lachnit betreut, holt er immer wieder Experimentierer wie Gerhard Altenbourg oder Jörg Sonntag in seine salonartigen Räume. Dabei konnte sich Kühl auf einen treuen Stamm von Besuchern und Käufern stützen. Sie und die Künstler hielten ihn aufrecht, wenn politisches Ungemach drohte oder der Kampf mit den Zensurbehörden ihn nervte. Denn als »unangenehm und aufreibend« empfand er »die oft umständlichen Genehmigungsverfahren für jedes Faltblatt und das Einreichen von Ausstellungskonzeptionen zur Begutachtung.«[8] Doch schaut er auf all die Mühen zurück, so darf er gewärtigen, daß jenes Masken-Spiel, unter dem er sich 1992 beziehungsreich ablichten ließ, zur Rolle des Galeristen in diktatorischen Zeiten gehört und sich zum Wohle von Kunst wie Kultur gelohnt hat.

Für Kühl und seine gleichgesinnten Kollegen bestand das berufliche Zentralproblem darin, wie sich die Kooperation mit dem System und die Abgrenzung gegen es vereinbaren ließen. Um vom offiziellen Kurs des »Sozialistischen Realismus« abweichende Bilder und Plastiken zur Geltung zu bringen, gleichwohl aber sein Unternehmen rentabel zu machen, mußte sich der kommerzielle Aussteller mit dem autoritären Überwachungsstaat arrangieren. Das komplizierte Management dissidenter Anschauungsleistungen verschlang im bürokratischen Sozialismus viel professionelle Energie. In das gleichzeitige Jonglieren mit einem behördlich beargwöhnten Angebot und die Stimulierung einer genauso verdächtigen Nachfrage mußte gewissermaßen eine politische Innovationsbremse eingebaut sein. Diese Taktik verlangte dem Galeristen im beruflichen Innenverhältnis ebensoviel Selbstkontrolle ab wie sie nach außen zur Vermeidung von Auffälligkeiten nötigte. Sanktionen durften nicht provoziert werden, denn sie gefährdeten Geschäft und Kunst. Unter dem SED-Regime hatte sich der modern orientierte Händler in einen Meister des Kompromisses zu verwandeln. Er mußte die offiziellen Instanzen umgarnen, ohne dabei sich selbst zu täuschen oder von anderen übertölpelt zu werden. Dabei lagen die Grenzen zwischen Tätern und Opfern kaum je ganz fest, entzogen sich insofern klarem Kalkül; die Rollen konnten jederzeit wechseln. Mit zynischer Geste bot die vandalische »Kunst- und Antiquitäten GmbH« manchem Händler, dessen Lager und Wohnung sie plünderte, an, bei ihr als Angestellter einzusteigen oder als ihr Hehler im Ausland zu wirken[9].

Unter diesen Verhältnissen blieben die wenigen etablierten Kunsthandlungen manchem zeitgenössischen Bildschöpfer verschlossen. Denn sich zum Protektor zumal kritischer Äußerungen zu machen, lief für den Galeristen auf berufliche und persönliche Selbstgefährdung hinaus, mochte das Ende seiner Tätigkeit einläuten. Junge Künstler, deren widerborstige Kreativität sich ungebrochen regte, verwandelten im Verein mit manch älteren Kollegen diese Not um 1980 herum in eine Tugend, indem sie sich eigene kulturelle und kommerzielle Foren schufen. Mochte auch ein Alteingesessener wie Johannes Kühl solche Genossenschaften nicht als Konkurrenz empfinden: sie wurden es dennoch. Die »Galerie Oben« in Karl-Marx-Stadt (Chemnitz), die Galerie »Clara Mosch« (deren Name sich aus den Initialen von *Cla*us, *Ra*nft, *Mo*rgner, *Sch*ade zusammensetzte) im Chemnitzer Vorort Adelsberg, die Werkstattgalerie »fotogen« in der »Villa Marie« zu Dresden, die Leipziger Aussteller bei »Eigen+Art«: sie und weitere ihresgleichen begannen als künstlerische Selbsthilfegruppen, die um Anerkennung und Verdienst gleichermaßen rangen. Staatsgelder erhielten und wollten sie nicht, denn sie sannen auf künstlerische und lebensästhetische

Alternativen zur bildnerischen Hagiographie der Arbeiter- und Bauern-Zivilisation. Auch Distanzierung à la Kühl durch »in die Etage gehen« und Pochen auf »innere Freiheit« lehnten sie ab. Vielmehr strebten sie nach vitaler Opposition gegen hierarchische Verkrustungen und betonierte Mentalitäten, indem sie ihren individuellen Artikulationen kollektive Stoßkraft verliehen. Das Engagement dieser Gemeinschaften galt der Errichtung einer Gegenwelt gegen die sozialistisch uniformierte Kultur. Kunstschöpfung und Kunsterlebnis dienten nicht ausschließlich, aber auch der Errichtung ästhetischer Sozialschranken, diesseits deren man zueinanderfand, um sich gegen die Bevormundung von jenseits besser behaupten zu können.

Aus solchem Widerstandgeist entstanden in der DDR jene Produzentengalerien, deren Zahl während der achtziger Jahre bald ein Dutzend überstieg. Sie luden zu Ausstellungen, Vorträgen und Diskussionen ein; in ihnen fanden Rock-Konzerte statt, lasen Lyriker ihre neuesten Gedichte; Filme wurden vorgeführt, Schauspiele inszeniert. Man lebte von der Improvisation und dem Verkauf meist preisgünstiger Grafik. »Und es gibt die Künstlertreffen und Künstlerfeste,« berichtet Gunar Barthel, von 1981 an Manager der »Galerie Oben«. »Es ist die Zeit der langen Nächte und verregneten Pleinairs, die Zeit der Aktionen und Kopf-an-Kopf-Kämpfe.«[10] Unterdessen fällt es nicht immer und überall leicht, die Politik mit den Mitteln der Kunst in die Schranken zu weisen. »Der Staat versucht immer wieder, Einfluß zu nehmen auf die Inhalte, doch man ist einfallsreich und zäh.«[10] Oft sind Beobachter und Lauscher unerkannt dabei, mischen sich Spitzel vom Staatssicherheitsdienst unter die Künstler und Kunstfreunde. Manche von ihnen spielen eine Doppelrolle gleich dem Lyriker Sascha Anderson, der selbst zur Alternativ-Szene gehört und an die Stasi berichtet. Sein Pladoyer für einen Neutralitätskurs unter der Devise »Weder für noch gegen, sondern außerhalb« offenbart eine Doppelzüngigkeit, die beiden Seiten nach dem Mund redete, doch letztlich die Schwächung der Oppositionellen beabsichtigte, auf die Lähmung der solidarischen Widerspruchsgeister zielte[11].

Solche zwielichtigen Strategen schlüpfen manchmal gar in die Rolle des Verkaufsmanagers künstlerischer Selbsthilfegruppen. Dergleichen muß Gunar Barthel erleben, dessen Aktivitäten zum Aufschwung der »Galerie Oben« und darüberhinaus zur Standortbestimmung der alternativen Kulturszene maßgeblich beitrugen. Einer seiner Vorläufer als Impresario der 1973 gegründeten Künstlergenossenschaft war der Chemnitzer Sammler und Autor Georg Brühl gewesen. Ihm standen Freiräume zur Verfügung, die manchen Zeitgenossen erstaunten. Barthel indes, in seiner Vermittlertätigkeit beliebt und erfolgreich, gerät zunehmend unter Druck von Zensurinstanzen. Nach sechsjähriger Amtsführung muß er gegen seinen Willen weichen, wird er 1987 über die Grenze zur Bundesrepublik komplimentiert. Später erweist sich, daß eben jener Vorgänger und Kunstfreund Brühl unter dem Decknamen »Peter« der »Staatssicherheit« zuarbeitete, indem er auch über Barthel und sein Umfeld Dossiers verfaßte[12]. Gleich dem Ausgewiesenen erfuhren auch andere Manager von Produzentengalerien das beständige Mißtrauen ihres Heimatstaats. Ob Barthel oder sein Nachfolger Tobias Tetzner, ob Claudia Reichardt aus der »Villa Marie« oder die Künstler-Händler um Carlfriedrich Claus: der Sand, den sie dem System ins Getriebe warfen, sprühte auf sie als Gift der Repression zurück. Die bedrohlichen Verhältnisse, unter denen diese kulturellen Vermittler ihrer (auch) merkantilen Tätigkeit nachgingen, ließen sie eine weitere geschichtliche Variante der Kunsthändler-Rolle verkörpern: die des »Risiko-Galeristen«.

Bundesgenossen der Avantgarde

Dergleichen blieb den Kollegen im freieren Westen erspart. Zwar gab es auch hier, wie etwa in Hamburg, Versuche, den Kunstverkauf durch »Produzentengalerien« kollektiv zu organisieren. Doch setzten sich solche eher ökonomisch als politisch motivierten Kontrastmodelle gegen die eingelebten Praktiken des Kunstmarkts nicht durch. Von den etablierten Galerien wurden sie nur als Randerscheinungen zur Kenntnis genommen, die an überwundene Geschäftsformen früherer Epochen gemahnten. Denn wie im privatkapitalistischen Wirtschaftsleben allgemein gaben inzwischen auch im Kunsthandel Arbeitsteilung und Spezialisierung den Ton an. Die meisten Vermittler erledigten ihren Kommerz nach den Regeln moderner Betriebswirtschaft mit sorgfältiger Einkaufsstrategie, Absatzschätzung und Preiskalkulation, unterstützten ihn durch Werbung und Öffentlichkeitsarbeit, bewältigten ihr tägliches Pensum mithilfe von Angestellten, unter Hinzuziehung von Fachleuten. Dies alles war erforderlich, oft unumgänglich, weil der Kunstmarkt sich stetig ausgedehnt hatte, in Teilbereiche zerfiel, unübersichtlich zu werden drohte. Industrie wie Handel, Produktion und Verbrauch florierten in der Bundesrepublik Deutschland. Man hatte, mit viel Fleiß und Improvisationstalent, den Schritt von der Mangelverwaltung in die Versorgungssicherheit vollzogen. Im Bemühen, die erreichte ökonomische Saturierung zu charakterisieren, die neue Befindlichkeit zu benennen, kursierten in den sechziger und siebziger Jahren ganz andere Schlagworte als zuvor. Von der Wohlstands- und Freizeit-, von einer Überfluß-, gar Wegwerfgesellschaft wurde nun gesprochen.

In der Tat: Befreit von den Nöten und Mühen der Vergangenheit, wollte man nun das Leben genießen. Nach der Arrondierung von Haus und Einkommen blieb, zumindest im neuen Mittelstand und für die Oberschicht, Zeit zur Muße. Viele wurden ihrer lange vernachlässigten Bildungsbedürfnisse inne, fühlten ein ungestilltes Interesse an Kunst, Literatur und Musik, gingen ihm nach. Museen und Konzertsäle füllten sich, die Buchauflagen stiegen. Auch Galerien profitierten von der Wiederentdeckung der Hochkultur, vom Wunsch nach visueller Anregung. Vor allem der Grafikmarkt boomte; manche Wohnung, viele Büros, selbst Behörden erhielten erst jetzt ihren Wandschmuck oder wechselten ihn[13]. Der Kunsttourismus kam ins Rollen. Großausstellungen arrivierten zu spektakulären Ereignissen, zu beliebten Ausflugszielen per Auto, Bus und Bahn, in den achtziger Jahren auch per Flugzeug. Nun wanden sich vor ihren Toren Besucherschlangen, wie sie ehedem allenfalls bei Politikerauftritten oder zu Karnevalszeiten entstanden.[14] Periodische Veranstaltungen gleich der 1955 gegründeten »documenta« in Kassel ziehen von Mal zu Mal mehr Neugierige an, bis diese zu Hunderttausenden erscheinen[15]. Die bildende Kunst ist in eine Phase konsumativer Demokratisierung getreten; oft wird der Rang von Exponaten mehr nach Füßen als mit dem Kopf bemessen. Nicht einmal Politiker können vor dieser Konjunktur die Augen verschließen. Spät aber dennoch und bei den Sozialdemokraten früher als in der CDU bemerken sie die Produktivkraft »Kultur«, erkennen sie, daß Bilder eine auch für das Gesellschaftsleben bedeutsame, weil Orientierung stiftende Anschauungsmacht darstellen. Zeittypisch formuliert Hilmar Hoffmann, worum es geht, wenn die Künste als Klärungsmedien sozial ernstgenommen werden sollen: um »Kultur für alle«[16].

Indes gebiert solche Bürgernähe neben ihren Segnungen neue Probleme. Der kulturelle Populismus lief schon in den siebziger Jahren Gefahr, zum Vergnügungspark zu verkommen, das Disneyland der Oper oder dem Konzert vorzuziehen. Picasso mußte mit Mickey Mouse um Publikumsgunst und Subventionen wetteifern; nicht immer noch überall gewann er diesen Kampf. Auf manchem Kunstmarkt fanden naive Bildchen mehr Kunden als die kaum teureren, doch semantisch anspruchsvolleren Arbeiten seriöser Nachwuchsmaler. Masse wurde leicht mit Qualität verwechselt oder ihr um den momentan einträglichen Preis des Niveauverlusts vorgezogen. Auf solche ästhetischen Verflachungen reagieren in der tendenziell egalitären Gesellschaft qualitätsbewußte Gruppen häufig mit symbolischer Distanzierung. Wie zu rasche kulturelle Innovation oft konservative Gegenbewegungen auf den Plan ruft, so treten als Korrektur populistischen Überschwangs nicht selten Sezessionen mit Eliteverständnis auf. Allzu große Zugangsoffenheit am Kulturmarkt zieht die Selbstabgrenzung bestimmter Teilnehmer nach sich. Nicht jeder fühlt sich im Gedränge wohl, einige möchten ihr Amüsement im Stillen genießen, es höchstens mit wenigen verbinden. Wenn alle ein Bild von Picasso oder Dalí erwerben können, sinkt die Anziehungskraft dieser Maler zumindest bei jenen Kunstfreunden, die sich mit dem Erreichten nicht begnügen wollen. Sie trachten nach fortführenden optischen Genüssen. Gelingt es ihnen, solche aufzuspüren, so bedienen sie sich ihrer zweifach. Sie nutzen das gefundene, womöglich erworbene Kunstwerk als Quelle mentaler Inspiration sowie Abhebung von ihrer Umgebung und setzen es als ästhetische Sozialschranke ein, als Instrument zur kommunikativen Abgrenzung von ihrer Mitwelt. Der vom Durchschnittsgeschmack abweichende Kunstgegenstand soll dem so gesonnenen Besitzer und seinen Nachbarn den symbolischen Beweis des Anderssein-Könnens liefern[17].

Galeristen und Händler nötigte dieses komplizierte Gemenge aus widersprüchlichen Epochentendenzen und kontroversen Reaktionsbildungen zur Überprüfung ihrer Kunstpräferenzen sowie Geschäftsstrategien. Denn der Unübersichtlichkeit der Szene konnte nur Herr werden, wer sein Profil durch Eingrenzung verdeutlichte. Zumal progressiven Vermittlern bot solche Limitierung die doppelte Chance, auf die kulturelle Sonderstellung des Seltenheitsgutes »Kunst« zu pochen und dieses vermittels neuer Sammlerkreise kommerziell fruchtbar zu machen. Einen derartigen Weg verfolgte mancher der nach 1930 geborenen Galeristen, die zur Zeit der sich anbahnenden 68er-Umwälzung in den Handel eintraten. Rudolf Zwirner hatte bereits 1959 als Sekretär der zweiten documenta Erfahrung im Ausstellungsmanagement gesammelt (vgl. Abb. 84). Seine Kölner Galerie präsentierte ab 1963 insbesondere amerikanische Künstler der Pop-Art, bevor sie sich in den siebziger Jahren aktuellen Strömungen wie den »Jungen Wilden« und experimentellen Richtungen zuwandte.

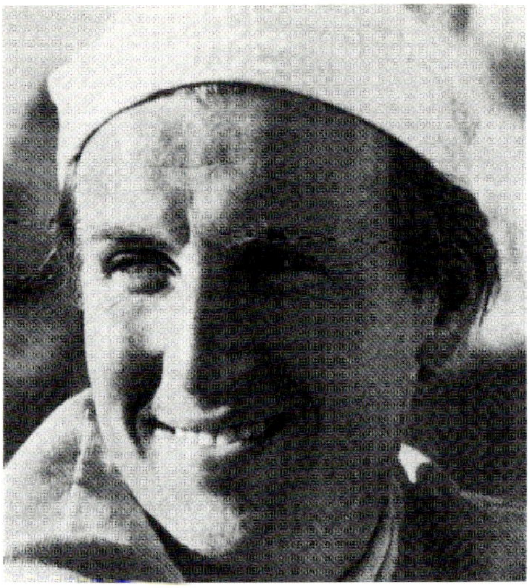

84 Der Kölner Galerist Rudolf Zwirner

Der Markt- und Preisexplosion begegnete Zwirner seit jeher mit kritischer Aufmerksamkeit (»Ich bin kein Banker, mir vergeht die Lust, unter diesen Konditionen zu kaufen und zu verkaufen.«[18]). Schon als Geschäftsführer im »Verein progressiver deutscher Kunsthändler« plädierte er 1966 gemeinsam mit Hein Stünke für kollektive Selbstbeschränkung. Eine überschaubare Veranstaltung schien ihm vielversprechender denn ein Massenaufgebot. »Wir wollten die Messe ... klein halten. Der Besucher sollte bequem an einem Tag alles sehen können und sich auch erinnern können, um eventuelle Entscheidungen zu treffen. Das hat sich bewährt, denn wir haben bombig verkauft.«[18] Dieser Strategie blieb Zwirner treu, die »übergroßen Messen« gefielen ihm wenig, zu waghalsiger Expansion ließ er sich auch im eigenen Geschäft nicht hinreißen. Der Überwucherung des Kunstbetriebs begegnete er mit Restriktion (»Ich bin fest entschlossen, mich drastisch zu verkleinern ... «) und konsequentem Rückzug.

Allerdings provozierte die Begrenzung der Mitgliederzahl im Kölner Verein Unmut bei manchem Kollegen, der gern dabeigewesen wäre. In der Nachbarstadt Düsseldorf sah Konrad Fischer (vgl. Abb. 85) nicht lange tatenlos zu: »Da habe ich gesagt, gut, dann mache ich einen eigenen Kunstmarkt hier in Düsseldorf. Aber einen INTERNATIONALEN, so!«[19] Wohl wissend um die epochalen Erfordernisse der Profession, organisierte er mit Hans Strelow den »Prospect«, der von 1968 an in der Düsseldorfer Kunsthalle mehrfach die jüngste Avantgarde vereinte. So nachdrücklich wie Konrad Fischer plädierte seinerzeit kein kommerzieller Vermittler für einen künstlerischen Konventionswechsel, für den Schritt von den ruhenden zu den bewegten Bildern, für den Übergang von der Flächenmalerei zur plastischen Auseinandersetzung mit Natur und menschlicher Lebenswelt. Die Resonanz gab dem Veranstalter recht. »Zu ›Prospect‹ hat sich die ganze Kunstwelt versammelt. Händler aus den USA und ganz Europa, Künstler, Sammler, die Schau hatte einen großen Erfolg.«[19]

Auch das Profil des Galeristen war nun gesichert. Fischer bevorzugte, aus durchaus persönlicher Neigung (»... Maler konnte ich nicht so gut leiden. Ich bin selbst Maler gewesen... «), spröde und sperrige Kunstäußerungen. Minimal-, Concept- und Land-art fanden in ihm ihren prononciertesten Verfechter. Carl Andre, Sol Le Witt, Bruce Nauman, Donald Judd zählen zu seinen Lieblingskünstlern. Die Konzentration auf derlei Richtungen hat Fischer zum Erfolg geführt. Während der merkantile Aktionsradius sich in den siebziger und achtziger Jahren stetig ausdehnte (Fischer 1989: »Ich verkaufe in der ganzen Welt meine Künstler... «[20]), beharrte der Galerist auf seinem selektiven Programm. Der Ausbau seines Netzwerks, die Zusammenarbeit mit dem Turiner Händler Sperone, mit Angela Westwater in New York verleiteten ihn nicht zum Wechsel des künstlerischen Paradigmas oder zum Ausflug in blühendere Gärten der Kunstmode. Als die »Jungen Wilden« ihren Siegeszug antreten, verweigert er sich, kündigt unternehmerische Kooperationen, denn er ahnt die Kurzlebigkeit dieser Welle (»Vom geschäftlichen Standpunkt aus gesehen war mein Rückzug töricht, denn die Wilden wurden zu einem gewaltigen Erfolg.«[20]). Mögen derweil die eigenen Verkäufe stagnieren, Konrad Fischer will bleiben was er war und ist: der Galerist des Experiments.

Unterdessen führte jedoch ein Altersgenosse vor Augen, daß sich ebenfalls in der Malerei eine Umorientierung anbahnte, die kraft ihrer visuellen Prägnanz Dauer

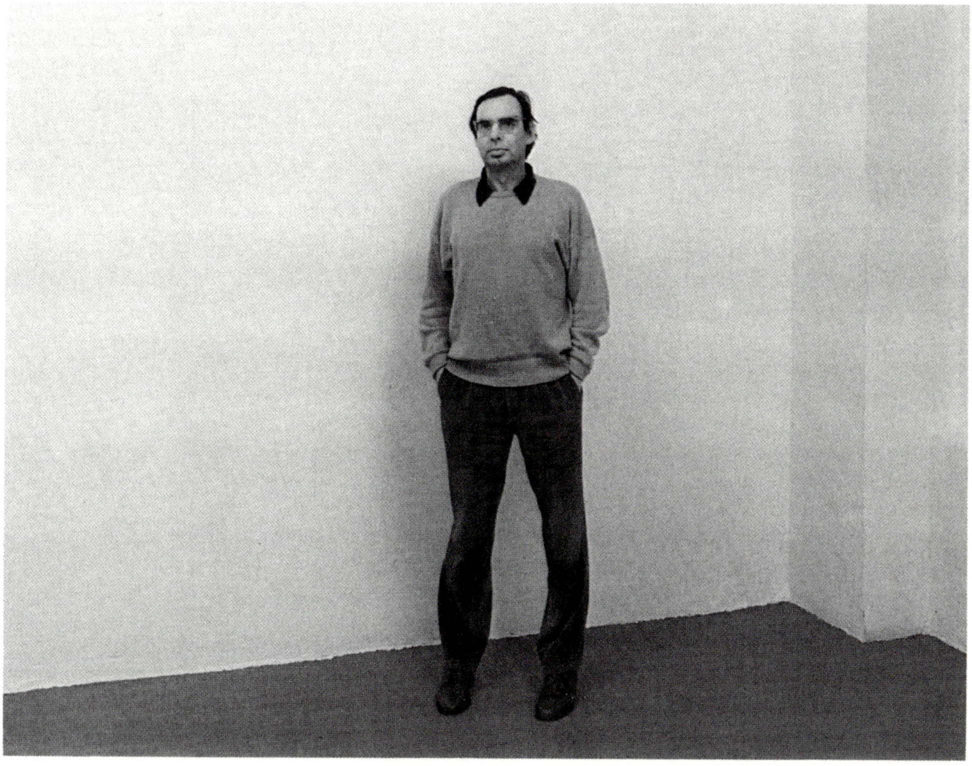

85 Der Düsseldorfer Galerist Konrad Fischer

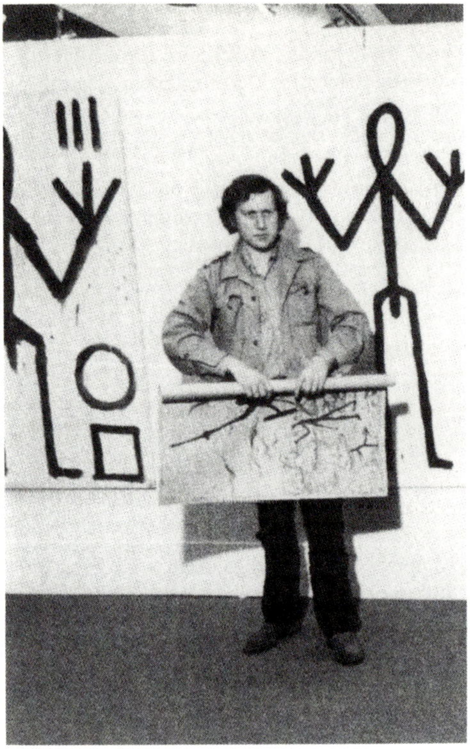

86 Der Kölner Galerist Michael Werner auf dem Kunstmarkt 1970 vor Bildern von A. R. Penck

und Anerkennung zu erlangen versprach. Michael Werner wurde zum Promoter jener Neuen Figuration, die mit Werken von Markus Lüpertz und Anselm Kiefer, eines Georg Baselitz oder A. R. Penck überraschte (vgl. Abb. 86). In ihrer anschaulichen Verschmelzung von Archaik und Modernität, von Existenzgefährdung und Lebenssehnsucht trafen die Bilder dieser Künstler den Nerv der sich paradoxal verkomplizierenden Zeit und Menschenwelt[21]. Werner erkannte die Chance, die in diesem Angebot lag und machte sie zu seiner eigenen. Indem er der Galerist der Neuen Figuration wurde, bot er deren visuellen Schöpfern von Köln aus ein kulturelles Forum und verschaffte ihnen Markterfolg. Durch zunehmende Verkäufe auch im Ausland, bei wachsender Resonanz und Reputation erlangte deutsche Malerei internationale Beachtung wie seit langem nicht mehr. Das Engagement für wenige wichtige Künstler nahm Werner ebenso kulturell ernst, wie er es merkantil für sinnvoll hielt. Es erlaubte ihm, so hoffte er, ehestens ein umfassendes Mitgehen auf dem Weg des Kunstwerks vom Erzeuger zum Abnehmer. Denn Kunst verstand er als Prozeß, in welchem ein Händler beruflich nicht stagnieren durfte; weswegen er betonte, daß er sich »selbst nicht ausschließlich als Inhaber eines Ladens für den An- und Verkauf von Kunst sehe, sondern als aktives Individuum innerhalb der fortlaufenden kulturellen Auseinandersetzung.«[22] Gerade angesichts der Ausdehnung seiner

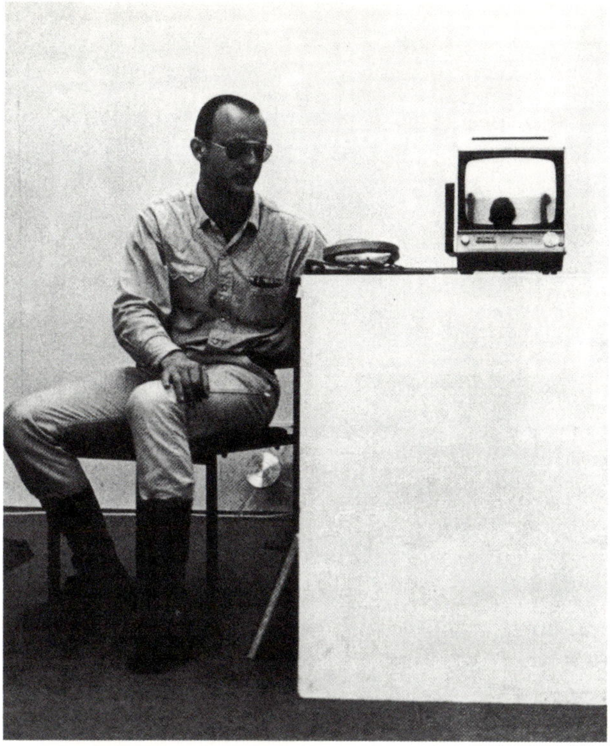

87 Der Video-Galerist Gerry Schum auf dem Kölner Kunstmarkt 1971

Geschäfte und Interessen nach Amerika (1985 Heirat mit der New Yorker Galeristin Mary Boone) schien Werner eine konzeptionelle Konzentration die beste Gewähr für den Erfolg zu bieten.

Wie ungewiß indes ein solcher Weg ist, welche Klippen er birgt, verdeutlicht das Schicksal des Galeristen Gerry Schum (vgl. Abb. 87). Er hatte die Tugendlehre des progressiven Vermittlers sehr wohl befolgt, indem er sich 1968 einer neuen Kunstart annahm und zum Propheten von deren paar Produzenten wurde. Seine ganze Leidenschaft galt der Umsetzung künstlerischer Prozesse in Film und Fernsehen. Als einer der ersten ahnte er, welche zusätzlichen Möglichkeiten in Handhabung, Ausdruck und Verbreitung das Videoband den Künstlern bot. Nach einem abgebrochenen Medizinstudium hatte Schum selbst die Filmakademie in Berlin besucht, hatte sich Filmaufträgen des WDR gewidmet. Doch wollte er über die bekannten Formen und Inhalte hinaus, strebte auf Neuland zu. Er betrat es gemeinsam mit den Künstlern, die er in seine Projekte und Realisationen einbezog, mit Jan Dibbets und Lawrence Weiner, mit Klaus Rinke und Mario Merz. Neue technovisuelle Entwicklungen faszinierten ihn. Dem künstlerischen Experimentalfilm wollte er eine Heimstatt bieten, den audiovisuellen Medien den Weg auf den Markt bahnen. Daher gründete er in Düsseldorf die erste »Videogalerie«, focht um Anerkennung, kämpfte um Geld. Filme und Fotos sollten in limitierten Auflagen an Sammler verkauft werden. Doch die Zahl der Interessenten blieb klein, nur wenige fanden sich zum Erwerb bereit, außer dem Krefelder Museum unter der Leitung Paul Wembers öffnete sich kaum eine Institution. Obwohl Marshall McLuhans Slogan, daß das Medium die Botschaft sei, durch viele Köpfe geisterte, manch einer schon das Strahlenzeitalter anbrechen sah[23], fand der Manager der Medienkunst zu wenige Anhänger, als daß sein Unternehmen kommerziell ergiebig geworden wäre. Er war der kulturell progressivste Galerist seiner Zeit, aber die Vertriebsstrukturen für eine solche Ware fehlten noch. Die Anerkennung, die Konrad Fischer ihm zollte, indem er Schums Arbeiten in die Schau »Prospect/Projection« des Jahres 1971 einbezog, konnte die Finanzlücken nicht stopfen. Zermürbt und enttäuscht schied Gerry Schum aus dem Leben. In der Geschichte des Kunsthändlerberufs nimmt er eine singuläre Stellung ein: die des ersten Medien-Galeristen.

Schums ungelöstes Problem bestand darin, merkantile Anschlußfähigkeit trotz kulturellen Eigensinns zu wahren. Er mußte aus seiner Nische heraus Zugang zum Markt finden oder diesem ein neues Segment hinzufügen. Das galt für alle progressiven Galeristen. Wie rasch und wie weit der einzelne dabei reüssierte, hing freilich nicht allein von persönlicher Geschicklichkeit ab. Kaum weniger maßgeblich waren (und sind) Innovationsgrad und Medienzugehörigkeit der zu vermittelnden, zu verkaufenden Kunstaussage einerseits sowie Offenheit der etablierten Marktstrukturen und erwerbsbereite Neugier von Sammlern andererseits. Im Umgang mit solch diffizilen Verhältnissen erwiesen sich Konrad Fischer, Michael Werner und andere Kollegen als größere Virtuosen denn Gerry Schum. Sie alle durften und wollten nicht völlig beiseitestehen in einer Zeit, welche den Ausgleich von Individualismus und Kollektivität, von Konkurrenz und Kooperation auch den Kunsthändlern zur beruflichen Aufgabe machte.

Die Zunft kam dieser Notwendigkeit nach, indem sie in eine Phase verstärkter Gemeinschaftsorganisation eintrat. Zwar blieben dabei Ausgrenzungsmanöver und Flügelkämpfe nicht aus, doch erleichterte die (wie auch immer kontroverse) Klärung von Gruppenzugehörigkeiten den einzelnen Galeristen wie dem Ensemble der Händler die Ortsbestimmung in der ausufernden Kunstszene der sechziger und siebziger Jahre. Zudem zog in der Ära des kulturellen Nachholbedarfs, der steigenden Bildnachfrage der Beruf des Kunsthändlers abermals manch wenig kompetenten Dilettanten an. Die scheinbare Voraussetzungslosigkeit des Metiers, seine rechtliche Ungeschütztheit, Niederlassungsfreiheit und leichter Profit im Dezennium der Kunsteuphorie: dies alles rief Hasardeure auf den Plan, mit denen seriöse Makler von Stünke bis Schum sich nicht einig fühlen konnten. Denn sie alle, ob Schmela oder Fischer, ob Werner oder René Block, hatten sich in der einen oder anderen Weise schon der Kunst gewidmet, bevor sie deren kommerzielle Vermittlung zu ihrem Broterwerb machten. Darin und durch ihre kulturelle Passion unterschieden sie sich von den nun herbeieilenden Konjunkturrittern des Kunstbooms. Angesichts dieses Zustroms lautete das Gebot der Stunde: professionelle Selektion. Es galt, die Spreu vom Weizen zu sondern, damit nicht durch Gelegenheitskrämer zumal die progressive Galeristentätigkeit und mit ihr die innovative Bildschöpfung desavouiert würden. Der schwierige Verkauf künstlerischer Konventionsbrüche mußte durch die Solidarität der wirklich engagierten Makler gestützt, womöglich erleichtert werden. Dementsprechend waren ästhetische Sozialschranken auch zwischen »echten« und »falschen« Händlern zu errichten, damit man besser miteinander zurechtkomme und auf daß der Kunde wisse, wen er vor sich habe, wer ihm Qualität verbürge.

Verbände, Messen und Agenten

Diesen mehrfachen Zweck verfolgten die kunstkommerziellen Vereinsbildungen. Ihm diente 1961 die Gründung der »Art Dealers Association of America« in New York. Als 1966 in Köln der »Verein progressiver deutscher Kunsthändler« ins Leben gerufen wird, schreiben ihm dessen Initiatoren in die Satzung, seine Aufgabe sei »die Förderung des Interesses an zeitgenössischer deutscher und internationaler Kunst und die Förderung des Handels mit solcher Kunst.«[24] Das Instrument zur Erreichung dieses Ziels soll die Messe sein, die 1967 erstmals im Gürzenich stattfindet und die Konrad Fischers, des Ausgeschlossenen (im selben Jahr seine Torbogen-Galerie in der Düsseldorfer Neubrückstraße Eröffnenden) »Prospect«-Reaktion hervorruft. Solche Proteste und der Erfolg bewirken, daß die achtzehn Gründungsmitglieder des Kölner Vereins nicht lange unter sich bleiben. Bereits im folgenden Jahr nehmen 26 Aussteller am Kunstmarkt teil, von denen sieben aus dem Ausland kommen. Die Zahl der Besucher, der Umsatz verdoppeln sich. Das Unternehmen zeitigt Folgen über den Moment hinaus: zahlreiche Händler melden ihr Interesse an, eingeführte Galerien ziehen nach Köln um, weitere Ausstellungslokale werden eröffnet. Die alte Stadt am Rhein arriviert zur neuen Kunstmetropole.

Da jedoch die Wortführer des Kölner Kunstmarkts sich einer völligen Öffnung widersetzen, formiert sich alsbald eine Gegenbewegung. 1970 schließen sich fünfzehn bundesdeutsche Galeristen zusammen, um ein Jahr später die »Internationale Kunst- und Informationsmesse« als Alternative zum Markt der »Progressiven« aus der Taufe zu heben. Aber erst der Ortswechsel bringt Aufsehen und Umsatz. Im Oktober 1972 kommen 191 Aussteller aus dem In- und Ausland zur IKI nach Düsseldorf. 35.000 Besucher schlendern durch ihre Kojen, lassen sich durch Bekanntes faszinieren, von Überraschungen irritieren, betrachten Filme und Videobänder, stehen staunend vor Installationen, erfreuen sich an der Vielfalt einer im Experiment sie und sich selbst ausforschenden Kunst. Im Jahr der Biennale von Venedig, der documenta 5 in Kassel mit dem Thema: »Befragung der Realität – Bildwelten heute«(220.000 Besucher) blüht der Kunst-Tourismus wie nie zuvor. Auch die Geschäfte lassen nicht zu wünschen übrig. In Düsseldorf wird für jeden Geschmack und Geldbeutel etwas geboten. Teure Unikate, die Hunderttausende kosten, lagern nicht weit von mit wenigen Mark erschwinglichen Multiples. Joseph Beuys' Holzkiste »Intuition« kann jeder für den Preis eines Taschenbuchs mit nach Hause nehmen. Wer dies tut, trägt der ironischen Provokation, dem Situationskommentar des Werks Rechnung, indem er zumindest die richtige investorische Intuition beweist: der Geldwert des Kästchens wird sich später verhundertfachen. Die Käufer lohnen den Anbietern der IKI die Mühe, indem sie ihnen Höchstumsätze bescheren. Doch läßt sich die

Hausse nicht grenzenlos steigern. Mit 311 Ausstellern hat die Düsseldorfer Messe für Veranstalter und Besucher 1973 eine kritische Größe erreicht, wenn nicht überschritten. Der hohe Konkurrenzdruck belastet die einzelnen Galeristen, statt leichter wird die Profilierung nun wieder schwieriger. Wichtige Kunden scheuen die Hektik. Fragen nach Sinn und Rentabilität eines solchen Großmarkts für Kunst werden laut.

Diesen Expansionsrisiken begegneten Händler und Galeristen dadurch, daß sie die bisherigen Praktiken revidierten und nach besseren Varianten suchten. Mit der Reform ihrer Verbandsstrukturen und Messekonzepte votierten sie weiters für kollektive Professionalisierung, gaben geregelter Konkurrenz den Vorzug vor ungehemmtem Wildwuchs. Nach allerlei Querelen fusionierten die Trägervereine der beiden rivalisierenden rheinischen Kunstmärkte. Etwa hundert Händler schlossen sich 1975 zum »Bundesverband Deutscher Galerien« zusammen. Die Messe fand fortan abwechselnd in Köln oder Düsseldorf statt. Doch erwies sich auf die Dauer die Domstadt mit ihrer vitalen Kunstszene, mit agilen Ausstellungsmachern und Auktionatoren, mit einer attraktiven Museumslandschaft als der günstigere Standort. Auch erhielten die dortigen Galeristen und Künstler mehr Unterstützung seitens kommunaler Kulturpolitiker als ihre Kollegen aus der Landeshauptstadt. Das Pendel von Marktstrategen und Publikumsgunst schlug immer merklicher nach Köln aus, bis die endgültige Entscheidung fiel. Von 1984 an firmierte der jährliche Kunstmarkt am Rhein unter dem urban eindeutigen und sprachlich weltläufigen Titel »Art Cologne«.

Denn international war man inzwischen geworden, bei der Messeorganisation nicht minder als in berufsständischer Hinsicht. 1973 hatten als deutsche Vertreter Stünke und Zwirner, Brusberg, Maenz und Reckermann die »Europäische Kunsthändlervereinigung« mitgegründet. Indes kommen zu den anfänglich je fünf Mitgliedern aus fünf Ländern bald weitere hinzu. Die Zeichen der Zeit weisen auf grenzüberschreitende Aktivitäten. Leo Castelli, Ileana Sonnabend, Denise René und weitere Prominente erhalten besondere Einladungen, auf daß sie den Messen am Rhein den Glanz der weiten Welt verleihen. Kaum zufällig auch erhalten den Kunstpreis, mit dem der »Verein progressiver deutscher Kunsthändler« verdiente Avantgarde-Förderer auszeichnet, zunächst zwei Ausländer: Willem Sandberg vom Amsterdamer Stedelijk Museum (1973) und Alfred Barr als Präzeptor des Museum of Modern Art, New York (1974). Erst danach werden der documenta-Gründer Arnold Bode (1975) sowie Paul Wember aus Krefeld (1976) und 1991 sehr spät Hein Stünke als Wegbereiter der Berufsgenossenschaften geehrt. Mit dieser Präferenz verwies die Auszeichnung auf den internationalen Horizont, den die stiftenden deutschen Galeristen inzwischen symbolisch und operativ anvisierten.

Unterdessen war der Messegedanke im Kunstbetrieb Allgemeingut geworden. Auf Anregung des Galeristen Ernst Beyeler öffnete 1970 erstmalig die »ART Basel« als internationale Verkaufsschau für Werke des 20. Jahrhunderts ihre Pforten. Neunzig Händler nebst zwanzig Kunstbuchverlegern aus zehn europäischen und überseeischen Ländern nahmen teil. Erfreuliche Umsätze und steigende Reputation bewirken eine stetige Ausdehnung der Messe. Ende der achtziger Jahre muß die Zahl der Aussteller auf 300 begrenzt werden, die inzwischen aus 26 Staaten kommen. 60000

Besucher tummeln sich vor den Werken von annähernd zweitausend Künstlerinnen und Künstlern. Werbeprospekte verkünden das erlangte Selbstbewußtsein der »ART Basel«: »... aus der modernen Kunstszene ist sie sowenig wegzudenken wie eine documenta. International gesehen, gilt sie als führende Messe für die Kunst des 20. Jahrhunderts.« Das Beispiel macht vielerorts Schule, kein Land will hintanstehen. Maastricht lädt seit 1988 zur »European Fine Art Fair«, eingeschlafene Verkaufsforen werden in Paris und London wieder zum Leben erweckt. Am Main möchte die »Art Frankfurt« ein brachliegendes Absatzgebiet zwischen Nord und Süd erschließen. In ganzseitigen Anzeigen lockt sie als »Treffpunkt für Galeristen, Künstler, Sammler und ein internationales Publikum«. Als Metropole von Banken und Handel, im Schnittpunkt internationaler Verkehrswege, mit ihrem attraktiven Museumsufer schien die Buchmessenstadt ein ergiebiger Umschlagplatz auch für Kunstwerke werden zu können. Doch behauptete sie sich nur schwer in der Konkurrenz regionaler Märkte, deren Schärfe zunahm, indem Düsseldorf, Essen, Berlin und weitere Orte mit kleineren, lokale Kundschaft absorbierenden Messen aufwarteten.

Bot dieser Boom den Schaulustigen und Kaufinteressenten manchen Vorteil wie günstige Erreichbarkeit, vielfältige Direkteindrücke und die Chance zum unmittelbaren Vergleich der Angebote, so verlangte er Händlern und Galeristen zusätzliche Berufsanstrengungen ab. Wer auf mehreren Messen präsent sein wollte, mußte mit steigenden Betriebskosten rechnen. Standmieten und Versicherungen, Reisen und Aufenthalte waren zum Budget der Heimatgalerie hinzuzuaddieren. Zum persönlichen Mobilitätszwang gesellte sich der schadensträchtige Transport von Kunstwerken per Auto, Bahn und Flugzeug. Zwar konnten bei alldem regionale Käufergruppen bedient und womöglich neue aufgetan werden; auch erhöhten die häufigeren Kollegenkontakte den Anteil des Binnenhandels zwischen Galerien auf bis zu 50% des Geschäftsvolumens. Ob aber das erlangte Umsatzwachstum auch bessere Rentabilität versprach, mußte sich mancher Aussteller nach Messeschluß grübelnd fragen. Zusätzliche Serviceleistungen machten das Metier strapaziöser und teurer als früher. Aufwendige Bildkataloge mit Verlagsbetreuung und -vertrieb wurden ebenso selbstverständlich wie Messeführer, Lagepläne, Sonderprospekte mit vorgedruckten Antwortkarten, Inserate in Fachzeitschriften und Tageszeitungen. Verlieh die »Art Cologne« einen »Preis der Kunsthändler«, so rief die »Art Frankfurt« mit einer Benefizveranstaltung zum Kampf gegen Aids auf und warb in Anzeigen für diese Idee. Nach der Wiedervereinigung der beiden deutschen Teilstaaten verbanden die Kölner 1990 ihre Vorbesichtigung mit einer »Benefiz-Gala« zugunsten des Dresdener Kupferstichkabinetts. Als Sonderschauen bot man in Basel eine »Perspective« auf neue Tendenzen, in Köln die Sammlungen von Händlern oder Museen, andernorts thematische Zusammenstellungen. In »Förderkojen« erhielten junge Künstler besondere Chancen. Fühlte ein Besucher sich von alldem überfordert, so konnte er sich (etwa auf der »Westdeutschen Kunstmesse«) von eigens zu diesem Zweck engagierten »Kunsthostessen« mit mehr oder weniger kundigem Rat durch das Dickicht der Kunstgegenstände leiten lassen (»Der Kunsthostessen-Service der Messe ist für Besucher der Kunstmesse mittlerweile zu einer festen Einrichtung geworden,« verriet dazu 1993 ein Faltblatt). Mit alldem haben die Veranstalter von der Organisation moderner Industrie- und Handelsmessen gelernt. Im Zuge ihrer kollektiven Professionalisierung sind die an mehreren Märkten pro Jahr teilnehmenden Kunstverkäufer zu einer Neuform des vormaligen Wanderhändlers geworden: dem Messe-Galeristen.

Mit dem Hang zu Mobilität und Unverbindlichkeit brachte der Kunstkommerz seine vorerst letzte Variante hervor: das Art Consulting. In ihm entledigt sich der »Kunstberater« der Galeristenrolle, um nur noch seine Kunden zu bedienen. Mehr als am Künstler und seiner Kreativität ist er an Abnehmern und ihren Geldbeuteln interessiert. An die Stelle von Öffentlichkeitsarbeit und Kunstdiskurs tritt in der Berufspraxis des Art Consultant die Hebung sogenannter »Unternehmenskultur« durch ästhetische Profil-Korrektur. In dieser Instrumentalisierung verkommen die Bilder zur Firmenpolitur, denn gehandelt werden sie aufgrund ihrer Demonstrationseignung, nicht infolge ihres sensorischen Selbstwerts. »Ein Unternehmen,« das sich der »Vorauswahl« und des Angebots durch einen Kunstagenten bedient, meint Helge Achenbach als Vertreter dieser Profession, »demonstriert damit seine Modernität.«[25] Bei solchem Vorgehen siegt die Handelsmentalität über das Kunstengagement, die Verkäuflichkeit der Ware rangiert vor ihrer Substanz. Eigentlich müßte der Art Consultant sich Image Promoter nennen (Helge Achenbach: »Wir sind eine Anlaufstelle für ästhetische Schulung.«). Er betreibt sein Marketing gezielt auf die symbolischen Statusbedürfnisse meist mittelständischer Kunden hin, denen es an Kompetenz oder Willen zu persönlicher Kunstentscheidung mangelt. Bewußt verzichtet er auf die traditionellen Tugenden eines zeitgenössisch interessierten Galeristen. Denn dieser »ist normalerweise an sein Programm gebunden«, weiß auch Achenbach. »Wenn er etwas vermitteln soll, denkt er zuerst einmal an seine Künstler, seine aktuelle Ausstellung oder sein Lager... Der Galerist hat einzelne Werke bestimmter Künstler im Kopf und sucht dafür einen Käufer.«[25]

Derartige Bindungen geht der Art Consultant nicht mehr ein. Für ihn »stehen die Wünsche des Kunden im Vordergrund.« Er will kulturell frei bleiben und kaufmännisch ungehindert vorgehen können. Daher vertritt er »kein bestimmtes, ihn einschränkendes Programm.« Ob er tatsächlich, wie Achenbach behauptet, mit solcher Beliebigkeit »objektiver« ist als der herkömmliche Galerist, darf bezweifelt werden. Zumal vor historischem Hintergrund erscheint diese Berufskonzeption eher als Verarmung denn als Gewinn. Die bedeutenden Kunstagenten früherer Epochen waren von anderer Statur. In Paris schaute sich Denis Diderot für die russische Zarin Katharina II. nach Bildern und Skulpturen um. Johann Heinrich Merck verschaffte dem Weimarer Hof mit Anna Amalia und Carl August, aber ebenso seinem Freund Goethe und manch anderem Connaisseur Gemälde und Graphiken, stiftete gelegentlich Beziehungen dieser Kunden zu Künstlern. Als wohlorientierter Berater ging, ebenfalls im 18. Jahrhundert, der Schriftsteller, Maler und Diplomat Francesco Algarotti für den sächsischen Hof und den Grafen Brühl auf Einkaufsreise nach Italien (vgl. Abb. 88). Mit seinen Beschaffungen trug er zum hohen Niveau der Dresdener Gemäldesammlung bei, die ihm Werke von Bassano, Tiepolo, Veronese und anderen italienischen Meistern verdankt. Seine Bescheidenheit hinderte indes Algarotti, mehr als geringe Entlohnung und den ungeliebten Titel »Geheimer

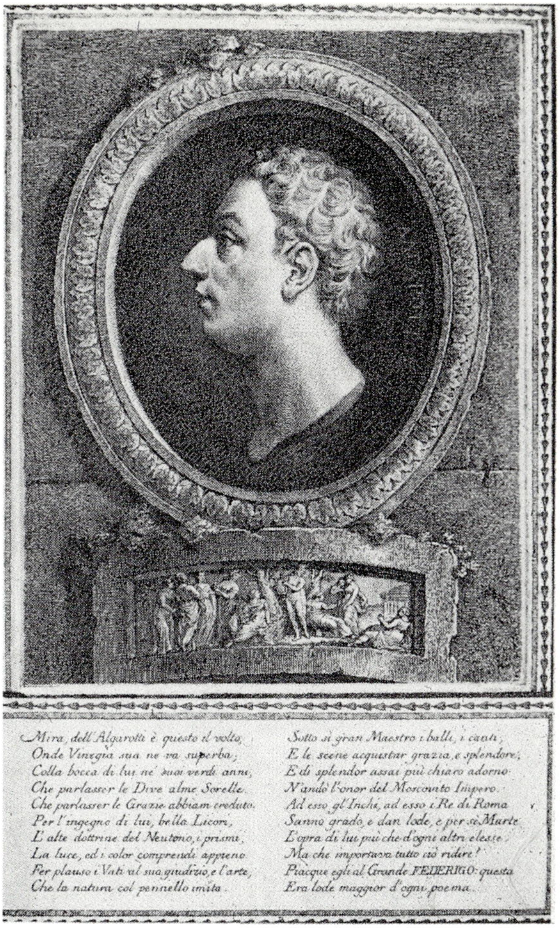
Mira, dell'Algarotti è questo il volto,
Onde Vinegia sua ne va superba;
Colla bocca di lui ne' suoi verdi anni,
Che parlasser le Dive alme Sorelle.
Che parlasser le Grazie abbiam creduto.
Per l'ingegno di lui, bella Licori,
L'alte dottrine del Neutono, i prismi,
La luce, ed i color comprende appieno.
Per plauso i Vati al suo giudizio, e l'arte,
Che la natura col pennello imita.
Sotto sì gran Maestro i balli, i canti,
E le scene acquistar grazia, e splendore;
E di splendor assai più chiaro adorno
N'andò l'onor del Moscovito Impero.
Ad esso gl'Inchi, ad esso i Re di Roma
Sanno grado, e dan lode, e per sè Marte
L'opra di lui più che d'ogni altri elesse;
Ma che importava tutto ciò ridire!
Piacque egli al Grande FEDERIGO: questa
Era lode maggior d'ogni poema.

88 Der Schriftsteller, Diplomat und Kunstagent Francesco Algarotti (712–1764). Portrait eines anonymen Künstlers

Kriegsrath« zu erhalten. Den aufklärerischen Kunstberatern des »siècle philosophique« war der Profit noch weniger wichtig als die Förderung der Humankultur durch Bilderverbreitung (weswegen sich Algarotti schon 1742 für die Einrichtung eines öffentlichen Museums in Dresden einsetzte[26]). Selbst George A. Lucas wollte, obwohl sehr genau kalkulierend, im 19. Jahrhundert seinen amerikanischen Auftraggebern und Besuchern von Paris aus mehr sein als ein bloß merkantiler Cicerone. Gemessen an solchen Vorläufern nehmen sich heutige Art Consultants blaß und einseitig aus.

Gleichwohl ist der Aufstieg des »Kunstberaters« symptomatisch für eine Epoche, die den Rang von Kunst gern im Vergleich mit Aktien bemißt. In Abwandlung eines Wortes von Herwarth Walden erscheinen die achtziger Jahre als erneute Phase des »Kunstglücks«, das aber diesmal weniger den Malern und Bildhauern als den an ihren

Schöpfungen verdienenden Distributoren lächelt. Als beachtenswert gilt nun eher, was gehandelt denn was hergestellt wird. Der Markt gerät in spekulative Bewegung. An den Kunstbörsen tummeln sich Investoren, die heute erwerben um morgen mit Gewinn zu verkaufen. Bilder ersetzen herkömmliche Anlageformen wie Immobilien, Aktien, Staatsanleihen oder treten doch neben sie. Selbst Banken legen sich Sammlungen zu, stellen betuchten Kunden eigene »Art Consultants« für die vermögensträchtige Kunstanschaffung zur Verfügung[27], Geldinstitute nutzen den Trend zur Werbung. Denn nicht nur »Geldanlegen ist eine Kunst«, auch der Kunstkauf erfordert Geld. Mit der ausuferndern Nachfrage steigen die Preise, verbrauchen sich die Bildmoden rascher, gestaltet sich die Suche nach originären Leistungen und Angeboten schwieriger, wird der Kunstbetrieb kurzatmiger. »Tempo, Tempo; aber kein Rhythmus«: dieser Kommentar Norbert Krickes zur amerikanischen Szene trifft nun ebenfalls für die europäische zu[28]. Der Kunstmarkt verwandelt sich in eine Gerüchteküche. Zuvor unbekannte Interessenten aus Japan, Australien, dem Orient mischen mit, verschärfen die Bietgefechte, sorgen für Aufregung und Hektik[29]. »Man kauft heute mit den Ohren statt mit den Augen,« kritisiert der Münchener Galerist Otto Stangl diese Entwicklung. Schwer erträglich scheint sie kunstpflegenden Vermittlern, selbst wenn sie gleich Leo Castelli über »ein gutes Auge und ein gutes Ohr« verfügen. Böse Zungen behaupten gar, Teile des Kunsthandels würden von Mafiabossen und Drogenkartellen vermittels Strohmännern als »Waschanlage« zwielichter Gelder mißbraucht.

Seriösen Galeristen beschert der Boom nicht nur höhere Bilanzen und bessere Einkünfte. Sondern er verstärkt desgleichen den Konkurrenzdruck, vermehrt die laufenden Betriebskosten, nötigt zu deutlicherer Konturierung des jeweiligen Angebots durch intensivere Öffentlichkeitsarbeit. Die allzu rasche Rotation von Künstlern und Stilen auf dem internationalen Marktkarussell erschwert die ruhige, längerfristige Arbeit an Ausstellungen und Publikationen. Mag doch, was heute mit dem Blick auf morgen geleistet wird, am Tag des Erscheinens von falschen Propheten als gestrig verschrien werden. Auf die Dauer können in diesem Zirkus nur wenige Händler mithalten. Selten verfügen sie über die Finanzkraft großer Auktionshäuser, um Filialen zu gründen, sich dadurch multilokal zu organisieren und quasi allgegenwärtig zu sein. Der Expansion des kleineren Unternehmers sind engere Grenzen gesetzt. Mag er auch nicht mehr wie zu Ambroise Vollards Zeiten im Sessel lehnend auf Kunden warten und diese brummelnd hinhalten dürfen: der Einzelhändler sichert ehestens durch die Tugend beschränkender Konzentration à la Kahnweiler oder Stieglitz sich und sein Angebot. Dann entgeht er einem Galeriesterben, wie es im Abschwung der Kunstkonjunktur gegen Ende der achtziger Jahre einsetzte.

1990 war der Zenit der Verkaufswelle überschritten. Umsatzeinbrüche zwangen Auktionshäuser und Großgalerien zur Drosselung ihre Aktivitäten. Der Kunstmarkt beruhigte sich, die Messen gerieten in sanfteres Fahrwasser. Spekulanten verloren das Interesse, als Geldanlage kamen Kunstwerke seltener in Frage. In der beginnenden Hochzinsphase ließ sich am Bankschalter kalkulierter Profit erzielen. Verbliebene Kunstkäufer orientierten sich vom Zeitgenössischen auf Vergangenheit und Antiquitäten um. Letztlich gab die Politik den Anlaß zu dieser Trendwende. International sorgten Golfkrieg und US-Rezession für die Zurückhaltung der Kunden. Doch auch in Deutschland schrumpfte das Kunstgeschäft. Viele Galeristen, denen die finanzielle Euphorie der vorherigen Jahre zu unsicher und der Rummel zu strapaziös geworden waren, durften aufatmen. Aber nicht alle kehrten zur früheren Normalität zurück. Kommerzielle Eintagsfliegen endeten in der Schere von Perspektivlosigkeit und Ressourcenmangel. Sogar erfolgreiche Prominente entschlossen sich zur Zäsur. In Köln beendeten 1992 Rudolf Zwirner und Bogislav von Wentzel ihre lange Ausstellungstätigkeit. In Düsseldorf führten die Erben Alfred Schmelas und Hans Redies ihre Galerien nicht weiter; Konrad Fischer gab seine Dependance in der Mutter-Ey-Straße auf. Zu den internationalen Anlässen, die den Handel beengten, kamen hier die Folgen der deutschen Wiedervereinigung als Motiv hinzu. Inflationäre Tendenzen, Steuererhöhungen, Investitionsunwägbarkeiten sowie die mentale Verelendung der politischen Kaste in Ost und West brachten ein Klima hervor, das wie anderen Märkten auch dem Kunstumsatz schadete. Schlimmer als ihre Kollegen an Rhein, Main und Isar traf es jedoch die Händler zwischen Rostock und Dresden. Jene Galeristen, die zu DDR-Zeiten so tapfer das politische Risiko zum Wohle von Kunst, Künstlern und Kunstfreunden gemanagt hatten, erfroren nun in der Kälte des einbrechenden Privatkapitalismus. Sie hatten ihre Tüchtigkeit bewiesen, indem sie ehedem ohne Subventionen des ungeliebten kommunistischen Staates ausgekommen waren. Trotzdem erschienen sie den neuen Geldverwaltern aus dem Westen nicht als kreditwürdig. Die meisten Alternativ-Galerien, obwohl darin aus Not geübt, verloren diesen Barrieren-Kampf, der ihr letzter wurde. Die politische »Wende« fegte sie hinweg. Von den wenigen, die überlebten, schaffte nur Gerd Harry Lybke's Leipziger Unternehmen den Sprung ins internationale Geschäft; »Eigen+Art« wartete 1993 mit neun ostdeutschen Künstlerinnen und Künstlern am New Yorker Broadway auf. Für die anderen verlängerte sich daheim der vierzig Jahre zuvor aufgekommene Kunstwinter.

Handel aus Passion und Profession

Berufswahl ohne festen Weg

Werke der bildenden Kunst sind Anschauungsleistungen, die sich in oft hoher symbolischer Verdichtung an die Mitwelt richten. Infolge der ihnen zugrundeliegenden geistig-visuellen Imagination weisen sie einen unikaten Charakter auf. Mögen sie auch in serieller Fertigung materialisiert werden, als Träger einer Idee bleiben künstlerische Sinnangebote stets originär. Technische Nuancen, nummerierte und limitierte Auflagen sowie die Signatur des Schöpfers unterstreichen diesen Anspruch auf Einmaligkeit selbst bei multiplizierter Kunst. Kaum weniger als der einzelne Mensch ist jedes Kunstwerk ein Original, ein Seltenheitsgut, neben dem andere, möglicherweise gar ähnliche, existieren, das aber dennoch mit keinem sonstigen verwechselt werden kann. Der Kenner wird sogar die genaueste Kopie vom Vorbild zu unterscheiden wissen; die Hand des Herstellers verbürgt die Differenz. Ebenso singulär bleibt das Werk bei der Aneignung. Vor dem Auge des Betrachters, an der Wand des Erwerbers ist es einzig, muß es allein bestehen. Schon der Rahmen isoliert das Bild von seiner Umgebung, selbst ohne Sockel erheischt die Skulptur Distanz und Raum für sich. Wie semantisch, steht das Kunstwerk auch operativ unter Behauptungszwang, muß es die Umgebung erst erobern. Seiner kulturellen Bedeutungseinzigkeit korrespondiert soziale Geltungsungewißheit. In all diesen Hinsichten ist es ein sperriges Gut, das sich nicht leicht in vorhandene Kontexte fügt. Daher hat der Umgang mit Kunstwerken stets Verhandlungscharakter. Als Sinnträger und Sachwerte nötigen sie zu vielerlei Überlegungen, zu abwägendem Für und Wider, zur Prüfung mit Auge, Verstand und Geldbeutel. Doch können sich das mühsam gewonnene Urteil, die getroffene Entscheidung schon beim nächsten Hinsehen als labil erweisen. In der Kunst wirft jede Antwort neue Fragen auf.

Angesichts dieser inneren und äußeren Komplexität verlangt das Kunstwerk auf seinem Weg in die Gesellschaft nach Geburtshelfern. Als solche betätigen sich neben (und manchmal im Verein mit) Kritikern und Museumsmanagern, nebst Publizisten und Historikern auch die kommerziellen Vermittler. Aber was veranlaßt Menschen, sich dieser, wie es scheint, schwierigen Aufgabe anzunehmen? Warum greifen manche von ihnen nach dem schwer kalkulierbaren Produkt namens »Kunstwerk«, um aus dessen Verkauf ihren Lebensunterhalt zu bestreiten? Wieso machen Vermittler die Vermarktung zu ihrem Beruf, werden sie »Kunsthändler«? Die Gier nach flinkem und einfachem Profit, die Hoffnung auf rasches und großes Geld dürften kaum den Ausschlag geben, und wenn sie es täten, wären sie trügerisch: mit dem Vertrieb anderer Waren ließen sich sicherer und beständiger erklecklichere Summen verdienen. Denn wie die Kunst kulturell allfällig Klärung erheischt, wie sie sozial fast immer auf schwankenden Füßen steht, so war, ist und bleibt sie im Vergleich mit anderen Kommerzarten ein höchst unsicheres Geschäft. Ökonomisch betrachtet, im Hinblick auf zu erwartenden Umsatz und Erwerbschancen, bezüglich Einkommenssicherheit und Zukunftsgewähr bietet sie wie den meisten Künstlern auch dem Verkäufer kein leicht begehbares Feld. Die Entscheidung, Kunsthändler zu werden, mutet als eher riskante Berufswahl an.

Dennoch wurde und wird sie getroffen. Dabei lassen sich die meisten Aspiranten, mit Ausnahme weniger Hasardeure, von künstlerischen Faszinationen leiten, von der Neigung zu Bildern, Skulpturen, Möbeln, Hauszierrat und dergleichen. Das mehrschichtige Kunstrisiko schreckt sie nicht ab, sondern zieht sie an. »Die Leidenschaft ist beim wahren Kunsthändler das Wesentliche,« berichtete Fritz Nathan aus langer Erfahrung, »die Leidenschaft, nicht, wie so oft geglaubt wird, zum schnellen und leichten Geldverdienen – es gibt im Kunsthandel auch bittere Enttäuschungen –, sondern die Leidenschaft für das Objekt.«[1] Von Kunstgegenständen angezogen, vom Wunsch nach ihrem Besitz getrieben, darf der (werdende) Händler seiner Faszination jedoch nicht erliegen. Mag er auch selbst zum Sammler werden, vor dem Fetischismus eines Kunsthamsterers muß er sich hüten, denn der Wille zur Weitergabe braucht den Sieg über persönliche Besitzwünsche. Wer sich für den Händlerberuf entscheidet, muß lernen zu kaufen um zu verkaufen, um gegen Entgelt weiterzureichen. Sein Element sollte der Tausch, die merkantile Rotation sein anstelle des Hortens, der sammlerischen Stagnation. Das Bestreben nach kaufmännischer Weitergabe muß freilich aufgeladen sein vom Glauben an die Bedeutung des jeweiligen Kunstangebots für die potentiellen Erwerber. Insofern steckt in jedem engagierten Händler ein Stück jenes Missionars, der Paul Durand-Ruel ursprünglich hatte werden wollen. Denn wovon ein Kunsthändler nicht selbst angetan ist, dessen Wert wird er seinen Kunden kaum glaubwürdig nahebringen können. Er braucht das persönliche Qualitätsbewußtsein, um auf andere überzeugend zu wirken. Verfügt er über diese kombinatorische Gabe, so eignet dem Kunstkaufmann zugleich eine Paradoxie, die er nie wird abstreifen können: die Unwägbarkeit der Kunst fundiert und unterhöhlt das Kalkül des Kaufmanns, die Profession stützt sich auf eine Passion. Das Glück des Händlers erwächst aus seiner Fähigkeit, diese Leidenschaft in (ideelle und materielle) Freude umzumünzen. Gelingt ihm dies, so mag er gleich Hans-Jürgen Niepel sagen: »Ich glaube, das ist der angenehmste Handel, den ich mir denken kann.«[2]

Als entscheidenden Beweggrund empfanden viele Händler aller Zeiten ihre Begeisterung für bestimmte Kunstäußerungen der Vergangenheit oder Gegenwart, der näheren oder ferneren Umgebung: »Eine Leidenschaft beherrscht einen gewissermaßen Tag und Nacht.«[3] Doch gelangen Passion und Profession, Kunst und Kommerz nicht von allein, quasi automatisch zum Ausgleich. Ihr Kompromiß erfordert vielmehr unermüdliche Anstrengungen. Zur Meisterung der täglich neuen Berufsprobleme, betonte auch Fritz Nathan, ist »Leidenschaft« vonnöten, doch sie allein reicht nicht. »Es gehört auch wirkliche, seriöse und intensive Arbeit dazu.«[3] Die Wege, auf denen man lernt, effizient zu arbeiten, Konflikte zu lösen, die persönliche

Passion in merkantile Profession zu übersetzen: sie waren freilich in der Vergangenheit zahlreich und sind es noch heute. Der Beruf des Kunsthändlers kannte und kennt keine einheitliche Ausbildung, keinen allgemein anerkannten Fachabschluß mit Brief und Siegel. Daran konnten auch jene Kurse, welche Auktionshäuser wie Sotheby's oder Christie's seit den siebziger Jahren in London anbieten, wenig ändern. Eher schon zählen neben soliden Kenntnissen über freie wie angewandte Kunstformen die praktischen Erfahrungen, die nach Abschluß solcher Studien gewonnen werden. Trotz mancher Theorieansprüche schlagen in der Berufsausübung vor allem zweckmäßige Fertigkeiten zu Buche, entscheiden diese über Erfolg oder Scheitern des Kunstkaufmanns.

Da es einen Königsweg zum Einstieg in die Profession weder gab noch gibt (und schon gar nicht in jene des Galeristen, der sich auf neueste, zeitgenössische Werke kapriziert), gehen die Anwärter dieses Berufs zu allen Zeiten eifrig auf Reisen, durchstreifen unermüdlich Ausstellungen, Museen und Ateliers, um sich das anders nicht Lernbare anzueignen. Denn die optische Intelligenz schult sich nur im Hinschauen selbst. Zu dieser Übung des Sehens kommt die Auseinandersetzung mit der Fachliteratur, die Lektüre von Büchern und Zeitschriften, die Kenntnisnahme zumal der branchenspezifischen Publizistik. Manche Aspiranten arbeiten zeitweise in Kunstvereinen wie Paul Cassirer, redigieren Zeitschriften gleich Herwarth Walden oder Alfred Stieglitz, absolvieren Buchhandelslehren wie I. B. Neumann, Günther Franke, Heinrich Kühl, betätigen sich vorübergehend in Antiquitätenläden wie Berthe Weill und viele der Duveens. Oder sie finden gar eine bescheidene Anfangsstellung in einer Galerie wie ehedem Ambroise Vollard, wie in jüngerer Zeit Rudolf Zwirner und Michael Werner. Verschiedentlich gliedern sie sich in Künstlergemeinschaften und Ausstellungsorganisationen ein, um erste oder zusätzliche Erfahrungen im öffentlichen Kunstmanagement zu gewinnen; dies taten Johann Friedrich Frauenholz 1792 im Nürnberger »Verein für Künstler und Kunstfreunde«, Alfred Flechtheim ab 1909 als Schatzmeister, Verbindungsmann und Motor des »Sonderbunds«, Paul Cassirer jahrelang in wechselnden Funktionen für die Berliner »Secession«, Rudolf Zwirner 1959 als Sekretär der zweiten »documenta«. Mögen auch der Kunsthändlertätigkeit mehr oder weniger zuträgliche Umwege in Ausbildung und anfänglichem Erwerbsleben vorangehen (die Jurastudien Vollards oder Uhdes, das medizinische Examen Fritz Nathans, die Ingenieur-Ausbildung von George A. Lucas wie Alfred Schmela; die bildnerischen, literarischen, musikalischen Etüden von Cassirer und Walden über Jean-Pierre Wilhelm bis zu Schmela und Konrad Fischer; Kahnweilers oder Castellis Bank- und Börsenlehre, Sidney Janis', Flechtheims und anderer Kaufmannsjahre): an dem Wunsch, aus der leidenschaftlich empfundenen Berufung einen ganz und gar ausfüllenden Beruf zu machen, ändert dies alles nicht nur nichts, sondern fügt ihm eher verstärkende Impulse hinzu. Denn die Vielseitigkeit angenehmer und unliebsamer Erfahrungen hat gezeigt, worum es diesseits und jenseits der Kunst geht, wie die eigenen Talente verteilt sind, inwieweit man sich den Schwierigkeiten des Kunstmarkts gewachsen fühlt, ob man gleich Hein Stünke den Beruf in der ausgewogenen Erwartung ergreifen darf, man werde »Vergnügen und Spaß an der Kunst, aber auch Vergnügen und Spaß am Geschäft« finden[4].

Allerdings täuschte sich, wer diese Tätigkeit im Glauben anhübe, alsbald eine steile Karriere zu machen. Das Metier des Kunsthändlers und des Galeristen ist nur in seltenen Fällen ein Aufstiegsberuf. Es verhilft eher zu kultureller Profilierung als zu sozialer Statushebung kraft finanziell spektakulärer Gewinne. Die Forchoudts, die von Antwerpen aus ihr Imperium regierten; Bertuch als Weimars ideenreichster und glänzendster Unternehmer; die ausgedehnten Handelsnetze der Artaria; die transatlantisch operierenden Duveens und Wildensteins: sie stellen samt und sonders Ausnahmen dar, welche die Regel der Statuskontinuität für die meisten Kunsthändler bestätigen. Dem familiären Herkommen, dem Beruf und Einkommen des Vaters nach stammen im 19. und 20. Jahrhundert die meisten Kunsthändler aus dem oberen Drittel der Gesellschaft und bleiben ihm während ihres eigenen Erwerbslebens zugehörig. Sie gehen mehrheitlich aus gutsituierten, mittelständischen Familien hervor, deren manche sich gar höheren Schichten zuzählt(e). Die Vettern Cassirer, die Brüder Kahnweiler, auch Flechtheim und Uhde, Stieglitz wie Castelli wuchsen in Elternhäusern auf, denen der profitable Umgang mit Geld wie desgleichen ein kalkulierender Handelsgeist nicht fremd waren, in denen man fast selbstverständlich mit Wohlstand, Erbschaft und Mitgift rechnete. Ihre Väter waren Juristen (Vollard, Uhde, Schmela), Ärzte (Schum, Zwirner), Kaufleute, Finanzmakler und Unternehmer (Sachse, Cassirer, Flechtheim, Kahnweiler, Castelli, Sonnabend, Denise René), häufig Grundbesitzer (G. A. Lucas, Uhde, Cassirer, Stieglitz, Betty Parsons), nicht selten mehreres zugleich (wie etwa im Cassirer-Clan üblich). Die Zugehörigkeit zum Kleinbürgertum, dem in Frankreich beispielsweise Paul Durand-Ruel, Berthe Weill oder der Père Soulier entwuchsen, ist ebenso vereinzelt wie die Herkunft aus jenem proletarischen Milieu, dem der Kunsthandel so originelle Gestalten wie im Paris der Dritten Republik Julien Tanguy und in Düsseldorf bis ans Ende der Weimarer Demokratie Johanna Ey verdankt. Vor allem wo der bürgerlich-merkantile Hintergrund prägend wirkt, kann sich auch ohne spezielle Schulung ein Geschäftssinn entwickeln, dessen der werdende Händler angesichts seiner oft wertschwankenden Kunstware, in den schwierigen Zeiten des Beginns, im unvermeidlichen Auf und Ab seines Gewerbes wie in politischen und ökonomischen Krisenzeiten dringend bedarf.

Beeinflußt das Herkunftsmilieu in der einen oder anderen Weise den künstlerischen Sachverstand, die soziale Kontaktfähigkeit und die ökonomische Versiertheit des Händlers, so lenkt zugleich seine Genrewahl die weiteren Berufsschritte. Diese äußert sich in der Regel als persönliche Vorliebe für bestimmte Gegenstandsgruppen (Möbel, Bilder, Skulpturen etc.), Epochen (Renaissance, Empire usw.) oder Weltgegenden (Hervorbringungen Europas, Afrikas; Asiatika u. dgl.). Wohin eine solche Spezialisierung tendiert und wie detailliert sie ausfällt, wird zudem durch die Marktstrukturen mitentschieden. Neben den Strömen von Angebot und Nachfrage gibt die eingewöhnte Gliederung des Geschäftslebens die Muster vor, in die jeder sich zu fügen hat. In der hochdifferenzierten Gesellschaft der Gegenwart erzwingt die Segmentierung des Markts die professionelle Spezialisierung. Nur noch auf der schlichtesten Ebene eines Trödlers, wie ihn im 19. Jahrhundert etwa Benjamin Vautier ins Bild rückte (vgl. Abb. 89), handelt jeder mit fast allem (wiewohl auch auf

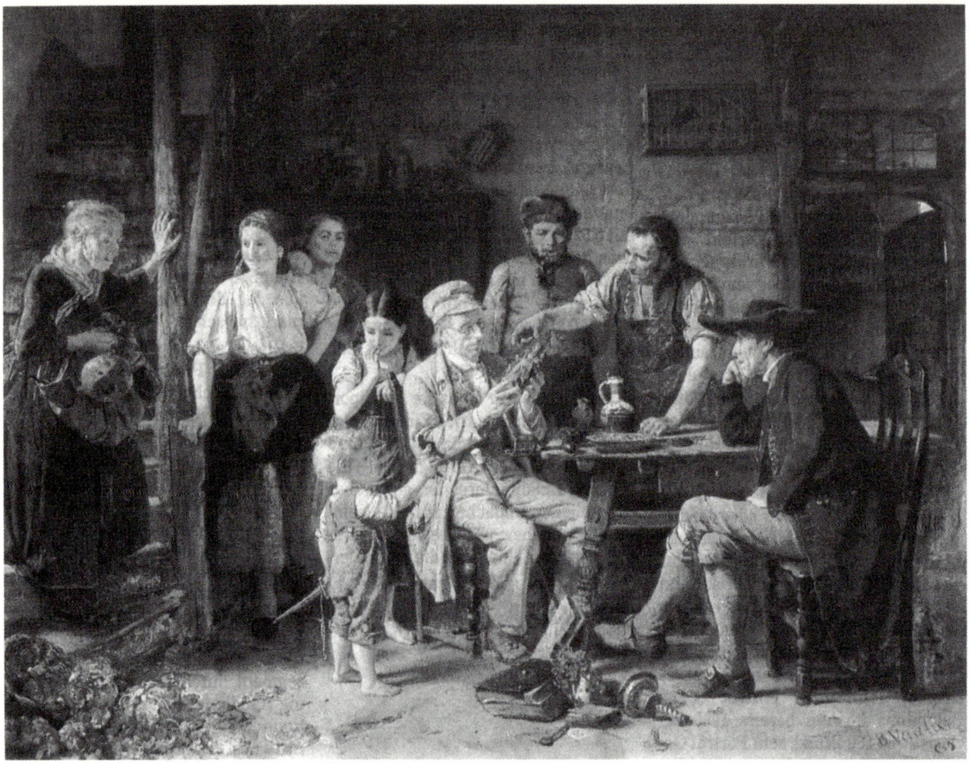

89 Benjamin Vautier: Der Antiquitätenhändler im Dorf, 1865. Düsseldorf, Galerie Paffrath

Flohmärkten bereits Einteilungen vorkommen). Solche Kunstkrämer, die an günstigen Erwerbsorten mit mehr oder weniger ehrlichen Absichten herumstöbern, gehören seit alters zum Spektrum des Händlerberufs. Ihrer sind, mit durchaus unterschiedlichem Niveau, Legionen, vom punischen »Gugga« und den römischen Verhökerern griechischer Kleinodien über den Renaissance-Florentiner Giovanni Battista della Palla und den englischen Wahl-Neapolitaner William Hamilton bis zu den abgestiegenen Nachfahren der zeitweise glanzvollen »marchands merciers« in Paris und andernorts. Oft wechselt ihr Sortiment mit den Moden, nicht immer sind sie wählerisch in Sujets und Methoden. Vergangenheitssehnsüchte, Stilrenaissancen, Nostalgiewellen geben ihnen Auftrieb. Wie die Kunst-Trödler ihr wenig komfortables Metier nur mit List zum eigenen Vorteil wenden können, so sinnt ihre Kundschaft auf wohlfeile Schnäppchen. Das verbindende Element zwischen Veräußerer, Händler und Erwerber ist in diesem Genre die Hoffnung auf die Ahnungslosigkeit des jeweiligen Kontrahenten.

Anders in den anspruchsvolleren Etagen des Kunsthandels. Dort gilt die Regel, daß mit der Qualität des Angebots und mit den Preisen der Zwang zur merkantilen Spezialisierung steigt. Da bei kostspieligen Transaktionen gegenseitiges Vertrauen hergestellt werden muß, können latente oder aktuelle Zweifel ehestens durch übereinstimmende Urteile ausgeräumt werden. Die erforderliche Glaubwürdigkeit wird mittels Kompetenz und Fachwissen hergestellt. Der Veräußerer, sei er Hersteller oder Besitzer, verbürgt sich für Echtheit und Schadlosigkeit eines Werks, der Händler bestätigt Authentizität und Provenienz, der Käufer baut auf sein Vermögen, das Verhältnis von Kulturwert und Warenpreis sach- und sinngerecht abzuwägen sowie obendrein die Bonität seiner Partner richtig einzuschätzen. Durch all diese Maßnahmen soll der Risikooperation »Kunst(ver)kauf« einiges von ihrer Fragwürdigkeit genommen, soll die finanziell fast stets riskante Investition in Zeichnungen, Gemälde oder Skulpturen wenigstens semantisch und kommunikativ abgesichert werden. Zugleich wird so die (Händler und Sammler verbindende, aber nicht kalkulierbare) Passion in genauer überprüfbare Professionalität übersetzt. Die Bedeutung derartiger Sicherungstechniken für das Geschäftsleben läßt sich unter anderem daran ablesen, daß viele Händlervereinigungen und insbesondere der »Bundesverband des Deutschen Kunst- und Antiquitätenhandels« inzwischen einen Ehrenkodex formuliert haben[5]. Dieser stellt die zeitgemäße Weiterentwicklung der rationalen Klärungsbemühungen dar, die im aufklärerischen 18. Jahrhundert einsetzten und seinerzeit vorzugsweise lexikographisch erfolgten. Aus der damals noch unscharf umrissenen Tätigkeit ist nun ein genaueres »Berufsbild des Kunsthändlers« geworden, in dem die kulturellen Aufgaben und Verpflichtungen neben den kaufmännischen Interessen stehen. Seine Beschreibung dient der Selbstverpflichtung der Verbandsmitglieder als »seriösen Kunsthändlern« und erlaubt dem Publikum, sich klarer als je zuvor über Eigenart, Ziele und Grenzen der Profession zu informieren.

Mit seinen Erklärungen ist der Händlerverband nicht nur in historisch neuartige Rechtspositionen vorgerückt, sondern er gibt zugleich seinen Mitgliedern ein Instrument zur sozio-kulturellen Separierung in die Hand. Den ästhetischen Sozialschranken, welche durch Sortimentsgestaltung beziehungsweise Ausstellungstätigkeit entstehen, fügen sich nun deklarierte Standesbarrieren hinzu. Denn all jene, die als Trödler und Krämer, als »unseriöse« Geschäftemacher, aus Eigenbrötelei oder aufgrund ihrer Außenseitermentalität der Berufsvertretung nicht zugehören, werden anders eingestuft als deren Angehörige. An die Stelle der generationenlang dominierenden informellen Unterscheidungsmerkmale sind am Ende des 20. Jahrhunderts formale Kriterien getreten: »Verbandsmitglied kann nur werden, wer seinen Hauptfirmensitz im Gebiet der Bundesrepublik Deutschland hat und nachweislich bereits über mehrere Jahre ohne Beanstandungen hauptberuflich mit Gegenständen gehandelt hat, die den gesetzlichen Definitionen für Kunstgegenstände, Sammlungsstücke und Antiquitäten entsprechen.«[6] Für Antiquitätenhändler, die sich auf alte Einrichtungsgegenstände und Bildwerke, auf Schöpfungen bestimmter Weltgegenden oder Epochen konzentrieren und damit zur kulturellen Traditionsbewahrung beitragen, mag diese Abgrenzung keine Probleme aufwerfen. Auch ein moderner Bildverkäufer, der sich der jüngsten, doch (weil die Künstler bereits gestorben sind) schon kanonisierten Vergangenheit widmet, kann mit ihr zurechtkommen. Aber wie ergeht es einem kommerziellen Vermittler, dem seine Gegenwart die liebste Kunst beschert? Jenem gar, der sich mit Haut und Haaren der Avantgarde verschreibt, der die künstlerischen Konventionsbrüche des Augenblicks den Zeitgenossen präsentieren möchte? Ein derart progressiver Händler wird tendenziell aus dem Raster der Standesnomenklatur seiner weniger zukunftsorientierten Kollegen kippen, weil die innovative Kunstäußerung seines Programms sich den vorgegebenen Verbandsdefinitionen nicht (immer) problemlos unterwirft. Gerry Schum und seine mobile Video-Galerie hätten in diesem Kanon nur schwerlich einen Platz gefunden. Darin liegt die Paradoxie der professionellen Standardisierung: die Kunstentwicklung lebt aus der Grenzüberschreitung, auch in ihrer Vermittlung, ebenfalls durch merkantile Anbieter; gleichwohl muß der Verkäufer darauf bedacht sein, Beruf und Markt zu arrondieren.

Indem sich der Künstlergalerist mental und operativ vom bloßen Bilderhändler unterscheidet, nimmt er diese Sonderstellung im Kunstkommerz ein. Er weiß ja nie genau, womit er es zu tun haben wird, kann die erst entstehende Produktion nicht überschauen. Zur Aufgabe hat er sich das schier Unmögliche erkoren: die Planung des Unplanbaren, die Veräußerung des nicht Münzgerechten. Trotz dieser Schwierigkeiten findet der Beruf immer wieder Liebhaber. Er bietet den Vorzug menschennaher und werkbezogener Arbeit, der Tätigkeit im Konsens mit (freilich oft sperrigen) Künstlern anstelle bloß antiquarischer Sachbehandlung. Zum Nachteil gereicht dem Metier des zeitgenössisch orientierten Händlers, daß man diesen Umgang nur rudimentär erlernen kann. Daher waren die klügsten Galeristen stets jene, die das Atelier und den Besuch beim Künstler zu ihrer Schule machten (wie es etwa Denise René betonte). Den endgültigen Schritt in die Profession stellt allerdings erst die Eröffnung einer selbständigen, eigenverantwortlich zu führenden Galerie dar. Er wurde und wird mehrheitlich zwischen dem 25. und dem 35. Lebensjahr vollzogen. Der biographischen Tendenz nach erfolgt er entweder eher früh oder, infolge beruflicher Umwege und nach oft zähem Ringen, erst spät. Vollard und Kahnweiler, Berthe Weill sowie Denise René in Frankreich, Fritz Gurlitt, die Vettern Cassirer, Konrad Fischer, Michael Werner und manche anderen in Deutschland sind kaum Mitte Zwanzig, als sie ihre erste Ausstellung in eigenen Räumen veranstalten. Flechtheim und Walden hingegen, Johanna Ey wie auch Wilhelm Uhde, Jean-Pierre Wilhelm nebst Hein Stünke und Alfred Schmela haben bereits die Dreißig überschritten, als sie diesen Entschluß verwirklichen. Alfred Stieglitz, Sidney Janis, Leo Castelli gehen zu diesem Zeitpunkt gar auf die Fünfzig zu. Ihnen allen jedoch stellt sich das gleiche ökonomische Problem: die Anfangsfinanzierung ihres Unternehmens. Zwar gibt es auch im Kunsthandel Geschäftsüberleitungen mit entsprechenden Vor- und Nebenkapitalisierungen, sei es durch die Übergabe vom Vater auf den Sohn wie bei Durand-Ruel oder Thannhauser, bei den Kühls wie in der Firma Janis, sei es durch den brüderlichen Wechsel wie zwischen den Rosenbergs in Paris oder den Nathans in München. Doch kommen solche finanziellen Patenschaften und Transfers vorzugsweise in den eher antiquarisch ausgerichteten, netzwerkartig tätigen Familienkommerzen von Forchoudt über Artaria bis zu Duveen und Wildenstein vor. Im avantgardistisch orientierten Galeriewesen der jüngeren Vergangenheit sind sie ebenso eine Ausnahme wie die, wenngleich durch erfolgreichen Bilderhandel reduzierte, Beibehaltung von Antiquitäten- und Trödelverkauf, von dem Clovis Sagot in der Rue Laffitte und der Père Soulier an der Rue des Martyrs nicht lassen mochten.

Viele der später zu Reputation gelangten Galeriegründer mußten mit allerlei Überredungskünsten und Zugeständnissen ihre Familien um ein (oft geringes) Startkapital angehen und erhielten es erst nach einigem Hin und Her. So die Cousins Cassirer, Kahnweiler und Alfred Flechtheim, der überdies den 1913 bereits erfahrenen und renommierten Paul Cassirer als Fürsprecher und eventuellen Bürgen ins Feld führte. Ihnen kam das Geld zupaß, das die Väter in den Gründerjahren des wilhelminischen Kaiserreichs und während der Industrialisierung um die Jahrhundertwende verdient hatten. In den USA erleichterten Familienvermögen etwa George A. Lucas, Alfred Stieglitz, Leo Castelli den Eintritt ins zeitgenössische Kunstgeschäft. Nicht jedem freilich öffnete sich derart das Füllhorn Fortunas. Viele begannen unter bescheidensten Umständen, nachdem sie für den Start gespart hatten, wie Ambroise Vollard oder Jean-Pierre Wilhelm, liehen sich auch gleich Berthe Weill Fehlendes bei ehemaligen Arbeitgebern hinzu, suchten Unterstützung von Künstlern und wohlhabenden Kunstfreunden. Solche Hilfe fand die Weill bei dem Katalanen Pedro Mañach, erhielt Betty Parsons von ihren malenden oder sammelnden Bekannten. Eine gewisse Chance, drohende Absatzschwierigkeiten zu mildern, eröffnete sich zu allen Zeiten dadurch, daß man in der Anfangsphase neben der favorisierten »neuen« auch ältere Kunst anbot. Diesen Weg schlugen viele französische Galeristen ein, von Durand-Ruel über Vollard und die Brüder Rosenberg bis zu späteren. Doch auch der Berliner Gurlitt, der Münchener Thannhauser, die Dresdener Arnold und Kühl, Ferdinand Möller in Breslau und Berlin folgten ihm zunächst. Am Rhein gingen ihn trotz aller sonstigen Verschiedenheit der Personen und Konzeptionen Johanna Ey genauso wie Alfred Flechtheim. Beide offerierten zunächst ebenfalls Werke der Düsseldorfer Malerschule. »Galerie für alte und neue Kunst« hatte Flechtheim sein erstes Unternehmen genannt, und auch seine Kollegin am Hindenburgwall entledigte sich dieses Kompromisses erst 1920, indem sie über ihre Schaufenster schrieb: »Neue Kunst. Frau Ey.«.

Zum Ladenschild muß freilich Sachverstand hinzutreten. Schon die Wahl des Standortes verrät den klugen Händler. Nähe zu etablierten Kollegen, zur lokalen Museumsszene kann Vorteile bieten, denn sie lockt, wie in Paris, New York oder Düsseldorf, flanierendes Publikum ins Geschäft, wirkt prestigehebend und womöglich umsatzfördernd. Mag auch die dichte Konkurrenz nicht stets willkommen sein (Denise René: »Alexandre Iolas fühlte sich geniert durch unsere Nachbarschaft am Boulevard Saint Germain …«[7]), eine (vielerorts anzutreffende) stadträumliche Konzentration von Kunsthandlungen ist doppelt nützlich. Kunden können sich leicht einen Überblick verschaffen und Offerten vergleichen; Händler erfahren rasch, was der andere tut oder läßt, können durch Angleichung oder Kontrastierung das eigene Angebot attraktiver gestalten, finden unmittelbarer Zugang zu den Kanälen des

Binnentauschs. Wenngleich Künstler solche Geschäftsverflechtungen oft mißtrauisch beäugen (Wassily Kandinsky 1913 in einem Brief an Herwarth Walden mit Blick auf den von diesem betreuten »Ersten Deutschen Herbstsalon«: »Keiner, der in diesem Berliner Herbstsalon ausstellt, darf bei Cassirer ausstellen.«[8]), die Pflege von Kollegenkontakten hat für den Galeristen eine kaum geringere kulturelle und ökonomische Bedeutung als das Gespräch mit Sammlern, Museumsmanagern, Kritikern und Gelegenheitskäufern. Von Messen und Berufsverbänden geht diesbezüglich ein stimulierender Effekt aus, doch ersetzen sie das Hin und Her des Alltags nicht. Da Kunst und Kunstbetrieb keine Ruhe kennen, sich in einem Prozeß unablässiger Neusichtung bewegen, muß mehr als jeder andere der Vermittler aktueller Hervorbringungen Augen und Ohren offenhalten. Macht er aus dieser Not eine Tugend, so entgeht er der vielleicht gefährlichsten Berufssünde: der Stagnation des Blicks, des Geistes, der Hand. Wie äußerlich mobil, muß der Kunsthändler innerlich flexibel sein und neugierig bleiben. Als Galerist ist er immer ein Lernender.

Manche Aussteller bevorzugen indes eine stadträumliche Distanzierung vom etablierten Kommerz. Sie können oder wollen die hohen Preise renommierter Geschäftsgegenden wie der Rue La Boëtie oder der 57th Street nicht bezahlen, finden dort keine passenden Flächen, glauben ihr Programm an entlegenerem Ort deutlicher zur Geltung bringen zu können. Daher folgen sie bei ihrer Niederlassung dem Prinzip galeristischer Neolokalität. So Alfred Stieglitz und Edith Halpert in ihren Anfängen, ähnlich Kahnweiler oder Leo Castelli als schon bekannte Akteure. Wie auch immer die Räumlichkeiten situiert und ausgestattet sein mögen, ihrem Inhaber wird außer Agilität und Mobilität, im Verein mit seiner Netzwerkkompetenz vor allem Rollenvielseitigkeit abverlangt. Er soll ja Händler und Propagandist in einem sein, ein Liebhaber der Kunst und Parleur bei Sammlern, ein Animateur für Künstler, Kritiker und Kunden, ein geschickter Einkäufer und noch gewiefterer Verkäufer, kurzum ein allen Partnern akzeptabler, ein optimaler »marchand-connaisseur«. Um dieser Vielfalt gerecht zu werden, braucht er zahlreiche Gaben und Techniken. Im günstigen Fall versteht er Kunstwerke zu plazieren und ins rechte Licht zu rücken, weiß er Einladungen zu formulieren und unter die Leute zu bringen, kann er Vorworte verfassen und Reden halten, Kataloge drucken sowie Transporte organisieren, zudem Preise kalkulieren, Rechnungen schreiben, Bilanzen erstellen und auswerten. Hatte er früher Briefe zu diktieren, so bedient er sich heute technischer Informations- und Kommunikationsmittel. Als Öffentlichkeitsstratege hat er sich aus einem Kulturarbeiter in einen Medienspezialisten verwandelt. Zur Intensivierung und Multiplizierung der Einflußnahmen gehören neben Ausstellungs- und Publikationszusammenarbeiten mit Kollegen wie mit Museen, neben Zeitschriften (Durand-Ruel, Berthe Weill, Flechtheim, Stieglitz u. a.) sowie Verlagsgründungen (Vollard, Cassirer, Kahnweiler, Walden, Flechtheim, Stünke), neben der Edition hochwertiger Mappenwerke oder Bücher (von Vollard bis zu Denise René) auch die Veranstaltung von Einzelvorträgen, Vorlesungsreihen und Künstlerbegegnungen sowie die Pflege lokaler Geselligkeiten, interurbaner Kontakte, internationaler Beziehungen. Mit alldem ist der moderne Kunsthändler zu einem Entrepreneur im mannigfaltigsten Sinne dieses Wortes geworden (vgl. Abb. 90).

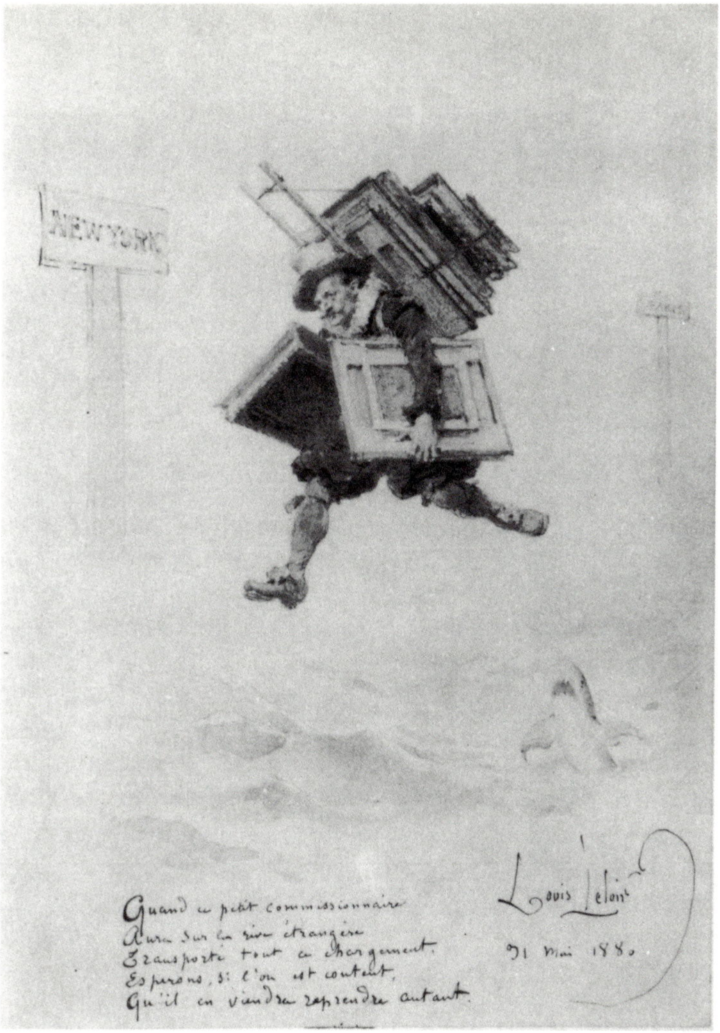
NEW YORK
Quand ce petit commissionnaire
Aura sur la rive étrangère
Transporté tout ce chargement,
Espérons, si l'on est content,
Qu'il en viendra reprendre autant.
Louis Leloir

90 Louis Leloir: Ein fliegender Bote bringt Bilder von Paris nach New York, Karikatur 1880

Diesen mehrschichtigen und weitreichenden Ansprüchen wird jener progressive Galerist, der als Entdecker, Förderer und Verkäufer neuartige Kunstströmungen begleitet und der in den Jahrzehnten nach 1900 immer deutlicher, auch selbstbewußter neben den traditionell orientierten Kunstmakler tritt, dadurch gerecht, daß er den bildnerischen Avantgardismus seiner Schützlinge in organisatorische Innovation übersetzt. Der Umstand, daß er auf künstlerischem Gebiet zumeist Autodidakt ist, daß er nur in Ausnahmefällen sachdienliche Studien absolviert hat (wie Parsons und Kühl, Schmela oder Fischer als Maler; Cassirer nebst Uhde in kunsthistorischen Seminaren; Stieglitz oder Schum bei darstellungstechnischen Experimenten), kommt diesem Unterfangen eher zupaß als es zu behindern. Denn er wird einerseits ausgeglichen durch die Befolgung branchenspezifischer Vorbilder. Für Flechtheim sind dies, allen voran, Paul Cassirer und der jüngere, aber erfahrenere Kahnweiler, doch desgleichen Wilhelm Uhde und Richard Goetz. Leo Castelli wußte stets, was er Sidney Janis verdankte. Betty Parsons bewunderte den newcomer Castelli, dem auch spätere wie Mary Boone ihre Achtung zollten. Hein Stünke hat sich die Wertschätzung vieler Kollegen verdient. Konrad Fischer nahm wohl manches Nützliche aus der Begleitung dessen mit, der ihm den eigentlichen Anstoß zur Berufswahl gab (»Mit Schmela war ich viel zusammen.«[9]). Durch solche (oft bloß stumme) Anregungen formieren die Größen der Profession eine imaginäre Genealogie des Galeristenberufs. Solange es keine formelle Ausbildung zum Kunsthändler mit Regelstudium und Abschlußprüfung gibt, muß »teilnehmende Beobachtung« sie ersetzen.

Das Autodidaktentum in artibus hält zum anderen frei für die unbefangene Entwicklung persönlicher Vorlieben. Der Selfmademan, als welcher viele Galeristen in Erscheinung treten, fühlt sich in seinen bildnerischen Entscheidungen ebenso ungebunden wie in der Wahl seiner Geschäftsmethoden oder der Streuung von Aktivitäten. Seine besten Vertreter operieren kunstenthusiastisch, mehrsprachig und weltläufig, mit dem Esprit des Unkonventionellen, der sich erforderlichenfalls der Form, soweit sie keinen Zwang enthält, nicht versagt. Kämen Flechtheim und Kahnweiler in Personalunion daher oder träten Janis und Castelli als Partner auf: sie verkörperten den perfekten, rundum tätigen Kunsthändler. Auf dem Gebiet der weniger spektakulären Moderne demonstrierten Händler bereits die Ergiebigkeit solcher Zusammenarbeit. So gründete 1980 der Malersohn und Germanist Peter Barth gemeinsam mit dem gelernten Händler Herbert Remmert in Düsseldorf eine Galerie, die beide zu solidem Ruf und monetärer Stabilität führten. Durch die liebevolle Betreuung von Nachlässen, im Aufspüren vergessener Maler, mit sorgfältigen Ausstellungen und Publikationen errangen Remmert und Barth Respekt bei Sammlern wie Kollegen. Ihr Unternehmen ist beispielhaft als teamwork-Galerie.

Welchen Weg auch immer der einzelne Galerist nahm und nimmt, wie nah oder fern er den Idealen des Metiers stehen mag, gemeinsam ist allen Berufsausübenden das, was sie zugleich voneinander unterscheidet: die trotz aller Familieneinflüsse weitgehende Persönlichkeitsfärbung ihrer Kunstvorlieben. Diese Kunstpräferenzen entstehen zumeist zwischen dem zwanzigsten und dreißigsten Lebensjahr, während innerer und äußerer Entdeckungsreisen. Häufig werden sie durch sozio-kulturelle Schlüsselerlebnisse geweckt, stimuliert oder gefestigt, durch die Begegnung mit ungefähr gleichaltrigen Künstlern, Kritikern, Sammlern oder voraussichtlichen Kollegen. In diesen Momenten erhält die Berufsmotivation ihre Richtung und Schubkraft. Die kunstkommerzielle Passion entsteht. Wo sie ausbleibt, wird in der Profession wenig auszurichten sein. Dann kommt es allenfalls zu jenen Hobby-Galerien, in denen unterbeschäftigte Hausfrauen der upper class einen nachmittäglichen Zeitvertreib suchen und mit ihrem Dilettantismus Künstler, Kunstfreunde sowie seriöse Kollegen quälen.

Von solchen, in den Wohlstandshochs der siebziger und achtziger Jahre massiert auftretenden Eintagsfliegen abgesehen haben jedoch Frauen einen bedeutsamen Anteil an der Berufsgeschichte der Kunsthändler und Galeristen. Seit alters wirkten sie rund um das Mittelmeer am Wanderhandel mit, bei dem oft ganze Familien umherzogen. Auf den Marktplätzen betreuten sie die Auslagen, während die Männer sich nach anderweitigen Geschäften umsahen. Auch im seßhaften Handel Griechenlands, Roms und späterer Zeiten fiel ihnen diese Aufgabe zu. Der niederländische Kunstmarkt des 16. Jahrhunderts kannte Frauen, die von Ort zu Ort reisten, auf den Messen Kunstgegenstände aller Art feilboten, mit ihren Verkäufen gut verdienten. Häufig gehörten sie Künstlerfamilien an, hatten malende Väter, Brüder, Ehemänner. Als Händlerinnen verhalfen sie diesen zu merkantiler Entlastung, mithin zur Konzentration auf ihre schöpferische Tätigkeit. Dadurch repräsentierten sie eine Frühform kunst-kommerzieller Arbeitsteilung, die dem für die mittlere Neuzeit typischen Künstler+Händler seine Doppelbelastung erträglicher machte. Einen ähnlichen Part spielten Frauen in stationären Bilderläden. In Brügge versah ihn beispielsweise Alexandrine Bynnynch, Tochter eines Miniaturisten. In Antwerpen führte Clara Catharina Smout das Geschäft ihrer Eltern fort. In Dordrecht verkaufte die Frau des Organisten Kools Gemälde[10]. Viele gleiche Fälle blieben ohne Benennung in den Geschichtsquellen. Denn als Partnerinnen von Männern wurden Frauen kaum je in Zunftlisten eingetragen. Sie blieben stumme Dienerinnen, im Widerspruch zu ihrem guten Ruf und hohen Einsatz. Nur in Ausnahmefällen verkündet eine Gildenrolle ihren Namen. Selbständigkeit galt als Bedingung. Im Falle Catharina Smouts war sie gegeben. Ebenso bei der Witwe des Genter Malers Lievin de Vos, die nach dem Tod ihres Mannes all seine Aktivitäten de facto und de jure weiterverfolgte[11]. Gleich ihr hatte sich manche Frau durch Witwenschaft in die Nachfolge-Rolle einer Kunsthändlerin zu finden. Als 1790 in Berlin der Kaufmann Catel stirbt, »durch seine Kunsthandlung berühmt« (wie es wenig später in einer Enzyklopädie heißt[12]), übernimmt seine Frau das Unternehmen. Nach dem Ableben Alfred Schmelas halten dessen Witwe und seine Tochter gemeinsam das Galeriegebäude in der Mutter-Ey-Straße geöffnet.

Aus der Anonymität traten in früheren Zeiten auch Frauen, die als Kompagnons berühmter Männer zu Händlerinnen wurden. Einen solchen Namen trug Agnes Dürer (vgl. Abb. 91). Mochte auch Willibald Pirckheimer der Frau seines Freundes nicht gewogen sein (»wer diesem man wol gewolt und umb in gewest ist, dem ist sy feynt worden«[13]): Dürer portraitierte sie liebevoll, nannte sie »mein agnes«. Arbeitsam und gläubig, war sie dem Maler und Zeichner unermüdliche Helferin bei seinen Geschäften. Der merkantile Umgang mit Geld besaß nichts Fremdes für die Tochter des renommierten Nürnberger Handelsherrn Hans Frey. So hielt sie denn Dürers Arbeiten auf der Frankfurter Messe feil, während ihr Mann nach Italien entschwand. Daheim achtete sie sorgsam auf den Fluß der Einnahmen. Auf seiner Reise in und durch die Niederlande begleitete sie Dürer. Von der Sorge ums tägliche Einerlei durch die mitgenommene Magd Susanna entlastet, konnte sich Agnes dem Absatz

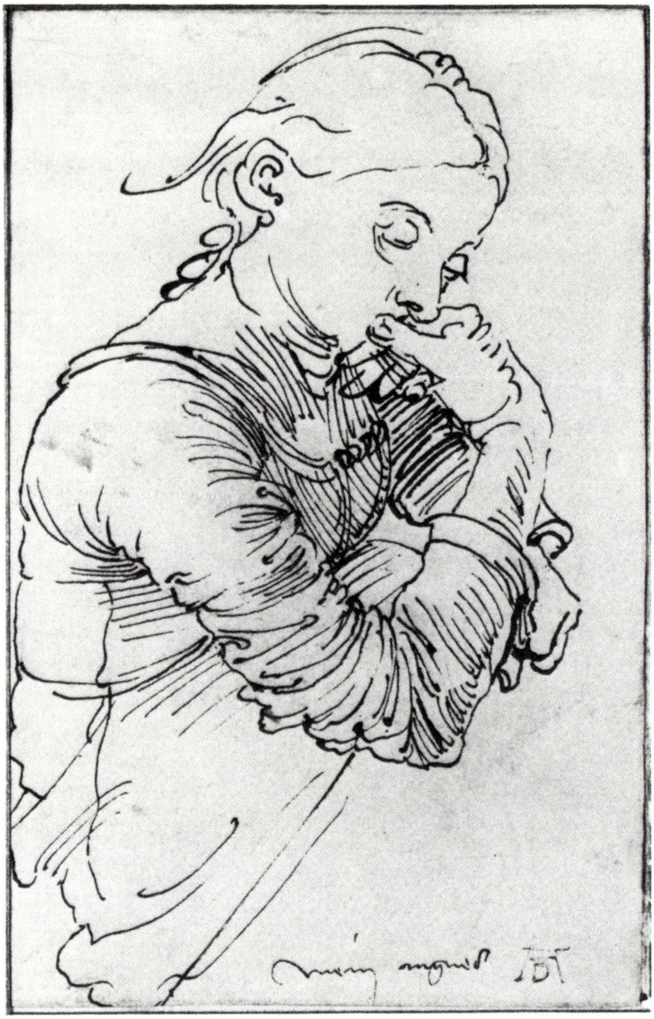

91 Albrecht Dürer: »mein agnes«, 1495/1499. Wien, Albertina

der Werke Dürers und seiner Freunde widmen. Obwohl ihr auf dem Weg nach Antwerpen der Geldbeutel entwendet wurde, zollte sie dem Handel nicht weniger Aufmerksamkeit. In den Portraits des Mannes aber fehlen die Insignien ihrer Nebentätigkeit.

Auch Rembrandt erhielt von seinen Partnerinnen Unterstützung im Kommerz. Saskia van Uylenburgh entstammte einer Amsterdamer Kunsthändler-Familie, die Rembrandt seinerseits beriet. Sie kannte von Hause aus Freuden und Leiden der Vermarktung. Nach ihrem Tod mag der Maler, obzwar in Konkurs geratend, dennoch vom Handel nicht lassen. Da er selbst nicht mehr geschäftsfähig ist, nimmt seine junge Gefährtin Hendrickje Stoffels sich des Ladens an. Der Kunsthändlerin im Nebenberuf tritt Rembrandts Sohn Titus zur Seite. Der Maler seinerseits wird als

Angestellter einbezogen. Inwieweit Hendrickje, die Tochter eines Feldwebels, selbständig walten konnte und wollte, wer von den Beteiligten in welchen Fällen entschied, wie Kompetenzen und Befugnisse verteilt waren, ist wenig bekannt. Doch teilte die Geliebte und Handelsgehilfin in jedem Fall das Schicksal zahlreicher Frauen im Kunstkommerz. Sie wurde in den Rollenkonflikt zwischen Berufserfüllung und Privatleben, zwischen Gelderwerb und Hausversorgung eingezwängt. Hendrickje Stoffels scheint ihn mit viel Einsatz zum Wohle von Geschäft und Heim gemeistert zu haben. Die Probleme dieser Mehrfachbelastung blieben den Kunsthändlerinnen durch die Jahrhunderte treu. Selbst die Aufmerksamkeit, welche sie im Beruf erhalten, entschädigt kaum. Denn sie gilt nicht den Menschen, sondern der Ware, die sie vorweisen. So hat es Watteau im Portrait des Händlerpaares Gersaint veranschaulicht (vgl. Abb. 17). Während Edmond-François Gersaint als Geschäftsinhaber inmitten der Interessentengruppe eine zentrale Berufsstellung und Bildposition einnimmt, agiert seine Gattin Louise-Marie am rechten Rand des Geschehens. Die Tochter des Glasermeisters und Rahmenbauers Pierre Sirois hatte wohl beim Vater manches vom Verkauf gelernt. Im Bild aber kommt ihr allenfalls eine periphere Funktion und infolgedessen geringeres Prestige zu. Die Kunstgegenstände, die sie auf dem Ladentisch zeigt, schaffen materiell wie symbolisch zusätzliche Distanz zwischen ihr und den Käufern, zwischen ihr und dem hauptberuflichen Bildanbieter Gersaint. In der Hierarchie der Kunstkaufleute ist Madame Gersaint, und mit ihr manche Kollegin, auf den zweiten Rang verwiesen.

Mit diesem Platz mochten sich Kunsthändlerinnen seit dem Beginn des 20. Jahrhunderts nicht länger abfinden. Sie machten sich anheischig, den Beruf selbständig auszufüllen, dem Metier eigene Prägungen zu geben. Dabei kam ihnen die Zugangsoffenheit der Profession entgegen, denn Eignungsprüfungen oder Ausbildungsabschlüsse wurden von niemand und nirgends verlangt. An Passion fehlte es nicht. Berthe Weill in Paris, Johanna Ey in Düsseldorf bezeugen sie. Ihrer engagierten Vermittlung zollen Bewunderer mit Etiketten wie »Vorreiterin« oder »Hebamme« neuer Kunstbewegungen Tribut. Tatsächlich avancieren fortan Händlerinnen zu weithin beachteten Fürsprecherinnen der Bildinnovation. Da sie sich einen Handelsplatz auf dem männlich beherrschten Kunstmarkt mühsam erkämpfen müssen, stürmen einige von ihnen mit geballter Energie sozusagen an die vorderste Front der Szene vor. Nicht eine von vielen Maklerinnen etablierter Kunst wollen sie werden, sondern progressive Galeristinnen. Statt Bekanntes durch Reprisen zu bestätigen, spüren sie Unvertrautes auf. In New York versteht sich Betty Parsons als Anwältin abstrakter Malerei (»I was born with a gift for falling in love with the unfamiliar…«[14]). Denise René konfrontiert die Pariser Kunstwelt erstmals mit den Vexierspielen der geometrischen Abstraktion (»Au plein sens du terme, nous étions une avant-garde«[15]). Ileana Sonnabend holt unter anderem Andy Warhol in ihre Pariser Galerie und ebnet ihm so den Weg zu Castelli wie weltweiter Anerkennung. Sie und ihresgleichen gelangen über ähnliche Stationen ins Metier: Meist dem gehobenen Bürgertum entstammend, werden sie durch eine kunstsinnige Umgebung geprägt, deren Sehgewohnheiten sie jedoch hinter sich lassen. Erste Berufserfahrungen gewinnen sie in einer Mischung aus teilnehmender Marktbeobachtung und autodidaktischer Bildreflexion. Im Kunstkommerz verkörpert manche von ihnen den Typus der Galerie-Missionarin.

Dieser Werdegang findet seinen Niederschlag in Mentalität und Daseinsgestaltung vieler Galeristinnen. Selbst prominente Vertreterinnen bezahlen ihr berufliches Engagement mit privatem Verzicht. Von der Weill über die Parsons bis zur René bleiben zahlreiche unverheiratet. Ehemann und Kinder scheinen schwer vereinbar mit dem langen, hektischen Arbeitstag einer Ausstellerin (Denise René: »La galerie a toujours été mon objectif principal et je ne pouvais pas partager mon genre de vie avec quelqu'un d'autre.«[16]). Künstler wie Sammler verlangen ungeteilte Zuwendung, der Betrieb beansprucht den ganzen Kopf. Hobbys wie die von Saul Steinberg

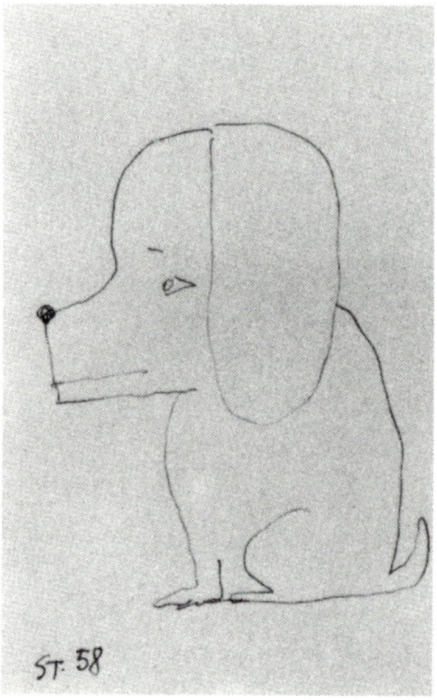

92 Saul Steinberg: Betty Parsons, 1958. New York, Privatsammlung

liebevoll karikierte Hundenarretei der Betty Parsons sollen zum Ausgleich der Berufslast dienen (vgl. Abb. 92). Doch selbst für solche Freuden bleibt wenig Zeit noch Energie. Gleich dem Mann fordert eine Galerie die ganze Frau. Diese braucht Kampfgeist und Durchhaltevermögen. Sie muß ihrem Programm kulturelle Geltung verschaffen, muß die soziale Werbetrommel rühren, sich gegen Mißgunst von Kollegen behaupten. Besonders schmerzlich empfand Denise René die Ausgrenzung, die sie öfters erfuhr. »Ich war in völliger Isolation,« berichtet sie. »Ich stimmte mit niemandem überein . . . , weder in der Berufsauffassung noch in künstlerischer Sicht. Wir waren eine Minderheit von Parias.«[17] In ähnlicher Weise erlebte Ileana Sonnabend, daß sie als Neuling nicht nur auf Gegenliebe stieß. »Ich habe den Ruf, freimütig zu sein«, bekannte sie. »Ich werde für sehr schwierig gehalten, was nicht der Wahrheit entspricht. Aber freimütig, ja. Manchmal bin ich etwas grob: das mußte ich lernen als ich nach Paris kam, wo Frauen wirklich noch benachteiligt waren. Es war nicht so einfach, im sogenannten Geschäftsleben eine Frau zu sein.«[18] Mit Galeristinnen glaubten Käufer wie Händler-Kollegen, meinte die ganze Szene ein leichtes Spiel zu haben. Selbst Künstler versuchten, sie zu übertölpeln, »gedachten sie einfach zu manövrieren, so daß ich etwas gröber werden mußte als ich andernfalls wohl gewesen wäre. Ich wurde von so vielen Leuten derart oft ausgenützt, daß ich eine Abwehr entwickelte.«[18]

Solchen Verteidigungszwängen zum Trotz bemühen sich Galeristinnen, die Strategien männlicher Konkurrenten nicht einfach nachzuahmen. Das gilt vor allem für den Einsatz von Geld im Umgang mit Kunst. Natürlich, betonte Ileana Sonnabend, wolle sie nicht den Eindruck erwecken, nicht kommerziell zu sein, denn das sei nicht wahr. »Ich möchte überleben und will meine Künstler so gut wie möglich leben lassen. Da wäre es unlauter zu sagen, ich sei der reine Geist.«[19] Aber bloß ökonomisch denken mag die Galeristin nicht. Vielmehr versteht sie sich als (auch kalkulierende) Kunstenthusiastin (»one who loves«), als »marchand-amateur« im alten Sinne dieser Berufsbezeichnung. Wie schwierig es ist, im rabiaten Konkurrenzkampf unter dem Diktat des launischen Marktes zu einer solchen Haltung zu gelangen und ihr treu zu bleiben, wissen die Kunsthändlerinnen. Aber man müsse es versuchen, forderte nebst anderen Betty Parsons. Dem komme entgegen, daß Frauen mehr aufs Kreative aus seien als die männlichen Händler, »who are all money, money, money. That's the first male consideration.«[20] Sie selbst schaue lieber zuerst auf die künstlerische Qualität: »Is the artist any good?« Und wenn es sich um einen guten Künstler handele, der sich gleichwohl schlecht verkaufe, so trübe dies nicht ihren Glauben an ihn.

Kunstkommerz: ein riskanter Tausch

Der mit diesen Worten gemeinte Widerspruch, der Konflikt zwischen Anschauungswert und Warenpreis von Werken, begegnet allen Akteuren im Kunstkommerz. Er ist so alt wie allgegenwärtig. Jedem Händler, ob Frau oder Mann, ob mit Produkten von gestern oder heute befaßt, stellt sich die Aufgabe, Preis und Wert eines Gutes so aufeinander abzustimmen, daß ein potentieller Käufer von beiden, durch eine ausgewogene Relation angezogen wird. Goldene Regeln für die dauerhafte Herstellung solcher Entsprechungen gab und gibt es nicht. Der Kunsthändler und mehr noch sein progressiv gesonnener Kollege, der avantgardistische Galerist, bewegen sich auf schwankendem Terrain. Kultur, Ökonomie und Sozialwelt bieten ihnen gleichermaßen wenig Halt. Geltungen wie Wertschätzungen liegen kaum je fest, sind selten unumstritten, wechseln rasch mit dem Wind von Zeitgeist und Moden. Wirtschaftsgezeiten, Einkommensunterschiede, Finanzkonfusionen sorgen dafür, daß Gelder dem Kunstmarkt nicht regelmäßig zu- und abfließen. Bildungsgefälle, Interessenabweichungen, Launen des Geschmacks bewirken ebenso unegale wie unstete Aufmerksamkeiten. Unter dem Einfluß all dieser Unwägbarkeiten bleibt Kunsthändlern und Galeristen nichts anderes übrig, als Experten für riskanten Tausch zu werden. Ihr Geschäft besteht darin, jemanden zu einer Risikoinvestition zu überreden, zum Erwerb einer Ware, deren Preis keine Bindungen kennt, deren Wert dem Diskurs unterliegt, deren Einschätzung keine festen Radien aufweist.

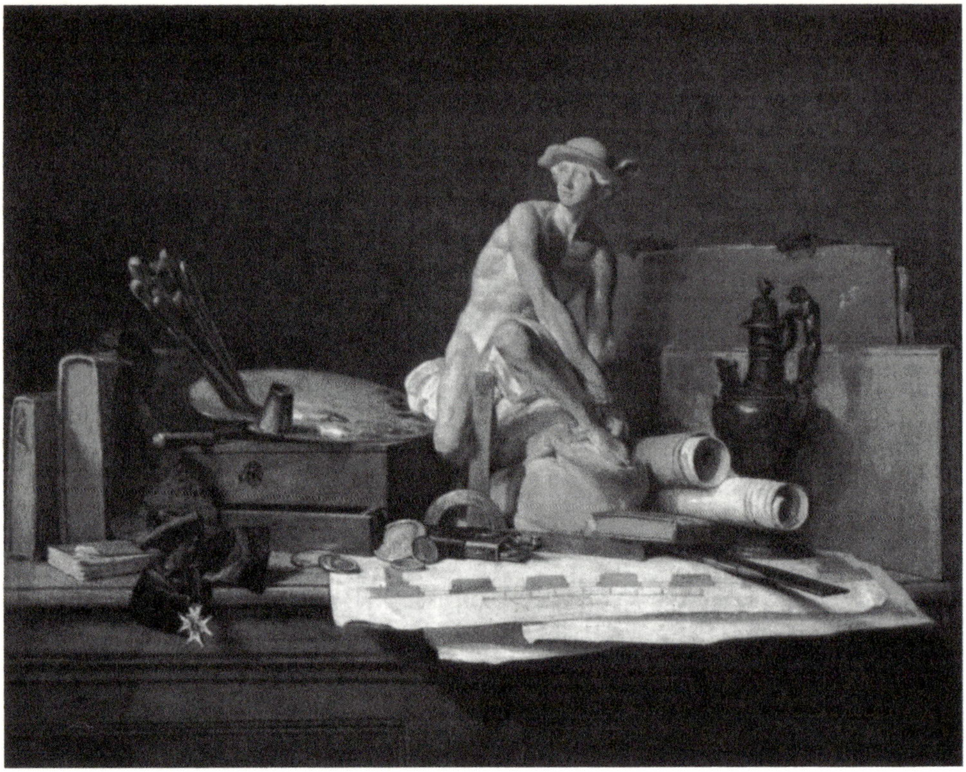

93 Jean-Baptiste Chardin: Die Attribute der Künste (mit der Figur des Hermes), 1766. St. Petersburg, Eremitage

Zur Absicherung ihrer ungewissen Tätigkeit bedienen sich Händler wie Galeristen beruflicher Techniken, die sie im Lauf der Geschichte erheblich verfeinert haben. Von der kulturellen Arrondierung künstlerischer Werte, die mit den Kompendien Stradas und Mariettes, mit den Katalogen Gersaints oder Lebruns einsetzte, schritten sie zur Öffentlichkeitsarbeit à la Cassirer, Flechtheim, Walden voran. Im Zuge der technischen Entwicklung verwandelte sich diese in die netzwerkgestützte Medienpropaganda Castellis und seiner Nachfolger. Bei alldem werden Autoren bemüht, Kritiker eingespannt, Mäzene in Anspruch genommen, Allianzen mit Museen geschlossen. Durch solche Strategien kann der Kunstvermarkter seine Position als (auch kultureller) gate-keeper stabilisieren. Im günstigen Fall zeitigen diese Bemühungen um Wertbeweise den Sekundäreffekt wenigstens episodischer Preissicherung. Daß dabei der Vorwurf der Manipulation auftaucht, scheint beinahe zwangsläufig. Doch erhellt er nicht viel, denn für die Provisorien, in denen moderne Kultur sich mangels traditionaler Verstrebungen einzurichten genötigt ist, gilt neben dem Gesetz erhöhter Vermittlungsbedürftigkeit die Regel weitgehender Fremdlenkung. Wo alles jederzeit künstlich bestimmt werden muß, streben Einflüsse vielschichtig durch- und gegeneinander. Wurde früher Kunstwerken ein allgemeingültiger Objektivationsrang zugesprochen, so durchlaufen sie heute eine intersubjektive Klärung ihres Kommunikationswertes. An dieser Debatte müssen auch Händler und Galeristen teilnehmen, denn auf dem Markt geht es ständig um Anschlußfähigkeit. Allein wer diese beweist, kann Erfolge verbuchen. Selbst bei vehementestem ästhetischem Konventionsbruch kommt für jedes Kunstwerk der Moment, in dem es in eine Ahnengalerie gerückt wird. Beuys wie Warhol müssen sich dann ihrem Anspruch gemäß neben den Größen der Kunstgeschichte behaupten.

Kunsthändler und Galeristen sind gut beraten, wenn sie auf solche Anschlußfähigkeit bei sich und ihrem Angebot achten. Wie sonst könnten sie auch jener Preisverunsicherung begegnen, die in der Moderne zunimmt, je weniger Herstellung und Materialverbrauch, zu erwartender Genuß oder Wiederveräußerung Gesichtspunkte für die Kalkulation bei Einkauf und Verkauf hergeben? Kulturelle Definitionen und Eingemeindungen gehörten seit jeher zum Kunstkommerz. Sie konnten den Widerspruch beim Wechsel von pekuniärem Vermögen gegen ästhetische Güter, den Konflikt zwischen Preis und Wert nicht beseitigen. Doch halfen sie allen Beteiligten, Künstlern, Käufern und Vermittlern, die Risikoempfindung bei solch ungewissem Tausch zu mildern. Das wußte auch schon Hermes, der Ahnvater aller Kunstvermarkter (vgl. Abb. 93). Deswegen achtete er darauf, daß Apoll, dem er als Entgelt für dessen Rinderherde Lyra und Flöte überreichte, Freude an den neuen Errungenschaften fände und sie zur Bereicherung seines Lebens einsetzte. Apoll bediente sich der Instrumente, lernte sie zu spielen. Der Konsument verwandelte sich in einen Schaffenden. Indem ihm dies gelang, er, listig und verantwortlich zugleich, durch seinen Handel neue Kunst erzeugte, ward Hermes zum Patron der Musen.

Fotonachweis

Basel, Öffentliche Kunstsammlungen 24
Berlin, Bildarchiv Preußischer Kulturbesitz Umschlag, 17
Berlin, Staatliche Museen Preußischer Kulturbesitz, Nationalgalerie 46, 63, 68
Frankfurt a. M., Städelsches Kunstinstitut, Foto: Kurt Haase 11
Malibu/California, Getty Museum 21
New York, Andy Warhol Foundation for the Visual Arts, Inc. 75, 76, 77
sowie Archiv des Verfassers

Anmerkungen

Zum Vorwort

1 Carlo Fruttero & Franco Lucentini, Die Sonntagsfrau. Roman. Aus dem Italienischen von Herbert Schlüter. München und Zürich 1986 (La donna della domenica, Milano 1972), hier zit. S. 197.

2 A. a. O., S. 29. Reflexionen über Kunstbetrieb, Kunsthandel, Kunstmarkt finden sich ebenfalls in dem Roman von Carlo Fruttero & Franco Lucentini, Der Liebhaber ohne festen Wohnsitz. Aus dem Italienischen von Dora Winkler. München und Zürich 1990 (L'amante senza fissa dimora, Milano 1986).

Zu: Hermes und seine ersten Kollegen

1 Vgl. Die Bibel. Altes Testament. Das Buch Ezechiel 26–28.

2 Herodot, Historien. Deutsche Gesamtausgabe. Vierte Auflage Stuttgart 1971, S. 323f.

3 Plautus, Poenulus (Der Mann aus Karthago); in: Antike Komödien. Plautus/Terenz. Darmstadt 1975. 2. Band, Prolog, hier zit. S. 712.

4 Plautus, Mercator (Der Handelsherr); in: Antike Komödien, a. a. O., 1. Band, Szene I, 1, hier zit. S. 466.

5 Vgl. Georg Friedrich Koch, Die Kunstausstellung. Ihre Geschichte von den Anfängen bis zum Ausgang des 18. Jahrhunderts, Berlin 1967, insbes. S. 12ff.

6 Vgl. zu dieser Gesamtentwicklung außer den Ausführungen von G. F. Koch, a. a. O., die kunsthistorische Diskussion, die in Gang gebracht wurde durch Alois Riegl, Spätrömische Kunstindustrie (1901), Wien 1927.

7 Vgl. Wilhelm Treue, Kunstraub. Über die Schicksale von Kunstwerken in Krieg, Revolution und Frieden, Düsseldorf 1957, insbes. S. 9ff.

8 C. Plinius Secundus d. Ä., Naturkunde (Naturalis historiae libri XXXVII), Buch XXXIII, München und Zürich 1984, S. 103 ff., S. 107.

9 Marcus Tullius Cicero, Zweite Rede gegen Caius Verres. Viertes Buch. Von den Bildwerken. Langenscheidtsche Bibliothek sämtlicher griechischen und römischen Klassiker. 91. Band: Cicero XIV, Berlin und Stuttgart 1855–1885, S. 13, 40, 85 u. ö. sowie Zweite Rede... Erstes Buch (Cicero XIII), a.a. O. S. 43.

10 M. Valerius Martial, Epigramme. Buch IX, Nr. 59. Langenscheidtsche Bibliothek sämtlicher griechischen und römischen Klassiker. 66. Band, Berlin und Stuttgart 1855–1890, S. 328f.

11 Petronius Arbiter, Satyrikon. Dritter Teil: Erlebnisse mit Eumolp. München 1962, S. 106f.

12 C. Plinius Caecilius Secundus d. J., Sämtliche Briefe. Drittes Buch, Brief Nr. 6. Zürich 1969, S. 113f.

13 Petronius Arbiter, Satyrikon. Zweiter Teil: Das Gastmahl des Trimalchio, a. a. O., S. 65.

14 Detaillierte Angaben und Textbelege dazu bei Theodor Mommsen, Die pompeiani-

schen Quittungstafeln des L. Caecilius Jucundus, in: Hermes. Zeitschrift für classische Philologie. Zwölfter Band, Berlin 1877, S. 88–141.

Zu: Vom Wanderhändler zum Hoflieferanten (S. 24 ff.)

1 Vgl. J. Dominguez Bordona, Die spanische Buchmalerei vom siebten bis siebzehnten Jahrhundert, Leipzig 1930. Band II, Tafel 85: Die Cantica Alfons' X. Die Legende vom pilgernden Mönch. El Escorial. Kgl. Kloster, 13. Jahrhundert (linkes Mittelbild).

2 Für den Buchhandel stellt dies ausführlich dar Reinhard Wittmann, Geschichte des deutschen Buchhandels. Ein Überblick, München 1991.

3 Zur Gesamtsituation vgl. Willy Andreas, Deutschland vor der Reformation. Eine Zeitenwende, Stuttgart 1932.

4 Vgl. Alfred von Martin, Soziologie der Renaissance. Physiognomik und Rhythmik einer Kultur des Bürgertums (1932), 3. Auflage München 1974.

5 Vgl. dazu grundlegend Martin Warnke, Hofkünstler. Zur Vorgeschichte des modernen Künstlers, Köln 1985.

6 Siehe dazu Michael Baxandall, Die Wirklichkeit der Bilder. Malerei und Erfahrung im Italien des 15. Jahrhunderts, Frankfurt am Main 1987.

7 Leben des Benvenuto Cellini, florentinischen Goldschmieds und Bildhauers, von ihm selbst geschrieben. Übersetzt und mit einem Anhange herausgegeben von Goethe, Frankfurt am Main 1965, S. 57.

8 Giorgio Vasari, Leben der ausgezeichnetsten Maler, Bildhauer und Baumeister. Deutsche Ausgabe von Ludwig Schorn und Ernst Förster. Nachdruck der ersten deutschen Gesamtausgabe Stuttgart und Tübigen 1832–1849, o. O. 1983, Band III, 1, S. 440. Vgl. auch Martin Wackernagel, Der Lebensraum des Künstlers in der florentinischen Renaissance. Aufgaben und Auftraggeber, Werkstatt und Kunstmarkt, Leipzig 1938, insbes. S. 289 ff.

9 G. Vasari, op. cit., Band IV, S. 242 f.

10 Zu Jacopo Strada vgl. Renate von Busch, Studien zu deutschen Antikensammlungen des 16. Jahrhunders, Diss. Tübingen 1973, insbes. S. 108 ff. und S. 193 ff.: »ad hoc studium me natum esse intelligerem ... « vermerkt Strada dazu rückblikkend und stellt damit seine Bestimmung in die Nähe innerer Künstler-Berufungen (S. 194).

11 Dazu J. Stockbauer, Die Kunstbestrebungen am Bayerischen Hofe unter Herzog Albert V. und seinem Nachfolger Wilhelm V. Quellenschriften für Kunstgeschichte und Kunsttechnik des Mittelalters und der Renaissance, Band VIII, Wien 1874.

12 J. Stockbauer, a.a. O., S. 32 ff.

13 Vgl. Baldesar Castiglione, Das Buch vom Hofmann (Il libro del Cortegiano, 1528). Übersetzt, eingeleitet und erläutert von Fritz Baumgart, Bremen o. J.

14 James Boswell, Große Reise. Deutschland und die Schweiz 1764. Tagebucheintragung vom 19. Oktober 1764, Zürich 1955, S. 172.

15 Auf diese Analogie verwies Erwin Panofsky, Problems in Titian, mostly iconographic, New York 1969, S. 79 ff.

16 E. Panofsky, a. a. O., S. 80. Im übrigen ist dies eine durchaus zweischneidige Charakteristik: mit dem tagliero könnte auch ein Hackbrett gemeint sein; dann wären Titian und Strada gemeinsame Zerkleinerer, Marktaufteiler und -nutznießer.

17 R. v. Busch, a. a. O., S. 348, Anm. 144.

18 Zu N. Stoppio vgl. J. Stockbauer, Die Kunstbestrebungen ..., a. a. O., S. 53 ff.

19 Vgl. M. Warnke, Hofkünstler, a. a. O., S. 219.

20 R. v. Busch, a. a. O., S. 350, Anm. 159.

21 R. v. Busch, a. a. O. , S. 295, Anm. 75.

22 J. Stockbauer, a. a. O., S. 63f.

23 J. Stockbauer, a. a. O., S. 62.

24 J. Stockbauer, a. a. O., S. 68.

25 J. Stockbauer, a. a. O., S. 54.

26 J. Stockbauer, a. a. O., S. 42.

27 Vgl. Carl Justi, Diego Velazquez und sein Jahrhundert (2. Auflage 1903), Neuausgabe München o. J., S. 449 ff.: »Venedigs Gemäldehandel«.

28 J. Stockbauer, a. a. O., S. 53 ff.

29 Carl Justi, a.a. O., S. 666, Anm. 5: »Ci vuol bene il fondamento dell' arte, ma nel resto si ricerca una grandissima pratica.«

30 Vgl. die detailreiche Untersuchung von Francis Haskell, Patrons and Painters. Art and Society in Baroque Italy, New Haven and London 1980. Zu A. M. Zanetti d. Ä. (1679–1767) insbes. S. 341ff.

31 Zu Francesco Algarotti (1712–1764) vgl. Fr. Haskell, op. cit., S. 347–360.

32 Dazu ausführlich Frances Vivian, Die Sammlung des Consul Smith. Meisterwerke Italienischer Zeichnung aus der Royal Library, Windsor Castle. Von Raffael bis Canaletto, München 1989. Consul Joseph Smith lebte von 1674 bis 1770.

33 Zu Giovan Maria Sasso (ca. 1740–1803), Giacomo della Lena (1732–1807), Luigi Celotti (? – ca. 1846) u. a. vgl. detailliert Fr. Haskell, op. cit., S. 373–378.

Zu: Der bürgerliche Kunsthandel entsteht (S. 41 ff.)

1 Vgl. Johan Huizinga, Holländische Kultur im siebzehnten Jahrhundert. Eine Skizze (1941), Neuausgabe Frankfurt am Main 1977; Simon Schama, Überfluß und schöner Schein. Zur Kultur der Niederlande im Goldenen Zeitalter, München 1988.

2 Lodovico Guicciardini, Description de touts les Pays-Bas, Amsterdam 1625.

3 Zum Nebeneinander der verschiedenen Angebotsformen vgl. G. F. Koch, Die Kunstausstellung, a. a. O., S. 44 ff.

4 Hanns Floerke, Studien zur niederländischen Kunst- und Kulturgeschichte. Die Formen des Kunsthandels, das Atelier und die Sammler in den Niederlanden vom 15.- 18. Jahrhundert, München und Leipzig 1905, Neudruck Soest (Holland) 1972, S. 195, Anm. 117.

5 H. Floerke, a.a. O., S. 103; das Urteil wurde von Campo Weyerman im frühen 18. Jahrhundert in der Einleitung zu seinen Künstlerbiographien gefällt und resümmiert gewissermaßen eine in der vorhergehenden Epoche verbreitete Einstellung.

6 So die Einschätzung durch Cornelis de Bie 1662, zit. nach H. Floerke, a. a. O., S. 110.

7 H. Floerke, a.a. O., S. 96f. und S. 203 f., Anm. 207.

8 Zur Problematik des Preisvergleichs, der immer nur Annäherungswerte bieten kann, vgl. Gisela Thieme, Der Kunsthandel in den Niederlanden im siebzehnten Jahrhundert, Köln 1959, sowie Michael North, Kunst und Kommerz im Goldenen Zeitalter. Zur Sozialgeschichte der niederländischen Malerei des 17. Jahrhunderts, Köln/Weimar/Wien 1992, S. 101 ff.

9 Vgl. H. Floerke, a.a. O., S. 99f. und S. 213, Anm. 328.

10 John Evelyn, Diary (1641–1706), hier zitiert in der Übersetzung von H. Floerke, a. a. O. , S. 20.

11 Zum Bild und seiner Deutung vgl. G. F. Koch, a. a. O., S. 79 f. Den hier dargestellten Händler Jan Snellinck erwähnt Carel van Mander in seinem »Schilder-Boeck« (1604 bzw. 1616/17) lediglich als anerkannten Maler von Historien- und Schlachtengemälden; Carel van Mander, Das Leben der niederländischen und deutschen Maler. Übersetzung nach der Ausgabe von 1617 und Anmerkungen von Hanns Floerke, München und Leipzig 1906, Neuausgabe Worms 1991, S. 379.

12 Dazu ausführlich John Michael Montias, Artists and Artisans in Delft. A Socio-Economic Study of the Seventeenth Century, Princeton, New Jersey, 1982, insbes. S. 183 ff.

13 Vgl. Svetlana Alpers, Rembrandt als Unternehmer. Sein Atelier und der Markt, Köln 1989.

14 Zitiert nach: Albrecht Dürers schriftlicher Nachlass, hrsg. von Ernst Heidrich, Berlin 1920, S. 112.

15 J. Denucé, Kunstausfuhr Antwerpens im 17. Jahrhundert. Die Firma Forchoudt. Quellen zur Geschichte der flämischen Kunst I, Antwerpen 1931, hier zit. S. 25 f.

16 Brief vom 16. Februar 1661, in: J. Denucé, a. a. O., S. 62.

17 Brief vom 21. November 1682, in: J. Denucé, a. a. O., S. 212.

18 Brief vom 16. September 1696, in: J. Denucé, a. a. O., S. 242.

Zu: Kunstverkauf als ästhetische Aufklärung (S. 58 ff.)

1 Zur Epochenlage vgl. Alexis de Tocqueville, Der alte Staat und die Revolution (1856), München 1978.
2 Vgl. Ulrich Im Hof, Das gesellige Jahrhundert. Gesellschaft und Gesellschaften im Zeitalter der Aufklärung, München 1982.
3 Vgl. Werner Sombart, Liebe, Luxus und Kapitalismus (1912), München 1967.
4 Zu den historischen Fakten vgl. Paul Ortwin Rave, Antoine Watteau. Das Ladenschild des Kunsthändlers Gersaint, Stuttgart 1957.
5 Insofern handelt es sich um jenes Kompositionsprinzip, das im Hinblick auf den »Bildort der Bewegungsmotive und seine Zeitbestimmung« Heinrich Theissing »Asymmetrische Füllung« nennt; vgl. grundlegend Heinrich Theissing, Die Zeit im Bild, Darmstadt 1987, insbes. S. 100 ff. u. S. 127 ff.
6 Zu diesen Schätzungen und zur Quellenlage vgl. W. Sombart, a.a.O., S. 177 f.
7 Vgl. Le Cabinet d'un Grand Amateur. P.-J. Mariette 1694–1774. Catalogue de l'exposition, Musée du Louvre, Paris 1967.
8 Wilhelm von Wolzogen, »Dieses ist der Mittelpunkt der Welt.« Pariser Tagebuch 1788/1789. Hrsg. von Eva Berié und Christoph von Wolzogen, Frankfurt am Main 1989, S. 79.
9 Der Schönheit Malerin... Erinnerungen der Elisabeth Vigée-Le Brun. Hrsg. von Lida v. Mengden, Darmstadt und Neuwied 1985, S. 59.
10 Vgl. Krzysztof Pomian, Collectionneurs, amateurs et curieux. Paris, Venise: XVIe-XVIIIe siècle, Paris 1987, S. 187.
11 W. v. Wolzogen, Pariser Tagebuch... , a. a. O., S. 32.
12 Louis-Sebastien Mercier, Tableau de Paris, Bd. I-VIII, Amsterdam 1782/83; hier zit. nach »Les Marchands Merciers«, in: du. Die Kunstzeitschrift 2/1982 (Thema: Paris 1775), S. 58ff.
13 L.-S. Mercier, op. cit., Mein Bild von Paris, Frankfurt am Main 1979, S. 215.
14 Vgl. zur Geschichte des Versteigerungswesens in England W. Roberts, Memorials of Christie's, a record of art sales from 1766 to 1896, 2 Vols, London 1897. Zur Entwicklung des Auktionswesens in Frankreich vgl. Paul Guillaumin, Drouot hier et aujourd'hui, Paris 1986.
15 Genauere Angaben bei Gerald Reitlinger, The Economics of Taste. The Rise and Fall of Picture Prices 1760–1960, London 1961.
16 Vgl. H. C. Marillier, Christie's 1766–1925, London 1926; P. Colson, A Story of Christie's, London 1950.
17 Stichworte »Auction«, »Auctionator« in: Nötige Supplemente zu dem Großen Vollständigen Universal-Lexicon Aller Wissenschaften und Künste, Welche bishero durch menschlichen Verstand und Witz erfunden und verbessert worden. Zweyter Band, Leipzig 1751, Sp. 717f.
18 William Hogarth, Ansichten über das Kunststudium, über zeitgenössische Künstler und Kunstinstitute (ca. 1750), in: W. H., Aufzeichnungen, Berlin 1914, S. 22 f.
19 Denis Diderot, An meinen Freund Grimm (Aus dem »Salon von 1767«), in : Ästhetische Schriften, Band II, hrsg. von Friedrich Bassenge, Berlin 1984, S. 11.
20 Vgl. Lionello Venturi, Geschichte der Kunstkritik, München 1972; Albert Dresdner, Die Entstehung der Kunstkritik im Zusammenhang der Geschichte des europäischen Kunstlebens, München 1915.

Zu: Ein Beruf gewinnt Kontur (S. 75 ff.)

1 Vgl. Hans-Ulrich Wehler, Deutsche Gesellschaftsgeschichte. Erster Band. Vom Feudalismus des Alten Reiches bis zur Defensiven Modernisierung der Reformära 1700–1815, München 1987.
2 Friedrich Johann Justin Bertuch, Über die Wichtigkeit der Landes-Industrie-Institute für Deutschland (1793), zit. nach: Al-

brecht von Heinemann, Friedrich Johann Justin Bertuch, Bad Münster am Stein 1950, S. 18.

3 Friedrich Nicolai, Beschreibung der Königlichen Residenzstädte Berlin und Potsdam, aller daselbst befindlicher Merkwürdigkeiten, und der umliegenden Gegend. Dritte völlig umgearbeitete Auflage, Berlin 1786. Zweyter Band. S. 588 (Neudruck Berlin 1968).

4 Fr. Nicolai, a. a. O., S. 484 f.

5 Artikel »Kunsthandel, Kunstverlag« in: Deutsche Encyclopädie oder Allgemeines Real-Wörterbuch aller Künste und Wissenschaften von einer Gesellschaft Gelehrten. Drey und zwanzigster Band, Frankfurt am Mayn 1804, S. 671.

6 Op. cit., S. 674.

7 Abraham a S. Clara, Etwas für Alle, das ist: Eine kurtze Beschreibung allerley Stands-, Ambts- und Gewerbs-Persohnen, Dritter und letzter Theil, Nürnberg 1733.

8 Ausführliche Belege dazu bei Helmut Tenner, Mannheimer Kunstsammler und Kunsthändler bis zur Mitte des neunzehnten Jahrhunderts, Heidelberg 1966, hier zit. S. 121.

9 Johann Heinrich Zedler, Großes vollständiges Universal-Lexicon aller Wissenschaften und Künste, 15. Band, Halle und Leipzig 1737, Sp. 2143.

10 Johann Georg Krünitz, Oekonomisch-technologische Encyclopädie, 55. Band, Berlin 1791, S. 303 ff.

11 Denis Diderot, Der Salon von 1767, a. a. O., S. 11.

12 Johann Wolfgang Goethe, Principes de Philosophie Zoologique (1832), in: Goethes sämtliche Werke. Vollständige Ausgabe in 44 Bänden, Leipzig o. J., Vierzigster Band S. 86. Zu Mercks Vita vgl. Helmut Prang, Johann Heinrich Merck. Ein Leben für andere, Wiesbaden 1949; sowie: Johann Heinrich Merck (1741–1791). Ein Leben für Freiheit und Toleranz. Zeitdokumente. Ausstellungskatalog Darmstadt 1991.

13 Johann Wolfgang Goethe, Aus meinem Leben. Dichtung und Wahrheit. Dritter Teil, in: Sämtliche Werke, a. a. O., Vierundzwanzigster Band, S. 47.

14 Johann Heinrich Mercks Briefe an die Herzogin-Mutter Anna Amalia und an den Herzog Carl August von Sachsen-Weimar. Hrsg. von Hans Gerhard Gräf, Leipzig 1911, S. 141 (Brief 54 vom 23. März 1782, an C. A.) und S. 147 (Brief 55 vom 8. Juni 1782, an C. A.) Vgl. auch Heinrich Wilhelm Tischbein, Aus meinem Leben, Berlin 1956, insbes. S. 179.

15 J. H. Merck, Briefe ... (Brief 30 vom 6. November 1780, an C. A.), S. 76.

16 J. H. Merck, Brief 12 vom 24. Dezember 1779, an A. A., a. a. O., S. 28.

17 J. H. Merck, Brief 54 vom 23. März 1782, an C. A., a. a. O., S. 140.

18 J. H. Merck, Brief an J. J. Bertuch vom 19. May 1781, in: Briefe ..., a. a. O., S. 286 ff.

19 So die Tätigkeitsbeschreibung in der Bestallungsurkunde. Vgl. Paul Kaiser, Das Haus am Baumgarten. Teil 1: Friedrich Justin Bertuch, sein Haus »am Baumgarten« und die Wirksamkeit seines Landes-Industrie-Comptoirs, Weimar 1980, hier zit. S. 10.

20 Zit. nach P. Kaiser. a. a. O., S. 34.

21 J. H. Merck, Brief 33 vom 16. Januar 1781, an C. A., in: Briefe ..., a. a. O., S. 79.

22 Bertuchs programmatischer Text hier zit. nach Albrecht von Heinemann, Friedrich Johann Justin Bertuch. Ein Weimarischer Buchhändler der Goethezeit, Bad Münster am Stein 1950, S. 19 f.

23 Aufschlußreich dazu: Karl Gräbner, Die Großherzogliche Haupt- und Residenz-Stadt Weimar, nach ihrer Geschichte und ihren gegenwärtigen gesammten Verhältnissen dargestellt. Ein Handbuch für Einheimische und Fremde, Erfurt 1830 insbes. S. 93 ff., (Neudruck Leipzig 1987).

24 J. H. Merck, Brief 73 vom 15. August 1783, an C. A., in: Briefe ..., a. a. O., S. 191.

25 Briefwechsel des Großherzogs Carl August von Sachsen-Weimar-Eisenach mit Goethe in den Jahren 1775–1828, Weimar 1863. Erster Band, S. 61 (Brief Goethes vom 12. Dezember 1786).

26 Brief Goethes vom 7. Dezember 1787, a. a. O., S. 96.

27 Brief Goethes vom 20. Januar 1787, a. a. O., S. 64.

28 Brief Goethes vom 12. Dezember 1786, a. a. O., S. 62.

29 Vgl. Brian Fothergill, Sir William Hamilton. Diplomat, Naturforscher, Kunstsammler, München 1971; sowie Otto Paul Krätz, Nachwort zu: Wilhelm Hamilton, Beobachtungen über den Vesuv, den Aetna und andere Vulkane; in einer Reihe von Briefen ..., Berlin 1773 (Neudruck Weinheim 1985).

30 H. W. Tischbein, Aus meinem Leben, a. a. O., S. 288ff.

31 J. W. Goethe, Italienische Reise. Zweiter Teil (Neapel 1787), in: Sämtliche Werke, a. a. O., Sechsundzwanzigster Band, S. 12.

32 Ausführlich dazu Helmut Tenner, op, cit., S. 126 ff.

33 H. Tenner, a. a. O., S. 129

34 A. a. O., S. 131.

35 A. a. O., S. 133.

36 A. a. O., S. 155 f.

37 Deutsche Encyclopädie ... (vgl. Anm. 5), 1804, S. 671 f.

38 A. a. O., S. 674.

39 Wilhelm Heinrich Wackenroder, Reise nach Nürnberg 1793 (Brief aus Nürnberg an die Eltern vom 22. Juni 1793), in: Werke und Briefe, Heidelberg 1967, S. 505 ff.

Zu: Krisen, Technik, neue Märkte (S. 95 ff.)

1 Joseph Anton Koch, Moderne Kunstchronik, Briefe zweier Freunde in Rom und der Tartarei über das moderne Kunstleben und Treiben (Karlsruhe 1834), Leipzig und Weimar 1984, S. 54.

2 Erinnerungen und Leben der Malerin Louise Seidler. Aus handschriftlichem Nachlaß zusammengestellt und bearbeitet von Hermann Uhde. Zweite umgearbeitete Auflage Berlin 1875, S. 259.

3 William Hogarth, Ansichten über das Kunststudium, über zeitgenössische Künstler und Kunstinstitute, in: W.H., Aufzeichnungen, Berlin 1914, S. 17 f.

4 W. H., a. a. O., S. 43 f.

5 W. H., a. a. O., S. 22.

6 Vgl. dazu Paul Wescher, Kunstraub unter Napoleon, Berlin 1976.

7 Vgl. Eberhard Freiherr Schenk zu Schweinsberg, Georg Melchior Kraus, Weimar 1930.

8 Fr. J. J. Bertuch, Brief an Carl August Böttiger vom 30. November 1805, zit. nach Albrecht von Heinemann, Friedrich Johann Justin Bertuch, Bad Münster am Stein 1950, S. 24.

9 Friedrich Schiller, Brief an Wilhelm von Wolzogen vom 24. November 1803, in: Schillers Briefe. Herausgegeben und mit Anmerkungen versehen von Fritz Jonas. Kritische Gesamtausgabe. Stuttgart, Leipzig, Berlin, Wien o. J. Siebenter Band, S. 95 f.

10 J. A. Koch, a. a. O., S. 56.

11 Eugène Delacroix, Dem Auge ein Fest. Aus dem Journal 1847–1863. Frankfurt am Main 1988, S. 45 (Brief vom 6. Januar 1849).

12 Louise Seidler, a. a. O., S. 166, S. 268.

13 Gottfried Semper, Wissenschaft, Industrie und Kunst. Vorschläge zur Anregung nationalen Kunstgefühles. Bei dem Schlusse der Londoner Industrie-Ausstellung. Braunschweig 1852, S. 12. Zum Gesamtzusammenhang der hier nur angedeuteten Prozesse vgl. das grundlegende Werk von Dolf Sternberger, Panorama oder Ansichten vom 19. Jahrhundert (1938), Neuausgabe Frankfurt am Main 1974, hier zit. S. 188. Aufschlußreich ebenfalls Wolfgang Schivelbusch, Lichtblicke. Zur Geschichte der künstlichen Helligkeit im 19. Jahrhundert, München 1983.

14 Darauf geht besonders ein Gisèle Freund, Photographie und Gesellschaft, Reinbek bei Hamburg 1979, insbes. S. 109 ff. (»Die Photographie als Mittel zur Reproduktion von Kunstwerken«).

15 David Octavius Hill, Brief vom 25. Oktober 1848 an die Londoner Kunsthandlung Colnaghi's in: Wilfried Wiegand (Hrsg.), Die Wahrheit der Photographie. Klassische Bekenntnisse zu einer neuen Kunst, Frankfurt am Main 1981, S. 91 ff.

16 Zit. nach Frances Weitzenhoffer, The Havemeyers. Impressionism Comes to America, New York 1986, S. 38 (Übersetzung vom Verfasser).

17 Zit. nach Pierre Cabanne, Paul Durand-Ruel. Der Kunsthändler der Impressioni-

sten, in: Die Geschichte großer Sammler, Bern und Stuttgart o. J., S. 102. Vgl. auch Julius Elias, Paul Durand-Ruel – Aus dem Leben eines modernen Kunsthändlers, in: Kunst und Künstler, Jg. 10 (1911/12) S. 105–107; sowie John Rewald, Die Geschichte des Impressionismus. Schicksal und Werk der Maler einer großen Epoche der Kunst, Köln 1965.

18 Zit. nach Herbert Frank, Der verhinderte Missionar, in: Die das Neue nicht fürchten. Manager der Kunst, Düsseldorf-Wien 1964, S. 50.

19 Fr. Weitzenhoffer, a. a. O., S. 40, S. 41 f.

20 A. a. O., S. 41.

21 A. a. O., S. 43.

22 Zur Familien- und Firmengeschichte vgl. James Henry Duveen, The Rise of the House of Duveen, London-New York-Toronto 1957.

23 Zu Joseph (»Joe«) Duveen vgl. S. N. Behrman, Duveen, Wien 1953.

24 Zit. nach J. H. Duveen. The Rise..., a. a. O., S. 28.

25 J. A. Koch, op. cit., S. 54. Vgl. auch Ernest Samuels, Bernard Berenson, Cambridge (Mass.) and London 1979.

26 Vgl. Lilian M. C. Randall (Hrsg.), The Diary of George A. Lucas: An American Art Agent in Paris, 1857–1909, 2 Vols., Princeton, New Jersey, 1979.

27 Edmond und Jules de Goncourt, Tagebuch (Eintragung vom 16. Januar 1867), hrsg. von Hermann Uhde-Bernays, München 1947, S. 160.

28 Karl Marx, Theorien über den Mehrwert (1862/1863), in: Karl Marx, Friedrich Engels, Werke, Band 26, Erster Teil, Berlin 1973, S. 385 f. (Abschnitt: Erscheinungen des Kapitalismus auf dem Gebiet der immateriellen Produktion).

29 Wilhelm Bode, Die amerikanische Konkurrenz im Kunsthandel und ihre Gefahr für Europa, in: Kunst und Künstler, Jg. 1 (1902/03), S. 5–12. Aufschlußreich über Kunstmarktverhältnisse ist auch die Autobiographie: Wilhelm von Bode, Mein Leben, 2 Bände, Berlin 1930.

Zu: Im Kampf für die junge Kunst (S. 115 ff.)

1 Das Tagebuch der Baronin Spitzemberg geb. Freiin von Varnbüler. Aufzeichnungen aus der Hofgesellschaft des Hohenzollernreiches. Ausgewählt und hrsg. von Rudolf Vierhaus. Zweite, durchgesehene Auflage Göttingen 1961, S. 49 (Eintragung vom 3. Juni 1863).

2 Julius Aufseesser, Aus meinem Sammlerleben, Berlin 1926, S. 29.

3 A. a. O., S. 6, S. 7.

4 Spitzemberg, a. a. O., S. 73 (18. September 1866).

5 Vgl. G. J. Kern, Louis Friedrich Sachse, der Begründer des Berliner Kunsthandels. Ein Beitrag zur Geschichte der neueren Berliner Kunst und Kultur, in: Zeitschrift des Vereins für die Geschichte Berlins. 1934, Heft 1, S. 1–12.

6 Vgl. Nicolaas Teeuwisse, Vom Salon zur Secession. Berliner Kunstleben zwischen Tradition und Aufbruch zur Moderne 1871–1900, Berlin 1986, hier zit. S. 77.

7 Karl Wilhelm, Wirtschafts- und Sozialgeschichte des Kunstauktionswesens in Deutschland vom 18. Jahrhundert bis 1945, München 1990, S. 128 ff.

8 Vgl. J. Aufseesser, op, cit., S. 86 ff.

9 Julius Meier-Graefe, Pächter und Bing, in: Geschichten neben der Kunst, Berlin 1933, S. 87–103, hier zit. S. 89 u. S. 92.

10 A. a. O., S. 91.

11 Berichte aus der »Kunstchronik« und dem »Berliner Börsen-Courier«, zit. nach N. Teeuwisse, op. cit., S. 119 f.

12 Jules Laforgue, Berlin. Der Hof und die Stadt, 1887. Frankfurt am Main 1970, S. 98 f.

13 Alfred Lichtwark, Briefe an die Kommission für die Verwaltung der Kunsthalle, Band VI (1898), Hamburg 1899, S. 211 f.

14 A. Lichtwark, Briefe..., Bd. VII (21. Nov. 1899), Hamburg 1901. Auswahl, hrsg. von Gustav Pauli, Hamburg 1924, 1. Band, S. 376.

15 Spitzemberg, op. cit., S. 395 (17. März 1900).

16 A. a. O., S. 396 (19. Juni 1900).

17 Karl Scheffler, Die fetten und die mageren Jahre. Ein Arbeits- und Lebensbericht, Leipzig/München 1946, S. 54.

18 Vgl. Hans Peter Thurn, Die Sozialität der Solitären. Gruppen und Netzwerke in der Bildenden Kunst, in: Kunstforum international, Band 116, 1991, S. 100–129.

19 Vgl. die umfangreiche Dokumentation von Georg Brühl, Die Cassirers. Streiter für den Impressionismus, Leipzig 1991. Zu Bruno Cassirer vgl. außerdem Max Tau, Das Land, das ich verlassen mußte, Hamburg 1961; zu Ernst Cassirer vgl. Toni Cassirer, Mein Leben mit Ernst Cassirer, Hildesheim 1981.

20 A. Lichtwark, Briefe, Auswahl, Bd. I (26. Jan. 1899), Hamburg 1924, S. 362, Kunstwart, Berlin 1898, S. 321

21 Zu den Kölner Vorgängen vgl. Wilfried Dörstel, »Meine Herren!«- Eine Geschichte des Kölnischen Kunstvereins im Lichte seiner Personen, in : Kölnischer Kunstverein. Einhundertfünfzig Jahre Kunstvermittlung, Katalog-Band »Texte«, hrsg. von Peter Gerlach, Wilfried Dörstel und Wulf Herzogenrath, Köln 1989, S. 129 ff., insbes. S. 169–175.

22 Vgl. Dominik Bartmann, Anton von Werner. Zur Kunst und Kunstpolitik im Deutschen Kaiserreich, Berlin 1985, hier zit. S. 252; zum politischen Hintergrund vgl. insbes. Peter Paret, Die Berliner Secession. Moderne Kunst und ihre Feinde im Kaiserlichen Deutschland, Berlin 1981.

23 So Paul Westheim in seinem Nachruf; Das Kunstblatt, 10. Jg. 1926, Heft 2, S. 58 f.

24 Karl Scheffler, op. cit., S. 121.

25 Vgl. Lothar Schreyer, Erinnerungen an Sturm und Bauhaus. Was ist des Menschen Bild?, Hamburg / Berlin 1956; Georg Brühl, Herwarth Walden und »Der Sturm«, Leipzig und Köln 1983.

26 Zit. nach L. Schreyer, op. cit., S. 7.

27 So berichtet von L. Schreyer, zit. nach Herbert Frank, Die das Neue nicht fürchten, a. a. O., S. 237.

28 Zur Deutungsmethode vgl. Heinrich Theissing, Die Zeit im Bild, Darmstadt 1987, insbes. S. 127 ff.

29 Zit. nach G. Brühl, Die Cassirers, a. a. O., S. 105.

30 Vgl. Karl-Heinz Meissner, Der Handel mit Kunst in München 1500–1945, in: Rupert Walser/Bernhard Wittenbrink (Hrsg.), ohne Auftrag. Zur Geschichte des Kunsthandels. Band I: München, München 1989, S. 13–102, hier zit. S. 47. Vgl. auch Mario-Andreas von Lüttichau, Die Moderne Galerie Heinrich Thannhauser vor dem Ersten Weltkrieg und der Blaue Reiter, a. a. O., S. 116–129.

31 Vgl. Anna Klapheck, Mutter Ey. Eine Düsseldorfer Künstlerlegende, Düsseldorf 1958.

32 Zum Gesamtpanorama vgl. Ulrich Krempel (Hrsg.), Am Anfang: Das Junge Rheinland. Zur Kunst- und Zeitgeschichte einer Region 1918–1945, Düsseldorf 1985, hier zit. S. 322 f.

33 Alfred Flechtheim, Zehn Jahre Kunsthändler, in: Der Querschnitt 1923, S. 151–156, hier zit. S. 154. Vgl. auch Hans Albert Peters und Stephan von Wiese (Hrsg.), Alfred Flechtheim. Sammler. Kunsthändler. Verleger. Düsseldorf 1987.

34 A. Flechtheim, Zehn Jahre . . ., a. a. O., S. 151.

35 A. a. O., S. 152.

36 Alfred Flechtheim, Tagebuchblätter 1913, in: Neue Deutsche Hefte 135, 19. Jg. 1972, Heft 3, S. 44–60, hier zit. S. 59.

37 A. Flechtheim, Zehn Jahre . . ., a. a. O., S. 153.

38 A. Flechtheim, Tagebuchblätter 1913, a.a.O., S. 60.

Zu: Modernisierung und Politisierung (S. 139 ff.)

1 Alfred Flechtheim, Tagebuchblätter 1913, a. a. O., S. 45.

2 Wilhelm Uhde, Paris. Eine Impression, Berlin 1904, S. 49.

3 W. Uhde. op. cit., S. 4 f.

4 W. Uhde. op. cit., S. 37 f.

5 W. Uhde, op. cit., S. 51.

6 W. Uhde, op. cit., S. 50.

7 Exemplarisch: Ludwig Volkmann, Kunstgenuß auf Reisen, Leipzig 1906.

8 Ottonie Gräfin Degenfeld, Brief an Hugo von Hofmannsthal vom Mai 1913, in: Hugo von Hofmannsthal, Briefwechsel mit Ottonie Gräfin Degenfeld und Julie Freifrau von Wendelstadt. Zweite, verbesserte und erweiterte Auflage Frankfurt am Main 1986, S. 265.

9 Ottonie Degenfeld, Brief vom Juni 1913, a. a. O., S. 267.

10 Diese Auskunft erteilte er Gotthard Jedlicka, Ambroise Vollard, in: Wege zum Kunstwerk. Begegnungen mit Kunst und Künstlern, München 1960, S. 226–246, hier zit. S. 233.

11 G. Jedlicka, a. a. O., S. 228 u. S. 243.

12 Gertrude Stein, Autobiographie von Alice B. Toklas, Zürich 1959, S. 36 f.

13 Ambroise Vollard, Erinnerungen eines Kunsthändlers, Zürich 1957, S. 137.

14 Paul Léautaud, Literarisches Tagebuch 1893–1956, Reinbek bei Hamburg 1978, Eintragung vom 8. Februar 1934, S. 135 f.

15 Ambroise Vollard, Auguste Renoir, Berlin o. J., Paul Cézanne, München 1921; Degas, Berlin 1925.

16 Zit. nach Herbert Frank, Die das Neue nicht fürchten. Manager der Kunst, Düsseldorf und Wien 1964, S. 131.

17 Fernande Olivier, Neun Jahre mit Picasso. Erinnerungen aus den Jahren 1905–1913, München 1959, S. 34.

18 Wilhelm Uhde, Von Bismarck bis Picasso. Erinnerungen und Bekenntnisse, Zürich 1938, S. 143.

19 Zit. nach Gotthard Jedlicka, Der Fauvismus, Zürich 1961, S. 15; André Salmon, Montmartre-Montparnasse. Das Leben des Malers Modigliani, München 1958, S. 334.

20 Berthe Weill, Pan! dans l'oeil: ou Trente ans dans les coulisses de la peinture contemporaine, 1900–1930, Paris 1933.

21 W. Uhde, Von Bismarck bis Picasso, a. a. O., S. 218.

22 W. Uhde, op. cit., S. 153.

23 In Büchern setzte sich Wilhelm Uhde auch publizistisch für diese Kunstrichtung ein: »Fünf primitive Meister« (1947), »Henri Rousseau« (1914).

24 Daniel-Henry Kahnweiler, Meine Maler-Meine Galerien, Köln 1961, S. 30. Vgl. auch: Daniel-Henry Kahnweiler. Kunsthändler-Verleger-Schriftsteller, Stuttgart 1986; darin vor allem Werner Spies, Daniel-Henry Kahnweiler – Leben und Werk, S. 13–42, sowie Liliane Meffre, Daniel-Henry Kahnweiler und Wilhelm Uhde: Der Kunsthändler und der Kunstliebhaber, S. 77–84.

25 D.-H. Kahnweiler, Meine Maler-Meine Galerien, a. a. O., S. 31.

26 W. Uhde, Von Bismarck bis Picasso, a. a. O., S. 145.

27 D.-H. Kahnweiler, Meine Maler-Meine Galerien, a. a. O., S. 75.

28 D.-H. Kahnweiler, Mein Leben als Kunsthändler, in: Freuden und Leiden eines Kunsthändlers. Drei Vorträge, hrsg. von Karl-Heinz Hering, Düsseldorf 1964, S. 21–36, hier zit. S. 28.

29 Über Einzelheiten berichtet ausführlich Pierre Assouline, Der Mann, der Picasso verkaufte. Daniel-Henry Kahnweiler und seine Künstler, Bergisch Gladbach 1990.

30 Daniel-Henry Kahnweiler, Meine Maler-Meine Galerien, a. a. O., S. 17.

31 D.-H. K., op. cit., S. 143. Die Schriften des Händlers sind aufgelistet in: Daniel-Henry Kahnweiler, Stuttgart 1986, S. 193 ff.

32 Daniel-Henry Kahnweiler, Meine Maler-Meine Galerien, a. a. O., S. 78 f.

33 D.-H.K., op. cit., S. 11 (»J'adore défendre ce que j'aime«). Über das Beipackverfahren berichten Françoise Gilot/Carlton Lake, Leben mit Picasso, München 1965, S. 279.

34 Alfred Flechtheim, Tagebuchblätter 1913, a. a. O., S. 45.

35 A. Fl., a. a. O., S. 50.

36 Eduard Plietzsch, ». . . heiter ist die Kunst« Erlebnisse mit Künstlern und Kennern, Gütersloh 1955, S. 126 f.

37 Alfred Flechtheim im Interview mit Christian Zervos (1927), wieder abgedruckt in: Alfred Flechtheim. Sammler. Kunsthändler. Verleger. Düsseldorf 1987, S. 47 f. Vgl. auch Werner Spies (Hrsg.), Paris-Berlin 1900–1933. Übereinstimmungen und Gegensätze Frankreich-Deutschland, München 1979, hier zit. S. 49.

38 Alfred Flechtheim, Zehn Jahre Kunsthändler (1923), a. a. O., S. 156.

39 Julius Meier-Graefe, Die neuen Räume

der Galerie Flechtheim in Berlin, in: Frankfurter Zeitung vom 29. 5. 1927.

40 Eduard Plietzsch, »...heiter ist die Kunst«, a. a. O., S. 128 f.; George Grosz, Ein kleines Ja und ein großes Nein. Sein Leben von ihm selbst erzählt, Reinbek bei Hamburg 1974, S. 188 f.; Hugo Perls, Warum ist Kamilla schön? Von Kunst, Künstlern und Kunsthandel, München 1962, S. 97.

41 Gottfried Benn, Die hyperämischen Reiche, Erstdruck in: Der Querschnitt durch Alfred Flechtheim am 1. April 1928. Hrsg. von Curt Valentin, Berlin 1928, S. 7, versehen mit der Bemerkung: »Gedichtet unter Benutzung Rousseau'scher und Klee'scher Motive zum 50. Geburtstag von Herrn Alfred Flechtheim, dem durch die Äonen strahlenden Gründer des «Querschnitt». Von GOTTFRIED BENN«

42 Vgl. dazu Stephan Frey und Wolfgang Kersten, Paul Klees geschäftliche Verbindung zur Galerie Alfred Flechtheim, in: Alfred Flechtheim. Sammler. Kunsthändler. Verleger, a. a. O., S. 64–91.

43 Vincent van Gogh, Brief an Paul Gauguin vom September 1888; Sämtliche Briefe, Band V, Nr. 553 a, S. 302 f.

44 V. van Gogh, Brief an Theo van Gogh vom 29. 7. 1888, Sämtliche Briefe, Band IV, Nr. 514, S. 103 f.

45 V. van Gogh, Brief an Theo van Gogh vom 10. 10. 1888, Sämtliche Briefe, Band IV, Nr. 550, S. 190 f.

46 V. van Gogh, Brief an Theo van Gogh vom 29.9.1888, Sämtliche Briefe, Band IV, Nr. 544, S. 178 f.

47 Wilhelm II., Die wahre Kunst. Ansprache am 18. Dezember 1901, in: Reden des Kaisers, München 1966, S. 99 ff.

48 Zit. nach H. Frank, Die das Neue nicht fürchten, a. a. O., S. 232.

49 Vgl. Sieghart Ott, Kunst und Staat. Der Künstler zwischen Freiheit und Zensur, München 1968, S. 99 f.

50 Harry Graf Kessler, Tagebücher 1918–1937, hrsg. von Wolfgang Pfeiffer-Belli, Frankfurt am Main 1961, S. 728 (Eintragung in Paris, 15. Juli 1933).

Zu: Zwischen Anpassung und Widerstand (S. 164 ff.)

1 Zeittypisch dafür Hans Freyer, Revolution von rechts, Jena 1931.

2 Vgl. Ausführungen und Belege in Kapitel III.

3 Johann Wolfgang Goethe, op. cit. Kap. V, Anm. 25. Vgl. auch Wilhelm Mommsen, Die politischen Anschauungen Goethes, Stuttgart 1948.

4 »Abgetakeltes Mäzenatentum. Wie Flechtheim und Kaesbach deutsche Kunst machten« (gez.: Hendrik), in: Volksparole vom 1.4.1933, Wiederabgedruckt in: Alfred Flechtheim. Sammler. Kunsthändler. Verleger, a. a. O., S. 196.

5 Vgl. Joachim C. Fest, Hitler. Eine Biographie, Frankfurt am Main-Berlin-Wien 1973, S. 30 u. S. 70 ff.

6 Henry Picker, Hitlers Tischgespräche im Führerhauptquartier (Notiz über den 12.4.1942), München 1979, S. 222.

7 Schreiben des Reichswirtschaftsministers an das Bayerische Staatsministerium für Wirtschaft (31. Januar 1939), zit. nach Joseph Wulf, Die bildenden Künste im Dritten Reich. Eine Dokumentation, Berlin 1989, S. 332.

8 Verordnung zur Ausschaltung der Juden aus dem deutschen Wirtschaftsleben vom 12. November 1938 (Reichsgesetzblatt I, S. 1580), wieder abgedruckt in: Dokumente der Deutschen Politik und Geschichte. IV. Band: Die Zeit der nationalsozialistischen Diktatur 1933–1945. Aufbau und Entwicklung 1933–1938, Berlin und München o. J., S. 501 f.

9 Verordnung über den Einsatz des jüdischen Vermögens vom 3. Dezember 1938 (Reichsgesetzblatt I, S. 1709), wieder abgedruckt a. a. O., S. 504 f.

10 Vgl. Hildegard Brenner, Die Kunstpolitik des Nationalsozialimus, Reinbek bei Hamburg 1963, S. 54, S. 247.

11 Informativ und mit Belegstellen dazu Otto Thomae, Die Propaganda-Maschinerie. Bildende Kunst und Öffentlichkeitsarbeit im Dritten Reich, Berlin 1978, S. 177 ff.

12 Schreiben vom 1.8.41, zit. bei J. Wulf, op. cit., S. 436 f.

13 Zit. nach: Mythos und bürgerliche Welt. Gemälde und Zeichnungen der Haberstock-Stiftung, Städtische Kunstsammlungen Augsburg; München 1991, S. 13.

14 So z. B. 1913 in Dressler's Kunstjahrbuch.

15 Vgl. David Roxan und Ken Wanstall, Der Kunstraub. Ein Kapitel aus den Tagen des Dritten Reiches, München 1966, S. 113 ff. (»Die Großverdiener«), hier zit. S. 130.

16 So Hermann Göring am 30. Mai 1942 an Alfred Rosenberg. Faksimile-Abdruck bei Charles de Jaeger, Das Führermuseum. Sonderauftrag Linz; Esslingen, München 1988, S. 130 f.

17 D. Roxan und K. Wanstall, op. cit., S. 117.

18 Vgl. D. Roxan u. K. Wanstall, a. a. O., S. 122 ff.

19 Vgl. Eberhard Roters, Galerie Ferdinand Möller. Die Geschichte einer Galerie für Moderne Kunst in Deutschland 1917–1956, Berlin 1984, S. 174.

20 Dazu detailliert Georg Kreis, »Entartete« Kunst für Basel. Die Herausforderung von 1939, Basel 1990.

21 Zit. nach Andreas Hüneke, »Dubiose Händler operieren im Dunst der Macht«. Vom Handel mit »entarteter« Kunst, in: Alfred Flechtheim. Sammler..., a. a. O., S. 101–105, hier S. 104.

22 Schreiben vom 4. Juli 1940; E. Roters, op. cit., S. 175.

23 Schreiben vom 24. Juni 1941, a. a. O., S. 175.

24 Zit. nach A. Hüneke, op. cit., S. 105.

25 Vgl. Kap. V und die dortige Anm. 24.

26 Vgl. J. Wulf, op. cit., S. 443, sowie Ch. de Jaeger, op. cit., S. 106.

27 Adolf Hitler, Monologe im Führerhauptquartier 1941–1944 (Aufzeichnungen von Heinrich Heim), München 1982, S. 387 (Äußerung am 3. 9. 1942).

28 A. a. O., S. 234 (Äußerung am 25./26. 1. 1942).

29 A. H., zit. nach H. Brenner, op. cit., S. 155.

30 Eduard Plietzsch, »... heiter ist die Kunst«. Erlebnisse mit Künstlern und Kennern, Gütersloh 1955. Plietzsch lebte von 1886 bis 1961; während der NS-Zeit war er bei Dienststellen der deutschen Besatzungsmacht in den Niederlanden tätig und mit Problemen der Kunstpolitik sowie Kunstverwaltung befaßt.

31 All dies ist gut dokumentiert bei Doris Schmidt (Hrsg.), Briefe an Günther Franke. Porträt eines deutschen Kunsthändlers, Köln 1970.

32 Vgl. 1920–1970. Fünfzig Jahre Galerie Nierendorf. Rückblick, Dokumentation, Jubiläumsausstellung, o. O., o. J.

33 Vgl. Artist and Maecenas. A Tribute to Curt Valentin. Inaugural Exhibition, Marlborough-Gerson Gallery Inc., New York 1963.

34 »Kulturbolschewismus am Pranger« (gez.: H.B.), in: Westfälische Landeszeitung Dortmund vom 4.12.1935; wiederabgedruckt in: Alfred Flechtheim, op. cit., S. 206.

35 So in der »Volksparole« vom 1. 4. 1933 (vgl. Anm. 4).

36 Zur Biographie vgl. Alex Vömel, 40 Jahre Kunsthandel in Düsseldorf, in: Freuden und Leiden eines Kunsthändlers. Drei Vorträge, Düsseldorf 1964, S. 5–20, sowie »Hommage à Alex«, Glückwünsche und Erinnerungen, Düsseldorf 1968.

Zu: Der amerikanische Weg zum Markt (S. 181 ff.)

1 Lorenzo da Ponte, Geschichte meines Lebens. Memoiren eines Venezianers, Tübingen 1969, S. 316.

2 A. a. O., S. 293.

3 Informativ dazu Hellmut Lehmann-Haupt (unter Mitarbeit von Ruth S. Granniss und Lawrence C. Wroth), Das amerikanische Buchwesen. Buchdruck und Buchhandel, Bibliophilie und Bibliothekswesen in den Vereinigten Staaten von den Anfängen bis zur Gegenwart, Leipzig 1937, insbes. S. 82 ff.

4 Vgl. Winifred E. Howe, A History of the Metropolitan Museum of Art. With a chapter on the early institutions of Art in New York, New York 1913. Zum folgenden vgl. R. L. Stehle, Die »Düsseldorf Gallery« in New York, in: The Hudson and the Rhine. Die amerikanische Malerkolonie in Düsseldorf im 19. Jahrhundert, Düs-

seldorf 1976, S. 26–28. John Godfrey Boker wurde als Johann Gottfried Böcker in Remscheid geboren; er starb 1860 in New York. Seine »Düsseldorf Gallery« mußte er aus finanziellen Gründen 1857 verkaufen, doch bestand das halb philanthropische, halb kommerzielle Unternehmen in den Händen der neuen Besitzer bei gleichem Namen fort.

5 Zu S. P. Avery vgl. W. E. Howe, op. cit., passim sowie Lilian M. C. Randall, The Diary of George A. Lucas, a. a. O., Vol. I, S. 16 ff.

6 Zum theoretischen Hintergrund vgl. Thorstein Veblen, Theorie der feinen Leute (Theory of the Leisure Class, 1899). Eine ökonomische Untersuchung der Institutionen, München 1971, insbes. S. 62 ff. (»Der demonstrative Konsum«).

7 Milton W. Brown, The Story of the Armory Show, New York 1988, S. 221 f. (Schreiben von Stephan Bourgeois an Walter Pach, 10. Juni 1913, übersetzt vom Verf.).

8 Op. cit., S. 179 (Artikel von Alfred Stieglitz in der Sunday Times am 26. Januar 1913).

9 Zit. nach Abraham A. Davidson, Early American Modernist Painting 1910–1935, New York 1981, S. 15.

10 A. a. O., S. 16.

11 A. a. O., S. 69 Anm. 5.

12 Zit. nach Dorothy Norman, Alfred Stieglitz. An American Seer, New York 1960, S. 181.

13 Zur Biographie vgl. auch Sue Davidson Lowe, Stieglitz. A Memoir/Biography, London 1983, sowie Laurie Lisle, Georgia O'Keeffe. Das Leben der großen amerikanischen Malerin, München 1989.

14 Zur Szenerie jener Jahre vgl. Alice Goldfarb Marquis, Alfred H. Barr Jr. Missionary for the Modern, Chicago-New York 1989.

15 Zit. nach Willi Bongard, Kunst und Kommerz. Zwischen Passion und Spekulation, Oldenburg und Hamburg 1967, S. 70.

16 Alexandre Iolas in: Laura de Coppet/Alan Jones, The Art Dealers. The Powers Behind the Scene Talk about the Business of Art, New York 1985, S. 49.

17 Vgl. Dore Ashton, The New York School. A Cultural Reckoning, New York 1979, insbes. S. 164 ff: »Artists and Dealers«.

18 Betty Parsons in: L. de Coppet/A. Jones, The Art Dealers, a. a. O., S. 25, übersetzt vom Verf.

19 Details bei Lee Hall, Betty Parsons. Artist-Dealer-Collector, New York 1991.

20 B. P.: »A gallery isn't a place to rest... It's a place to look at art. You don't come to my gallery to be comfortable.«, zit. nach Lee Hall, op. cit., S. 77.

21 Vgl. Barnett Newman, Selected Writings and Interviews, New York 1990, S. 200 ff. (Letter to Sidney Janis, April 9, 1955: »My struggle against bourgeois society has involved the total rejection of it.«); S. 296 (Letter to Betty Parsons, December 1, 1955: (»... I refuse to play the game... I wish to assert my freedom ... «).

22 Zit. nach Jordan Mejias, Sidney Janis, in: Frankfurter Allgemeine Magazin Heft 450, 1988, S. 11–16.

23 Sidney Janis in: L. de Coppet/A. Jones, The Art Dealers, a. a. O., S. 32–41, hier zit. S. 40.

24 Zit. nach Willi Bongard, Kunst und Kommerz, a. a. O., S. 100; dort auch weitere Urteile über S. J.

25 Zit. nach Calvin Tomkins, (Profiles) A good Eye and a good Ear, in: The New Yorker, May 26, 1980, S. 40–72, hier S. 51.

26 Sidney Janis in: L. de Coppet/A. Jones, op. cit., S. 40: »A dealer should avoid imposing his own findings upon a client, however willing the client may be to listen.«

27 Vgl. op. cit. Anm. 25; die Formulierung ging aus einer Bemerkung Castellis hervor (S. 41): »You have to have a good eye but also a good ear.«

28 Leo Castelli, Der Zwang zur Moral wäre das Ende von Kunst und Literatur. Gespräch mit Lothar Schmidt-Mühlisch, in: Die Welt. Nr. 201 vom 31. August 1987, S. 7.

29 So hat Castelli selbst die Verhältnisse geschildert in: Ann Hindry (Ed.), Claude Berri rencontre/meets Leo Castelli, Paris 1990.

30 Die Marktkarriere von Andy Warhol beschreibt mit vielen Schlaglichtern auf die Gesamtszene Fred Lawrence Guiles, Andy Warhol. Voyeur des Lebens, München 1989.

31 Leo Castelli im Gespräch mit L. Schmidt-

Mühlisch, a. a. O.; Portraits solcher Sammler bietet Peter Sager, Die Besessenen. Begegnungen mit Kunstsammlern zwischen Aachen und Tokio, Köln 1992.

32 Leo Castelli in op. cit. Anm. 29, S. 75: »I wanted to be a Renaissance man, not only intellectually but also physically. One of my models was Leon Battista Alberti, the great 15th century architect ... Of course, I also wanted to be extremely cultivated, to know everything.«

33 Zit. nach Meryle Secrest, Leo Castelli: Dealing in myths. A portrait of the dealer as 'servant' to his artists needs, in: ART news, Vol. 81, 1982, Nr. 6, S. 66–72, hier S. 72. Über »Sperone Westwater Fischer« war die Galeristin Castelli als Handelspartnerin verbunden.

34 L. C. in L. de Coppet/A. Jones, op. cit., S. 109 (übersetzt vom Verf.).

35 Ileana Sonnabend in L. de Coppet/A. Jones, op. cit., S. 110–119, hier zit. S. 114f. Vgl. auch Christos M. Joachimides (Hrsg.), Museum der Avantgarde. Die Sammlung Sonnabend New York, Berlin 1989.

36 Vgl. Ivan C. Karp, A Curious Relationship. An insider examines the uneasy interdependence between two dissimilar artworld species – the artist and the dealer, in: Art in America, Vol. 77, 1989, Nr. 3, S. 51–53. Zeittypisch ebenfalls Martin S. Ackerman, Smart Money and Art. Investing in Fine Art, New York 1986.

37 Betty Parsons in L. de Coppet/A. Jones, op. cit., S. 29.

Zu: Kunsthandel im »Wiederaufbau« (S. 204 ff.)

1 Ludwig Erhard, Wohlstand für alle. Düsseldorf 1957. Zur deutschen Destruktionsgeschichte vgl. Hans Peter Thurn, Kulturbegründer und Weltzerstörer. Der Mensch im Zwiespalt seiner Möglichkeiten, Stuttgart 1990.

2 Wilhelm Hausenstein, Was bedeutet die moderne Kunst. Ein Wort der Besinnung, Leutstetten vor München 1949, S. 19, 24, 29 u. ö.

3 Karl Scheffler, Kunst ohne Stoff, Überlingen am Bodensee 1950, S. 38, 39, 43.

4 Op. cit., S. 44.

5 Das Kunsthaus Lempertz war 1943 zerstört worden und mußte seither räumlich improvisieren; 1952 wurde es wiedererrichtet. Zur Geschichte des Unternehmens vgl. Karl Wilhelm, Wirtschafts- und Sozialgeschichte des Kunstauktionswesens in Deutschland vom 18. Jahrhundert bis 1945, München 1990, S. 184ff.

6 Zit. nach Hanne Weskott, Vom Kunstwert zum Marktwert. Die Anfänge nach 1945 und die Entwicklung bis Ende der 60er Jahre, in: Rupert Walser/Bernhard Wittenbrink, ohne Auftrag. Zur Geschichte des Kunsthandels. Band I München, München 1989, S. 131–140, hier S. 136.

7 Dazu Wolfgang Nagel, Das Auge für die Kunst: Heinz Berggruen, in: Frankfurter Allgemeine Magazin, Heft 485 vom 15. Juni 1989, S. 10–21.

8 Vgl. Emmanuel David, Le Metier de Marchand de Tableaux. Entretiens avec Hervé Le Boterf, Paris 1978, insbesonders S. 211 ff.

9 Daniel-Henry Kahnweiler, Meine Maler-Meine Galerien, op. cit., S. 143.

10 D. R. in: Catherine Millet, Conversations avec Denise René, Paris 1991, S. 45.

11 D. R., a. a. O., S. 46.

12 D. R., a. a. O., S. 123.

13 D. R., a. a. O., S. 118. Als früheste zeitnahe Interpretation der Kunst von Victor Vasarely vgl. Werner Spies, Vasarely, Stuttgart 1969.

14 D. R., op. cit. Anm. 10, S. 39, 46.

15 Zu dieser Zeiterscheinung vgl. Hans Peter Thurn, Die Sozialität der Solitären. Gruppen und Netzwerke in der Bildenden Kunst, in: Kunstforum International Band 116, 1991, S. 100–129.

16 Informativ und anschaulich dazu Will Baltzer und Alfons W. Biermann (Hrsg.), Treffpunkt Parnass Wuppertal 1949–1965, Köln 1980.

17 Hans Magnus Enzensberger, verteidigung der wölfe, Frankfurt am Main 1957. Zur gleichen Zeit trat die neue, zeitkritische Schriftstellergeneration mit aufsehenerre-

genden Publikationen hervor: neben Arno Schmidt und Heinrich Böll vor allem Martin Walser, Uwe Johnson, Günter Grass.

18 So Anna Klapheck in ihrem Nachruf »Weltbürger und stiller Mäzen«, Rheinische Post vom 12.7.1968. Vgl. auch Manfred de la Motte, Jean-Pierre Wilhelm und die Galerie 22, Düsseldorf, in: Kunstforum International Band 104, 1989, S. 225–228. 1957 war so etwas wie ein Wendejahr in der deutschen Galeriegeschichte: auch Otto van de Loo eröffnete in München seine zeitgenössisch ausgerichtete Galerie (mit einer Ausstellung von Sonderborg).

19 J.-P. W. in: John Anthony Thwaites, Abschied von der Galerie 22. Ein Gespräch und ein Nachruf (Deutsche Zeitung, 5.7. 1960), wiederabgedruckt in: Manfred de la Motte (Hrsg.), Dokumente zum deutschen Informel, Bonn 1976, S. 52 f.

20 Vgl. Monika Schmela über Alfred Schmela, in: Kunstforum International Band 104, 1989, S. 228–233; sowie Yvonne Friedrichs, Die Szene, wie sie war und ist. Düsseldorfer Galerien 1945–1988, in: das kunstwerk. zeitschrift für moderne kunst, 4–5 XLI, 1988 (januar 1989), S. 60–116, insbes. S. 65ff.: »Der Pionier Alfred Schmela«.

21 So Hein Stünke 1966. Vgl. auch Wulf Herzogenrath und Gabriele Lueg (Hrsg.), Die 60er Jahre. Kölns Weg zur Kunstmetropole. Vom Happening zum Kunstmarkt, Köln 1986, insbes. S. 342ff.

22 Zit. Nach Wilfried Dörstel, »In Köln war alles sanfte Provinz«. Aspekte der Entwicklung des Kunsthandels und der Galerien in Köln 1945–1960, in: Kölner Museums-Bulletin. Berichte und Forschungen aus den Museen der Stadt Köln. Heft 4 Köln 1991, S. 39–55, hier S. 45.

23 Texte jener Zeit sind abgedruckt bei Albrecht Fabri, Der rote Faden. Essays, München 1958, sowie A. F., Stücke (Spiegelschrift 11), Köln 1971.

24 Schriften zur Kunsttheorie. Hrsg. von Hein Stünke, Berlin 1987f. (Gottfried Semper u. a.).

25 Vgl. Bundesverband Deutscher Galerien e. V. (BVDG) (Hrsg.), 20 Jahre Kunstmarkt 1967–1986, Köln 1986.

26 Hein Stünke, Bemerkungen zur Vorgeschichte und Geschichte des Kölner Kunstmarktes, in: Die 60er Jahre, op. cit. Anm. 21, S. 342–346, hier zit. S. 344.

27 Hein Stünke, Kunst-Künstler-Verbände. Gedanken zur Organisation des Kunstbetriebs, in: KUNSTmagazin, 17. Jg., Heft 78, 2/1977, S. 44–47, insbes. S. 45. Solche Schritte gebietet, wie Stünke immer wieder betont hat, die »praktische Vernunft«, welche er vom einzelnen Bürger, vom Staat und von den Organisationen gewahrt wissen will (a. a. O., S. 47). Der Kunsthändler/Galerist hat demgemäß eine schwierige Gratwanderung zu absolvieren, denn: »Ausdrücken will sich auch der Händler, wenn er mehr ist als ein Mann, der nur hier und da etwas verkauft und Geld macht. Er will mit seinem Tun etwas bewirken, z. B. bewirken, daß die Kunst, diese Form willentlicher menschlicher Äußerung, allgemein mehr respektiert wird. Sie ist Ausdruck einer Autonomie der Person und um die Behauptung der Autonomie geht es mir nicht zuletzt in meinem Beruf. Ich arbeite nicht um Geld zu verdienen, sondern um meine relative Unabhängigkeit zu erhalten und zu sichern.« Aber: »Ich lebe nicht auf dem Mond und weiß zu genau um meine Abhängigkeiten.« Zit. Nach Rolf-Gunter Dienst, Interview mit Hein Stünke, in: das kunstwerk. zeitschrift für bildende kunst, 6 XXV 1972, S. 8–10, hier S. 10.

28 Dazu Holger Bonus/Dieter Ronte, Die Wa(h)re Kunst. Markt, Kultur und Illusion, Erlangen-Bonn-Wien 1991.

.29 Zit. nach: Treffpunkt Parnass Wuppertal, op. cit. Anm. 16, S. 64.

30 Anna Klapheck, Vom Notbehelf zur Wohlstandskunst. Kunst im Rheinland der Nachkriegszeit, Köln 1979.

Zu: Staatskommerz oder Messekunst? (S. 219 ff.)

1 Aus der Fülle der Literatur informativ dazu Karin Thomas, Die Malerei in der DDR 1949–1979, Köln 1980, insbes. S. 13ff.

2 Details bietet Günter Blutke, Obskure Geschäfte mit Kunst und Antiquitäten. Ein Kriminalreport, Berlin 1990.

3 In romanhafter Form schildert einen solchen Fall Bruce Chatwin, Utz, Frankfurt am Main 1991.

4 Zit. nach G. Blutke, op, cit., S. 92.

5 Die Kunstausstellung Kühl. Johannes Kühl im Gespräch mit Peter Nüske, in : Eckhart Gillen und Rainer Haarmann (Hrsg.), Kunst in der DDR, Köln 1990, S. 331–334, hier zit. S. 334.

6 Karl Otto Götz, Erinnerungen und Werk. Band Ia, Düsseldorf 1983, S. 201.

7 Vgl. dazu: Dresden. Von der Königlichen Kunstakademie zur Hochschule für Bildende Künste (1764–1989). Hrsg. von der Hochschule für Bildende Künste Dresden, Dresden 1990, S. 349 u. S. 388 (mit Abb.).

8 Joh. Kühl in op. cit. Anm. 5, S. 334. Vgl. auch Matthias Flügge und Ludwig Rauch (Photos), Kühler Wind für Überlebens-Künstler, in: ZEITmagazin Nr. 45 vom 30. Oktober 1992, S. 112–121.

9 So etwa im Fall von Frank Kempe, der sich nach der Enteignung und Abschiebung seines Vaters als Antiquitätenhändler in München niederließ. Doch Kempe verweigerte die Mitarbeit: »Ich wußte, wie vieles lief, und ich wollte mich nicht zum Hehler machen.« Zit. nach G. Blutke, a. a. O., S. 93.

10 Gunar Barthel, »Galerie Oben«, in : E. Gillen u. R. Haarmann, Kunst in der DDR, a. a. O., S. 344f.

11 Christoph Tannert, Leben ist außer den staatlichen Sprachen. Produzenten- und Selbsthilfegalerien, in: Gillen/Haarmann, op. cit., S. 97–104, hier zit. S. 99.

12 Zu diesem Fall vgl. Peter Sager, Die Besessenen – Begegnungen mit Kunstsammlern zwischen Aachen und Tokio, Köln 1992, S. 31–51 u. S. 345–355.

13 Einzelheiten dazu bietet Christian Herchenröder, Die Kunstmärkte, Düsseldorf und Wien 1978.

14 Auf dieses Phänomen hat bisher einzig aufmerksam gemacht Lars Clausen, Schlangen. Exkursion in den Quellsumpf der Theorien, in: Heine von Alemann und Hans Peter Thurn (Hrsg.), Soziologie in weltbürgerlicher Absicht. Festschrift für René König, Opladen 1981, S. 307–322.

15 Zur Entwicklung der documenta vgl. Manfred Schneckenburger, documenta. Idee und Institution. Tendenzen, Konzepte, Materialien, München 1983; Volker Rattemeyer (Hrsg.), documenta. trendmaker im internationalen Kunstbetrieb? Kassel o. J.

16 Hilmar Hoffmann, Kultur für alle. Perspektiven und Modelle, Frankfurt/M. 1979.

17 Diese sozioplastische Funktion von Kunstwerken erörtert Claus Borgeest, Das sogenannte Schöne. Ästhetische Sozialschranken, Frankfurt am Main 1977.

18 Rudolf Zwirner über seine Galeriearbeit, in: Kunstforum international Bd. 104, 1989, S. 238–241.

19 Konrad Fischer über seinen Berufsweg, a. a. O., S. 277–281, hier zit. S. 280.

20 K. F., a. a. O., S. 281.

21 Während Anselm Kiefer gern konkrete historische Sujets aufgreift, widmet sich insbesondere Markus Lüpertz elementaren Daseinsthemen; vgl. etwa M. L., Die Toten-Tanz Reliefs. Mit Texten von Robert Fleck und Walter Jürgen Hofmann, Köln 1991.

22 Zitiert nach: Warum sind Ihre Künstler so billig, Herr Werner? Ein Interview mit Wolfgang Nagel, in: Frankfurter Allgemeine Magazin, Januar 1988, S. 50f. Vgl. auch Michael Werner über seinen Werdegang in: Kunstforum international Bd. 104, 1989, S. 289–294.

23 Vgl. Marshall McLuhan, Das Medium ist die Massage, Düsseldorf 1969; Die magischen Kanäle: Understanding Media, Düsseldorf 1968. Zu Gerry Schum vgl. Stella Baum und Klaus Rinke in: Kunstforum international Bd. 104, 1989, S. 270–276.

24 Zitiert nach: 20 Jahre Kunstmarkt, op. cit., S. 10f. Zeittypisch zur Gesamtentwicklung: Horst Wagenführ, Kunst als Kapitalanlage, Stuttgart 1965.

25 Zitiert nach: Warum soll die Kunst unters Volk, Herr Achenbach? Ein Interview von Katharina Hegewisch, in: Frankfurter Allgemeine Magazin Heft 466, 3. Februar 1989, S. 50f.

26 Zu Francesco Algarotti (1712–1764) und seinem Wirken für Dresden vgl. Walter Fellmann, Heinrich Graf Brühl. Ein Lebens- und Zeitbild, Leipzig 1989, insbes. S. 194ff. »Algarotti,« schrieb Voltaire in seinen Erinnerungen, »war ein liebenswürdiger Venetianer, Sohn eines reichen Kaufmanns; er bereiste ganz Europa, war einigermaßen beschlagen in allem und legte in alles Anmut.« Vgl. Voltaire, Über den König von Preussen. Memoiren. Hrsg. und übersetzt von Anneliese Botond, Frankfurt am Main 1967, S. 6. Friedrich II., der Algarotti 1747 in den Grafenstand erhob, zum Ehrenmitglied der Berliner Akademie der Wissenschaften machte und ihn zum Kammerherrn ernannte, urteilte laut Henri de Catt: »Algarotti hat seinen Verstand aufs beste gepflegt; er hat es verstanden, sich das Interessanteste aus der Philosophie, der Literatur und den schönen Künsten anzueignen. Mit Ausnahme Voltaires hat niemals ein Mensch, den man nach seiner Meinung über die verschiedenen Wissensgebiete fragte, mit einem so auf allen diesen Gebieten gültigen Gelde bezahlt wie er. Er hat Geschmack und ist ein zarter, auserlesener, feiner, geschmeidiger Geist, dabei listig und überaus eigennützig ... « Friedrich der Große, Gespräche mit Catt. Verdeutscht und hrsg. von Willy Schüßler, Vollständige Ausgabe, Leipzig 1940, S. 26. Vgl. auch Francis Haskell, Patrons and Painters. Art and Society in Baroque Italy, New Haven and London 1980, S. 347ff.

27 In den USA führte die New Yorker Citibank diesen Service erstmals ein; in der Schweiz bieten ihn mehrere Privatbanken an. In Frankfurt ist die gelernte Kunsthändlerin Isabella von Bethmann Hollweg als Art Consultant beim Bankhaus Grunelius tätig.

28 So Norbert Kricke an Rolf Jährling; zit. nach: Treffpunkt Parnass Wuppertal, op. cit., S. 64.

29 Zeittypisch dazu DER SPIEGEL mit einer Titelgeschichte: Ware Kunst. Milliardengeschäfte mit Bildern; 42. Jahrgang, Nr. 48, 28. November 1988, S. 180–213.

Zu: Handel aus Passion und Profession (S. 240 ff.)

1 Fritz Nathan, Wie man Kunsthändler wird, in: du. Kulturelle Monatsschrift. Heft 224 Oktober 1959, S. 15 f.

2 Hans-Jürgen Niepel (Düsseldorf), Interviewantwort auf Fragen von Christine und Volker Plagemann (u. a.), Kunst als Ware?, in: das kunstwerk. zeitschrift für bildende Kunst, 2 XXIV 1971 märz, S. 30.

3 Fritz Nathan, op. cit. Anm. 1, S. 16.

4 Hein Stünke, Interviewantwort bei Plagemann u. a., op. cit. Anm. 2, S. 34f.

5 Nachlesbar in: Kunsthandel in Deutschland. Mitgliederverzeichnis des Bundesverbandes des Deutschen Kunst- und Antiquitätenhandels e. V. (BDKA), Köln und München 1993, S. 6ff. Zum Begriff des »seriösen Kunsthändlers« vgl. ebendort S. 9.

6 A. a. O., S. 6. Zu fortbestehenden Randerscheinungen des Markts vgl. etwa Walter Nutz, Soziologie der trivialen Malerei, Stuttgart 1975. Kritisch zum Markt äußerte sich u. a. Walter Grasskamp, Die unästhetische Demokratie. Kunst in der Marktgesellschaft, München 1992. Als umfassendste empirische Studie vgl. Raymonde Moulin, Le Marché de la Peinture en France, Paris 1967.

7 Denise René, Conversations ... , op. cit., S. 151.

8 Zit. nach Georg Brühl, Herwarth Walden und »Der Sturm«, Leipzig und Köln 1983, S. 36.

9 Konrad Fischer in: Kunstforum international Bd. 104, 1989, S. 279.

10 Über diese Fälle berichtet Hanns Floerke, Studien zur niederländischen Kunst- und Kulturgeschichte, op. cit., S. 116.

11 H. Floerke, a. a. O., S. 206 Anm. 244.

12 In: Deutsche Encyclopädie oder Allge-

meines Real-Wörterbuch aller Künste und Wissenschaften von einer Gesellschaft Gelehrten. Drey und zwanzigster Band, Frankfurt am Mayn 1804, S. 671.

13 So Willibald Pirckheimer im November 1530 (zwei Jahre nach Dürers Tod) in einem Schreiben an den Festungsbaumeister Johann Tschertte. Dürer selbst schildert die merkantile Unterstützung durch seine Frau Agnes im »Tagebuch der Reise in die Niederlande« von 1520/1521. Vgl. Ernst Heidrich (Hrsg.), Albrecht Dürers schriftlicher Nachlaß, Berlin 1920, S. 24–118.

14 Zit. nach Lee Hall, Betty Parsons, op. cit., S. 171.

15 Denise René, Conversations . . . , op. cit., S. 46.

16 D. René, a. a. O., S. 51. Die gleiche Funktion übernimmt ihr Schaffen für viele Künstlerinnen; vgl. dazu Hans Peter Thurn, Künstler in der Gesellschaft. Eine empirische Untersuchung, Opladen 1985, S. 41ff.

17 D. René, Conversations . . ., op. cit., S. 45 (Übers. vom Verf.).

18 Ileana Sonnabend in: Laura de Coppet/Alan Jones (Hrsg.), The Art Dealers, op. cit., S. 116f. (Übers. vom Verf.).

19 I. S., a. a. O., S. 114f.

20 Betty Parsons in: L. de Coppet/A. Jones (Hrsg.), op. cit., S.29.

Literatur

Ackerman, Martin S.: Smart Money and Art: Investing in Fine Art, New York 1986.

Alpers, Svetlana: Rembrandt als Unternehmer. Sein Atelier und der Markt, Köln 1989.

Alsop, Joseph: The Rare Art Traditions. The History of Art Collecting and its linked Phe nomena wherever these have appeared, New York 1982.

Andreas, Willy: Deutschland vor der Reformation. Eine Zeitenwende, Stuttgart 1932.

Ashton, Dore: The New York School. A Cultural Reckoning, New York 1979.

Assouline, Pierre: Der Mann, der Picasso verkaufte. Daniel-Henry Kahnweiler und seine Künstler, Bergisch Gladbach 1990.

Aufseesser, Julius: Aus meinem Sammlerleben, Berlin 1926.

Bangert, Albrecht: Kunst- und Antiquitätenmarkt. Auktionen, Preise, Expertisen, München 1983.

Bartmann, Dominik: Anton von Werner. Zur Kunst und Kunstpolitik im Deutschen Kaiserreich, Berlin 1985.

Baxandall, Michael: Die Wirklichkeit der Bilder. Malerei und Erfahrung im Italien des 15. Jahrhunderts, Frankfurt am Main 1977 u. 1987.

Baxandall, Michael: Picassos Portrait 'Daniel-Henry Kahnweiler', in: Ursachen der Bilder. Über das historische Erklären von Kunst, Berlin 1990, S. 81–121.

Behrman, Samuel Nathaniel: Duveen, Wien 1953; auch als: Duveen und die Millionäre. Zur Soziologie des Kunsthandels in Amerika, Reinbek 1960.

Berenson, Bernard: Entwurf zu einem Selbstbildnis, Wiesbaden 1953.

Blutke, Günter: Obskure Geschäfte mit Kunst und Antiquitäten. Ein Kriminalreport, Berlin 1990.

Bode, Wilhelm: Die amerikanische Konkurrenz im Kunsthandel und ihre Gefahr für Europa, in: Kunst und Künstler Jg. 1, 1902/03, S. 5–12.

Bode, Wilhelm (von): Mein Leben. 2 Bände, Berlin 1930.

Boehm, Gero von: Von der Kunst, hinter den Kulissen den guten Geschmack zu fördern: Pierre Matisse, in: Frankfurter Allgemeine Magazin Heft 413, 29. Januar 1988, S. 10 ff.

Bongard, Willi: Kunst und Kommerz. Zwischen Passion und Spekulation, Oldenburg und Hamburg 1967.

Bonus, Holger/Ronte, Dieter: Die Wa(h)re Kunst. Markt, Kultur und Illusion. Erlangen-Bonn-Wien 1991.

Borgeest, Claus: Kunstrummel, Wien und Düsseldorf 1972.

Borgeest, Claus: Das sogenannte Schöne. Ästhetische Sozialschranken, Frankfurt am Main 1977.

Boswell, James: Große Reise. Deutschland und die Schweiz 1764, Zürich 1955.

Brenner, Hildegard: Die Kunstpolitik des Nationalsozialismus, Reinbek bei Hamburg 1963.

Brieger, Lothar: Die großen Kunstsammler, Berlin 1931.

Brown, Milton W.: The Story of the Armory Show, New York 1988.

Brühl, Georg: Herwarth Walden und »Der Sturm«, Leipzig und Köln 1983.

Brühl, Georg: Die Cassirers. Streiter für den Impressionismus, Leipzig 1991.

Bundesverband Deutscher Galerien (BVDG) (Hrsg.): 20 Jahre Kunstmarkt 1967–1986, Köln 1987.

Bundesverband des Deutschen Kunst- und

Antiquitätenhandels e. V.: Kunsthandel in Deutschland (Texte und Mitgliederverzeichnis), Köln und München 1993.
Busch Günter: Paul Durand-Ruel – der gute Geist der Impressionisten, in: Westermanns monatshefte Nr. 8/1971, S. 18–25.
Busch, Renate von: Studien zu deutschen Antikensammlungen des 16. Jahrhunderts, Diss. Tübingen 1973.

Cabanne, Pierre: Paul Durand-Ruel, der Kunsthändler der Impressionisten, in: Die Geschichte großer Sammler, Frankfurt am Main o. J., S. 91–116.
Cabanne, Pierre: Ein Mann des 18. Jahrhunderts: Georges Wildenstein, in: Die Geschichte großer Sammler, Frankfurt am Main o. J., S. 276–305.
Castelli, Leo: Der Zwang zur Moral wäre das Ende von Kunst und Literatur. Gespräch mit Lothar Schmidt-Mühlisch, in: Die Welt Nr. 201/ 31. August 1987, S. 7.
Castiglione, Baldesar: Das Buch vom Hofmann (Il libro del Cortegiano, 1528). Übersetzt, eingeleitet und erläutert von Fritz Baumgart, Bremen o. J.
Cellini, Benvenuto: Leben des florentinischen Goldschmieds und Bildhauers, von ihm selbst geschrieben. Übersetzt und mit einem Anhang hrsg. von Goethe, Frankfurt am Main 1965.
Cicero, Marcus Tullius: Reden gegen Verres, Berlin und Stuttgart 1855–1885.
Clara, Abrahama a S.: Etwas für Alle, das ist: Eine kurtze Beschreibung allerley Stands-, Ambts- und Gewerbs-Persohnen. Dritter und letzter Theil, Nürnberg 1733.
Clausen, Lars: Schlangen, Exkursion in den Quellsumpf der Theorien, in: Heine von Alemann und Hans Peter Thurn (Hrsg.), Soziologie in weltbürgerlicher Absicht. Festschrift für René König, Opladen 1981, S. 307–322.
Colson, P.: A Story of Christie's, London 1950.
Coppet, Laura de/Jones, Alan (Hrsg.): The Art Dealers. The Powers behind the Scene talk about the Business of Art, New York 1984.
Crespelle, Jean-Paul: Modigliani. Seine Frauen, seine Freunde, sein Werk, Hamburg und Düsseldorf 1973.

David, Emmanuel: Le Metier de Marchand de Tableaux. Entretiens avec Hervé Le Boterf, Paris 1978.
Davidson, Abraham A.: Early American modernist painting 1910–1935, New York 1981.
Delacroix, Eugène: Dem Auge ein Fest. Aus dem Journal 1847–1863, Frankfurt am Main 1988.
Denucé, Jan: Kunstausfuhr Antwerpens im 17. Jahrhundert. Die Firma Forchoudt, Antwerpen 1931.
Diderot, Denis: Ästhetische Schriften, hrsg. von Friedrich Bassenge, Berlin 1984.
Dörstel, Wilfried: »In Köln war alles sanfte Provinz« Aspekte der Entwicklung des Kunsthandels und der Galerien in Köln 1945–1960, in: Kölner Museums-Bulletin. Berichte und Forschungen aus den Museen der Stadt Köln. Heft 4 Köln 1991, S. 39–55.
Dresdner, Albert: Die Entstehung der Kunstkritik im Zusammenhang der Geschichte des europäischen Kunstlebens, München 1915.
Dürer, Albrecht: Schriftlicher Nachlass, hrsg. von Ernst Heidrich, Berlin 1920.
Durieux, Tilla: Eine Tür steht offen. Erinnerungen, Berlin 1954.
Duveen, James Henry: The Rise of the House of Duveen, London, New York, Toronto 1957.

Eisermann, Gottfried: Soziologie des Kunstmarkts, in: Walter Nutz (Hrsg.), Kunst-Kommunikation-Kultur. Festschrift zum 80. Geburtstag von Alphons Silbermann, Frankfurt am Main 1989, S. 43–67.
Elias, Julius: Paul Durand-Ruel – Aus dem Leben eines modernen Kunsthändlers, In: Kunst und Künstler, Jg. 10 (1911/12), S. 105–107. neu in: Kunst und Künstler. Aus 32 Jahrgängen einer deutschen Kunstzeitschrift, hrsg. von Günter Feist, Mainz 1971, S. 159–164.
Erhard, Ludwig: Wohlstand für alle, Düsseldorf 1957.

Feilchenfeldt, Walter: Vincent van Gogh & Paul Cassirer, Berlin. The Reception of van Gogh in Germany from 1901 to 1914, Zwolle und Amsterdam 1988.
Fellmann, Walter: Heinrich Graf Brühl. Ein Lebens- und Zeitbild, Leipzig 1989.

Fest, Joachim C.: Hitler. Eine Biographie, Frankfurt am Main- Berlin-Wien 1973.

Flechtheim, Alfred (Hrsg.): Der Querschnitt, Düsseldorf 1921 ff.

Flechtheim, Alfred: Sammler. Kunsthändler. Verleger, hrsg. von Hans Albert Peters und Stephan von Wiese, Düsseldorf 1987.

Fleck, Robert: Avantgarde in Wien. Die Geschichte der Galerie nächst St. Stephan 1954–1982. Kunst und Kunstbetrieb in Österreich. Band 1: Die Chronik, Wien 1982.

Fleming, John: Art dealing in the Risorgimento, 1–3. In: The Burlington Magazine I 115 (1973) p. 4–16; II 121, 917 (1979) p. 492–508; III 121, 918 (1979) p. 568–580.

Floerke, Hanns: Studien zur niederländischen Kunst- und Kulturgeschichte. Die Formen des Kunsthandels, das Atelier und die Sammler in den Niederlanden vom 15.–18. Jahrhundert, München und Leipzig 1905.

Fothergill, Brian: Sir William Hamilton. Diplomat, Naturforscher, Kunstsammler, München 1971.

Frank, Herbert: Die das Neue nicht fürchten: Manager der Kunst, Düsseldorf und Wien 1964.

Franke, Günther: Briefe an Günther Franke. Portrait eines deutschen Kunsthändlers. Hrsg. von Doris Schmidt, Köln 1970.

Freund, Gisèle: Photographie und Gesellschaft, Reinbek bei Hamburg 1979.

Friedrich der Große: Gespräche mit Catt. Verdeutscht und hrsg. von Willy Schüßler. Vollständige Ausgabe, Leipzig 1940.

Friedrichs, Yvonne: Die Szene, wie sie war und ist. Düsseldorfer Galerien 1945–1988, in: das kunstwerk. zeitschrift für moderne kunst. 4–5 XLI 1988 Januar 1989 S. 60–116 (Themenheft »Kunstszene Düsseldorf«).

Fruttero, Carlo & Lucentini, Franco: Die Sonntagsfrau. Roman, München und Zürich 1986.

Fruttero, Carlo & Lucentini, Franco: Der Liebhaber ohne festen Wohnsitz, München und Zürich 1990.

Gasser, Manuel (Hrsg.): Kunst als Ware. Themenheft »Du«. Kulturelle Monatsschrift, 19. Jg. 1959, Heft 224.

Geelhaar, Christian: Picasso und der Salon Bollag in Zürich. Zur Verbreitung seines Werks in der Schweiz 1914–1925, in: Neue Zürcher Zeitung vom 20. November 1992, S. 47.

Gerlach, Peter/Dörstel, Wilfried/Herzogenrath, Wulf (Hrsg.): Kölnischer Kunstverein. Einhundertfünfzig Jahre Kunstvermittlung, Köln 1989.

Gillen, Eckart und Haarmann, Rainer (Hrsg.): Kunst in der DDR, Köln 1990.

Gilot, Francoise/Lake, Carlton: Leben mit Picasso, München 1965.

Gimpel, René: Journal d'un collectionneur, marchand de tableaux, Paris 1963.

Glogger, Helmut-Maria: Kunst und Antiquitäten sachkundig kaufen, Düsseldorf 1985.

Goethe, Johann Wolfgang von: Sämtliche Werke. Vollständige Ausgabe in 44 Bänden, Leipzig o. J.

Götz, Karl Otto: Erinnerungen und Werk. Band Ia, Düsseldorf 1983.

Goncourt, Edmond u. Jules de: Die Kunst des achtzehnten Jahrhunderts, 2 Bände, Leipzig 1908 u. 1910.

Goncourt, Edmond und Jules de: Tagebuch, hrsg. von Hermann Uhde-Bernays, München 1947.

Gräbner, Karl: Die Großherzogliche Haupt- und Residenz-Stadt Weimar, Erfurt 1830 (Neudruck Leipzig 1987).

Grampp, William D.: Pricing the Priceless. Art, Artists, and Economics, New York 1989.

Grasskamp, Walter: Die unbewältigte Moderne. Kunst und Öffentlichkeit, München 1989.

Grasskamp, Walter: Die unästhetische Demokratie. Kunst in der Marktgesellschaft, München 1992.

Grosz, George: Ein kleines Ja und ein großes Nein. Sein Leben von ihm selbst erzählt, Reinbek bei Hamburg 1974.

Guiles, Fred Lawrence: Andy Warhol. Voyeur des Lebens, München 1989.

Guillaumin, Paul: Drouot hier et aujourd'hui, Paris 1986.

Guldan, Margarete Merkel: Die Tagebücher von Ludwig Pollak. Kennerschaft und Kunsthandel in Rom 1893–1934, Wien 1988.

Haberstock, Karl: Mythos und bürgerliche Welt. Gemälde und Zeichnungen der Ha-

berstock-Stiftung, Städtische Kunstsammlungen Augsburg; München 1991.
Hall, Lee: Betty Parsons. Artist-Dealer-Collector, New York 1991.
Haskell, Francis: Patrons and Painters. Art and Society in Baroque Italy, New Haven and London 1980.
Hausenstein, Wilhelm: Was bedeutet die moderne Kunst. Ein Wort der Besinnung, Leutstetten vor München 1949.
Hegewisch, Katharina: Warum soll die Kunst unters Volk, Herr Achenbach? Ein Interview, in: Frankfurter Allgemeine Magazin Nr. 466, 3. Februar 1989, S. 50–51.
Heinemann, Albrecht von: Friedrich Johann Justin Bertuch, Bad Münster am Stein 1950.
Herchenröder, Christian: Die Kunstmärkte. Sammelgebiete – Museumspolitik – Auktionsstrategien – Messemärkte – Die großen Sammler – Fälschungen – Wert der Expertise, Düsseldorf und Wien 1979.
Hermand, Jost: Kultur im Wiederaufbau. Die Bundesrepublik Deutschland 1945–1965, München 1986.
Herodot: Historien. Deutsche Gesamtausgabe. Vierte Auflage, Stuttgart 1971.
Hermann, Frank: Sotheby's. Portrait of an auction house, London 1980.
Herzogenrath, Wulf und Lueg, Gabriele (Hrsg.): Die 60er Jahre. Kölns Weg zur Kunstmetropole. Vom Happening zum Kunstmarkt, Köln 1986.
Hindry, Ann (Hrsg.): Claude Berri rencontre/meets Leo Castelli, Paris 1990.
Hoffmann, Hilmar: Kultur für alle. Perspektiven und Modelle, Frankfurt am Main 1979.
Hofmannsthal, Hugo von: Briefwechsel mit Ottonie Gräfin Degenfeld und Julie Freifrau von Wendelstadt, Frankfurt am Main 1986.
Hogarth, William: Aufzeichnungen, Berlin 1914.
Hohenstein, Siglinde: Friedrich Justin Bertuch (1747–1822) – bewundert, beneidet, umstritten, Berlin 1989.
Holst, Niels von: Künstler, Sammler, Publikum. Ein Buch für Kunst- und Museumsfreunde, Darmstadt, Berlin, Neuwied 1960.
Holz, Hans Heinz: Vom Kunstwerk zur Ware. Studien zur Funktion des ästhetischen Gegenstandes im Spätkapitalismus, Neuwied, Berlin 1973.
Hoving, Thomas: Das Millionen-Dollar-Kreuz. Enthüllungen eines Museumsdirektors. Der langjährige Chef des Metropolitan Museums deckt die Machenschaften des internationalen Kunsthandels auf, Bern und München 1982.
Howe, Winifred E.: A History of the Metropolitan Museum of Art. With a chapter on the early institutions of Art in New York, New York 1913.
Hülsewig, Jutta: Moderne Kunst in Düsseldorfer Galerien, in: Der westdeutsche Impuls 1900–1914 (Düsseldorf), Düsseldorf 1984, S. 185–190.
Hüneke, Andreas: »Dubiose Händler operieren im Dunst der Macht.« Vom Handel mit »entarteter« Kunst, in: Alfred Flechtheim. Sammler. Kunsthändler. Verleger, Düsseldorf 1987, S. 101–105.
Huizinga, Johan: Holländische Kultur im siebzehnten Jahrhundert. Eine Skizze (1941), Neuausgabe Frankfurt am Main 1977.
Hulsker, Jan: Lotgenoten. Het leven van Vincent en Theo van Gogh. Weesp 1985.

Im Hof, Ulrich: Das gesellige Jahrhundert. Gesellschaft und Gesellschaften im Zeitalter der Aufklärung, München 1982.

Jaeger, Charles de: Das Führermuseum. Sonderauftrag Linz; Esslingen, München 1988.
Jährling, Rolf: Baltzer, Will und Biermann, Alfons W. (Hrsg.), Treffpunkt Parnass Wuppertal 1949–1965, Köln 1980.
Jandolo, Augusto: Bekenntnisse eines Kunsthändlers, Berlin, Wien, Leipzig 1940.
Jedlicka, Gotthard: Paul Guillaume erzählt von Amedeo Modigliani, in: Wege zum Kunstwerk. Begegnungen mit Kunst und Künstlern, München 1960, S. 69–79.
Jedlicka, Gotthard: Ambroise Vollard, in: Wege zum Kunstwerk. Begegnungen mit Kunst und Künstlern, München 1960, S. 226–246.
Joachimides, Christos M. (Hrsg.). Museum der Avantgarde. Die Sammlung Sonnabend New York, Berlin 1989.
Justi, Carl: Diego Velazquez und sein Jahrhundert. (2. Auflage 1903), Neuausgabe München o. J.

Kahnweiler, Daniel-Henry (Pseud.: Daniel Henry): Maurice de Vlaminck (Junge Kunst, Band 11), Leipzig 1920.

Kahnweiler, Daniel-Henry: Meine Maler – meine Galerien, Köln 1961.
Kahnweiler, Daniel-Henry: Mein Leben als Kunsthändler, in: Freuden und Leiden eines Kunsthändlers. Drei Vorträge, Düsseldorf 1964, S. 21–36.
Kahnweiler, Daniel-Henry: Ästhetische Betrachtungen. Beiträge zur Kunst des 20. Jahrhunderts, Köln 1968.
Kahnweiler, Daniel-Henry: Juan Gris. Leben und Werk, Stuttgart 1968.
Kahnweiler, Daniel-Henry: Der Gegenstand der Ästhetik (1915), München 1971.
Kahnweiler, Daniel-Henry: Kunsthändler, Verleger, Schriftsteller, Stuttgart 1986.
Kaiser, Paul: Das Haus am Baumgarten. Teil 1: Friedrich Justin Bertuch, sein Haus »am Baumgarten« und die Wirksamkeit seines Landes-Industrie-Comptoirs, Weimar 1980.
Karp, Ivan C.: A Curious Relationship. An insider examines the uneasy interdependence between two dissimilar art-world species – the artist and the dealer, in: Art in America, Vol. 77, 1989, Nr. 3, S. 51–53.
Keen, Geraldine: Money and Art: A Study Based on the Times – Sotheby Index, New York u. London 1971.
Kern, Guido Josef: Louis Ferdinand Sachse, der Begründer des Berliner Kunsthandels; in: Zeitschrift des Vereins für die Geschichte Berlins, 1934, Heft 1, S. 1–12.
Kessler, Harry Graf: Tagebücher 1918–1937, hrsg. von Wolfgang Pfeiffer-Belli, Frankfurt am Main 1961.
Ketterer, Roman Norbert: Dialoge. Stuttgarter Kunstkabinett. Moderne Kunst, 2 Bände, Stuttgart u. Zürich 1988.
Klapheck, Anna: Mutter Ey. Eine Düsseldorfer Künstlerlegende, Düsseldorf 1958.
Klapheck, Anna: Vom Notbehelf zur Wohlstandskunst. Kunst im Rheinland der Nachkriegszeit, Köln 1979.
Koch, Georg Friedrich: Die Kunstausstellung. Ihre Geschichte von den Anfängen bis zum Ausgang des 18. Jahrhunderts, Berlin 1967.
Koch, Günther: Kunstwerke und Bücher am Markte. Auktion – Fälschungen- Preise und was sie lehren, Esslingen 1915.
Koch, Joseph Anton: Die Kunst-Industrie und der Kunsthandel, in: Moderne Kunstchronik. Briefe zweier Freunde in Rom und der Tartarei über das moderne Kunstleben und Treiben (Karlsruhe 1834), Leipzig und Weimar 1984, S. 53–56.
Kraus, Hans Peter: Die Saga von den kostbaren Büchern, Zürich 1982.
Kreis, Georg: »Entartete« Kunst für Basel. Die Herausforderung von 1939, Basel 1990.
Krempel, Ulrich (Hrsg): Am Anfang: Das Junge Rheinland. Zur Kunst- und Zeitgeschichte einer Region 1918–1945, Düsseldorf 1985.
Kretschmann, Georg: Millionengeschäfte mit der Kunst, Berlin 1991.
Kunsthändler: Die Meinung der Händler. Eine Umfrage, in: das kunstwerk. zeitschrift für bildende kunst, 10–12/XIX/1966, S. 116–124.

Laforgue, Jules: Berlin. Der Hof und die Stadt, 1887. Frankfurt am Main 1970.
Lehmann-Haupt, Helmut: (unter Mitarbeit von Ruth S. Granniss und Lawrence C. Wroth): Das amerikanische Buchwesen. Buchdruck und Buchhandel, Bibliophilie und Bibliothekswesen in den Vereinigten Staaten von den Anfängen bis zur Gegenwart, Leipzig 1937.
Lerner-Lehmkuhl, Hanna: Zur Struktur und Geschichte des Florentinischen Kunstmarktes im 15. Jahrhundert, Wattenscheid 1936.
Lichtwark, Alfred: Reisebriefe. Auswahl, hrsg. von Gustav Pauli, 2 Bände, Hamburg 1924.
Lisle, Laurie: Georgia O'Keeffe. Das Leben der großen amerikanischen Malerin, München 1989.
Löhneysen, Wolfgang von: Paul Cassirer – Beschreibung eines Phänomens, in: Imprimatur. Ein Jahrbuch für Bücherfreunde, N. F. 7, Frankfurt am Main 1972, S. 153–180.
Lowe, Sue Davidson: Stieglitz. A Memoir/ Biography, London 1983.
Lüttichau, Mario-Andreas von: Die Moderne Galerie Heinrich Thannhauser vor dem Ersten Weltkrieg und der Blaue Reiter, in: R. Walser/B. Wittenbrink (Hrsg.), ohne Auftrag, München 1989, S. 116–129.

Mander, Carel van: Das Leben der niederländischen und deutschen Maler. Übersetzung nach der Ausgabe von 1617 und Anmerkungen von Hanns Floerke, München und Leipzig 1906, Neuausgabe Worms 1991.

Mariette, Pierre-Jean: Le cabinet d'un grand amateur. Katalog zur Ausstellung Paris 1967.

Marillier, H. C.: Christie's 1766–1925, London 1926.

Marquis, Alice Goldfarb: Alfred Barr Jr. Missionary for the Modern, Chicago-New York 1989.

Malborough-Gerson Gallery Inc. (Ed.): Artist and Maecenas. A Tribute to Curt Valentin, New York 1963.

Martial, M. Valerius: Epigramme, Berlin und Stuttgart 1855–1890.

Martin, Alfred von: Soziologie der Renaissance. Physiognomik und Rhythmik einer Kultur des Bürgertums (1932), 3. Auflage München 1974.

Meier-Graefe, Julius: Pächter und Bing, in: Geschichten neben der Kunst, Berlin 1933, S. 87–103.

Mejias, Jordan: Sidney Janis, in: Frankfurter Allgemeine Magazin Heft 450, 1988, S. 11–16.

Mercier, Louis-Sebastien: Tableau de Paris, Bd. I-VIII, Amsterdam 1782/83. Mein Bild von Paris, Frankfurt am Main 1979.

Merck, Johann Heinrich: Briefe an die Herzogin-Mutter Anna Amalia und an den Herzog Carl August von Sachsen-Weimar. Hrsg. von Hans Gerhard Gräf, Leipzig 1911.

Meyer, Karl E.: Geplünderte Vergangenheit. Der illegale Kunsthandel – Fälscher, Diebe und Bewahrer, Zug (CH) 1977.

Michel, Karl Markus (Hrsg.): Kunst-Betrieb. Kursbuch Heft 99, Berlin 1990.

Mommsen, Theodor: Die pompejanischen Quittungstafeln des L. Caecilius Jucundus, in: Hermes. Zeitschrift für class. Philologie XII, Berlin 1877, S. 88–141.

Montias, John Michael: Artists and Artisans in Delft. A Socio-economic Study of the Seventeenth Century, Princeton, New Jersey 1982.

Motte, Manfred de la (Hrsg.): Dokumente zum deutschen Informel, Bonn 1976.

Moulin, Raymonde: Le marché de la peinture en France, Paris 1967.

Müller-Mehlis, Reinhard: Kunst und Antiquitäten als Geldanlage, München 1974.

Nagel, Wolfgang: Warum sind Ihre Künstler so billig, Herr Werner? Ein Interview, in: Frankfurter Allgemeine Magazin Nr. 410, 8. Januar 1988, S. 50–51.

Nagel, Wolfgang: Das Auge für die Kunst: Heinz Berggruen, in: Frankfurter Allgemeine Magazin Heft 485, 15. Juni 1989, S. 10–21.

Nathan, Fritz: Wie man Kunsthändler wird; in: du. Kulturelle Monatsschrift. Themenheft: Kunst als Ware, 19. Jg., Okt. 1959 (Nr. 224), Zürich 1959, S. 15f.

Nathan, Fritz: Möglichkeiten und Grenzen des Kunsthandels, in: Freuden und Leiden eines Kunsthändlers. Drei Vorträge, Düsseldorf 1964, S. 37–57.

Nathan, Fritz: Kunsthandel und Museum, in: Gerhard Bott (Hrsg.): Das Museum der Zukunft. 43 Beiträge zur Diskussion über die Zukunft des Museums, Köln 1970, S. 201–203.

Nathan: Dr. Fritz Nathan und Dr. Peter Nathan 1922–1972, Zürich 1972.

Newman, Barnett: Selected Writings and Interviews, New York 1990.

Nicolai, Friedrich: Beschreibung der Königlichen Residenzstädte Berlin und Potsdam…, Berlin 1786 (Neudruck Berlin 1968).

Nierendorf: 1920–1970. Fünfzig Jahre Galerie Nierendorf. Rückblick, Dokumentation, Jubiläumsausstellung, o. O., o. J.

Norman, Dorothy: Alfred Stieglitz. An American Seer, New York 1960.

North, Michael: Kunst und Kommerz im Goldenen Zeitalter. Zur Sozialgeschichte der niederländischen Malerei des 17. Jahrhunderts, Köln, Weimar, Wien 1992.

Nutz, Walter: Soziologie der trivialen Malerei, Stuttgart 1975.

Olivier, Fernande: Neun Jahre mit Picasso. Erinnerungen aus den Jahren 1905–1913, München 1959.

Panofsky, Erwin: Problems in Titian, mostly iconographic, New York 1969.

Paret, Peter: Die Berliner Secession. Moderne Kunst und ihre Feinde im Kaiserlichen Deutschland, Berlin 1981.

Perls, Hugo: Warum ist Kamilla schön? Von Kunst, Künstlern und Kunsthandel, München 1962.

Perruchot, Henri: Cézanne. Eine Biographie, o. O., o. J.
Petronius Arbiter: Satyrikon, München 1962.
Pfau, Scarlett: Der Kunsthändler als Höfling, Gelehrter, Sammler, Torero und Stratege, in: Alfred Flechtheim, Düsseldorf 1987, S. 107–114.
Picker, Henry (Hrsg.): Hitlers Tischgespräche im Führerhauptquartier, München 1979.
Plagemann, Christine und Volker: Kunst als Ware? Eine Umfrage, in: das kunstwerk. zeitschrift für bildende kunst, 2/XXIV/1971.
Plautus/Terenz: Antike Komödien. 2 Bände Darmstadt 1975.
Plietzsch, Eduard: »... heiter ist die Kunst.« Erlebnisse mit Künstlern und Kennern, Gütersloh 1955.
Plinius Secundus d. Ä.: Naturkunde (Naturalis historiae libri triginta septem), 33. Buch, München und Zürich 1984.
Plinius Secundus d. J.: Sämtliche Briefe, Zürich 1969.
Pomian, Krzysztof: Collectionneurs, amateurs et curieux. Paris, Venise: XVIe-XVIIIe siècle, Paris 1987.
Ponte, Lorenzo da: Geschichte meines Lebens. Memoiren eines Venezianers, Tübingen 1969.
Posse, Hans: Die Briefe des Grafen Francesco Algarotti an den Sächsischen Hof, in: Jb. d. Preuß. Kunstsammlungen, 52 (1931).
Prang, Helmut: Johann Heinrich Merck. Ein Leben für andere, Wiesbaden 1949.
Presler, Gerd: Warum ist alte Kunst so teuer geworden, Herr Kornfeld? Ein Interview, in: Frankfurter Allgemeine Magazin Heft 429, 20. Mai 1988, S. 82–83.
Presler, Gerd: Der Kunsthändler Roman Norbert Ketterer, in: Frankfurter Allgemeine Magazin Heft 588 7. Juni 1991, S. 12–18.

Randall, Lilian M. C.: The Diary of George A. Lucas. An American Art Agent in Paris, 1857–1909, 2 Volumes. Princeton, New Jersey 1979.
Rattemeyer, Volker (Hrsg.): documenta. trendmaker im internationalen Kunstbetrieb? Kassel o. J.
Rave, Paul Ortwin: Antoine Watteau. Das Ladenschild des Kunsthändlers Gersaint, Stuttgart 1957.
Reinke, Klaus Ulrich: Fünf Jahre Kunstmärkte, in: Magazin KUNST, 12. Jg. 1972, Nr. 48, S. 28–66.
Reitlinger, Gerald: The Economics of Taste. The Rise and Fall of Picture Prices 1760–1960, London 1961.
René, Denise: Millet, Catherine: Conversations avec Denise René, Paris 1991.
Rewald, John: Die Geschichte des Impressionismus. Schicksal und Werk der Maler einer großen Epoche der Kunst, Köln 1965.
Riegl, Alois: Spätrömische Kunstindustrie (1901), Wien 1927.
Roberts, W.: Memorials of Christie's, a record of art sales from 1766 to 1896, 2 Bde, London 1897.
Roters, Eberhard: Galerie Ferdinand Möller. Die Geschichte einer Galerie für Moderne Kunst in Deutschland 1917–1956, Berlin 1984.
Roxan, David und Wanstall, Ken: Der Kunstraub. Ein Kapitel aus den Tagen des Dritten Reiches, München 1966, S. 113ff. (»Die Großverdiener«).

Sachs, Hannelore: Sammler und Mäzene: Zur Entwicklung des Kunstsammelns von der Antike bis zur Gegenwart, Berlin/Leipzig 1971.
Sager, Peter: Zwischen Yen und Zen. (Über den Vormarsch der Japaner auf dem Kunstmarkt), in: ZEITmagazin Nr. 42/13. Oktober 1989, S. 58–64.
Sager, Peter: Die Besessenen. Begegnungen mit Kunstsammlern zwischen Aachen und Tokio, Köln 1992.
Salmon, André: Montmartre-Montparnasse. Das Leben des Malers Modigliani, München 1958.
Sarkowski, Heinz: Bruno Cassirer. Ein deutscher Verlag 1898–1938, in: Imprimatur, N. F. 7, 1972, S. 107–131.
Schama, Simon: Überfluß und schöner Schein. Zur Kultur der Niederlande im Goldenen Zeitalter, München 1988.
Scheffler, Karl: Die fetten und die mageren Jahre. Ein Arbeits- und Lebensbericht, Leipzig/München 1946.
Scheffler, Karl: Kunst ohne Stoff, Überlingen am Bodensee 1950.
Schille, Peter: Ware Kunst. Milliardengeschäft

mit Bildern, in: DER SPIEGEL Nr. 48/49/50, 42. Jg. 1988.

Schivelbusch, Wolfgang: Lichtblicke. Zur Geschichte der künstlichen Helligkeit im 19. Jahrhundert, München 1983.

Schmidt-Wulffen, Stephan (Hrsg.): Kunstwerte – Markt und Methoden. Eine Dokumentation, in: Kunstforum International, Band 104, 1989.

Schneckenburger, Manfred: documenta. Idee und Institution. Tendenzen, Konzepte, Materialien, München 1983.

Schreyer, Lothar: Erinnerungen an Sturm und Bauhaus. Was ist des Menschen Bild? Hamburg/Berlin 1956.

Schum, Gerry: Mignot, Dorine/Wevers, Ursula (Hrsg.): »gerry schum«, Katalog Amsterdam, Rotterdam, Köln, Gent, Vancouver, Toronto 1979/1980.

Secrest, Meryle: Leo Castelli: Dealing in Myths. A portrait of the dealer as ›servant‹ to his artists needs, in: ART news Vol. 81, 1982, Nr. 6, S. 66–72.

Seidler, Louise: Erinnerungen, hrsg. von Hermann Uhde. 2. Auflage Berlin 1875.

Seldes, Lee: The Legacy of Mark Rothko. An Exposé of the Greatest Art Scandal of our Century, Harmondtsworth 1979.

Simonnot, Philippe: Doll'art, Paris 1990.

Smith, Charles W.: Auctions – The Social Construction of Value, Berkeley and Los Angeles 1990.

Sombart, Werner: Liebe, Luxus und Kapitalismus (1912), München 1967.

Spies, Werner: Vasarely, Stuttgart 1969.

Spies, Werner (Hrsg.): Paris-Berlin 1900–1933. Übereinstimmungen und Gegensätze Frankreich-Deutschland, München 1979.

Spies, Werner: Daniel-Henry Kahnweiler – Leben und Werk, in: Daniel-Henry Kahnweiler. Kunsthändler-Verleger-Schriftsteller, Stuttgart 1986, S. 13–42.

Spitzemberg, Baronin: Tagebuch. Aufzeichnungen aus der Hofgesellschaft des Hohenzollernreiches. Ausgewählt und hrsg. von Rudolf Vierhaus. Zweite, durchgesehene Auflage Göttingen 1961.

Stehle, R. L.: Die 'Düsseldorf Gallery' in New York; in: The Hudson and the Rhine. Die amerikanische Malerkolonie in Düsseldorf im 19. Jahrhundert, Düsseldorf 1976, S. 26–28.

Stein, Gertrude: Autobiographie von Alice B. Toklas, Zürich 1959.

Steinhausen, Georg: Kaufleute und Handelsherren in alten Zeiten, Leipzig 1899.

Sternberger, Dolf: Panorama oder Ansichten vom 19. Jahrhundert (1938), Neuausgabe Frankfurt am Main 1974.

Stockbauer, J.: Die Kunstbestrebungen am Bayerischen Hofe unter Herzog Albert V. und seinem Nachfolger Wilhelm V. Quellenschriften für Kunstgeschichte und Kunsttechnik des Mittelalters und der Renaissance, Band VIII, Wien 1874.

Stünke, Hein: Interview durch Rolf-Gunter Dienst, in: das kunstwerk. zeitschrift für bildende Kunst, 6 XXV 1972, S. 8–10.

Stünke, Hein: Kunst-Künstler-Verbände. Gedanken zur Organisation des Kunstbetriebs, in: KUNSTmagazin, 17. Jg., Heft 78, 2/1977, S. 44–47.

Stünke, Hein: Bemerkungen zur Vorgeschichte und Geschichte des Kölner Kunstmarkts, in: Wulf Herzogenrath und Gabriele Lueg (Hrsg.), Die 60er Jahre. Kölns Weg zur Kunstmetropole. Vom Happening zum Kunstmarkt, Köln 1986, S. 342–346.

Stünke, Hein: Ein Freund den Freunden, in: Lothar Orzechowski (Hrsg.), Arnold Bode. documenta Kassel. Essays, Kassel o. J., S. 49 ff.

Tau, Max: Das Land, das ich verlassen mußte, Hamburg 1961.

Taylor, John Russell and Brooke, Brian: The Art Dealers, London 1969.

Teeuwisse, Nicolaas: Vom Salon zur Secession. Berliner Kunstleben zwischen Tradition und Aufbruch zur Moderne 1871–1900, Berlin 1986.

Tenner, Helmut: Mannheimer Kunstsammler und Kunsthändler bis zur Mitte des 19. Jahrhunderts; Heidelberg 1966.

Theissing, Heinrich: Die Zeit im Bild, Darmstadt 1987.

Thieme, Gisela: Der Kunsthandel in den Niederlanden im 17. Jahrhundert, Köln 1959.

Thomae, Otto: Die Propaganda-Maschinerie. Bildende Kunst und Öffentlichkeitsarbeit im Dritten Reich, Berlin 1978.

Thomas, Karin: Die Malerei in der DDR 1949–1979, Köln 1980.

Thurn, Hans Peter: Soziologie der Kunst, Stuttgart 1973.

Thurn, Hans Peter: Kritik der marxistischen Kunsttheorie, Stuttgart 1976.

Thurn, Hans Peter/Argan, Giulio Carlo: Gerhard Hoehme. Werk und Zeit 1948–1983, Stuttgart 1983.

Thurn, Hans Peter: Künstler in der Gesellschaft. Eine empirische Untersuchung, Opladen 1985.

Thurn, Hans Peter (Hrsg.): Rolf Sackenheim. Graphische Arbeiten 1950–1985, Düsseldorf 1985.

Thurn, Hans Peter: Kulturbegründer und Weltzerstörer. Der Mensch im Zwiespalt seiner Möglichkeiten, Stuttgart 1990.

Thurn, Hans Peter: Die Sozialität der Solitären. Gruppen und Netzwerke in der bildenden Kunst, in: Kunstforum International Bd. 116, 1991, S. 100–129.

Tischbein, Heinrich Wilhelm: Aus meinem Leben, Berlin 1956.

Tocqueville, Alexis de: Der alte Staat und die Revolution (1856), München 1978.

Tomkins, Calvin: A good eye and a good ear: Leo Castelli, in: The New Yorker, May 26, 1980, S. 40–72.

Treue, Wilhelm: Kunstraub. Über die Schicksale von Kunstwerken in Krieg, Revolution und Frieden, Düsseldorf 1957.

Türr, Karina: Vom Gott zum Warenzeichen. Zur Gestalt Merkurs in der Neuzeit, in: Pantheon. Internationale Zeitschrift für Kunst, 1983, XLI. Jahrgang, S. 7–14.

Uhde, Wilhelm: Paris. Eine Impression, Berlin 1904.

Uhde, Wilhelm: Von Bismarck bis Picasso. Erinnerungen und Bekenntnisse, Zürich 1938.

Valentin, Curt: Artist and Maecenas. A Tribute to Curt Valentin, New York 1963.

Vasari, Giorgio: Leben der ausgezeichnetsten Maler, Bildhauer und Baumeister. Deutsche Ausgabe von Ludwig Schorn und Ernst Förster, Stuttgart und Tübingen 1832–1849, Nachdruck o. O. 1983.

Veblen, Thorstein: Theorie der feinen Leute (Theory of the Leisure Class, 1899). Eine ökonomische Untersuchung der Institutionen, München 1971.

Venturi, Lionello: Geschichte der Kunstkritik, München 1972.

Verein progressiver deutscher Kunsthändler e. V. (Hrsg.): »Kunstmarkt« Nr. 2, Katalog zum 7. Kölner Kunstmarkt, Köln 1973.

Vigée-Le Brun, Elisabeth: Erinnerungen, hrsg. von Lida v. Mengden, Darmstadt und Neuwied 1985.

Vivian, Frances: Die Sammlung des Consul Smith. Meisterwerke Italienischer Zeichnung aus der Royal Library, Windsor Castle. Von Raffael bis Canaletto, München 1989.

Vömel, Alex: 40 Jahre Kunsthandel in Düsseldorf, in: Freuden und Leiden eines Kunsthändlers. Drei Vorträge, Düsseldorf 1964, S. 5–20.

Vömel, Alex: Alfred Flechtheim, Kunsthändler und Verleger, in: Imprimatur Band V, 1967, S. 90–113. Sonderdruck 1967.

Vömel, Alex: Hommage à Alex. Zum siebzigsten Geburtstag, Düsseldorf 1967.

Vollard, Ambroise: Paul Cézanne, München 1921.

Vollard, Ambroise: Degas, Berlin 1925.

Vollard, Ambroise: Auguste Renoir, Berlin o. J.

Vollard, Ambroise: Erinnerungen eines Kunsthändlers, Zürich 1957.

Vollard, Ambroise: Paul Cézanne. Gespräche und Erinnerungen, Zürich 1960.

Vollard, Ambroise: Auguste Renoir. Gespräche und Erinnerungen, Zürich 1961.

Volkmann, Ludwig: Kunstgenuß auf Reisen, Leipzig 1906.

Voltaire: Über den König von Preußen. Memoiren. Hrsg. und übersetzt von Anneliese Botond, Frankfurt am Main 1967.

Wackenroder, Wilhelm Heinrich: Werke und Briefe, Heidelberg 1967.

Wackernagel, Martin: Giovanni della Palla, der erste Kunsthändler, in: Die Kunst 73, 1936, S. 270–276.

Wackernagel, Martin: Der Lebensraum des Künstlers in der florentinischen Renaissance. Aufgaben und Auftraggeber, Werkstatt und Kunstmarkt, Leipzig 1938.

Wagenführ, Horst: Kunst als Kapitalanlage, Stuttgart 1965.

Walser, Rupert/Wittenbrink, Bernhard (Hrsg.): Ohne Auftrag. Zur Geschichte des Kunsthandels. Bd. 1: München, München 1989.

Warhol, Andy: Das Tagebuch. Hrsg. von Pat Hackett, München 1989.

Warnke, Martin: Hofkünstler. Zur Vorgeschichte des modernen Künstlers, Köln 1985.
Watson, Peter: From Manet to Manhattan. The Rise of the Modern Art Market, New York 1992.
Wehler, Hans-Ulrich: Deutsche Gesellschaftsgeschichte. Erster Band, München 1987.
Weihe, Hugo Keith: Die Ware Kunst, Zürich 1989.
Weill, Berthe: Pan! dans l'oeil! ou Trente ans dans les coulisses de la peinture contemporaine, 1900–1930; Paris 1933.
Weitzenhoffer, Frances: The Havemeyers. Impressionism comes to America, New York 1986.
Wescher, Paul: Kunstraub unter Napoleon, Berlin 1976.
Weskott, Hanne: Vom Kunstwert zum Marktwert: Die Anfänge nach 1945 und die Entwicklung bis Ende der 60er Jahre, in: R. Walser/B. Wittenbrink (Hrsg.), ohne Auftrag, München 1989, S. 130–141.
Wilhelm, Karl: Wirtschafts- und Sozialgeschichte des Kunstauktionswesens in Deutschland vom 18. Jahrhundert bis 1945, München 1990.
Wittmann, Reinhard: Geschichte des deutschen Buchhandels. Ein Überblick, München 1991.
Wolzogen, Wilhelm von: »Dieses ist der Mittelpunkt der Welt.« Pariser Tagebuch 1788/1789. Hrsg. von Eva Berié und Christoph von Wolzogen, Frankfurt am Main 1989.
Wraight, Robert: Das Geschäft mit der Kunst, München 1966.
Wulf, Joseph: Die bildenden Künste im Dritten Reich. Eine Dokumentation, Berlin 1989.

Personenregister

Kunsthändler und Kunsthandlungen

Andere Personen